高血压与糖尿病防治新策略

——基层医师培训必读

主编 王继光 邹大进 郭冀珍

上海科学技术出版社

图书在版编目（CIP）数据

　　高血压与糖尿病防治新策略：基层医师培训必读 /
王继光，邹大进，郭冀珍主编. -- 上海：上海科学技术
出版社，2021.8
　　ISBN 978-7-5478-5391-7

　　Ⅰ．①高… Ⅱ．①王… ②邹… ③郭… Ⅲ．①高血压
－防治②糖尿病－防治 Ⅳ．①R544.1②R587.1

中国版本图书馆CIP数据核字(2021)第126618号

内　容　提　要

　　本书以威胁我国国民健康的最主要的两大慢性病——高血压和2型糖尿病及其密切相关的代谢综合征为核心内容，找出"两病"的共同土壤（肥胖、胰岛素抵抗）及其共同的结局（心、脑、肾血管等损伤），向基层医生介绍相关的实用性基本知识。同时介绍了一些当前临床新进展及新知识，供基层医生以及二、三级医院的医生做培训后参考读物。

高血压与糖尿病防治新策略
　　——基层医师培训必读

主编　王继光　邹大进　郭冀珍

上海世纪出版（集团）有限公司
上海科学技术出版社 出版、发行
（上海钦州南路 71 号　邮政编码 200235　www.sstp.cn）
浙江新华印刷技术有限公司印刷
开本 787×1092　1/16　印张 27
字数 700 千字
2021 年 8 月第 1 版　2021 年 8 月第 1 次印刷
ISBN 978－7－5478－5391－7/R·2324
定价：68.00 元

本书如有缺页、错装或坏损等严重质量问题，请向工厂联系调换

编 委 会

李　华　上海交通大学医学院附属瑞金医院高血压科

李　娟　海军军医大学第二附属(长征)医院营养科

李　玲　解放军海军第九七一医院内分泌科

李明轩　上海市高血压研究所

李雯妮　上海交通大学医学院附属仁济医院老年病科

李　燕　上海市高血压研究所

刘建平　上海交通大学医学院附属仁济医院老年病科

刘连勇　上海市浦东新区浦南医院内分泌科

刘森炎　海军军医大学第二附属(长征医院)肾脏病科

卢　斌　东部战区总医院内分泌科

陆洁莉　上海交通大学医学院附属瑞金医院内分泌科

梅长林　海军军医大学第二附属(长征医院)肾脏病科

梅淑钦　海军军医大学第二附属(长征医院)肾脏病科

宁　光　上海交通大学医学院附属瑞金医院内分泌科

牛晓琳　空军军医大学第二附属医院心血管科

彭晓韧　东部战区总医院内分泌科

钱一欣　海军军医大学第二附属(长征医院)肾脏病科

沈　峰　上海交通大学医学院附属新华医院消化内科

孙丽君　海军军医大学第二附属(长征医院)肾脏病科

孙若易　闵行区江川社区卫生服务中心全科

汤晓静　海军军医大学第二附属(长征医院)肾脏病科

陶　波　上海交通大学医学院附属瑞金医院高血压科

田建卿　福建医科大学附属厦门弘爱医院内分泌科

王　勇　上海交通大学医学院附属瑞金医院心内科

吴　坚　上海中医药大学附属上海市中西医结合医院内分泌代谢病科

喜　杨　北京大学人民医院心血管内科高血压研究室

许建忠　上海交通大学医学院附属瑞金医院高血压科

杨　茜　宁波市第一医院营养科

叶志斌　复旦大学附属华东医院肾内科

易红良　上海交通大学医学院附属第六人民医院耳鼻咽喉头颈外科

尤传一　复旦大学附属华东医院内分泌科

张丽娟　上海交通大学医学院附属松江医院内分泌科

张　炜　上海市高血压研究所

张　征　上海市宝山区仁和医院内分泌科

赵连友　空军军医大学第二附属医院心血管科

钟久昌　首都医科大学附属北京朝阳医院心脏中心

朱理敏　上海交通大学医学院附属瑞金医院高血压科

朱旭莹　上海中医药大学附属曙光医院神经内科

主编助理　张　征　李　华

主 编 介 绍

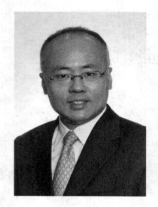

王继光，上海交通大学医学院心血管内科学博士生导师，上海交通大学公共卫生学院博士生导师。上海市高血压研究所所长，上海交通大学医学院附属瑞金医院高血压科主任、瑞金北院高血压科主任。主要从事高血压诊治与研究工作。提出了"单纯夜间高血压"的概念，并进行了流行病学、发病机制、心血管风险以及诊治管理研究。中国高血压联盟（CHL）主席。国际高血压学会前执委，亚太高血压学会（APSH）前主席，亚洲动脉学会（POA）前主席。*Journal of Clinical Hypertension* 杂志主编，*Hypertension* 杂志副主编，*Hypertension Research* 杂志副主编。《中华心血管病杂志》副总编，《中华高血压杂志》副主编。

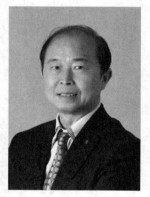

邹大进，上海市第十人民医院教授、主任医师，博士生导师，上海市甲状腺疾病研究中心主任。2017 年首届国之名医。曾任第二军医大学长海医院内分泌科主任（1999—2013），中华医学会第六、七、八届糖尿病学分会副主任委员（2009—2018），中国医师协会内分泌代谢医师分会第一至第四届副会长。现任上海市医学会糖尿病学专科分会前任主任委员、上海市医师协会内分泌代谢医师分会副主任委员，《中华糖尿病杂志》副总编辑、《上海医学》副主编。曾获军队科技进步二等奖、军队医疗成果二等奖等。著有《实用肥胖病学》《你能战胜糖尿病》《糖尿病并发症防治》等。

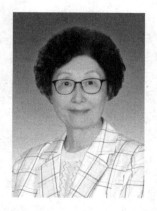

郭冀珍，主任医师、教授。1966 年毕业于北京协和医学院。长期从事高血压临床优化诊断、治疗及降压药的临床药理研究工作。2002 年被卫生部特聘为全国"相约健康社区行"首席健康教育专家，并担任中国健康教育协会高血压健康教育（上海）中心主任，积极从事社区医生培训及科普教育。

参与编写的高血压科普丛书于 2005 年度获国家科学进步奖二等奖。2006 年个人获卫生部"全国相约健康社区行"活动颁发的"特殊贡献奖"及"优秀专家奖"；2012 年获上海市人民政府颁发的"上海市全民健康生活方式行动5周年个人突出贡献奖";2014年获中国高血压联盟颁发的"中国高血压突出贡献奖"。2010年中国健康教育协会高血压健康教育(上海)中心获"全国健康促进与教育示范基地"称号。

2007年起主持"长三角社区医生高血压健康联动培训"项目,后转向"互联网＋长三角地区高血压及相关慢病社区远程教育"。该项目2018年12月获上海科普教育发展基金会颁发的"上海科普教育创新奖"。同年,获中华医学会科学普及分会颁发的"医学科普突出贡献奖"。

做好慢病防控的基层"守门员"

——代序

老吾老,以及人之老;幼吾幼,以及人之幼。我国现有 60 岁及以上老年人口约 2.5 亿,超过 1.8 亿老年人患有慢性病,失能、半失能老年人超过 4 000 万。老年人的养老、照护、防病、就医问题,已成为中国亿万个家庭的生活要事。

进入 21 世纪以来,与人口老龄化相关的心脑血管疾病发病率快速上升,甚至呈"井喷"态势,已成为威胁我国人民生命和健康的主要疾病。《中国心血管病报告 2018》显示:我国现有心血管疾病患者 2.9 亿人,其中高血压 2.45 亿人、糖尿病 9 000 万人、血脂异常 2 亿人、超重或肥胖 2.4 亿人、脑卒中 1 300 万人、冠心病 1 100 万人、肺心病 500 万人、心力衰竭 450 万人、风湿性心脏病 250 万人,心脑血管疾病死亡占居民疾病死亡构成比的 40% 以上,高于肿瘤及其他疾病,平均每 5 例死亡中就有 2 例死于心脑血管疾病。

数十年来,我国一直在倡导健康的生活方式,出台了一系列措施加强慢性病管控,但就目前的情况来看,效果仍不理想。《中国心血管病报告 2018》显示:我国高血压年龄标化患病率高达 23.2%;中国成人糖尿病标化患病率为 10.9%;2012 年中国 18 岁及以上人群血脂异常的患病率高达 40.4%;2012 年 18 岁及以上居民超重率和肥胖率分别为 30.1% 和 11.9%;2015 年我国 15 岁以上人群标化吸烟率为 27.7%;2014 年中国经常参加身体活动的人占 33.9%,运动量严重不足;中国居民膳食结构不合理,脂肪供能比呈明显上升趋势,食盐量高于标准 1 倍。这些危险因素的持续流行,意味着我国心脑血管疾病防控形势依然严峻,疾病负担仍将持续加重。

一方面心脑血管疾病高发,另一方面基层血压、血糖、血脂控制的知晓率、治疗率和达标率偏低。以高血压为例,有调查显示,超过一半的患者不知道自己患病,已确诊的患者中 30% 没有规律用药,在用药的患者中血压达标率不足 1/3;药物使用不合理现象突出,仅 11% 的高血压处方使用了高临床价值药物。随着近年国家慢病防控措施的深入落实,慢病控制状况虽有所好转,但依旧处于较低水平。面对心脑血管疾病防控的一系列严峻形势,我们该如何应对这一挑战呢?

首先有必要反复强调,应对心脑血管疾病的严峻形势,必须关口前移"以预防为主",以基层为重点,将心脑血管疾病防治的"主战场"由医院转向社区。政府职能部门有责任建立以县域为主的三级防控体系和基层临床路径,使得疑难病诊治在三级医院、慢病防控管理在基层医院,使基层心脑血管疾病的诊疗更规范化,提升患者的治疗达标率。每位基层医师都应增强健康教育及健康促进意识,自觉承担起健康管理的责任,持续广泛地宣传"健康是一种责任",不断提升14亿国民的健康素养,为中华民族的伟大复兴夯实坚实的基础。防控心脑血管疾病任重道远,期望广大基层医师不断学习,提升自身业务能力,坚定做好慢病防控的基层"守门员"!

《高血压与糖尿病防治新策略——基层医师培训必读》一书主编王继光、邹大进、郭冀珍,三位教授是我国著名的临床医学专家,他们长期从事高血压、糖尿病的临床教学、科研和管理工作,具有深厚的医学专业功底,积累了丰富的一线临床工作实践经验。更为可贵的是,近20年来,带着为患者服务的真切感情和高度的职业责任感,他们利用特级三甲医院的优势,走出医院深入基层、社区和农村,不畏艰辛,克服困难,在高血压和糖尿病防治方面做了大量艰苦细致的工作。从上海一个社区开始,逐渐发展到了全市,继而扩展到浙江、江苏等长三角地区,重点抓基层医务工作者培训,规范基本诊疗常规,普及健康生活方式,科学管理慢病患者等,深受广大基层医务工作者和患者的欢迎,探索出一整套"两病"的管理经验,取得了良好的社会效应。

由于我担任中国健康促进与教育协会会长长达14年,其间上海瑞金医院、上海高血压研究所作为我会示范点,所以长期与几位教授接触并参与一些活动,对他们有更深入的了解。

在《高血压与糖尿病防治新策略——基层医师培训必读》即将出版之际,谨向编著学者们致以崇高敬意和良好祝愿。此书出版发行必将有助于"两病"防治,更助益于启迪才智、培训人才、激发奋进、务实于民。

书将付梓,先睹为悦,获益匪浅。谨呈以上感言,权充为序。

殷大奎

2021 年 5 月

前　言

据统计，我国高血压病患病率已达 27.9％，患者达 2 亿～3 亿；2 型糖尿病患病率已达 12.8％，患者达 1.3 亿，并呈逐年增高"井喷"趋势。近 30 年来，由于不良生活方式所致的高血压病和 2 型糖尿病，以及高血脂、肥胖、超重等危险因素，已成为我国国民第一位死亡原因——脑卒中及心血管疾病的两大主要危险因素。

多年来，我国政府及高血压、糖尿病医学专家们为遏制这种可怕的增长做了大量的努力，但是仍然困难重重。目前，最主要的工作是做好基层医生的培训和提高，让基层医生发挥全民健康教育的主力军作用，向所在社区百姓做宣教，早期防治高血压及糖尿病，纠正不良的生活习惯，纠正百姓在高血压、糖尿病防治中存在的诸多误区，及时做好患者管理和自我保健指导工作，提高"两病"的治疗率及控制率。

高血压和 2 型糖尿病是"一根藤上两个瓜"，藤是相似的不健康的生活方式。早期干预必须关注"糖尿病前期""正常血压高值"患者，尤其注意由高血压、高血糖、高血脂、肥胖等多种因素促成的代谢综合征患者。对这类人群，力争早期诊治，并及早发现患者存在的一些危险因素，给予指导、鼓励，及时纠正，使更多的患者从"糖尿病前期""正常血压高值"、早期代谢综合征状态逆转成血压、血糖、血脂、体重均正常的"健康人"，才能从根本上防治心脑血管事件的发生。

本书以威胁我国国民健康的最主要的两大慢病——高血压和 2 型糖尿病及其密切相关的代谢综合征为核心内容，找出"两病"的共同土壤（肥胖、胰岛素抵抗等）及其共同的结局（心、脑、肾血管等损伤），向基层医生介绍相关的实用性基本知识。同时简单介绍了一些当前临床新进展及新知识，供基层医生以及初参加工作的二、三级医院的医生做培训后参考读物。

本书由 60 多位来自多家三甲医院的心内科、高血压专业、内分泌科、糖尿病专业、神经内科、肾脏内科、老年科、五官科、心理科等多学科的专家参与编写，谨向所有参与编写的专家表示衷心感谢！

最后，向我们最好的支持者——侍茹编审在编写全过程对我们的精心指导和策划表示感谢！

2021 年 5 月

目　　录

第一篇
高血压、糖尿病的共同土壤

第一章　认识代谢综合征 ·· 3

第一节　胰岛素抵抗与代谢综合征 ································ 3

第二节　高血压与代谢综合征 ·· 3

第三节　糖耐量异常或糖尿病与代谢综合征 ················ 4

第四节　"共同土壤"学说 ·· 4

第二章　代谢综合征的方方面面 ···································· 5

第一节　超重与肥胖 ·· 5

第二节　代谢综合征血脂异常的特点 ···························· 8

第三节　高尿酸血症 ·· 12

第四节　脂肪肝 ·· 21

第五节　高同型半胱氨酸血症 ······································ 39

第三章　代谢综合征的早期诊断 ···································· 45

第一节　基本概念 ·· 45

第二节　糖尿病或糖尿病前期应关注血压 ····················· 45

第三节　高血压或正常血压高值应关注血糖 ·················· 46

第四节　如何及早发现代谢综合征 ······························· 47

第五节　代谢综合征与原醛症 ······································ 50

第六节　代谢综合征与血甲状旁腺素、维生素 D 的关系 ··· 50

第四章　代谢综合征的综合治疗 ···································· 53

第一节　如何科学减肥 ·· 53

第二节　如何合理调脂治疗 ·· 57

第三节　何时启动降压治疗 ………………………………………………… 63

第四节　代谢综合征患者 24 h 动态血压的特点 ………………………… 65

第五节　何时启动降糖治疗 ………………………………………………… 69

第六节　抗血小板药物的应用 ……………………………………………… 74

第二篇
高　血　压

第一章　认识高血压 ………………………………………………………… 83

　　第一节　高血压定义的变化史 …………………………………………… 83

　　第二节　大气污染与高血压的关系 ……………………………………… 84

　　第三节　各种高血压患者的血压目标值 ………………………………… 86

　　第四节　血压测定方法学及指导实践的价值 …………………………… 89

第二章　高血压管理的根本：健康的生活方式 …………………………… 95

　　第一节　健康的生活方式可预防高血压的发生 ………………………… 95

　　第二节　不健康的生活方式影响降压药疗效 ………………………… 106

　　第三节　早期管理与高血压同存的危险因素 ………………………… 111

第三章　如何早期排除继发性高血压 …………………………………… 125

　　第一节　原醛症的早期诊断 …………………………………………… 125

　　第二节　肾实质性高血压的早期诊断 ………………………………… 130

　　第三节　肾血管性高血压的早期诊断 ………………………………… 133

　　第四节　阻塞性睡眠呼吸相关性高血压的早期诊断 ………………… 136

　　第五节　嗜铬细胞瘤的早期诊断 ……………………………………… 141

　　第六节　库欣综合征的早期诊断 ……………………………………… 144

第四章　个体化合理使用降压药的技能 ………………………………… 148

　　第一节　降压药物个体化治疗原则 …………………………………… 148

　　第二节　常用各类降压药的药理及临床适应证 ……………………… 149

　　第三节　特殊高血压患者联合使用降压药的配伍方法 ……………… 168

第五章　高血压的循证医学研究 ………………………………………… 192

　　第一节　循证医学的定义 ……………………………………………… 192

　　第二节　高血压领域的循证医学证据 ………………………………… 192

第三篇
糖 尿 病

第一章　认识糖尿病 ·· 205
　第一节　糖尿病的基本概念 ·· 205
　第二节　糖尿病前期的筛查与干预 ···································· 207
　第三节　糖尿病的三级预防 ·· 209

第二章　诊断糖尿病 ·· 212
　第一节　糖尿病的诊断标准 ·· 212
　第二节　糖尿病的诊断分型 ·· 213
　第三节　糖尿病的分型路径 ·· 215
　第四节　糖尿病的病因诊断 ·· 216

第三章　监测糖尿病 ·· 219
　第一节　糖代谢监测 ·· 219
　第二节　胰岛功能监测 ··· 222
　第三节　心血管疾病危险因素和并发症监测 ························· 223

第四章　治疗糖尿病 ·· 225
　第一节　不易发生低血糖的降糖药 ···································· 225
　第二节　低血糖风险较高的降糖药 ···································· 232
　第三节　基层医生降糖药物联合应用技能 ··························· 237
　第四节　伴有特殊情况糖尿病治疗应区别对待 ····················· 239
　第五节　糖尿病治疗新技术进展 ······································ 246

第五章　管理糖尿病 ·· 249
　第一节　健康教育 ·· 249
　第二节　强化生活方式管理 ·· 250
　第三节　烟酒管理 ·· 254
　第四节　体重管理 ·· 256
　第五节　血糖管理 ·· 257
　第六节　血压管理 ·· 260
　第七节　血脂管理 ·· 262

第八节 抗栓管理 264

第六章 防治急性并发症 267
  第一节 低血糖 267
  第二节 糖尿病酮症酸中毒 270
  第三节 高渗高血糖综合征 274
  第四节 糖尿病合并感染 275

第七章 防治慢性并发症 278
  第一节 糖尿病肾脏疾病 278
  第二节 糖尿病视网膜病变 281
  第三节 糖尿病周围神经病变 284
  第四节 糖尿病足 287
  第五节 糖尿病会加重各种慢性病 291

第八章 糖尿病的临床试验研究 294
  第一节 降糖理念证据试验 294
  第二节 降糖药物干预试验 302
  第三节 调脂药物干预试验 312
  第四节 代谢手术干预试验 314
  第五节 糖尿病降压干预试验 315
  第六节 抗血小板药物干预试验 318

第四篇
高血压、糖尿病的共同结局

第一章 心脑血管事件是二者共同结局 321
  第一节 高血压、糖尿病与心脑血管事件 321
  第二节 心脑血管事件的共同土壤 322

第二章 心脏并发症 324
  第一节 老年退行性心瓣膜病 324
  第二节 动脉钙化与动脉粥样硬化的差别 326
  第三节 房颤的新认识与防治策略 329
  第四节 慢性心衰的早期诊断与防治 337

第五节　冠心病的诊治要点 ·· 350

第三章　脑卒中 ·· 361
第一节　短暂性脑缺血发作 ·· 361
第二节　缺血性脑卒中的早期诊治 ·· 365
第三节　脑出血的诊治 ·· 369
第四节　脑卒中康复宜早不宜迟 ·· 373
第五节　痴呆的诊治进展 ·· 376

第四章　慢性肾功能衰竭 ·· 384
第一节　如何早期发现 CKD - CRF ·· 384
第二节　微量白蛋白尿、24 h 尿蛋白定量测定的临床意义 ·· 386
第三节　CKD - CRF 治疗控制目标 ·· 389
第四节　高血压伴 CKD - CRF 治疗控制目标 ·· 392
第五节　糖尿病伴 CKD - CRF 治疗用药要点 ·· 395
第六节　高血脂伴 CKD - CRF 治疗控制目标 ·· 397
第七节　CKD - CRF 营养治疗 ·· 403

第五章　高血压、糖尿病与肿瘤的关系 ·· 409
第一节　流行病学现状 ·· 409
第二节　高血压、糖尿病与肿瘤有共同土壤 ·· 409
第三节　高血压、糖尿病与肿瘤的发生、预后密切相关 ·· 410
第四节　降压、降糖药物对肿瘤的影响 ·· 411

参考文献 ·· 414

第一篇

高血压、糖尿病的共同土壤

第一章
认识代谢综合征

代谢综合征是糖耐量减低或糖尿病、中心型肥胖、脂代谢紊乱、高血压等多种代谢异常发生在同一个体的临床状态。在代谢综合征各组分中，我国患者以合并高血压最为常见（65.4%），其基本病因和发病机制目前尚未完全阐明，可能是一个或多个病理机制共同作用的结果。有研究显示，慢性炎症与机体肥胖、胰岛素抵抗及血管内皮功能障碍等密切相关，在代谢综合征的发病过程中起着非常重要的作用。一些炎症因子参与代谢综合征的发生发展，如瘦素、脂联素、脑源性神经营养因子等。结合高血压病和糖尿病的发病机制来看，代谢综合征的发生可以说构成了二者发病的一个共同土壤。

机体免疫和代谢系统的异常是引起代谢综合征的重要原因，在长期的进化过程中，有机体形成了免疫和代谢反应的共同通路，两者在功能上相互依赖，保持动态平衡，但是当一方长期处于优势地位时，往往产生不良的后果。两者的代谢异常引起的胰岛素抵抗、致动脉粥样硬化血脂异常、血管内皮功能障碍、高血压、肠道菌群失调，以及中心型肥胖是构成该综合征的几个因素，一般多认为中心型肥胖是代谢综合征的重要始发因素，胰岛素抵抗是代谢综合征的主要发病机制。

第一节　胰岛素抵抗与代谢综合征

胰岛素抵抗是指胰岛素介导的机体对葡萄糖的摄取及利用率降低，机体为了保持机体内环境的稳定和血糖正常，代偿性地增加胰岛素的分泌而导致的高胰岛素血症状态。研究发现，除了遗传因素外，中心型肥胖、腹部内脏脂肪含量、肝脏脂肪含量和胰岛素抵抗呈正相关。另有研究表明，在胰岛素抵抗组人群中，中心型肥胖、高甘油三酯血症、低高密度脂蛋白血症、高血压及2型糖尿病（T_2DM）的发生率显著升高。机体出现胰岛素抵抗时，外周血游离脂肪酸（FFA）水平明显升高。降低血液游离脂肪酸水平，能有效改善机体对胰岛素的敏感性。

有学者认为，游离脂肪酸是连接肥胖、胰岛素耐受、2型糖尿病等关键事件的连接点，该事件在代谢综合征的发生发展过程中起到了关键的作用。一方面升高的游离脂肪酸水平能够干扰葡萄糖代谢的多个环节，导致肌细胞对葡萄糖的摄取能力降低；另一方面游离脂肪酸的增加对胰腺的B细胞具有一定的脂毒性，能够在一定程度上影响胰腺B细胞对胰岛素的分泌，随着时间的推移，胰腺B细胞无法产生足够的胰岛素来纠正组织对胰岛素的抵抗，最终导致机体高血糖水平和2型糖尿病的出现。另外游离脂肪酸水平的升高也是引起机体氧化应激、血管内皮功能障碍的重要因素。

第二节　高血压与代谢综合征

高血压是心血管、肾脏和其他疾病的重要危险因素。慢性低度炎症状态的存在是高血压发病机制中的关键因素。高血压状态与活性氧簇(ROS)增加有关,包括 O^{2-} 和 H_2O_2,以及抗氧化活性降低。血管紧张素 II 可抑制脂解作用并促进脂肪生成,并诱导 ROS 介导的脂肪组织中的促炎细胞因子 IL-6、IL-8和MCP-1的表达。来自人和动物模型的其他证据表明,全身和脂肪组织肾素-血管紧张素-醛固酮系统(RAAS)过度活化发生在肥胖状态,其阻断改善胰岛素敏感性。氧化还原-炎症交叉促进在整个高血压发病机制中发生,但在 RAAS 诱导的氧化和炎症过程的产生中尤其突出,导致血管功能障碍和重塑。已经证实,包括高血糖、胰岛素抵抗和血脂异常在内的失调的代谢状态会激活胰腺、脂肪和免疫细胞和组织中 RAAS 的各种成分,这表明 RAAS 在促进代谢综合征中的氧化应激和炎症中起重要作用。

第三节　糖耐量异常或糖尿病与代谢综合征

典型的代谢综合征症状如高血糖和高脂血症发生在它的早期阶段。有研究认为,高血糖引起的代谢综合征和随后的葡萄糖毒性引起的活性氧的产生增加导致氧化应激的发展伴有胰腺 B 细胞和肝细胞的损伤。实验动物中,代谢综合征的发展伴随着肝毒性、细胞溶解标志物和肝细胞坏死标志物含量的增加证明了这一点。

代谢综合征各组分与其发病机制密切相关,炎症因子直接或间接参与胰岛素抵抗或代谢综合征的发生发展过程并相互作用。代谢综合征的存在不仅会增加 2 型糖尿病的风险,而且还可以预测新发病的 2 型糖尿病。是否可以通过抗炎治疗改善机体代谢状态,从而防治代谢综合征甚至心脑血管疾病、糖尿病等疾病,尚需进一步研究。

第四节　"共同土壤"学说

由于代谢综合征的病因与发病的复杂性,医学界对于代谢综合征病理生理机制的确定仍未达成一致的意见。以下几方面观点对于代谢综合征发病机制的探讨有不同见解:① 胰岛素抵抗学说(IR)。1995 年,Stem 提出"共同土壤"学说。他认为,IR 及其引发的代谢异常是导致诸如冠心病等慢性病的共同因素。IR 发生时会造成肝脏无法输出葡萄糖,同时导致外周组织无法摄取葡萄糖,当机体不能代偿时会导致血糖的升高;另一方面,肝脏合成大量极低密度脂蛋白脂肪酶的活性及含量降低,TG 分解减少,含量升高。IR 与高血压发生的因果关联仍有待研究,目前来看可能的机制是 IR 会刺激交感神经系统,肾脏重吸收钠增多,血管壁脂质沉积,引发高血压。② 脂质损伤学说:2001 年 McGarry 提出脂毒性假说。他认为,当血液中的游离脂肪酸(FFA)水平过高到无法被及时氧化分解时,FFA 则转化为 TG,若在肝脏或肌肉中沉积易引发 IR,在胰岛 B 细胞中沉积易引起胰岛的功能损伤,从而导致血糖水平紊乱的发生。另一项假说认为,肥胖时发生的瘦素抵抗会促使机体的脂质发生异位积聚,从而导致该组织功能受损,其后果与脂毒性相似。③ 肥胖。肥胖时体内脂肪过度积聚,血液中 FFA 升高,酯化为大量 TG。同时肝脏内的 FFA 过度氧化,造成脂质沉积导致 IR 的发生。另外,当脂肪组织分泌的瘦素等物质浓度异常时,也会引发 IR。肥胖时,血浆中的肾素和醛固酮浓度升高,导致其介导的系统活性升高,钠水重吸收增多,外周血管阻力加强,引起血压升高。此外还有学者指出,炎症反应和氧化应激也是代谢综合征发生的可能机制。

有研究表明,一些炎症反应标记物与代谢综合征的发生密切相关。另有研究表明,氧化应激发生时,一氧化氮分泌的减少与 IR 也有一定关系。

(郭　妍　邹大进)

第二章
代谢综合征的方方面面

第一节　超重与肥胖

一、超重与肥胖的定义和诊断

现代社会中由于生活习惯和饮食结构的变化,导致超重和肥胖的比例明显增加,世界卫生组织(WHO)报告目前全球已有23亿人超重,超过7亿人肥胖。体重指数(BMI)是国际上评价肥胖的常用指标之一。1998年WHO对肥胖的诊断标准是根据西方白种人为基础研究制定的,其标准为BMI在25～29.9 kg/m² 为超重;BMI≥30 kg/m² 为肥胖,其中30～34.9 kg/m² 为I级肥胖,35～39.9 kg/m² 为II级,≥40 kg/m² 为III级。

由于种族、地域、人口、体质的差别,2000年WHO西亚太地区肥胖症工作组考虑到亚洲人遗传及环境因素,局部脂肪积聚的特点与欧洲人不同,提出亚洲成人体重分级建议标准,BMI在23～24.9 kg/m² 为超重,25～29.9 kg/m² 为肥胖,≥30 kg/m² 为严重肥胖;2001年中国肥胖工作组汇集了13个大型调查数据,覆盖21个省市和台湾地区的24万余成年人群,随访时间长达15年的调查分析后认为,中国人的BMI 24～27.9 kg/m² 为超重,≥28 kg/m² 为肥胖。

但BMI诊断超重与肥胖也存在一定缺陷,专家认为,肥胖不能仅从体重和身高来判断,而是要看脂肪组织在人体成分中的比例是否超标。BMI的确可以反映一个人的胖瘦程度,其局限性也是显而易见的,因为它不能准确辨识被测对象是肌肉多还是脂肪多。尤其是对部分特殊人群来说,例如运动员,因为运动员的肌肉发达,而肌肉组织要比脂肪组织重,同样的身高,即使他们体重重一些,也并不能说他们胖一些;其次是不满18岁的未成年人,由于他们的肌肉发育尚未恒定,因此用BMI来判断其是否肥胖也不准确;第三是孕妇,这一人群更不宜从身高和体重的关系来判断其是否超重。

所以关于超重与肥胖的诊断,还有其他不少的测量指标可以进一步弥补BMI的缺点。首先是人体成分的测定:这种方法主要是把人体分为5个节段(左右上肢、躯干、左右下肢),运用生物电阻的原理,直接测量各部位的阻抗。通过这种阻抗的数据来测定人体各种成分的含量。人体成分测定仪能测量的指标包括细胞内水分、细胞外水分、身体总水分、蛋白质含量、无机盐、体脂肪、肌肉量、去体重、体重、骨骼肌、体脂肪含量、体脂百分比等。测试简单,只需要1 min左右即可完成。人体成分测定仪可对身体脂肪比例和脂肪分布进行测定,测得的脂肪率即可应用于肥胖的诊断。一般来说,男性的标准脂肪率为10%～20%,女性的标准脂肪率为20%～30%,低于这个水平,则表示太瘦。男性的脂肪率如果在20%～25%之间,则算轻度肥胖;女性脂肪率在30%～35%之间则为轻度肥胖。如果男性、女性的脂肪率分别大于25%和35%,则都属于重度肥胖了。不过,用这种体脂测定的方法来判断肥胖的程度也有一定的局限性。这种方法仅限于人体躯干机体成分的测定,但内部脏器的脂肪含量无法测定,比如腹腔、腹膜、腹壁的脂肪含量就检测不到。

而腰围和腰臀比是另一反映肥胖程度的重要指标,腰围反映脂肪总量和脂肪分布的综合指标。测量方法是,被测者站立,双脚分开 25~30 cm,体重均匀分配。测量位置在水平位髂前上棘和第 12 肋下缘连线的中点。将测量尺紧贴软组织,但不能压迫,测量值精确到 0.1 cm。臀围是反映髋部骨骼和肌肉的发育情况。测量方法为两腿并拢直立,两臂自然下垂,皮尺水平放在前面的耻骨联合和背后臀大肌最凸处。腰臀比(WHR)是指腰围和臀围的比例,数值等于腰围除以臀围。要想知道自己的身材是苹果型、梨型还是香蕉型,就要学会计算腰臀比的合理比值:男性为 0.85~0.9,女性为 0.75~0.8。比如说有位女性腰围 32 寸,臀围 40 寸(1 寸≈3.333 333 3 cm),她的腰臀比就是 32/40=0.8,还在理想的范围。如果女性腰臀比超过 0.8,就算是下半身肥胖的梨型身材,而男性腰臀比超过 0.9,就是上半身肥胖的苹果型身材。

二、超重与肥胖的现状和趋势

世界卫生组织(WHO)报告显示,2008 年 20 岁及以上的成年人每 100 个中就有 46 个人是超重或肥胖,而且全球超重和肥胖的人数呈现出逐年上涨的趋势。2013 年中国监测数据显示,20~69 岁的人群中,体重超重、肥胖人数比例分别为 34.4% 和 12.7%。2013 年全国监测数据与 2010 年相比较,总体体重平均增长 1.12 kg。与此同时,人群腰围、臀围有所增加,增加范围分别为 0.22~3.30 cm 和 0.34~3.06 cm。中国成年人的体型在向"粗壮"发展,过去人到中年体态才开始发福,出现苹果型身材,如今"啤酒肚""将军肚"在青年人群中比比皆是,各年龄段人群的肥胖率不相上下。

一项来自 2004 年、2007 年和 2010 年的三次中国成年人大型调查研究,旨在分析 2004—2010 年中国 18~69 岁成年人超重和肥胖流行状况。该研究数据显示,2010 年人口普查时通过直接方法对超重率和肥胖率进行标准化计算。超重定义为体重指数(BMI)=25.0~29.9 kg/m²,肥胖定义为 BMI≥30.0 kg/m²。中心型肥胖定义为腰围≥90 cm(男)或≥80 cm(女)。该研究经中国疾病预防控制中心伦理审查委员会批准。研究结果表明,2004 年中国 18~69 岁成年人平均 BMI 为 22.7 kg/m²,2007 年增加至 23.0 kg/m²,2010 年增加至 23.7 kg/m²。2004 年中国 18~69 岁成年人平均腰围为 78.4 cm,2007 年增加至 79.1 cm,2010 年增加至 80.2 cm。2004 年中国 18~69 岁成年人超重率为 19.6%,2007 年升高至 21.7%,2010 年升高至 28.0%。2004 年肥胖率为 3.3%,2007 年为 3.1%,2010 年为 5.2%。2004 年中心型肥胖率为 25.9%,2007 年升高至 27.5%,2010 年升高至 32.3%。男性、年轻成人(18~39 岁)和发达地区人群的肥胖流行率增长趋势,比起女性、老年人(40~69 岁)和欠发达地区更为明显。该调查报告表明,2004—2010 年中国成年人的超重率和肥胖率显著升高,迫切需要国家调整必要的战略和方案,以应对中国不断增加的肥胖症所带来的挑战。

除了成人,儿童及青少年肥胖的趋势也日益明显。近日发表在《柳叶刀》(Lancet)杂志上的一项最新研究显示,两成中国儿童超重或肥胖! 1/5 的中国儿童超重或肥胖,而 1995 年时这一比例只有1/20。这篇研究报告中分析了 1995—2014 年间 100 多万名 7~18 岁中国儿童的数据。发现尽管过去 20 年中国儿童生长发育迟缓和消瘦的情况明显减少,但超重或肥胖儿童的比例却从 5.3% 提升至20.5%。小胖墩带来大烦恼! 而许多家长尤其是老年人仍认为,孩子胖点是健康的表现,孩子就是要吃得白白胖胖才"有福气"。北京大学公共卫生学院和联合国儿童基金会联合发布的《中国儿童肥胖报告》显示,儿童期超重和肥胖会增加患高血压、糖尿病、高甘油三酯、代谢综合征等疾病的风险。肥胖还会影响儿童青春期发育,危害儿童的呼吸系统及骨骼,甚至对其心理、行为、认知及智力产生不良影响。原因是什么? 主食吃得多、爱吃甜食、爱喝甜饮料、不喜欢运动、经常坐在电视或电脑前等,都可能导致孩子肥胖。过去,课余时间孩子们都在外面玩,现在他们都待在电脑或电视机前。中国儿童超重或肥胖比例的显著增长表明,亟须制定政策予以应对,如对额外加糖加脂的食品和饮料征税、提供补贴、推动饮食多样化、制定战略加强体育活动和健康教育等。

孕妇的肥胖同样不容乐观，育龄期女性超重和肥胖的发生率也在增加。近期的一项系统性回顾调查研究表明，自 1980—2013 年，全球成年女性超重和肥胖的发生率从 29.8% 上升至 38.0%。我国同样面临着严峻的成年女性超重和肥胖的问题。一项全国性的横断面调查发现，1993 年至 2009 年，我国成年女性超重和肥胖的发生率分别从 10.7%、5.0% 上升至 14.4%、10.1%。妊娠前超重和肥胖的女性，容易合并慢性疾病如糖尿病、高血压、肾脏疾病等，且生育功能较低；妊娠后，容易并发妊娠期糖尿病、妊娠期高血压等疾病，且剖宫产、肩难产及产后出血的风险明显增加。此外，超重和肥胖孕妇的子代，容易出现宫内窘迫、先天畸形、巨大儿、新生儿低血糖、围产儿死亡，并且远期发生慢性疾病，如心血管疾病、代谢综合征、2 型糖尿病等的风险明显增加。因此，需加强对超重和肥胖孕妇的临床管理，且这种临床管理应涵盖妊娠前、妊娠期和产后，如妊娠前加强宣教并提供优生优育咨询，鼓励减重；妊娠期通过正确的生活方式干预，维持合理的体重增长，并加强母婴监护和对妊娠并发症的预防及筛查；产后鼓励母乳喂养，体重回降，加强随访等。

三、超重与肥胖对健康的危害

肥胖是世界卫生组织确定的十大慢性疾病之一。近十余年来的研究发现，肥胖可诱发多种疾病的发生发展，如 2 型糖尿病、高血压、缺血性心脏病、睡眠呼吸问题、某些癌症（肝癌、肾癌、乳腺癌）等，因此这些疾病已经被考虑为肥胖的相关并发症。

大规模测量数据显示，BMI≥24 kg/m² 者患高血压危险是体重正常（BMI 18.5～23.9 kg/m²）者的 3～4 倍，患糖尿病的危险是体重正常者的 2～3 倍，具有 2 项及 2 项以上危险因素（主要的 5 个危险因素包括高血压、高血糖、高血清总胆固醇、高血清甘油三酯和低血清高密度脂蛋白胆固醇）的危险是体重正常者的 3～4 倍。男性腰围≥85 cm，女性腰围≥80 cm 者患高血压的危险约为腰围低于此界限者的 3.5 倍，其患糖尿病的危险约为 2.5 倍；其中有 2 项及 2 项以上危险因素聚集者的危险为正常体重者的 4 倍以上。

超重和肥胖可造成全身多种疾病危害，首当其冲的为心血管疾病，也是危害老年人健康的主要疾病。研究发现，肥胖组与非肥胖组高血压病、冠心病的发病率分别为 23.5%、11.8% 和 10.1%、2.9%，两者比较有统计学差异（P＜0.05）。肥胖症与糖尿病及高脂血症有重要关系，肥胖症患者由于胰岛素抵抗，脂肪组织脂蛋白脂酶对胰岛素的反应减弱，导致极低密度脂蛋白降解减少，从而加重高甘油三酯血症。其次，肥胖是引起脂肪肝的重要原因之一，肥胖者由于肥大的脂肪细胞对胰岛素不敏感，机体糖耐量减低，总胆固醇、甘油三酯异常增高，肝中甘油三酯堆积，造成脂肪肝。再次，近年研究表明，肥胖可影响机体免疫功能，包括非特异性免疫和特异性免疫，使体液免疫和细胞免疫功能发生改变，从而使细菌感染的机会增多且严重。目前，肥胖影响免疫功能的具体途径尚不清楚，但瘦素可能是其中的重要因素。

肥胖会给人带来许多健康负担。英国最近一项大规模研究发现，超重和肥胖会增加 10 类常见癌症的患病风险。这是否意味着肥胖的人会更易患癌症呢？《柳叶刀》杂志最近发表了一篇文章，是截至目前在这方面最大型的流行病学调查研究论文。这项研究是在英国 524 万人中进行的，记录了这些人的体重指数，并同时追踪他们肿瘤发生的情况。在研究中，共有 16.7 万人患了肿瘤；评估指出，体重指数的增加与肿瘤发生率的升高是存在相关性的。研究发现主要是以下 10 种癌症：子宫癌、胆囊癌、肾癌、宫颈癌、甲状腺癌、白血病、肝癌、结肠癌、卵巢癌和乳腺癌。肥胖的女性则更危险，有研究表明，14% 的男性癌症死亡病例和 20% 的女性癌症死亡病例是由肥胖所致。那么肥胖是怎么导致肿瘤发生的呢？其实肥胖并非直接的致癌因素，其诱发癌症发生的确切机制目前并不明确。但从超重和肥胖人群的不良生活方式中可见端倪，肥胖症患者多偏好高热量、高动物脂肪、高反式脂肪酸和精加工碳水化合物等食物,而膳食纤维、全谷类碳水化合物、蔬菜水果的摄入量不足。这样的饮食习惯,会让体内的激素失衡。而肥胖症患者体内脂肪组织会分泌过多的芳香化酶,加快雌激素前体向雌二醇的转化,使血清雌二醇水平升高,雌激素水平高低与多种癌症发生相关,如乳腺癌和子宫内膜癌等。且超重和肥胖将直接导致胰岛素抵抗,从而引起高胰岛素血症,影响细胞生长的调控周期,加速基因突变和癌症的发生。

四、何为"肥胖悖论"

"肥胖悖论"是指有悖于原来的肥胖结论,肥胖未必缩短患者的预期存活时间,甚至在一些情况下可能反而产生"益处"。2012年11月,加拿大一项新研究发现,在患肺炎住院的患者中,肥胖患者比体重正常的患者存活率更高,这进一步支持了"肥胖悖论"现象的存在。这种现象早先在其他慢性疾病如心脏和肾脏衰竭研究中同样出现,但不意味着增加体重是应对这些疾病的正确方式。略微超重可能延长寿命,或许可以这样解释:在年龄增长时人们需要更多的脂肪储备以对抗在健康状况不佳而减重时的情况;相比正常体重的人,超重带来的问题(高血压、糖尿病)会让超重者及早面对和治疗,从而提高自己的健康水平。

所以这里还有另一个问题,即是否真的存在"代谢健康性肥胖"。一项发表在《美国医学会杂志》的大型研究评估了目前代谢健康(血压、血脂、血糖水平正常)的超重/肥胖中国人群的长期风险,结果显示,代谢健康但体重超重的中国成年人群未来的代谢异常风险仍然显著高于常人。这项研究纳入了3 204名代谢健康的中国成人。这些受试者平均年龄为40岁,约60%为女性,经确认没有慢性代谢疾病和癌症病史,血压、血糖、血脂、尿酸、脂肪肝等多项代谢指标均没有异常。研究开始时对受试者进行身高、体重等测量,体重指数(BMI)≥24 kg/m² 为代谢健康超重人群。虽然他们暂时没有出现代谢紊乱,但多个相关指标还是略高于正常体重人群。经过随访、统计发现,随着时间的推移健康超重人群的血糖异常风险翻了1倍多,升高136%,血压偏高的风险也升高了73%。类似的研究也给出了相似的结论。英国伯明翰大学的研究团队曾在医学权威杂志《美国心脏病学会杂志》上发表了一项对350万名代谢健康人群的分析,研究者用5年多的时间专门做了一项关于"健康型肥胖和心脑血管疾病"的研究,结果显示,代谢健康但体重超重的人群在5年后发生冠心病、脑血管疾病、心力衰竭的风险分别升高49%、7%、96%。所以,管不好体重,"代谢健康"可能也只是一时的,而所谓"健康的肥胖",也不会一直存在。健康性肥胖可能的分子机制有:皮下脂肪多、内脏脂肪少;抑制免疫细胞产生炎症因子;线粒体修复功能强。健康性肥胖是一个全局性问题,若想完全掌握,仍有诸多问题亟待解决。

(郭 妍)

第二节　代谢综合征血脂异常的特点

一、代谢综合征概述

代谢综合征,简称MS。最早追溯到1920年代,人们发现一种可怕的综合征,包括多种代谢异常聚类,如胰岛素抵抗、糖耐量减低、高胰岛素血症,极低密度脂蛋白(VLDL-C)和甘油三酯(TG)升高,高密度脂蛋白(HDL-C)降低以及高血压等,此征预后差,曾有人称之为"死亡四重奏"(高血糖、高脂血症、高血压、高尿酸血症)。

MS的发病主要与遗传和环境因素有关,确切的病因和发病机制尚不完全清楚,主要涉及以下三方面：胰岛素抵抗、肥胖与脂源性细胞因子异常及其他一些危险因素。

随着人们对代谢综合征逐步认识，定义方面也有所改变，1998 年 WHO 首先对"代谢综合征"进行统一命名，随后美国国家胆固醇教育计划（NCEP）成人治疗专家组第 3 次报告和欧洲胰岛素抵抗小组（EGIR）相继对代谢综合征提出定义。三个组织都将：葡萄糖不耐受、肥胖、高血压和血脂异常作为代谢综合征的重要诊断依据，但是具体标准上有所区别。WHO 和 EGIR 都将葡萄糖不耐受和胰岛素抵抗作为诊断的必要条件，因此，有人将代谢综合征称为"胰岛素抵抗综合征"。而 NCEP 的 ATP Ⅲ 首次采用腰围来代替肥胖而不设立诊断的必需条件，只需满足腰围、血压和空腹时血糖、甘油三酯（TG）、高密度脂蛋白胆固醇（HDL-C）变化这 5 项诊断条件中 3 项以上即可诊断。总的来说 NCEP：ATP Ⅲ 的定义简单易行，更实用。

表 1-2-1　NCEP：ATP Ⅲ 代谢综合征诊断标准

项　目	男　性	女　性
腹部腰围		
加拿大、美国	≥102 cm	≥88 cm
欧洲、中东、撒哈拉 沙漠以南非洲、地中海	≥94 cm	≥80 cm
亚洲、美国中部和南部	≥90 cm	≥80 cm
血清 TG	≥150 mg/dL（1.7 mmol/L）	
血清 HDL-C	<40 mg/dL（1 mmol/L）	<50 mg/dL（1.3 mmol/L）
血压	≥130/85 mmHg 或使用降压药物	
空腹血糖（FPG）	≥100 mg/dL（5.6 mmol/L）或使用降糖药物	

中国与西方国家的诊断标准有所不同，用欧美标准不能准确判断中国人的代谢综合征。流行病学及相关研究发现，中国人的平均腹围远低于美国人，但是 HDL-C 低、高血压和高血糖的患病率与美国人群相当，而高甘油三酯的患病率明显高于美国人。因此，最新的中国代谢综合征诊断标准：具备以下 3 项或以上即可作出诊断：① 腹型肥胖：腰围男性≥90 cm，女性≥85 cm；② 血压增高：血压≥130/85 mmHg 和（或）已确诊为高血压并治疗者；③ 血脂异常：空腹甘油三酯≥1.7 mmol/L，空腹高密度脂蛋白胆固醇<1.04 mmol/L，或确诊血脂异常并药物治疗者；④ 高血糖：空腹血糖≥6.1 mmol/L 或糖负荷后 2 h 血糖≥7.8 mmol/L，和（或）已确诊为糖尿病并治疗者。

一项关于中国人群代谢综合征的流行病学患病率研究，分析从 2005—2015 年对≥15 岁的中国受试者 226 653 人，分析显示中国内地人群代谢综合征总体患病率为 24.5%（男性 19.2%，女性 27.0%）。并且随着年龄的增长，呈逐年增高的上升趋势，至 60～69 岁达高峰。中国代谢综合征患者中，血脂异常，高 TG 血症和低 HDL-C 的患病率约占 1/3。在欧美，代谢综合征患病率为 35%～40%，其中 50% 为 60 岁以上老年人。代谢综合征人群患心血管疾病（冠心病和脑卒中）风险增高 3 倍，患者心血管死亡风险升高 2 倍。

有研究发现，年龄≥60 岁的老年人约 50% 有腹型肥胖，甚至虽然体重指数（BMI）正常，常伴发肌少症及明显骨质疏松。因此，对老年人的代谢综合征，肥胖主要看腹围，可适当参考体重指数（BMI）。加强筛查老年人群内脏型肥胖对预防肌少症、骨质疏松的发生及防治代谢综合征具有重要意义。

在中国代谢综合征各组分分析中发现，我国患者以合并高血压最为常见（65.4%），其次为血脂异常(男性高甘油三酯血症 53.6%,女性低 HDL－C 血症 49.4%),因此加强对代谢性综合征的血脂异常的管理尤为重要。

二、代谢性综合征血脂异常的管理

(一)血脂异常的筛查

《中国成人血脂异常防治指南 2016》关于血脂异常的筛查,建议 20～40 岁成年人至少每 5 年测量 1 次血脂(包括 TC、LDL－C、HDL－C 和 TG);建议 40 岁以上男性和绝经期后女性每年检测血脂;动脉粥样硬化性心血管疾病(ASCVD)患者及其高危人群,应每 3～6 个月测定 1 次血脂。ASCVD 住院患者,应在入院时或入院 24 h 内检测血脂。血脂检查的重点对象为:① 有 ASCVD 病史者;② 存在多项 ASCVD 危险因素(如高血压、糖尿病、肥胖、吸烟)的人群;③ 有早发性心血管病家族史者(指男性一级直系亲属在 55 岁前或女性一级直系亲属在 65 岁前患缺血性心血管病),或有家族性高脂血症患者;④ 皮肤或肌腱黄色瘤及跟腱增厚者。凡临床上诊断为 ASCVD 者,包括急性冠状动脉综合征(ACS)、稳定性冠心病、血运重建术后、缺血性心肌病、缺血性卒中、短暂性脑缺血发作、外周动脉粥样硬化病等患者均属极高危人群;而在非 ASCVD 人群中,根据胆固醇水平和危险因素的严重程度及其数目多少,进行危险评估,将其分为高危、中危或低危,由个体心血管病发病危险程度决定需要降低 LDL－C 的目标值。

(二)代谢综合征血脂异常的治疗原则

中国人群研究显示,与非代谢综合征患者相比,代谢综合征患者 10 年心血管病风险增加 1.85 倍,缺血性和出血性脑卒中的风险分别增加 2.41 和 1.63 倍。代谢综合征类型中以腹型肥胖合并高血压及低 HDL－C 者的心血管风险最高(增加 5.25 倍),如在上述组合基础上合并高血糖,则其脑血管病的发生风险增加 16.58 倍。

代谢综合征中的每种疾病都是心脑血管疾病的高风险因素,病种之间互相关联,联合作用强,因此代谢综合征是对一组高度相关疾病的概括性诊断和治疗的整体概念,对它既要进行生活方式的干预,又要降糖、降压、降低尿酸和调节血脂治疗,以降低代谢综合征危险因素为宗旨,非药物治疗和药物治疗相结合,才能做到对心脑血管事件的一级和二级预防。所以,对本病治疗必须早期干预,综合达标,以减少心血管风险及预防心、脑、肾等靶器官损害。

在早期采用生活方式干预:尤其如健康膳食和合理运动等都可以收到非常好的效果。国内社区人群研究显示,适当增加运动可降低代谢综合征风险 10%～20%。在生活方式干预的同时,必要时进行个体化的降脂、降压、降糖药物治疗,如对糖尿病前期患者可及早服用降糖药(如服二甲双胍等)、正常血压高值者推荐服用降压药物(ACEI 和 ARB)和降脂药物如他汀类药治疗。

(三)代谢综合征管理的基础核心——治疗性生活方式改善

所有临床指南均强调改善生活方式为代谢综合征治疗的根本和首要措施,其核心就是增加运动量、合理饮食和减轻体重。越来越多的科学证据表明,改变生活方式可以预防和延迟 2 型糖尿病及心血管事件的发生。

1. 减轻体重:肥胖是代谢综合征发病的源头,体重下降＞5%～10%,可以使原有的心脑血管事件发生风险下降 40%～50%。对于超重或者肥胖的代谢综合征患者应在医生的指导下 6～12 个月减轻 7%～10%的体重,即使 BMI 未达标也会使代谢综合征患者显著获益。

2. 健康饮食:健康的生活方式可预防或延迟易感人群代谢综合征的发病,对于已患有代谢综合征的人群,健康的生活方式对预防心血管疾病和2型糖尿病也是至关重要的。推荐以地中海饮食限制总热量、减少饱和脂肪和食盐的摄入,脂肪含量应控制在总热量的30%以下,尽可能增加膳食纤维含量,减少含糖饮料的摄入,可适量饮用红酒或啤酒,戒烟。流行病学研究和临床对照试验证明,多食蔬菜、水果、豆类、谷类、鱼和低脂乳制品具有心血管保护作用,其他健康生活方式如戒烟、维持腰臀比在0.75以下和规律运动等可使心脏病发作风险降低92%。地中海饮食的许多有益作用,是由于摄入含有大量具有抗氧化和抗炎特性的膳食生物活性酚类化合物如橄榄油。

3. 加强体力活动:建议代谢综合征患者每天进行30～60 min体育锻炼,研究显示,在传统地中海饮食的基础上减少热量的摄入和增加体育锻炼,在短期和长期都能有效地改善代谢综合征患者的血脂水平,尤其是TC、HDL-C、LDL-C、TG以及非HDL-C水平,原则上应先启动生活方式治疗,如果不能达到目标,则应针对各个组分采取相应药物治疗。

对基础水平较高者,则应采取"两条腿走路"的治疗方针,对各个组分采取相应药物治疗。

(四)药物治疗

降血糖、血脂、血压、尿酸等使之达标,并坚持长期监测代谢综合征的各项代谢指标,有效地维持正常。其中代谢综合征患者血脂异常的治疗是一个重要的治疗目标,许多调脂药物包括他汀类、贝特类、烟酸、鱼油等可降低甘油三酯和非HDL-C,部分减轻胰岛素抵抗。研究证明,改善血脂是使患者减少心血管事件的重要手段之一。

(五)降脂治疗目标及危险评估

《中国成人血脂异常防治指南2016》指出:代谢综合征的主要防治目标是预防动脉粥样硬化性心血管疾病(ASCVD)以及2型糖尿病,对已有ASCVD者要预防心血管事件再发。

对不同血脂水平的中国人群ASCVD发病危险的10年和20年长期观察性研究结果,参考国际范围内多部血脂相关指南对血脂成分合适水平的建议及其依据,提出了中国ASCVD一级预防人群血脂合适水平和异常分层标准(表1-2-2)。

表1-2-2 中国ASCVD一级预防人群血脂合适水平和异常分层标准[mmol/L(mg/dL)]

分层	TC	LDL-C	HDL-C	非HDL-C	TG
理想水平		<2.6(100)		<3.4(130)	
合适水平	<5.2(200)	<3.4(130)		<4.1(160)	<1.7(150)
边缘升高	≥5.2(200)且<6.2(400)	≥3.4(130)且<4.1(160)		≥4.1(160)且<4.9(190)	≥1.7(150)且<2.3(200)
升高	≥6.2(400)	≥4.1(160)		≥4.9(190)	≥2.3(200)
降低			<1.0(40)		

若TG水平仅轻、中度升高(2.3～5.6 mmol/L),为了防控ASCVD危险,虽然以降低LDL-C水平为主要目标,但同时应强调非HDL-C需达到基本目标值。经他汀治疗后,如非HDL-C仍不能达到目标值,可在他汀类基础上加用贝特类、高纯度鱼油制剂等。

《2017高甘油三酯血症及其心血管风险管理专家共识》对TG>2.3 mmol/L的高危人群建议药物治疗,他汀治疗后TG仍>2.3 mmol/L的高危患者可考虑联合使用贝特、鱼油等治疗。

《2019中国胆固醇教育计划调脂治疗降低心血管事件专家建议》根据心血管病危险分层,将患者分为低危/中危、高危、极高危、超高危,并给出相应的调脂治疗目标值,非HDL-C作为次要目标值干预以降低心血管剩留风险,尤其适用于代谢综合征人群(表1-2-3)。

表1-2-3　不同心血管病危险分层者调脂治疗目标值

危险分层	LDL-C(主要目标)	非-HDL-C(次要目标)
超高危	<1.4 mmol/L(55 mg/dL)或较基线水平降低幅度≥50%	<2.2 mmol/L(85 mg/dL)
极高危	<1.8 mmol/L(70 mg/dL)或较基线水平降低幅度≥50%	<2.6 mmol/L(100 mg/dL)
高危	<2.6 mmol/L(100 mg/dL)	<3.4 mmol/L(130 mg/dL)
低危/中危	<3.4 mmol/L(130 mg/dL)	<4.2 mmol/L(160 mg/dL)

对于代谢综合征的人群应在生活方式改善的基础上,积极降低心血管事件风险,及时启动药物治疗。

(陈桢玥)

第三节　高尿酸血症

一、高尿酸血症概述

尿酸是嘌呤的代谢产物,主要在肝脏中生成。人体内的嘌呤有两个来源,80%通过人体自身的核酸分解代谢而来,另20%来自食物。体内每天产生的尿酸,2/3经尿液排出人体,另1/3排入肠道。肠道中的尿酸盐可被结肠细菌降解,故在粪便中几乎检测不到尿酸。肾功能减退时,肾脏排泄尿酸总的能力下降,但对尿酸的排泄分数显著增加,且经肠道排泄的尿酸增多。不少肾功能严重减退患者的血尿酸水平仍正常或仅轻度升高,可能与此有关。尿酸是一种弱有机酸,根据溶液 pH 值的不同以两种形式存在:即难溶的未解离的尿酸形式(pH<5.5)和易溶的尿酸盐形式(生理 pH=7.4)。尿酸溶解度受溶液 pH 影响很大,在37℃、pH 为7.4时,血液中的尿酸98%以单钠尿酸盐的形式存在,其饱和度为420 μmol/L(7 mg/dL)。

高尿酸血症的定义有生物化学定义和流行病学定义两种,其中生物化学定义是参照尿酸在血浆中的溶解度而定的,是指非同日两次空腹血尿酸浓度>420 μmol/L。流行病学定义是基于流行病学调查结果,即在正常嘌呤饮食情况下,非同日两次空腹血尿酸浓度男性>420 μmol/L,女性>360 μmol/L。目前多数专家共识或指南都采用生物化学定义的高尿酸血症标准,但强调当女性血尿酸超过360 μmol/L时,应注意生活方式干预。

(一)高尿酸血症的病因和分型

血尿酸浓度变化与饮食习惯、生活方式、体重、性别、种族以及基因遗传等因素有关,痛风与高尿酸血症主要好发于男性、肥胖、缺少体育锻炼、偏肉食者以及酗酒者。绝经期后女性高尿酸血症发生率明显上升,可能与内分泌改变有关。

根据高尿酸血症形成的病因,可将高尿酸血症分为原发性和继发性两大类。原发性高尿酸血症者多存在嘌呤合成和代谢缺陷,主要为一些罕见的单基因疾病,如5-磷酸核糖焦磷酸-合成酶活性过高、次黄嘌呤-鸟嘌呤磷酸核糖转移酶缺乏症及葡萄糖6磷酸脱氢酶缺乏症(糖原贮积病,I型)。继发性高尿酸血症指继发于其他疾病的高尿酸血症,常见的有慢性肾功能不全、白血病、淋巴瘤、多发性骨髓瘤、溶血性贫血、真性红细胞增多症、恶性肿瘤、铅中毒、铍中毒、乳酸中毒以及一些药物等。小于25岁且有痛风家族史的高尿酸血症患者,需排查遗传性嘌呤代谢异常疾病。对高尿酸血者或痛风患者,应做有关检查以寻找其原因。

根据高尿酸血症的发病机制,可将高尿酸血症分为生成过多型[尿酸排泄≥0.51 mg/(kg·h),尿酸清除率≥6.2 ml/min]、排泄不良型(尿酸排泄<0.48 mg/(kg·h),尿酸清除率<6.2 ml/min)和混合型[尿酸排泄≥0.51 mg/(kg·h),但尿酸清除率<6.2 ml/min]。也可以按照尿酸排泄分数=尿酸清除率/肌酐清除率来进行分型,>10%为生成过多型,<5%为排泄不良型,5%~10%为混合型。① 尿酸生成过多型:10%~15%的高尿酸血症属此类型。尿酸生成增加见于高嘌呤饮食、导致有核细胞大量破坏和核酸分解的疾病(如肿瘤化疗、放疗、肌肉溶解等),一些红细胞相关疾病(如镰状细胞病、溶血性贫血等)以及使用可使内源性尿酸生成增加的药物等;② 尿酸排泄不良型:约85%~90%的高尿酸血症因尿尿酸排泄减少所致,该型常与肾小管上皮细胞中参与尿酸转运的蛋白质的基因突变和/或基因多态性改变有关,如肾功能不全、慢性中毒(乙醇中毒、铅中毒、铍中毒)和酸中毒等。使用某些药物也可引起尿尿酸排泄减少和血尿酸升高。因此,当发现血尿酸偏高时,应注意患者是否正在应用这些药物,如噻嗪类利尿剂、磺胺、乙胺丁醇、烟酸、水杨酸类(阿司匹林,对氨基水杨酸)以及某些化疗药物等。阿司匹林对肾脏尿酸代谢有双重作用,大剂量(>3 g/d)时促进尿酸排泄,而小剂量(1~2 g/d)引起尿酸排泄减少。近年尚有研究提出,肠道尿酸排泄不足也是高尿酸血症的原因之一,可能与同时表达在肾近端小管和肠道的尿酸盐转运蛋白-ATP结合转运蛋白G2等位基因(多态性)有关;③ 混合型:既有尿酸生成过多,又有尿酸排泄减少,如大量饮酒所引起的高尿酸血症。

(二)高尿酸血症的危害

高尿酸血症的危害主要包括痛风性关节炎和尿酸相关肾脏损害,并可能引起或加重心血管疾病和一些代谢性疾病。痛风性关节炎和尿酸相关肾病见本节其他部分,这里简要介绍高尿酸血症与心血管疾病和一些代谢性疾病的关系。

1. 高尿酸血症与心血管疾病:动物实验显示,高尿酸血症可引起氧化应激,刺激肾素-血管紧张素系统,抑制内皮细胞一氧化氮(NO)的释放,促进炎症过程和胰岛素抵抗,诱导血管平滑肌细胞增殖,这些都会导致小动脉的损伤和/或收缩,进而导致动脉硬化和原发性高血压的发生。在临床研究中发现,约25%~75%的高尿酸血症患者伴有高血压。在未经治疗的高血压患者中,血尿酸增高者约占58%,显著高于一般人群。若将接受治疗的高血压患者和有肾脏疾病的患者包括在内,则高血压患者中血尿酸增高的发生率可达近70%。临床和动物研究均发现,别嘌醇治疗可降低收缩压和舒张压,改善血管顺应性,提示高尿酸血症是引起或加重高血压的因素之一。但有学者认为,此作用并非因为尿酸水平降低,而是由于别嘌醇有抗氧化作用。在一项随机、双盲、安慰剂对照试验中发现,丙磺舒治疗也可使受试者的收缩压和舒张压降低,而丙磺舒并无抗氧化作用,该研究结果支持降尿酸本身是导致血压下降的原因。另一方面,高血压也可能会加重高尿酸血症,但这方面的证据尚不充分。

许多研究显示,高尿酸血症是冠心病和脑卒中的危险因素之一,血尿酸水平有助于预测高血压或糖尿病等疾病造成的心血管疾病的发病率和病死率。高尿酸血症与发生急性心肌梗死和脑卒中的风险有关,血尿酸水平较高的充血性心力衰竭患者的预后相对较差,病死率较高。与安慰剂组相比,别嘌醇治疗可降低伴痛风的充血性心力衰竭患者的再入院率和病死率,亦可降低伴高尿酸血症的冠心病合并左心室肥大患者的左心室质量和收缩末期容积,但以上作用是否为降尿酸本身的效应尚难断定。不少学者认为,这也是由于别嘌醇的抗氧化作用所致,据此有学者主张对于充血性心衰、冠心病或者高血压合并无症状高尿酸血症者,可考虑应用别嘌醇治疗,但应避免在有心血管疾病高风险的患者中使用非布司他。

2. 高尿酸血症与代谢综合征：高尿酸血症与代谢综合征关系非常密切，二者常紧密相伴，有学者甚至主张把高尿酸血症作为代谢综合征的主要组成成分之一：① 肥胖。痛风多见于肥胖者，超重或肥胖者的血尿酸浓度平均值以及患高尿酸血症者的比例都显著高于体重正常或偏低者。肥胖引起高尿酸血症可能与内分泌功能紊乱、热量摄入增多和嘌呤代谢加速等有关；② 高脂血症。80%的痛风患者伴有高脂血症，而 60%～80%的高脂血症患者同时有高尿酸血症。血尿酸浓度与甘油三酯水平呈显著正相关，即血尿酸水平越高，血甘油三酯浓度往往也越高。高尿酸血症患者血胆固醇值浓度通常也超过正常标准；③ 糖尿病。痛风与 2 型糖尿病经常并存，这可能与二者有许多共同的发病因素（如饮食不节制、肥胖等）有关。有研究显示，血尿酸浓度过高可直接损害胰腺 B 细胞而诱发糖尿病，血尿酸浓度较高者，未来发生糖尿病肾病等并发症的机会显著增加。1 型糖尿病患者若血糖控制不佳，可有低尿酸血症。

（三）高尿酸血症的诊断 --

高尿酸血症的准确和完整诊断十分重要，包括是不是高尿酸血症、高尿酸血症的病因和类型、高尿酸血症的并发症和合并症，要点如下。

1. 是否有高尿酸血症。高尿酸血症是指非同日两次空腹血尿酸浓度超过 $420\ \mu mol/L$。要做到高尿酸血症的正确诊断，需注意以下几点：① 测定血尿酸的方法是否规范。测定血尿酸的方法有多种，不同方法的测定值常存在差异，有时差异还比较大。通常所说的血尿酸正常值，一般指的是用酶法测定的血尿酸浓度数值。如果所用测定血尿酸的方法与酶法测定结果相差很大，就不能根据这个方法测定的血尿酸值来判断是否有高尿酸血症。② 要在正常饮食情况下抽血化验。血尿酸水平受饮食影响很大，故抽血化验前几天应正常嘌呤饮食，也就是说不可过多摄入高嘌呤饮食或过度节食（过度节食也会导致血尿酸水平升高），否则检查值不能代表平时的血尿酸水平。③ 要在真正空腹的情况下抽血化验。化验血尿酸应该抽空腹血（空腹 8 h 以上）。抽餐后血所化验出来的血尿酸值，不能作为判断是否有高尿酸血症的依据。④ 要在不同日化验两次或两次以上。血尿酸值的波动较大，故不能根据一次化验结果就下结论，要在两个不同日期分别抽血化验，如果两次化验结果都超过正常值上限，高尿酸血症的诊断才能确立。

2. 高尿酸血症的病因和分型。高尿酸血症分为原发性和继发性，对于所有高尿酸血症的患者，都应找出高尿酸血症背后的疾病，针对高尿酸血症的病因进行治疗。对高尿酸血症进行分型，有助于合理选择降尿酸药物。

3. 高尿酸血症的并发症。高尿酸血症与痛风的发生、发展关系密切，除此之外，高尿酸血症还可能会引起肾脏、心血管和内分泌系统脏器损害（有关内容详见下文）。当首次被发现有高尿酸血症时，应做全面的相关检查，并进行必要的随访，这对高尿酸血症的全面诊断和治疗以及健康管理均有重要价值。

4. 高尿酸血症的合并症。包括：① 合并的其他心脑血管疾病和肾脏病的危险因素。绝大多数高尿酸血症的发生与营养摄入不科学和体力活动较少有关，因此，高尿酸血症和痛风患者经常伴有其他代谢综合征的表现，如肥胖、高脂血症、高血压、高血糖（糖尿病）等。这些危险因素如果不能得到同诊同治，将会影响高尿酸血症治疗对靶器官的保护效应。② 合并的心脑血管、肾脏疾病。这些疾病与高尿酸血症暂时不能确定是否存在因果关系，但是因为高尿酸血症可能引起或加重心脑血管、肾脏疾病，所以在诊断时应予同时进行评估。③ 合并的其他可能影响治疗的各种疾病，尤其是既往治疗曾产生过的副作用：包括消化道疾病、各种肝病（高尿酸血症患者合并脂肪肝较多见）、肾脏疾病、血细胞减少、血栓性疾病、肿瘤性疾病等。④ 降尿酸药物和消炎止痛剂都有可能出现各种副作用，故应询问既往药物应用史和是否出现过副作用。高尿酸血症和痛风患者出现的脏器损害,很多都是由于治疗药物所致,先期的诊断对后期药物选择、加强疾病管理和用药宣教都至关重要。

要做到全面诊断,对于高尿酸血症和/或痛风的患者应做如下检查。

体检:了解关节有无红、肿、热、压痛或畸形,有无痛风石,还应测量血压、体重、腰围和体重指数。

实验室检查的主要检查项目至少包括:① 尿常规和尿白蛋白/肌酐比值。旨在了解是否有肾脏病,尿常规检查还可助了解尿液的酸碱度,这对指导高尿酸血症和高尿酸尿症的治疗十分重要。② 测 24 h 尿尿酸排泄量,计算尿酸清除率和尿酸排泄分数。此有助于针对性地选择降尿酸药,协助判断尿路结石类型。③ 肾功能检查。血尿酸升高与肾功能减退互为因果,故检查肾功能十分重要。此外,目前几种主要的降尿酸药都部分或全部从肾脏排泄,降尿酸药和消炎止痛药也都有可能导致肾损伤。因此,了解肾功能是合理用药的基础,必须引起高度重视。治疗高尿酸血症和痛风过程中的很多严重药物副作用,都是由于事先没有认真检查肾功能所致。④ 血糖、血脂、血常规、肝功能。高尿酸血症常伴有糖尿病、高血脂和脂肪肝,故应进行相关检查。降尿酸药物或消炎止痛药可能引起肝脏损害、血细胞变化等,用药前检查肝功能,有助于指导合理用药、规避副作用。

影像学检查:包括关节超声、X 线、CT 等检查,有助于了解关节病变的性质和程度。反复发作的痛风患者,关节超声检查可见典型的"暴雪征"和"双轨征",具有诊断价值。超声检查还可见关节内有点状强回声及强回声团伴声影。双能 CT 检查可特异性区分关节腔内尿酸盐结晶,也具有诊断价值。在痛风发作早期,关节 X 线检查可见关节周围软组织肿胀,反复发作者则可见关节软骨缘破坏和关节间隙狭窄等,痛风石形成者可见骨质呈凿孔样缺损。

所有高尿酸血症患者,都应做泌尿系超声检查以了解有无尿路结石。若有尿路结石,再进一步结合腹部平片和双源 CT 等,辨别其是否为尿酸性结石。

(四)高尿酸血症和痛风的防治

1. 合理饮食和生活方式调整。控制饮食对于防治高尿酸血症及其所引起的损害都至关重要,应遵循下述原则:① 戒酒,特别是啤酒和白酒,酒精摄入量与痛风的发病风险呈剂量效应关系;② 避免摄入高嘌呤饮食,如海鲜(如贝类)、动物内脏、荤汤、豆制品等;③ 避免摄入过多果糖,如富含果糖的水果、饮料、蜂蜜等;④ 每日饮水 2 000 ml 以上,有尿酸性尿路结石者可增加至每日 3 000 ml;⑤ 控制总热量摄入和适当运动,高尿酸血症患者的体重应控制在正常范围(BMI 18.5～23.9 kg/m^2);⑥ 戒烟。吸烟增加高尿酸血症和痛风的发病风险,且高尿酸血症患者往往是心血管疾病的高危人群,故戒烟和避免被动吸烟应予充分重视。

高尿酸血症常常与其他几个营养摄入过多的疾病并存,如肥胖、高血压、糖尿病、高血脂、脂肪肝和肾结石等,所以在制定营养方案时需权衡多种因素,有条件时可以请专业营养师共同加入治疗团队,共同制定治疗方案。有的人认为,控制饮食并不能使血尿酸下降很多,主要还是靠药物降尿酸,这种观点是有害的。饮食控制应该始终作为高尿酸血症和痛风患者治疗的基石。

2. 降尿酸药物治疗。并非所有高尿酸血症都需要应用降尿酸药物治疗。高尿酸血症是否需要降尿酸药物治疗以及治疗要达到的靶目标水平,关键要看以下几个方面:是否有痛风以及痛风发作的频率(首次发作时间或每年发作次数)、患者年龄、有无痛风石、血尿酸增高的程度、高尿酸血症是肾脏病病因还是仅仅是慢性肾脏病的合并症、肾小球滤过率(eGFR)、是否有尿路结石、是否合并心血管疾病(如高血压、严重动脉粥样硬化、冠心病、心衰、卒中等)或代谢性疾病(如糖尿病、肥胖、高脂血症、代谢综合征)等。因此,对于高尿酸血症患者无论其是否有痛风发作,都应该对上述情况进行评估,以便为合理治疗和分层管理提供依据,强调多学科合作,制定共患病治疗方案。

合并痛风的高尿酸血症的治疗将在下文中详述。对于无症状高尿酸血症,不少学者不提倡进行药物降尿酸治疗。我国高尿酸血症相关疾病多学科专家共识建议,无症状高尿酸血症患者出现下列情况之一时,可考虑给予降尿酸药物治疗:血尿酸水平≥540 μmol/L,或血尿酸水平≥480 μmol/L且有下列情况之一:痛风性关节炎每年发作1次、尿酸性肾石病或肾功能损害[eGFR<90 ml/(min·1.73 m²)]、高血压、脂代谢异常、糖耐量异常或糖尿病、肥胖、卒中、冠心病或心功能不全。无合并症的高尿酸血症患者,建议将其血尿酸控制在420 μmol/L以下,有上述合并症之一者,建议将其血尿酸控制在360 μmol/L以下。

3. 高尿酸血症共病如肥胖、脂肪肝等的治疗。

二、痛风性关节炎

(一)痛风性关节炎的诊断

痛风是尿酸盐以微晶体的形式在滑膜或滑膜腔内沉积,引起关节组织机械损伤和炎症反应所致。总体来说,血尿酸水平与是否发作痛风以及痛风发作的频率呈正相关,但高尿酸血症患者中仅有很少一部分有痛风,10%左右痛风急性发作的患者血尿酸水平正常,这表明血尿酸水平与痛风发作之间的关系较为复杂。

痛风可发生于任何年龄段的成年人,但好发于中青年男性,近年,青少年痛风发病率呈上升趋势。痛风起病急骤,常首发于第一跖趾关节,或踝、膝等关节,关节及其周围组织明显红肿热痛,局部明显压痛,可出现关节积液。疼痛24 h内发展至高峰。初次发病常累及单个关节,持续数天至数周可完全自然缓解。反复发作则受累关节逐渐增多,症状持续时间延长,两次痛风性关节炎发作的间歇期缩短。未经治疗的患者首次发作20年后约70%可出现痛风石,常出现于第一跖趾关节、耳廓、指关节、肘关节等部位。痛风石可小如芝麻,也可大如鸡蛋或更大,受挤压后可破溃或形成瘘管,有白色豆腐渣样排出物。急性期关节滑囊液偏振光显微镜下可见双折光的针形尿酸钠晶体,具有确诊价值。早期急性关节炎患者X线检查可见关节软组织肿胀,反复发作后可出现关节软骨缘破坏、关节面不规则、关节间隙狭窄;痛风石沉积者可见骨质呈凿孔样缺损,边缘锐利,缺损呈半圆形或连续弧形,骨质边缘可有骨质增生反应。关节超声检查可见典型的"暴雪征"和"双轨征",具有诊断价值,关节内点状强回声及强回声团伴声影是痛风石常见表现。双源CT可特异性区分组织与关节周围尿酸盐结晶,亦具诊断价值。痛风反复发作,可出现关节肿大、僵硬、畸形和活动受限。

诊断痛风多采用2015年美国风湿病学会(ACR)/欧洲抗风湿病联盟(EULAR)提出的ACR/EULAR痛风分类标准,当分值相加≥8分即可诊断为痛风。近年提出亚临床痛风的概念,即患者有高尿酸血症但无典型痛风发作史,关节超声或双能CT发现其关节内存在尿酸钠晶体沉积、周围组织损伤和痛风性骨侵蚀。

(二)痛风的降尿酸药物治疗

降尿酸治疗包括饮食控制和药物治疗两部分,这里主要介绍降尿酸药物的临床应用。

1. 降尿酸药物治疗的适应证。血尿酸水平与痛风发生率相关,对于有痛风的患者,多主张积极降尿酸治疗。我国高尿酸血症相关疾病多学科专家共识建议,当痛风患者血尿酸水平≥480 μmol/L时,就应予以降尿酸药物治疗,若痛风发作≥2次/年,或痛风患者合并下列情况之一:年龄<40岁、痛风性关节炎每年发作1次、尿酸性肾石病或肾功能损害eGFR<90 ml/(min·1.73 m²)、高血压、脂代谢异常、糖耐量异常或糖尿病、肥胖、卒中、冠心病或心功能不全,在血尿酸

水平超过 420 μmol/L 时就应该予以降尿酸治疗。美国风湿病学会《2020 痛风临床实践指南(草案)》中降尿酸药物应用指征:① 强烈推荐。包括有痛风引起的放射学破坏,或频繁发作(≥2 次/年),或存在痛风石。② 一般性推荐。包括痛风非频繁发作(以往曾发作 1 次以上痛风,但发作频次<2 次/年),或第 1 次发作痛风但合并 3 期以上慢性肾脏病,或血尿酸水平≥540 μmol/L,或存在泌尿系结石。

2. 降尿酸药物治疗的时机。2020 年 ACR 痛风临床指南草案有条件推荐:在痛风急性发作时,一旦判断患者具有降尿酸治疗的指征,发作期间就应开始降尿酸治疗,而不是等急性发作缓解后再开始降尿酸治疗。《2019 中国高尿酸血症与痛风诊疗指南》中提到,痛风急性发作时应该待症状缓解 2～4 周再起始降尿酸治疗,正在服降尿酸药物者不建议停药。

3. 降尿酸药物治疗的靶目标。一般建议将血尿酸控制在 360 μmol/L 以下,痛风频繁发作或者有痛风石者,建议将血尿酸控制到 300 μmol/L 以下。

4. 应用降尿酸药物应遵守的共同原则。不管选用哪种药物,降尿酸药物应用都要注意下列几点:① 所有药物都应从低剂量开始,根据随访结果逐步增加用量,直至将血尿酸控制到靶目标以内;② 要根据所选降尿酸药物的主要代谢途径和肝肾功能调整用量;③ 初次使用者在用药后要观察是否有副作用,并在用药后 1～2 周复查肝功能、肾功能、血常规和血尿酸水平,这一方面是为了观察有无药物副作用发生,同时可了解血尿酸水平,从而为随后调整药物剂量提供参考;④ 痛风患者需长期服药,将血尿酸持续控制在目标值范围内,不能随便停药;⑤ 即使用药后尿酸水平控制很好,也要自始至终高度重视饮食控制和适度锻炼。⑥ 尿酸也有一定的生理作用,例如有学者研究发现,尿酸是一种抗氧化物,对中枢神经系统发挥一定的保护作用;尿酸也是免疫信号分子和心血管系统的调节因子。因此,血尿酸并不是越低越好,一般认为,血尿酸不宜降低至 180 μmol/L 以下。

5. 主要降尿酸药物。国内目前常用的降尿酸药物有三种,分别是非布司他、别嘌醇和苯溴马隆,前两者是抑制尿酸生成药,苯溴马隆则是通过促进尿酸从尿液排出体外而达到降尿酸的功效。三种药物的降尿酸效果都很好,但各有其缺点。对具体患者而言,选择哪种药物合适,要根据具体情况而定。

非布司他:是选择性黄嘌呤氧化酶抑制剂。肝肾功能正常者,起始剂量 20 mg/d,2～5 周后血尿酸不达标者,逐渐加量,最大剂量 80 mg/d,但绝大多数患者每天 20～40 mg 即可将血尿酸降至目标值以下。非布司他主要通过肝脏清除,轻中度肾功能不全(G1～3 期)患者无须调整剂量,重度肾功能不全(G4～5 期)者应慎用。非布司他的主要副作用是肝功能损害、过敏、恶心,初次用非布司他者应在 1～2 周后复查肝功能。国外有研究发现,在原有心血管疾病的患者中,非布司他较别嘌醇增加心血管病的风险,主张对于有冠心病或心衰的患者,应慎用非布司他。

别嘌醇:为黄嘌呤氧化酶抑制剂,通过抑制尿酸的生成发挥降尿酸作用。成人初始剂量为 50～100 mg/d,每 2～5 周测血尿酸水平 1 次,未达标者每次可递增 50～100 mg,最大剂量 600 mg/d。别嘌醇及其代谢产物主要从肾脏排泄,因此,肾功能不全者应减量使用,CKD3、4 期患者推荐剂量为 50～100 mg/d,慢性肾脏病 5 期患者禁用。别嘌醇可引起皮炎等超敏反应综合征,甚至可在治疗 8 周后出现,严重者可发生致死性剥脱性皮炎,病死率极高,处方该药需非常小心。HLA-B5801 基因阳性、起始剂量较大、应用噻嗪类利尿剂和肾功能不全是别嘌醇发生副作用的危险因素。HLA-B5801 基因在中国(汉族)、韩国、泰国人中阳性率显著高于白种人,推荐在服用别嘌醇治疗前进行该基因筛查,阳性者禁用。处方该药后,应告知患者若用药出现皮疹,应立即停药并及时就诊。

苯溴马隆:苯溴马隆通过抑制肾小管尿酸转运蛋白-1 而减少肾小管对尿酸的重吸收,促进尿酸排泄。成人起始剂量 25 mg/d,2～5 周后根据血尿酸水平,调整剂量至 50 mg/d,早餐后服用。服苯溴马隆者每日最好加服碳酸氢钠,使尿液 pH 调节至 6.2～6.8,若无禁忌,每日尿量应≥2 000 ml。有下列情况者禁用苯溴马隆:① 有泌尿系统尿酸性结石者;② 24 h 尿尿酸排泄>700～800 mg 者;③ 重度肾功能不全 eGFR<20 ml/(min・1.73 m²)者;④ 孕妇。苯溴马隆偶引起胃肠道反应、皮疹、肝损伤,应避免与其他易致肝损害的药物同时使用。苯溴马隆也不宜与水杨酸类、吡嗪酰胺类、利尿酸和噻嗪类利尿药合用。

普瑞凯希:是一种聚乙二醇重组尿酸氧化酶,将尿酸分解为可溶性产物而排出体外,适用于痛风频繁发作或有不消融的痛风石的患者,目前不推荐用于痛风非频繁发作且无痛风石的患者,主要副作用包括严重心血管事件、输液反应和免疫源性反应。

其他具有降尿酸作用的药物:氯沙坦和非诺贝特仅有轻度的促尿酸排泄作用,钠-葡萄糖协同转运蛋白 2(SGLT-2)抑制剂也可降低血尿酸水平,但这些药物的降尿酸作用有限,并非降尿酸的一线药物。

(三)痛风急性发作时的消炎止痛治疗

痛风发作时消炎止痛剂的应用要早,一般应在 24 h 内(最好 12 h 内)进行。药物的选择应根据患者病情、有无其他合并症(尤其是胃肠道疾病、心血管疾病、糖尿病、肝脏和肾脏疾病、感染等)、既往用药史和对药物的反应(包括副作用)等而定,也可联合应用。常用的止痛药主要有非甾体消炎镇痛药、秋水仙碱和糖皮质激素三大类,三类药物主要的副作用和使用注意点如下。

非甾体消炎镇痛药:主要副作用是胃黏膜损伤(甚至胃溃疡、出血,故不要与阿司匹林合用,必要时加用胃黏膜保护药),心血管系统副作用和肾脏损害(可以引起大量蛋白尿和肾功能衰竭),有消化性溃疡、心血管疾病和肾脏病者尽量避免使用。非甾体类抗炎药已取代秋水仙碱成为控制痛风急性发作的一线药物,使用越早、剂量越足(头两天剂量加倍)疗效就越明显。

秋水仙碱:用于急性痛风时止痛效果良好,对一般疼痛、炎症和慢性痛风的效果较差。秋水仙碱的副作用很大,胃肠道反应如恶心、呕吐、腹泻、腹痛是中毒的前驱症状,一旦出现应及时停药,较为严重的毒副作用包括肾脏损害、骨髓抑制(引起粒细胞缺乏、再生障碍性贫血等)、肝脏损害和周围神经病变,有严重的消化性溃疡、肾、肝、心功能不全或血液系统疾患者禁用,与克拉霉素、红霉素、环孢素等合用时也应减量。肾功能不全者应用秋水仙碱发生严重甚至致死性副作用的可能性明显增加,故在用药前一定要了解肾功能状况,肾功能减退者要尽量避免使用。如果使用,一定要减量使用。目前不再主张大剂量应用秋水仙碱,而是推荐低剂量秋水仙碱(1.5～1.8 mg/d),其止痛效果与高剂量秋水仙碱相比无显著差异,但副作用发生率更低。秋水仙碱并不能降低血尿酸,对慢性痛风治疗亦无效,很多患者长期服用秋水仙碱,这种做法是错误的。由于副作用较多,秋水仙碱有逐渐退出痛风首选止痛药地位的趋势。

糖皮质激素:单用糖皮质激素镇痛作用快且疗效确切,安全性较好,尤其适用于那些对非甾体消炎药和秋水仙碱不耐受的急性发作期痛风患者,一般用法是泼尼松 30 mg/d,3～4 天后逐渐减量,切勿长期滥用。

降尿酸开始阶段的预防性抗炎:应基于患者临床特点和基础疾病情况选择抗炎药物,一线用药包括非甾体消炎药、秋水仙碱或糖皮质激素(口服、关节腔注射或肌肉注射);如果选择使用秋水仙碱,应选择低剂量。推荐预防性消炎治疗的疗程为 3～6 个月。笔者认为,上述三种消炎止痛药物的副作用较大,3～6 个月的预防性消炎用药存在较大的安全隐患,尤其对老年人、有肝肾功能疾病或者合并糖尿病的患者,应谨慎为之。

三、尿酸肾病

高尿酸血症引起的肾脏损害包括急性尿酸性肾病、慢性尿酸性肾病和尿酸性尿路结石。流行病学研究显示,高尿酸血症显著增加发生肾脏病的风险。日本的一项研究显示,血尿酸超过正常范围(男性>420 μmol/L,女性>360 μmol/L)但没有肾脏病的男性和女性社区居民,5 年后发生尿毒症的风险分别较血尿酸不高的人增加了 4 倍和 9 倍。血尿酸水平严重升高者,还可能发生急性肾功能衰竭。对于已有肾脏病(如 IgA 肾炎、糖尿病肾病等)的人来说,血尿酸水平升高者肾功能恶化的速度显著较快,而降尿酸治疗可延缓肾脏病进展的速度。

痛风和高尿酸血症引起肾功能损伤的机制主要包括:① 尿酸在肾脏间质沉积。正常情况下,尿酸在血液中的最高溶解度是 420 μmol/L,血尿酸浓度超过这个水平,尿酸就会析出而沉淀在肾脏。尿液往往呈酸性,在酸性环境中,尿酸的溶解度大大降低,尿酸盐更容易沉积。② 形成尿酸性结石。大量尿酸盐在尿路析出后,久而久之就会形成尿酸结石。痛风患者的肾结石发生率比普通人高 200 倍。尿酸性结石形成后可能会引起尿路梗阻,导致肾功能损害。尿路结石者容易反复发生尿路感染,这也是尿路结石导致肾脏损害的重要原因。③ 尿酸直接刺激肾脏产生慢性炎症反应。尿酸可直接刺激肾实质细胞释放对肾脏有害的炎症介质,将血尿酸水平控制到合理范围,可以避免尿酸刺激引起的上述肾脏内炎症反应。④ 治疗痛风和高尿酸血症的药物引起肾损害。痛风患者常服用止痛药、秋水仙碱和非甾体消炎药,它们都有潜在的肾脏毒性。有的患者因发现有尿路结石而长期服用排石类中草药或中成药,这些排石中药可能也会损伤肾脏。⑤ 高尿酸血症的合并疾病引起肾损害。高尿酸血症常与肥胖、高血压、糖尿病和高血脂相伴随,这些因素都是慢性肾脏病的危险因素。对这些合并疾病的治疗过程中,涉及多种药物的使用,这些药物也可能导致肾脏损害。

总之,对于痛风和高尿酸血症的治疗,绝不能把治疗的重点简单地放在痛风关节炎的治疗上,而更应防治那些危害大得多的"沉默杀手",如肾脏损害、尿路结石等,定期到肾脏专科随访甚为重要。

(一)急性尿酸性肾病

急性尿酸性肾病是由于血尿酸骤然显著升高,高浓度的尿酸经肾小球滤过,超过了近端肾小管的重吸收能力,在尿液中析出引起肾内、外梗阻所致。血容量不足、尿流率降低和酸性尿是其重要的诱发或加重因素。急性尿酸性肾病多见于肿瘤溶解综合征患者,如淋巴瘤、白血病或骨髓增生性疾病等患者接受放、化疗后。通常发生在化疗后 1～2 天之内,常见症状为恶心、呕吐、腰痛、腹痛、少尿甚至无尿,重者可昏睡,甚至惊厥。随少尿时间的延长,可出现水肿和心衰。患者多同时伴有溶瘤综合征的特点,如高钾血症、高磷血症、乳酸酸中毒和低钙血症等。急性少尿型肾损伤若合并血尿酸显著升高(>900 μmol/L)应考虑急性尿酸性肾病的诊断。尿液分析可见大量尿酸晶体,但由于阻塞肾单位无法排出,尿尿酸排泄也可能并显著增加。肾脏病理可见肾小管不同程度变性、坏死,伴部分肾小管萎缩和肾间质纤维化,肾小球多无明显病变。偏振光显微镜可见到肾小管腔内尿酸结晶沉积。

急性尿酸性肾病重在预防,主要防治措施包括:① 抑制尿酸生成。可选用黄嘌呤氧化酶抑制剂别嘌醇或非布司他,或尿酸酶、拉布立酶,至少应在肿瘤放、化疗前 48～72 h 服用,将血尿酸控制在 300 μmol/L 以下。② 适当补液或饮水,若无禁忌证,每日液体摄入量应不低于 3 000 ml,使尿流率达到 80～100 ml/h,以利磷酸盐和尿酸排泄。水化时应注意尿量,如果尿量没有明显增加,需使用利尿剂,若利尿作用不明显,应减少水化剂量。③ 碱化尿液。常予静脉滴注碳酸氢盐或口服乙

19

酰唑胺,使尿 pH 维持在 6.5～7.0,但补碱不当可引起碱中毒,加重低钙血症,导致抽搐和惊厥,尿液 pH 过高可降低磷酸钙的溶解性,诱发磷酸盐肾病。④ 透析治疗。适用于已发生肾衰者。血液透析对尿酸的清除效率远高于腹膜透析,血液透析 4～6 h 可使血尿酸降低 50%。大多数急性尿酸性肾病患者经积极对症或透析治疗后,肾功能可以完全恢复。

(二)慢性尿酸性肾病 --

流行病学和一些临床研究显示,高尿酸血症与慢性肾脏病的发生发展密切相关,但高尿酸血症是否是慢性肾脏病的病因,目前尚有不同看法,越来越多的证据支持高尿酸血症是慢性肾脏病的危险因素。一些研究显示,用黄嘌呤氧化酶抑制剂降尿酸治疗可改善肾功能。一项荟萃分析也证实,降尿酸治疗相对安慰剂可将肾衰竭和终末期肾病的风险分别降低 55% 和 41%。尿酸盐结晶在髓质肾小管和间质中沉积是慢性尿酸性肾病的主要发病机制之一。此外,尿酸还可诱发肾脏固有细胞的炎症反应,激活局部肾素-血管紧张素-醛固酮系统,损伤毛细血管内皮细胞,减少血管内皮细胞一氧化氮合成等,这些均与慢性尿酸性肾病的发生有关。

慢性尿酸性肾病主要表现为肾小管间质性损害,如夜尿增多、多尿、尿比重降低、酸化功能障碍等,患者多伴有痛风性关节炎和痛风石,但肾损害与痛风性关节炎的严重程度可不平行。随病情进展可出现肾小球滤过率下降,但肾功能减退的速度一般较慢。20%～40% 的患者间歇出现少量蛋白尿,一般不超过 1 g/d。可有镜下血尿,部分患者有尿路结石。患者常合并轻-中度高血压、高脂血症、糖尿病或代谢综合征。肾脏病理特征性表现为肾间质和肾小管内出现双折光的针状尿酸盐结晶,结晶体周围有单个核细胞浸润,肾小管上皮细胞可有坏死、萎缩,肾间质呈不同程度纤维化,以上病变以肾髓质更为常见。此外,可伴有不同程度肾小动脉硬化和肾小球硬化。

防治措施:① 合理饮食。应控制总热量,避免高嘌呤饮食和高果糖饮食,蛋白总量限制在 1.0 g/kg 体重之内。心、肾功能正常者应多饮水,使每日尿量保持在 2 000～3 000 ml 之间,多食蔬菜、水果等碱性食物,应戒酒。② 碱化尿液。可选用口服碳酸氢钠(3～6 g/d)或枸橼酸钠合剂,使尿 pH 维持在 6.2～6.8。若夜尿 pH 过低,可睡前口服乙酰唑胺 250 mg。注意尿液不宜过碱,pH＞7 易致碳酸钙结石形成。③ 降尿酸药物治疗。慢性肾脏病合并痛风史者,按照痛风的治疗原则积极降尿酸治疗。对无症状性高尿酸血症合并慢性肾脏病的患者,是否需要以及何时开始使用降尿酸药物治疗尚有争议。一般认为,出现肾功能损害 eGFR＜90 ml/(min · 1.73 m²)及血尿酸超过 480 μmol/L 时,即应开始降尿酸药物治疗,使血尿酸值＜360 μmol/L。合并严重痛风(如痛风石、慢性关节炎、痛风频繁发作)的患者应将尿酸降至＜300 μmol/L,但不建议降至 180 μmol/L 以下。④ 治疗高血压、高脂血症、肥胖症等合并疾病。

(三)尿酸性肾石症 --

尿酸性肾石症是由尿酸盐在肾实质和尿路中析出、沉淀所致,持续性酸性尿、高尿酸尿症和尿量不足,是引起尿酸性尿路结石的三个主要因素。根据血尿酸水平,可将尿酸性尿路结石患者分为伴高尿酸血症和血尿酸正常者两大类。特发性尿酸结石患者可无高尿酸血症或高尿酸尿症,主要生化异常是持续性酸性尿,其尿 pH 多低于 5.5。慢性腹泻或接受结肠切除术的患者自粪便中丢失碳酸氢盐较多,尿液往往呈酸性,是尿酸性尿路结石的好发人群。2 型糖尿病和代谢综合征患者尿酸性尿路结石的发生率相对较多,可能与肾小管氨生成减少和尿液 pH 值降低有关。

尿酸性肾石症临床常表现为腰痛和血尿,亦可无任何症状。不少患者有尿结石排出史。纯尿酸结石为黄色或微红色,或呈鱼卵样棕色砂石。结石常为多发性,约 25% 患者有痛风发作史,半数患者有家族性尿酸结石史。尿路结石的诊断主要根据上述影像学检查,肾脏 B 超可见高回声伴声影。纯尿酸结石在 X 线平片上不显影,但若尿酸结石合并草酸钙或磷酸钙成分而形成混合结石,则 X 线可见结石影。双源 CT 对尿酸性肾石症的诊断很有帮助。尿结石成分分析对确定结石性质有很大帮助,但开展相关检测的单位很少。尿酸性尿路结石应注意与其他透 X 线的结石进行鉴别,如胱氨酸结石、黄嘌呤结石和 2,8-二羟腺嘌呤结石等。此外,尿酸结石应与泌尿系肿瘤进行鉴别。

尿酸性肾石症的防治措施包括增加液体摄入、限制高嘌呤饮食及适当运动;碱化尿液使尿 pH 保持在 6.5~6.8,可促进尿酸性肾结石溶解。尿酸性尿路结石合并痛风,或尿尿酸排泄量大于 1 000 mg/d 者,可予别嘌醇或非布司他等抑制尿酸生成类药物。对于较大或导致尿路梗阻的结石,可采用体外冲击波碎石术或经皮肾镜取石术等措施治疗。

(傅辰生　叶志斌)

第四节　脂　肪　肝

肝脏是脂肪代谢的重要场所,在脂肪的消化、吸收、分解、合成及运输中,均起着重要作用。肝脏从血液中摄取游离脂肪酸、合成甘油三酯,随后以极低密度脂蛋白的形式,将甘油三酯转运出肝脏。"脂肪肝"就是指各种原因引起的肝细胞内脂肪堆积过多的病理改变。临床上,一般根据是否过量饮酒,分为非酒精性脂肪性肝病(NAFLD)及酒精性脂肪性肝病二大类。其中,非酒精性脂肪性肝病是一种无过量饮酒史,与胰岛素抵抗和遗传易感密切相关的代谢应激性肝脏损伤,其发病往往与 2 型糖尿病、肥胖症及代谢综合征等代谢性疾病相关。据估计,2018 年全球 1/4 的人口患有脂肪肝,患病率的不断增加给社会和家庭造成严重的经济负担。非酒精性脂肪性肝病可以从早期单纯性脂肪肝(SFL)逐步进展至非酒精性脂肪性肝炎(NASH)、纤维化或肝硬化,甚至是肝细胞性肝癌。目前,非酒精性脂肪性肝病已成为全球第一大慢性肝病,也是欧美发达国家肝硬化、肝癌和肝移植的重要原因。

在我国,脂肪肝也是健康体检人群肝功能异常的首要病因。有越来越多的慢性乙型肝炎患者被发现同时合并非酒精性脂肪性肝病,严重危害人民生命健康。近年来,我国脂肪肝患病率已经赶超欧美等发达国家并成为我国肝病和代谢领域的新挑战,对国民健康和社会发展构成严重危险。

一、脂肪肝的流行病学

随着肥胖症与代谢综合征的全球化流行,全球非酒精性脂肪性肝病的人群患病率达到 20%~33%,且呈逐年升高趋势。而最近 20 余年来,我国慢性肝病的病因谱也发生了巨大的变化。来自上海、北京等地区的流行病学调查结果显示,普通成人非酒精性脂肪性肝病患病率从 10 年前的 15% 增加到目前约 30%,意味着患病率已翻倍。脂肪肝目前已取代了慢性乙型肝炎,成为我国的第一大慢性肝病。

非酒精性脂肪性肝病的高发与肥胖及 2 型糖尿病显著相关。研究发现,在肥胖症、高脂血症及 2 型糖尿病患者中非酒精性脂肪性肝病患病率更是达到 60%~90%、27%~92% 及 28%~70%。2019 年一项系统研究全面分析了 2 型糖尿病患者中非酒精性脂肪性肝病及脂肪性肝炎特点,结果提示,2 型糖尿病患者中非酒精性脂肪性肝病的全球患病率达到了 55.5%,脂肪性肝炎的患病率为 37.3%,晚期肝纤维化的患病率为 17.0%。

脂肪性肝炎是非酒精性脂肪性肝病的重症阶段,更容易进展至肝纤维化、肝硬化及肝细胞性肝癌。一旦进展至脂肪性肝炎,10~15 年内肝硬化发生率高达 15%~25%,而肝细胞性肝癌的患病率更达到普通人群的 10 倍以上，脂肪性肝炎相关的肝细胞癌是目前美国肝移植的第二大病因。有研究发现，2 型糖尿病可以促进脂肪性肝炎进展，合并糖尿病的脂肪性肝炎肝硬化患者比不合并糖尿病患者总的全因死亡率增加 22%～25%。

近年来，儿童非酒精性脂肪性肝病也呈上升趋势，非酒精性脂肪性肝病最早可至 2 岁，脂肪性肝炎相关肝硬化可早至 8 岁，儿童期发生非酒精性脂肪性肝病至成人患期更易发生严重并发症。

二、脂肪肝的危险因素

不良生活方式容易"催生"脂肪肝。现代化的工作和居家环境，多坐少动的生活方式，高脂肪、高能量的膳食结构，经常熬夜、睡眠时间不足等，都与脂肪肝的发生密切相关。合并存在胰岛素抵抗、代谢综合征及其组分（如肥胖、高血压、血脂异常及 2 型糖尿病等）的患者更容易发生脂肪肝。此外，遗传易感性也起了重要的作用。有肥胖症、糖尿病、高脂血症、高血压、冠心病、脑卒中以及脂肪肝家族史者，更容易发生脂肪肝。家族中有上述危险疾病的成员越多，特别是双亲有上述疾病者，后代发生脂肪肝的风险越高，发病年龄会提前，发病后疾病进展速度也更快。

另有一些少见的危险因素，包括男性、甲状腺功能减退症、多囊卵巢综合征、阻塞性睡眠呼吸暂停综合征（OSAHS）、垂体和性腺功能减退等。这些危险因素往往与血脂代谢异常、胰岛素抵抗及缺氧等有关，在西方国家报道相对较多。

肥胖，尤其是内脏型肥胖是东方人群非酒精性脂肪性肝病的高危因素。许多体重指数（BMI）正常的脂肪肝患者会有近期腰围增粗的病史。现有研究发现，与体重超重和全身体脂含量增加相比，腹部内脏脂肪含量增加所代表的内脏型肥胖比皮下脂肪含量增加（外周型肥胖）更能反映脂肪肝的有无及其轻重。因此，脂肪肝患者不仅要关注 BMI，更应该关注腰围。当男性腰围≥90 cm，女性腰围≥85 cm，或者腰臀比（WHR）男性>0.95，女性>0.8，可判定为腹型肥胖。

三、脂肪肝的发病机制

尽管近年来围绕非酒精性脂肪性肝病展开了大量的基础研究，但目前关于其具体的发病机制尚未完全阐述清楚。研究表明，包括胰岛素抵抗、遗传易感基因、表观遗传、氧化应激及肠道菌群紊乱等多种因素参与了非酒精性脂肪性肝病的形成以及进展。目前，关于非酒精性脂肪性肝病发病机制的学说逐步从经典的"二次打击学说"过渡到"多次打击学说"。

无论是哪种学说，胰岛素抵抗导致的肝脏脂肪堆积均被认为是非酒精性脂肪性肝病的起始因素。胰岛素最主要的作用是促进细胞摄取葡萄糖并抑制脂类分解。胰岛素抵抗时葡萄糖摄取和利用率下降，促进外周脂肪动员，提高血浆中游离脂肪酸的浓度并在肝脏进行聚集，进行 β 氧化提供热量。随着脂代谢产物不断累积和活性氧化物质（ROS）产生过度，逐渐引起细胞凋亡及炎症反应异常活化，成为第二重打击，最终进展为脂肪性肝炎。而"多次打击学说"则更加强调内质网应激、肠源性内毒素、脂肪因子失衡、肝星形细胞激活等在非酒精性脂肪性肝病/脂肪性肝炎发生发展中的重要作用。

内质网是细胞内蛋白质、脂质合成的主要场所，内质网功能失衡会引发内质网应激，造成肝脂质代谢紊乱和肝细胞凋亡，最终导致非酒精性脂肪性肝病的发生发展。此外，上海交通大学医学院附属新华医院范建高教授课题组发现肠道菌群紊乱可以通过热量吸收、肠黏膜透性增加、内毒素血症等机制促发非酒精性脂肪性肝病甚至脂肪性肝炎发生。近年来，陆续发现肠道菌群可以分解食物中膳食纤维、各种氨基酸、脂肪、维生素及初级胆汁酸等产生包括各种短链脂肪酸（SCFAs）、吲哚类衍生物、三甲胺等一些小分子代谢产物，这些肠源性活性产物可通过门静脉进入肝脏，介导了"肠-肝"对话并诱导非酒精性脂肪性肝病/脂肪性肝炎发生。

四、脂肪肝的临床表现

脂肪肝有急性与慢性之分。脂肪肝并非一种独立的疾病,而是各种原因引起的肝脏脂肪蓄积过多的一种临床病理综合征,其病程和预后迥异。与病毒性肝炎一样,脂肪肝也有急性和慢性之分。

根据光学显微镜下肝细胞内脂滴的大小,可分为小泡性肝脂肪变和大泡性肝脂肪变。前者通常起病急、病情重,临床表现为急性脂肪肝;后者起病隐匿,临床症状轻微且无特异性,表现为慢性脂肪肝。急性脂肪肝在临床上非常少见,目前日益增多的主要是慢性脂肪肝。

（一）急性脂肪肝 --

急性脂肪肝非常少见,普通人群患病率一般低于10/100 000,分布国家和地区广泛。急性脂肪肝的主要特点是大量肝细胞在短时间内发生小泡性脂肪变,以黄疸、凝血功能障碍和肝功能急剧恶化为主要临床特征,同时伴有脑、肾、胰腺等多脏器功能不全。呈急性起病,临床表现及预后与急性重症病毒性肝炎相似,通常伴有明显的肝功能损害,严重病例可于起病后数小时内死亡。但若能获得及时、有效的处理,病情可在短期内迅速好转,且不留后遗症。

急性脂肪肝的病因主要包括妊娠急性脂肪肝,Reye综合征(瑞氏综合征或脑病脂肪肝综合征),HELLP综合征(以溶血、肝酶升高和血小板减少为特点,是妊娠期高血压的严重并发症),牙买加人呕吐病,四氯化碳、丙戊酸钠、四环素、水杨酸盐、磷、蜡样芽孢杆菌等药物或毒素中毒,线粒体脂肪酸氧化酶基因缺陷,乙醇性泡沫样肝细胞脂肪变性,以及急性丁型肝炎等。其中,妊娠急性脂肪肝相对多见,好发于首次妊娠、多胎妊娠、先兆子痫和怀男胎的孕妇。妊娠急性脂肪肝是造成妊娠晚期急性肝衰竭和死亡的常见原因。

（二）慢性脂肪肝 --

鉴于急性脂肪肝少见,通常所说的脂肪肝主要是指以大泡性肝脂肪变为特征的慢性脂肪肝。慢性脂肪肝起病隐匿,临床表现轻微且无特异性,肝功能生化指标多正常或仅轻度异常,常在健康体检或因胆石症、病毒性肝炎等其他疾病进行B超检查时被发现。慢性脂肪肝病程长,大多呈良性经过,但部分患者可发展为脂肪性肝炎、肝硬化和肝细胞癌。慢性脂肪肝的病因主要包括以下几方面。

1. 慢性脂肪肝的病因

营养不良:恶性营养不良、全胃肠外营养、重度贫血、低氧血症、短期饥饿和体重急剧下降等。

内分泌紊乱:肥胖症、2型糖尿病、高脂血症、高尿酸血症、短期内体重增长过快、多囊卵巢综合征、皮质醇增多症、甲状腺功能减退症等。

药物性肝损害:四环素等抗菌药,博来霉素、天冬酰胺、氮胞苷、氮尿苷、氨甲蝶呤等细胞毒性药物,以及苯丙酮香豆素钠、二氯乙烷、乙硫氨酸、溴乙烷、雌激素、糖皮质激素、酰肼、降糖氨酸、雄激素、黄樟醚等药物。

中毒性肝损害:锑、钡盐、硼酸盐、二硫化碳、铬酸盐、低原子量的稀土、铊化物、铀化物、有机溶剂、毒蘑菇、酒精(乙醇)及其代谢产物乙醛等。

遗传性疾病:家族性肝脂肪变、半乳糖血症、糖原贮积症、遗传性果糖不耐受症、高胱氨酸尿症、高酪氨酸血症、肝豆状核变性等。

其他疾病:丙型肝炎、自身免疫性肝炎、系统性红斑狼疮、炎症性肠病、慢性胰腺炎、获得性免疫缺陷综合征(艾滋病)、结核病,以及空-回肠旁路手术、广泛小肠切除术、胆胰转流术等外科手术后。

在慢性脂肪肝的发生发展过程中，可以主要由一种病因引起，也可以由多种病因同时作用或先后参与。尽管检测手段先进，但迄今仍有20%左右的脂肪肝患者病因不明。在不同时期、不同国家和地区、不同人群中，脂肪肝的病因分布不一。肥胖、糖尿病、酒精滥用是我国脂肪肝患者的三大病因。营养不良性脂肪肝主要见于消化吸收不良和慢性消耗性疾病患者。6岁以下儿童发生脂肪肝，需警惕遗传性疾病。

2. 慢性脂肪肝的临床类型

根据病因，慢性脂肪肝分为酒精滥用所致的酒精性肝病、肥胖和代谢综合征相关的非酒精性脂肪性肝病，以及丙型肝炎、营养不良、肝豆状核变性、自身免疫性肝炎、药物性肝炎等导致的特殊类型脂肪肝。

酒精性肝病：又称酒精性脂肪性肝病、酒精相关肝病，是由于长期过量饮酒所致的肝脏疾病。初期表现为轻症酒精性肝损害和脂肪肝，进而可发展成酒精性肝炎、肝纤维化和肝硬化。嗜酒者若短期内频繁、大量饮酒，可诱发广泛性肝细胞坏死，导致重症酒精性肝炎和肝衰竭，死亡率高达20%以上。

此外，酒精除了会对肝脏造成损害外，对人体其他器官也有致病作用，可引起酒精性脑病、心肌病和胰腺炎等疾病。

非酒精性脂肪性肝病：是一种与遗传易感和胰岛素抵抗密切相关的慢性代谢应激性肝损伤，其肝脏病理学改变与酒精性肝病相似，但患者无饮酒史或饮酒量较少，不足以引起肝脏损害。

非酒精性脂肪性肝病是导致肝脏酶学指标异常和慢性肝病最常见的原因，在肥胖症、糖尿病、高脂血症、高血压、高尿酸血症和多囊卵巢综合征等患者中尤为多见。

非酒精性脂肪性肝病的疾病谱包括非酒精性肝脂肪变、非酒精性脂肪性肝炎和非酒精性脂肪性肝硬化。其中，非酒精性肝脂肪变（又称单纯性脂肪肝）占70%～90%，为非酒精性脂肪性肝病的早期表现，去除病因后，肝脏可于数月内完全恢复正常。非酒精性脂肪性肝炎是非酒精性脂肪性肝病的严重类型，是单纯性脂肪肝进展为肝硬化和肝细胞癌的中间阶段。

3. 慢性脂肪肝的病理类型

根据是否伴有肝脏炎症损伤、肝纤维化和肝硬化，慢性脂肪肝可分为单纯性脂肪肝、脂肪性肝炎、脂肪性肝纤维化和脂肪性肝硬化。

单纯性脂肪肝：单纯性脂肪肝的主要病理改变是大泡性或以大泡为主的肝细胞脂肪变，累及5%以上的肝细胞，但是不伴肝细胞气球样变，肝脏没有明显的炎症细胞浸润，也没有纤维化。患者一般无明显不适，反映肝细胞损伤的指标血清谷丙转氨酶（ALT）和谷草转氨酶（AST）通常在正常范围。肝脏瞬时弹性检测仪（Fibro Scan或Fibro Touch）显示仅有反映肝脂肪变的受控衰减参数（CAP值）升高，肝脏弹性值（LSM）正常。

脂肪性肝炎：脂肪性肝炎除具有显著肝细胞脂肪变外，还有以下组织学异常：肝细胞气球样变性，肝细胞浆内有玻璃样小体，肝小叶内有以中性粒细胞为主的炎性细胞浸润，中央静脉周围的肝细胞可见纤维组织增生（细胞周围纤维化、窦周纤维化）和胆汁淤积等。非酒精性脂肪性肝炎的肝细胞脂肪变性较明显，可伴有糖原核。酒精性脂肪性肝炎的肝细胞内有较多的玻璃样小体、中性粒细胞浸润和巨大线粒体。患者可有肝区胀痛等不适，血清转氨酶和细胞角蛋白-18（CK-18M30，M65）可升高。严重的酒精性脂肪性肝炎患者常有发热、黄疸，以及外周血白细胞总数、中性粒细胞、C反应蛋白升高。

脂肪性肝硬化：脂肪性肝炎进一步发展，可形成肝纤维化和肝硬化。1期：肝细胞周围纤维化或门脉周围纤维化；2期：肝细胞周围纤维化合并门脉周围纤维化；3期：桥接纤维化或间隔纤维化；4期：肝硬化。2~4期，称为显著肝纤维化；3期和4期，称为进展期肝纤维化。随着肝纤维化进展，肝脂肪变和小叶内炎症可减轻甚至消退，最终可出现没有脂肪性肝炎特征的"隐源性肝硬化"。脂肪性肝硬化患者的预后与乙型肝炎肝硬化、丙型肝炎肝硬化相似，同样可出现食管胃底静脉曲张破裂出血、肝细胞癌、肝功能衰竭等并发症。随着慢性病毒性肝炎的有效防控，以及肥胖和嗜酒者的增多，脂肪性肝硬化已成为终末期肝病的重要原因。

Fibro Scan或Fibro Touch检查肝脏弹性值可以提示有无显著肝纤维化和进展期肝纤维化。肝脏弹性值正常者，基本可以排除肝硬化。在随访过程中，慢性脂肪肝患者的肝脂肪变和肝脏炎症可以消退，升高的血清转氨酶水平亦可不断下降，但这并不总是意味着病情好转，除非同时存在反映肝纤维化的弹性值也在下降。如果随访中肝脏弹性值不断升高，提示肝纤维化进展，患者发生肝硬化和肝细胞癌的风险增加。

4. 慢性脂肪肝的脂肪分布类型

弥漫性脂肪肝：B超、CT和磁共振等肝脏影像学检查发现的脂肪肝，最常表现为弥漫性、均匀性的肝脏脂肪浸润。

局灶性脂肪肝：又称肝脏局灶性脂肪浸润，是指肝脏某一局部区域脂肪浸润，影像学上呈现局灶性或斑片状假性占位性病变。大多呈孤立结节，局限性分布，亦可数个，甚至数十个，分布于肝左右两叶。结节大小不一，直径一般小于5 cm。局灶性脂肪肝以肝右叶多见或较严重，可能与肠系膜上静脉内含量高的游离脂肪酸主要流入肝脏右叶有关。

局灶性脂肪肝的结节呈黄白色，多位于肝包膜下，少见于肝实质深部。病理切片显示，结节内呈弥漫性肝细胞脂肪变性，结节周围肝细胞一般无脂肪浸润或仅有轻度脂肪变性。影像学上，局灶性脂肪肝分为五种类型：① 叶或段的均一病变；② 叶或段的结节状病变；③ 肝门附近的病变；④ 弥散的斑片状病变；⑤ 弥漫的小结节状病变。前两种多见，后三种类型相对少见，一般以叶、段内的区域性累及为多。

局灶性脂肪肝可发生于各年龄组人群，中老年人多见。由于病变范围小，临床表现多不明显或仅有轻微的非特异性症状，肝功能生化指标也无异常（同时合并其他肝病者除外）。

弥漫性脂肪肝伴正常肝岛：指弥漫性脂肪浸润累及整个肝脏，但每个叶或段的受累程度不一致。在弥漫性肝细胞脂肪变基础上出现低脂肪区或无脂肪区，CT显示在普遍密度降低的肝脏内出现相对高密度的区域，B超则显示为普遍回声增强的肝脏内出现相对低回声的区域。正常肝岛通常位于胆囊床、叶间裂附近或包膜下，以肝左叶内侧段最常见。

非酒精性脂肪性肝病临床表现往往与病变程度相关，通常起病隐匿，症状往往与病因（酒精性与非酒精性），病程（单纯性脂肪肝、肝硬化、肝硬化失代偿），肝炎是否活动及严重程度以及原发疾病或伴随疾病有关。具体包括三个方面：① 肝内脂肪沉积的临床表现；② 原发疾病和（或）伴随疾病的表现，如代谢综合征及其相关心脑血管并发症；③ 脂肪性肝炎、肝硬化、肝癌及肝功能衰竭的表现。

事实上，大多数非酒精性脂肪性肝病患者病情进展缓慢，多数无症状或仅有非特异性症状，通常是在体检时发现。部分患者在漫长的病程中，可偶有肝区疼痛、腹胀、饱胀感、乏力等不适。疼痛一般是由于肝脏肿大，肝包膜张力增加，肝韧带被牵拉等因素引起。肝肿大为慢性脂肪肝的常见体征，发生率高达75%，肝脏一般为轻至中度肿大，表面光滑，边缘圆钝，质地正常或稍硬，无明显压痛。在脂肪性肝炎病例中，脾肿大的检出率一般不超过25%。约15%的脂肪肝患者出现轻度胆汁淤积性黄疸，在肝内脂肪被清除后，黄疸可消退。

实际上，脂肪肝进展至肝硬化十分缓慢，10~20年内发生肝硬化的比例仅为0.6%~3%。非酒精性脂肪性肝病患者在出现血清转氨酶升高前，通常先出现血压、血脂、血糖和尿酸升高；在发生肝硬化前，往往已发生动脉粥样硬化性心脑血管疾病；在发生肝癌前，更容易发生结直肠腺瘤或腺癌；在成功"逃过"心脑血管疾病和肝外恶性肿瘤的致死危险后，患者在70岁左右将面临发生肝硬化和肝细胞癌的风险。此时可能出现肝大、肝掌、蜘蛛痣、腹水、食管静脉曲张破裂出血、消瘦和黄疸等症状及体征。

要认识到非酒精性脂肪性肝病并不是一个独立的疾病，而是肥胖和代谢综合征累积在肝脏的表现。所谓代谢综合征是指以内脏型肥胖为中心，以胰岛素抵抗所致的糖、脂代谢紊乱和全身性炎症为共同发病机制，涉及全身各系统的一组疾病，包括肥胖症、血压升高、血糖或糖耐量异常、血脂异常及尿酸增高等。目前认为，代谢综合征、2型糖尿病及肥胖症等是非酒精性脂肪性肝病发生肝细胞癌的"帮凶"。

除此之外，非酒精性脂肪性肝病尚和冠心病、痛风、胆石症、睡眠呼吸暂停综合征等同时存在，从而表现出对应的临床症状。近年来也发现，非酒精性脂肪性肝病患结直肠肿瘤的患病率显著升高。脂肪性肝炎，尤其是合并肝纤维化患者的结直肠肿瘤发病风险显著高于单纯性脂肪肝。

五、脂肪肝的诊断

非酒精性脂肪性肝病往往是健康体检人群肝功能异常的主要病因，早期无特异性症状和体征，大部分患者因偶尔发现血清谷丙转氨酶（ALT）和谷氨酰转肽酶（GGT）增高者或影像学检查结果提示弥漫性脂肪肝而诊断为非酒精性脂肪性肝病。对于肥胖症、高甘油三酯血症、2型糖尿病和代谢综合征患者建议通过肝功能及B超做筛查。B超操作简单，价格适中，因而是临床诊断及流行病调查的首选方法。而且，腹部B超不仅可以明确肝脏弥漫性脂肪沉积，也可以提供肝脏、胆囊、胰腺等更多有用信息。对于局灶性脂肪肝，即在肝脏某一局部区域脂肪浸润，在影像学上呈现局灶性或者斑片状假性占位性病变，则需要进一步行CT或MRI等检查排除恶性占位。

体重及腰围的增高与非酒精性脂肪性肝病患病有关。需要警惕的是，与欧美人种相比汉族人更不耐胖。在相对较低的体重和腰围情况下，就可引起代谢紊乱和脂肪肝。我国成人肥胖和内脏型肥胖的诊断标准较为宽松，千万不要等到出现重度肥胖甚至出现并发症后，才意识到"体重超标"。

非酒精性脂肪性肝病的"金标准"是病理诊断，通过活检针从肝脏中取出长1.5～2 cm的组织条，在显微镜下进一步判断脂肪肝患者是否伴有炎性损伤、肝纤维化和肝硬化，从而判定非酒精性脂肪性肝病的严重程度。尽管病理诊断有利于了解非酒精性脂肪性肝病的分级以及分期，有助于判断疾病的进展以及预后，但是对于单纯性脂肪肝而言，则并非必须。而且肝组织活检往往是有创诊断，患者依从性较差，增加额外医疗负担。

因此，无创诊断的方法往往更适用于临床的筛查。对于非酒精性脂肪性肝病的完整的诊断流程包括病因的诊断、脂肪定量、有无脂肪性肝炎，并排除纤维化或肝硬化。

（一）排除酒精性因素及其他表现为肝脏脂肪沉积的疾病

"非酒精性"是指无过量饮酒史（男性饮酒折合乙醇量＜30 g/d或140 g/周，女性＜20 g/d或70 g/周）和其他可以导致脂肪肝的特定原因。酒精的定量往往通过患者问卷调查回忆完成，准确性有待商榷，需要认真评估。也要认识到，部分非酒精性脂肪性肝病患者可能同时合并有酒精性因素。另外一些少见疾病，如慢性丙型肝炎、自身免疫性肝炎、肝豆状核变性以及药物（如他莫昔芬、乙胺碘呋酮、丙戊酸钠、氨甲蝶呤及糖皮质激素等），营养不良、全胃肠外营养等也可表现为肝脏脂肪沉积。但是这些疾病往往与代谢相关的非酒精性脂肪性肝病临床特征不同，通过仔细检查可以排除。

（二）需要对肝脏脂肪程度进行定量

脂肪定量非常重要，因为患者治愈的指标应该是肝脏脂肪含量恢复正常，而不仅是转氨酶恢复正常。同时，脂肪变程度与肝脏炎症损伤及纤维化密切相关，并且可以预测代谢综合征和 2 型糖尿病的患病风险。B 超是常用的定量诊断工具，但也存在明显不足之处，即无法分辨 30% 以下脂肪变，容易导致漏诊。在定量方面，范建高教授课题组推荐使用一项可以无创定量诊断肝脂肪变的新工具：受控衰减参数（CAP）。CAP 是基于瞬时弹性成像平台定量诊断脂肪肝的新技术，可以诊断 5% 以上的肝脂肪变，即使没有 B 超使用基础的临床医生经过正规培训也可以准确操作。一般 CAP 适用于 BMI 小于 30 kg/m^2 的患者，因为肥胖患者的结果往往受到皮下脂肪厚度干扰影响准确性。

（三）鉴别是否合并存在脂肪性肝炎、肝纤维化

需要进一步鉴别脂肪肝患者是否合并存在脂肪性肝炎及其相关肝纤维化。因为脂肪性肝炎被认为是非酒精性脂肪性肝病的重症阶段，容易进展为肝纤维化及肝硬化，甚至是肝细胞性肝癌。现有的影像学技术和实验室检查等无创方法不能完全确诊脂肪性肝炎及纤维化，只有到肝硬化阶段才能获得影像学结果。因此，"肝活检"是目前诊断脂肪性肝炎及纤维化的最准确方法。从目前常用的诊断标准来看，欧洲脂肪肝协作组提出的 SAF 积分（肝脂肪变、炎症活动和纤维化各自计分之和）比美国脂肪性肝炎临床研究协作网推荐的非酒精性脂肪性肝病活动性积分（NAS）更能提高病理医生诊断脂肪性肝炎的一致性，并减少观察者之间的误差。当然，无创诊断的方法更被临床欢迎。对于初诊患者，可以通过详细了解 BMI、腰围、代谢性危险因素、并存疾病和血清生物化学指标，初步判断是否为脂肪性肝炎高危人群。例如重度肥胖（BMI 超过 30 kg/m^2）往往是非酒精性脂肪性肝病患者进一步发展为脂肪性肝炎及纤维化的重要因素。我们也发现循环中细胞角蛋白-18（CK-18）片段和总体可以评价脂肪性肝炎的存在，但是目前尚未常规用于临床。

最后，鉴于肝纤维化是唯一准确预测肝脏不良结局的因素，因此对于是否存在纤维化的判断甚至比脂肪性肝炎更为重要。通过一些人体统计学及生化指标，如 BMI、ALT、AST、MCV、血小板、胆红素、凝血酶原时间、透明质酸等，可以计算出预测模型（如非酒精性脂肪性肝病纤维化评分、APRI、Fibrosis-4 指数等）。借助于这些简单指数，可以初步判断患者是否存在严重肝纤维化。Fibro Scan 或 Fibro Touch 可以通过肝脏弹性值（LSM）的测定来判断肝脏的纤维化程度，一般认为其诊断效率要优于血清学预测模型。如果肝脏弹性值正常，基本可以排除肝硬化。最新型的 Fibro Scan 可以同时完成肝脂肪变定量及肝纤维化程度测定，意味着一次操作可获得 2 个数据，因而从临床实用性角度来看更值得推荐。需要注意的是，儿童与成人非酒精性脂肪性肝病肝脏病理表现不同，其特征是脂肪变更广泛，炎症、纤维化以汇管区为重，气球样变较少。

六、脂肪肝的合并症

非酒精性脂肪性肝病发生发展中可同时合并多种疾病，通常与代谢性因素相关，或者互为因果，临床中需要重视，可予以相应治疗。

（一）代谢和心脑血管疾病

非酒精性脂肪性肝病患者通常合并肥胖症（51.3%）、高脂血症（69.2%）、高血压病（39.3%）、2 型糖尿病（22.5%）及代谢综合征（42.5%）。非酒精性脂肪性肝病和代谢性疾病互为因果，因此非酒精性脂肪性肝病需要全面评估 BMI、腰围以及血清糖脂代谢指标。建议采用改良的国际糖尿病

联盟的诊断标准诊断代谢综合征。心血管事件同样是影响非酒精性脂肪性肝病愈后的重要因素，尤其是对于肥胖患者需要进行心血管事件的风险评估，例如颈动脉斑块超声检查。对于非酒精性脂肪性肝病合并心脑血管疾病，若无肝硬化或肝功能衰竭，一般可以安全使用降压药、调节血脂药及降血糖药物。

（二）炎症性肠病

炎症性肠病为累及回肠、直肠、结肠的一种特发性肠道慢性炎症性疾病，主要包括克罗恩病及溃疡性结肠炎。来自范建高团队的一项系统分析提示，炎症性肠病患者非酒精性脂肪性肝病的患病率高达 27.5%。包括代谢性危险因素、高龄、慢性肾病、应用氨甲蝶呤、肠切除史、较长的病程，是炎症性肠病患者非酒精性脂肪性肝病的独立预测因素。脂肪肝可能是接受免疫抑制治疗的炎症性肠病患者药物性肝损害高发的危险因素。

（三）慢性病毒性肝炎

主要包括慢性乙型肝炎（CHB）及慢性丙型肝炎（CHC）。CHB 是我国最常见的传染性肝病，随着乙肝疫苗及抗病毒药物的广泛使用，人群患病率呈逐年下降趋势。全球 CHB 合并非酒精性脂肪性肝病患病率约在 29%，脂肪肝可导致 CHB 肝硬化及肝细胞性肝癌的风险增加并且抗病毒治疗应答率下降。但是越来越多的研究发现，合并非酒精性脂肪性肝病的 CHB 患者 HBV-DNA 水平降低，提示肝脂肪变性可能并不利于病毒复制。CHB 合并非酒精性脂肪性肝病更多的与患者代谢性因素有关，而与病毒性因素并非直接相关。而 CHC 患者合并脂肪肝发病率更高，可达到 52%。相当于普通人群和其他慢性肝病脂肪肝发病率的 2.5 倍。CHC 合并脂肪肝的发生机制包括丙肝病毒（HCV）直接作用（病毒型脂肪肝，获得持续病毒学应答后脂肪肝可逆转，约占 10%）和宿主因素（代谢型脂肪肝，获得持续病毒学应答后脂肪肝不可逆转，约占 90%）两条途径。CHC 合并脂肪肝患者晚期肝纤维化风险显著增加。因此，即使获得持续病毒学应答，仍存在肝纤维化风险。

（四）痛风

痛风是单钠尿酸盐沉积于骨关节、肾脏和皮下等部位，引发急慢性炎症和组织损伤，与嘌呤代谢紊乱及尿酸排泄减少的高尿酸血症直接相关，属于代谢性风湿病范畴。痛风合并非酒精性脂肪性肝病的患者，往往同时存在肥胖、高脂血症等代谢性因素。痛风是一种终身性疾病，降尿酸药物往往需长期服用，以免造成尿酸水平波动，诱发痛风发作。

（五）胆结石

体形肥胖的人容易合并胆囊结石和脂肪肝。具体的治疗方案要根据胆囊结石的直径来定。胆囊结石的直径如果小于 6 mm，且患者没有任何临床症状，一般不需要治疗，患者只需要定期到医院随访。在平时的生活中要注意清淡低脂饮食，不要吃过于油腻的食物。如果结石的直径过大，可以考虑腹腔镜取石或者手术治疗。

（六）肌少症

又称为肌肉衰减症，是指以肌量减少、肌力下降和肌功能减退为特征的综合征。肌少症是非酒精性脂肪性肝病发生和发展的危险因素，因而二者存在一些共同的致病基础，如胰岛素抵抗、系统性炎症反应和维生素 D 缺乏等。主要治疗措施是营养支持、加强阻抗运动和有氧运动。

七、脂肪肝的预防

非酒精性脂肪性肝病的进展过程相对缓慢,尤其是在单纯性脂肪肝阶段,通过改变不良生活方式、适量运动及控制体重等方式可进行预防。

1. 控制膳食热量摄入:建议每日减少500～1 000 kcal(1 kcal≈4.18 kJ)能量摄入,调整膳食结构,采用适量脂肪和碳水化合物的平衡膳食,限制含糖饮料、糕点和深加工精致食品,增加全谷类食物、n-3脂肪酸以及膳食纤维摄入;一日三餐定时适量,严格控制晚餐的热量和晚餐后进食行为。

2. 避免久坐少动,适当运动:建议根据患者兴趣并以能够坚持为原则选择体育锻炼方式,以增加骨骼肌质量和防治肌少症。运动疗法最适合于伴胰岛素抵抗和体重超重或近期体重增长的脂肪肝患者。非酒精性脂肪性肝病患者的运动,采用可以持续进行的使用大肌群的任何一种活动,并且具有节奏性和有氧代谢的特点,如慢跑与中速快步行走、骑自行车、游泳、做操等。运动强度适当,可遵循"3、5、7"原则,即每日3 000米(30 min内),每周5次,每次步行后脉搏与年龄之和上限为170。阻抗运动同样值得推荐,包括弹力带训练、引体向上、仰卧起坐、器械练习等。阻抗运动可以提高机体肌肉含量,并改善胰岛素抵抗、高血压等危险因素,提高基础代谢率,建议每周2～3次,每次45 min,以没有疼痛,没有显著疲劳为度。

3. 饮食控制联合运动:理论上,二者联合可以取得更好的效果,比单独饮食控制可更多降低体重,也能够更多的改善肝功能,降低肝脏脂肪含量。研究发现,1年的能量限制(750 kcal/d)联合行走200 min/周,可有效减重并改善肝组织炎症、气球样变及肝纤维化。

4. 控制体重:所谓"一胖生百病",事实证明减肥不仅可以防治胰岛素抵抗、代谢综合征和心脑血管事件,还可以有效治疗脂肪肝。减重是非酒精性脂肪性肝病或脂肪性肝炎最有效的治疗方法也是预防措施。单纯饮食控制或联合运动可使体重稳固下降。一般而言,1年内减重3%～5%可以改善代谢综合征组分和逆转单纯性脂肪肝;减重7%～10%能显著降低血清转氨酶水平并改善脂肪性肝炎;减重10%以上并维持1年可能逆转肝纤维化。遗憾的是肥胖症患者1年内能够减重10%以上者不到10%。因此,肝病医师、临床营养师、运动康复师需要多学科合作,提高非酒精性脂肪性肝病患者的积极性并鼓励患者长期坚持。同时,要选择合适的减肥方法,切记减肥不宜过快过猛,并预防体重反弹。

5. 减少伤肝因素:过量饮酒可导致急性肝损伤,尤其是合并肝纤维化的非酒精性脂肪性肝病患者,即使适量饮酒也会增加肝细胞性肝癌发病风险,因此建议限制饮酒。另外,有些中成药或者保健品可能存在损肝成分,不建议非酒精性脂肪性肝病患者长期服用保健品,而咖啡和茶可能有助于非酒精性脂肪性肝病患者康复。

6. 良好的睡眠:脂肪肝患者常常伴有失眠、情绪不稳定、倦怠、乏力等症状,与睡眠质量较差有关。对于重度脂肪肝的治疗,应强调充分睡眠的重要性。休息能减少机体体力的消耗,而且能减少活动后的糖原分解、蛋白质分解及乳酸的产生,减轻肝脏的生理负担。阻塞性睡眠呼吸暂停综合征(OSAHS)表现为睡眠状态下反复发生呼吸暂停、频繁觉醒、间歇缺氧及高碳酸血症,造成机体多器官系统损害和认知功能障碍。有研究发现,OSAHS的严重程度、睡眠相关的低氧血症与肝脂肪变程度及肝酶异常呈相关性。BMI超标、高甘油三酯及胆固醇血症、低氧血症是OSAHS伴非酒精性脂肪性肝病的独立危险因素,改善患者长期缺氧状态有助于预防非酒精性脂肪性肝病的发生。

八、脂肪肝的药物治疗

大量临床实践证明,单纯针对某一发病机制的药物难以治愈脂肪肝及其伴随疾病,除非能够从源头上解决热量过剩和酒精滥用。而在合并明显炎症和肝纤维化时,病因治疗的效果并不理想,即使成功减肥和坚持戒酒,也难以保证脂肪肝患者能完全康复。理想的治疗对策为:早期干预,长期、个体化综合治疗,并客观评估短期和长期药物治疗的效果及安全性。

对脂肪性肝炎和肝硬化患者而言,非药物治疗与药物治疗同等重要,针对代谢综合征的药物治疗与抗炎保肝药物治疗同等重要。抗炎保肝药物是脂肪性肝炎患者综合治疗的重要组成部分,可起到抗炎、保肝、防治肝纤维化的作用。对"一胖生百病"的脂肪肝患者而言,在长期服用控制代谢紊乱的多种药物的同时,加用保肝药物,可提高基础治疗的顺从性及安全性。

由于肥胖的脂肪毒性和酒精中毒的危害并不仅仅限于肝脏,脂肪肝患者需要有兼顾治疗肝脏和全身疾病的整体观。当前,亟待加强在治疗性改变生活方式基础上联合应用针对代谢紊乱的药物和保肝药物防治脂肪肝,特别是非酒精性脂肪性肝炎的大样本、长疗程、随机对照的临床试验,为将来脂肪肝治疗指南的修改提供有力证据。

经药物治疗不能显著改善病情者,应及时考虑是否需要进行代谢手术和肝脏移植手术。代谢手术是兼顾治疗代谢紊乱和非酒精性脂肪性肝病有效且较安全的措施,而肝脏移植则是治疗终末期肝病的唯一有效方法。

(一)转氨酶升高不要急着"降酶"

血清转氨酶升高往往令脂肪肝患者非常担忧,这也是他们去医院就诊的最常见的原因。大部分患者要求用药尽快使转氨酶恢复正常,部分临床医生也会用垂盆草冲剂、联苯双酯、"护肝片"等药物来治疗这些转氨酶升高的患者。

事实上,多数患者并不需要这些降酶药物治疗。首先,这类药物虽然可能降低血清转氨酶水平,但其对肝脏的保护作用不大,也无法去除肝脏脂肪。也就是说,这些药物即使能"降酶",也不能治愈脂肪肝。由于引起转氨酶升高的病因(脂肪肝)没有被有效去除,故一旦停药转氨酶很容易反跳。其次,这些药物迅速降酶,有可能掩盖疾病真相,诱导一部分患者误以为病情已改善,从而忽视了戒酒、饮食控制、增加运动、减肥等基础治疗。第三,脂肪肝患者血清转氨酶升高的特点是"低水平、长时间、难治愈",部分脂肪肝患者即便用了这些降酶药物,转氨酶水平可能仍"不为所动"。

要使脂肪肝患者血清转氨酶恢复正常且不反跳,最重要的措施是去除病因,如戒酒、减肥等。对大多数非酒精性脂肪性肝病患者而言,只要能将体重减轻10%以上,血清转氨酶多能恢复正常。从药物作用机制来说,应用具有调节肝脏脂肪代谢和抗氧化作用的水飞蓟素、多烯磷脂酰胆碱和维生素E等保肝药物,也能显著且较为持久地降低脂肪肝患者的转氨酶,只不过这些药物通常需要应用6个月以上才会起效。

若患者对转氨酶升高心理负担过重或转氨酶升高影响其升学和就业,可以考虑应用双环醇和甘草酸制剂等药物快速降低血清转氨酶,减轻其心理负担,帮助其树立长期综合治疗的信心。

(二)酒精性肝病患者需补充复合维生素

不少酒精性肝病患者由于日常膳食品种单一、胃肠道吸收功能障碍、肝内维生素代谢异常,常伴有维生素A、维生素D、维生素E、硫胺素(维生素B_1)、维生素B_6、维生素B_{12}、叶酸,以及微量元素(锌和硒)的缺乏。维生素B_1严重缺乏可导致外周神经和大脑受损,长期缺乏锌、硒、锡等微量元素可降低肝脏的解毒功能,维生素D缺乏容易导致缺钙和骨质疏松。

长期过量饮酒者,特别是合并营养不良的酒精性肝病患者,日常膳食往往不能满足人体对维生素的需要量,应及时补充复合维生素制剂。除进食富含维生素的平衡膳食外,若患者没有肠道吸收障碍,可每天服用一种复合维生素制剂。经肠外营养患者,也应通过静脉和肌注途径额外补充多种维生素。当然,补充维生素一定要对症。不同的维生素有不同的作用,如果服用过量,反而会适得其反,甚至危害健康。

(三)酒精依赖者可用戒酒药

长期过量饮酒者往往存在酒精依赖,很难减少饮酒或完全戒酒。即使能够暂时戒酒,年内再次饮酒率高达 67%～81%。因此,酒精依赖者常需应用药物来帮助戒酒和维持戒酒状态。

特异性阿片受体拮抗剂(纳曲酮)能控制人体对酒精的强烈欲望,短期治疗能降低再饮酒风险,但容易引起肝细胞损害。阿坎酸(乙酰牛磺酸)与抑制性神经递质 γ-氨基丁酸结构相似,可以减少酒精戒断症状(包括酒精渴求),减少复饮率,并维持戒酒时间和减少复饮的严重程度,但至今尚不明确服用阿坎酸能否延长酒精性肝病患者的生存时间。

欧美等发达国家常用的戒酒药是巴氯芬(γ-氨基丁酸 D 受体激动剂),该药可减少饮酒欲望,戒酒的成功率较高。遗憾的是,我国绝大多数医院至今尚未开始处方戒酒药用于治疗酒精依赖。值得一提的是,患者在服用戒酒药的同时,还需加强心理治疗,以缓解停止饮酒后的情感障碍(迁延性戒断症状),并巩固戒酒效果。

(四)慎重使用减肥药

在节制饮食、增加运动、修正不良行为的基础上,短期应用减肥药物曾经是治疗肥胖症的重要措施之一。遗憾的是,目前全球暂无安全有效的减肥药物可供选择。二甲双胍、α-糖苷酶抑制剂等降糖药物在超降糖剂量使用时有一定的减肥效果,但长期使用的安全性尚待证实。对于顽固性重度肥胖,特别是合并糖尿病、高血压者而言,代谢手术可能是不错的选择。脂肪性肝炎和代偿期肝硬化并非代谢手术的禁忌证。

(五)代谢综合征的药物治疗

采用控制饮食、增加运动、修正不良行为等非药物治疗 3～6 个月后,血压、血脂、血糖、血尿酸等代谢指标未能达到理想范围的脂肪肝患者,需及时使用相关药物,减少糖尿病和心脑血管疾病及其并发症的发生风险。

常用药物包括血管紧张素转化酶受体抑制剂(降压)、他汀类药物(降胆固醇)、贝特类药物和 n-3 脂肪酸(降甘油三酯)、二甲双胍(改善胰岛素抵抗和降糖)、阿司匹林(抗血小板聚集)、别嘌醇(减少尿酸生成)等。

需要提醒的是,尽管这些药物可以有效控制代谢紊乱及其并发症,但对于肥胖症患者而言,若没有 5%～10% 的体重下降,其肝脏酶学异常和脂肪性肝炎仍难以好转。此外,必须谨慎使用可能会导致体重增加的药物,因为肥胖是代谢综合征的重要启动因素。

(六)酌情服用阿司匹林

阿司匹林也叫乙酰水杨酸,是一种历史悠久的解热镇痛药,起初主要用于治疗感冒、发热、头痛、牙痛、关节痛和风湿病。后来,科学家发现阿司匹林还有良好的抗血小板聚集的作用,故目前被广泛用于防治心脑血管疾病。

尽管阿司匹林无保肝、降酶及改善脂肪性肝炎的作用,但合并代谢综合征的慢性肝病患者,特别是非酒精性脂肪性肝炎患者,是缺血性心脑血管疾病的高危人群,可能需要服用阿司匹林。存在转氨酶升高和肝炎活动者,可以安全服用阿司匹林。长期应用阿司匹林还可能降低非酒精性脂肪性肝病患者结直肠癌和肝癌的发病风险。

（七）适时应用胰岛素增敏剂

胰岛素抵抗是代谢综合征、2 型糖尿病、非酒精性脂肪性肝病发生发展的共同机制。改善胰岛素抵抗可以从源头上有效防治糖脂代谢紊乱及其相关疾病。

体内脂肪，特别是内脏脂肪和肝脏脂肪过多蓄积，是诱发胰岛素抵抗的重要原因。成功减肥可以改善胰岛素抵抗并防治代谢综合征，但有效减肥很难，避免体重反弹更难。

目前认为，非酒精性脂肪性肝病患者若合并以下情况，需要应用胰岛素增敏剂，以提高机体对胰岛素的敏感性：① 2 型糖尿病，空腹血糖大于 7.1 mmol/L 或糖化血红蛋白大于 6.5%；② 糖调节受损，空腹血糖介于 5.6～7.1 mmol/L（空腹血糖受损），或餐后 2 h 血糖介于 7.8～11.1（糖耐量异常）；③ 根据空腹血糖和胰岛素计算的 HOMA 稳态模型提示存在胰岛素抵抗；④ 内脏型肥胖伴体重不断增加者。

常用的胰岛素增敏剂有二甲双胍和噻唑烷二酮类药物（罗格列酮、吡格列酮），后者可以降低非酒精性脂肪性肝病患者的血清转氨酶水平，改善脂肪性肝炎的肝组织学病变，但长期治疗的肝脏获益并不肯定，且副作用（增加体重、下肢水肿、诱发心衰、增加膀胱癌发病风险等）让人担忧。二甲双胍虽然对非酒精性脂肪性肝炎本身并无治疗作用，但长久获益却较大，安全性良好。因此，目前主要应用二甲双胍治疗非酒精性脂肪性肝病患者并存的胰岛素抵抗。

（八）二甲双胍是理想的胰岛素增敏剂

二甲双胍自问世至今已有几十年。一开始，由于其降血糖作用不及同类产品苯乙双胍（降糖灵）而受到冷落。后来，苯乙双胍因严重副作用（乳酸酸中毒）而被禁用，二甲双胍才逐渐受到重视。近年来大量研究发现，二甲双胍的作用不仅仅局限于“降血糖”。首先，二甲双胍通过改善胰岛素抵抗，而不是刺激胰岛素分泌来调节血糖。血糖正常的人服用二甲双胍不会发生低血糖，且可以预防和延缓 2 型糖尿病的发生；糖尿病患者服用二甲双胍，可降低升高的血糖，且极少引起低血糖。此外，二甲双胍还有以下作用：① 控制体重。与磺酰脲类药物和噻唑烷二酮类药物可能会增加体重不同，二甲双胍有轻度减肥作用。② 调节脂代谢。二甲双胍可使糖耐量异常和 2 型糖尿病患者的血甘油三酯水平降低 10%～20%。③ 轻度降压作用。二甲双胍可使动脉血压和周围血管阻力降低，改善微动脉的顺应性，增加局部血液供应和营养交换，从而有轻度降低收缩压和舒张压的作用。④ 抗癌作用。2 型糖尿病是包括肝细胞癌在内的多种恶性肿瘤的独立危险因素，应用二甲双胍可降低糖尿病患者发生肝癌的风险。目前，二甲双胍已被广泛用于肥胖、多囊卵巢综合征、非酒精性脂肪性肝病等与胰岛素抵抗相关疾病的治疗。

二甲双胍最常见的副作用是消化道反应。在服用二甲双胍初期，尤其是空腹服药时，约 20% 的患者会出现胃部不适，甚至有恶心、呕吐、厌食、口中有金属异味、腹胀、腹泻等胃肠道反应。这可能是由于药物在胃内溶解，高浓度的盐酸二甲双胍附着在上消化道黏膜上产生刺激作用所致。若改为饭中或饭后服用，副作用会小一些。

由于二甲双胍经肾脏排出，故肾功能不全者应慎用。严重心脏、肝脏功能不全者，以及将进行手术或 X 线造影术者，也不宜服用二甲双胍。二甲双胍最严重的副作用是乳酸酸中毒，一旦发生，死亡率高达 50%。不过，乳酸酸中毒的发生率极低，每 10 万人中只有 2～5 人，且只要剂量合适、肾功能良好，不同时过量饮酒，一般不会发生。

（九）脂肪肝合并 2 型糖尿病的降糖药物治疗

糖尿病与脂肪肝关系密切，两者通常合并存在。有效控制血糖不仅可以减少或延缓糖尿病并发症的发生,还可减少慢性肝病,特别是非酒精性脂肪性肝病患者发生肝硬化和肝癌的风险,并提高肝移植患者的存活时间。因此,应重视慢性肝病患者高血糖的治疗。

肝病合并糖尿病时,应仔细分析其内在联系,并判断影响患者预后的主要因素是肝病,还是糖尿病。控制血糖的措施、血糖控制程度,需权衡利弊和因人而异,既要重视胰岛素抵抗和高血糖对肝病进展和癌变的促进作用,也不能忽视肝病对糖代谢的不良影响(肝源性糖尿病和低血糖),并加强对慢性肝病合并 2 型糖尿病患者心血管疾病的防治。

通常,患者应首先服用口服降糖药物控制血糖。由于这些药物大多在肝脏代谢,故在治疗过程中应加强血糖和肝功能监测,以免发生低血糖和药物性肝损害。由于胰岛素抵抗和高胰岛素血症是非酒精性脂肪性肝病患者常见的病理生理改变,故胰岛素增敏剂可能更适用于这些患者。α-糖苷酶抑制剂(阿卡波糖)对代偿期和失代偿期肝硬化患者同样安全;阿卡波糖可有效控制餐后血糖升高为主的肝源性糖尿病,其伴随的肠道运动增加和降低血氨水平的作用,还有助于防治肝性脑病。格列奈类和磺酰脲类药物对肝病患者安全、有效,但这些药物对肝源性糖尿病效果有限,还可能导致低血糖、原发性血色病,以及酒精性肝病患者胰岛 B 细胞功能衰竭等并发症。

口服降糖药物治疗无效或患者不宜使用这些药物时,可考虑在饭前使用短效胰岛素控制血糖。肝硬化代偿期患者所需胰岛素剂量可能大于失代偿期患者,因为前者的胰岛素抵抗更明显,后者对胰岛素的清除能力显著降低。肝硬化患者在应用胰岛素时,应密切监测血糖,随时调整剂量。

合并肥胖的慢性肝病(包括肝硬化患者)首选二甲双胍控制血糖,并希望借此减少肝癌的发生率及肝癌根治术后的复发率。不过,肝功能不全和不能戒酒的酒精性肝炎患者应慎用二甲双胍,以免发生乳酸酸中毒。曲格列酮和罗格列酮因安全性问题已被停用,吡格列酮虽可改善胰岛素抵抗和降低血糖,但不宜用于合并活动性肝病或血清谷丙转氨酶(ALT)高于正常值上限 3 倍(120 U/L)的糖尿病患者。

以肠促胰素(GLP-1)为基础的降糖药物,包括 GLP-1 受体激动剂(艾塞那肽、利拉鲁肽)和二肽基肽酶-4(DPP-4)抑制剂(格列汀类),是一类葡萄糖依赖的降糖药物,可抑制肝脏脂肪合成,可能有助于脂肪肝的改善,但确切疗效和安全性有待大样本的临床试验证实。

(十)合理应用他汀类药物

对非酒精性脂肪性肝病患者而言,最为重要的心血管病危险因素是血清低密度脂蛋白胆固醇(LDL-C)升高,合并肝酶升高者发生心血管疾病的风险更大。

他汀类药物是降低血清 LDL-C 的一线药物。几乎所有他汀类药物都能有效降低非酒精性脂肪性肝病患者血清 LDL-C 水平,阿托伐他汀是迄今为止唯一被证实能减少脂肪肝患者心血管疾病发病率的他汀类药物。长期服用他汀类药物能够促进非酒精性脂肪性肝病患者肝功能恢复,并可能延缓肝纤维化和肝硬化进展,降低糖尿病患者肝细胞癌和结直肠癌的发病风险。确诊肝硬化后停用他汀类药物的患者比继续使用者预期寿命缩短。

他汀类药物能够安全用于慢性肝炎(无肝功能不全)、酒精性肝病、非酒精性脂肪性肝病、非酒精性脂肪性肝炎、体质性黄疸[如 Gilbert(先天性非溶血性黄疸)综合征],以及代偿期肝硬化和肝移植术后患者的调脂治疗,通常无须减少剂量,也无须加强肝功能监测。

下列脂肪肝患者若经非药物治疗半年以上,血清 LDL-C 仍超标,也能正常应用他汀类药物:① 孤立性血清胆红素升高,没有临床肝病或并发症证据,且血清白蛋白和凝血酶原时间正常;② 孤立性谷氨酰转肽酶(GGT)升高;③ 无症状、孤立性血清转氨酶轻至中度升高(小于 200 U/L)。联合应用多烯磷脂酰胆碱、水飞蓟素、双环醇等抗炎保肝药物,可能有助于医患沟通,并增加他汀类药物治疗的依从性。

从预防心脑血管死亡的获益来看,长期使用他汀类药物获益更多,这种获益可能还包括肝脏。当然,一味强调他汀类药物的降脂效果而忽略用药安全性,也是非常危险的,血清 LDL-C 并非降得越低越好。

（十一）高甘油三酯血症的药物治疗

非酒精性脂肪性肝病患者血脂异常的特点为血清甘油三酯(TG)升高、低密度脂蛋白胆固醇(LDL-C)升高、高密度脂蛋白胆固醇(HDL-C)下降。高甘油三酯血症与动脉粥样硬化性心脑血管疾病、糖尿病眼病和肾病关系密切。在他汀类药物治疗有效降低血清低密度脂蛋白胆固醇后,甘油三酯升高成为心血管疾病风险的重要组分。

近年来,我国居民高甘油三酯血症患病率逐渐升高,且呈年轻化趋势。因此,在关注降胆固醇治疗的同时,也应充分重视对高甘油三酯血症的干预。通过药物或非药物措施降低血甘油三酯水平,可能有助于降低心血管病和糖尿病的发生风险。

依据《中国成人血脂异常防治指南》,空腹(禁食 12 h)血甘油三酯介于 1.70～2.25 mmol/L 为边缘升高；≥2.26 mmol/L 为高甘油三酯血症。高甘油三酯血症的治疗策略主要取决于甘油三酯升高的程度和心血管病整体风险。甘油三酯轻中度升高(2.26～5.64 mmol/L)时,以降低低密度蛋白胆固醇为主要目标；当甘油三酯严重升高时(≥5.65 mmol/L),应立即启动降低甘油三酯的药物治疗,如应用贝特类药物以预防急腹痛和胰腺炎的发生。

控制饮食、戒烟、限酒、增加运动、控制体重等改变生活方式的非药物治疗是治疗高甘油三酯血症的基石,对控制其他危险因素(如高血压、高血糖等)及改善预后具有肯定效果。经生活方式干预后,仍未能满意控制高甘油三酯血症者,可考虑药物治疗。常用药物包括他汀类、贝特类、烟酸、n-3 脂肪酸、胆固醇吸收抑制剂等。由于他汀类药物降低甘油三酯的作用相对较弱,故推荐贝特类、烟酸与 n-3 脂肪酸用于治疗以甘油三酯升高为主的血脂异常患者,但这些药物对非酒精性脂肪性肝病本身并无治疗作用。

在常用调脂药物中,贝特类药物(苯扎贝特、非诺贝特、吉非罗齐)是研究证据较多、疗效可靠的降低血甘油三酯的药物。单独应用贝特类药物或与他汀类药物联合治疗,可降低高甘油三酯血症和高密度脂蛋白胆固醇降低患者的心血管事件发生率,并降低糖尿病患者微血管并发症的发生风险。n-3 脂肪酸主要用于治疗血甘油三酯轻中度升高者。非酒精性脂肪性肝病患者可以安全服用 n-3 脂肪酸,贝特类药物的安全性有待考证。

在服用贝特类药物过程中,应定期监测肝功能和肌酸激酶,并观察患者是否出现不适症状。苯扎贝特、非诺贝特、吉非罗齐等副作用相对较少,主要表现为胃肠道反应,偶有肌痛、皮疹及可逆性的肝肾功能损害,有时还会诱发胆石症。若出现以下情况应考虑停药:治疗 3 个月无效,血清转氨酶明显升高,出现肌炎、胆石症或胆绞痛。

临床上比较公认的反映肝脏贮备功能的指标有血清白蛋白、总胆红素和凝血酶原时间。经典的 Child-Pugh 肝功能分级标准,即由这 3 项指标外加腹水、肝性脑病等情况组成。只有这些指标出现异常时,才称为"肝功能不全"。由于肝脏是多数药物的代谢器官,故肝功能不全患者应慎用主要通过肝脏代谢的药物。

脂肪肝患者出现血清转氨酶异常,提示可能并发脂肪性肝炎。只要不同时存在血清白蛋白下降、总胆红素升高、凝血酶原时间延长,就可以放心使用二甲双胍和他汀类药物。联合使用多烯磷脂酰胆碱和双环醇等抗炎保肝药物,有助于这些患者肝损伤的恢复,并增加降脂、降糖药物治疗的依从性。

脂肪肝患者在服用可能会导致肝损害的药物时,应密切观察病情变化。若在治疗过程中出现胃口差、乏力、厌油、肝区疼痛、尿色发黄等征象,应及时做相关检查。一旦发现显著肝损伤和肝功能不全的客观证据,应立即停用可疑肝毒性药物,并加用抗炎保肝药物。

（十二）抗炎保肝药物治疗

作为肝病患者综合治疗的重要组成部分,抗炎保肝药物目前已被广泛用于脂肪肝患者的辅助治疗。抗炎保肝治疗的意义在于促进肝组织病理学的改善,延缓肝纤维化的进展,减少肝硬化和肝癌的发生。由于肝组织病理学的变化普遍滞后于血生化指标的改善,故在生化指标改善后,不能立即停用抗炎保肝药物。事实上,在肥胖、嗜酒等损肝因素持续存在的情况下,"治标"的保肝药物可能需要长期,甚至终身服用。益生元、益生菌、合生元、黄连素等针对肠道菌群紊乱的药物是否有保肝降酶的作用,仍需临床研究证实,目前仅限于在有明确小肠细菌过度生长的情况下试用。

抗炎保肝药物作为辅助治疗推荐用于以下脂肪肝患者:① 肝活检病理学检查确诊的酒精性肝炎和非酒精性脂肪性肝炎患者;② 临床特征、实验室检查、影像学检查提示可能存在明确肝损伤和(或)进展性肝纤维化者,如血清转氨酶持续升高、细胞角蛋白- 18(CK - 18M30,M65)增高、合并代谢综合征、血糖控制不佳的 2 型糖尿病,以及肝脏瞬时弹性检测(Fibro Scan 和 Fibro Touch)显示肝脏弹性值高,提示可能有进展性肝纤维化等;③ 拟服用的药物可能诱发肝损伤而影响基础治疗方案顺利实施者,或在基础治疗过程中出现血清转氨酶升高或胆汁淤积者;④ 戒酒 3 个月后,仍有肝酶学指标异常的酒精性肝病患者;⑤ 合并自身免疫性肝炎、慢性病毒性肝炎等其他肝病的患者。

1. 抗炎保肝药物的种类

抗炎保肝药物是指具有改善肝脏功能、促进肝细胞再生和(或)增强肝脏解毒功能等作用的药物。目前认为,肝脏炎症持续存在是几乎所有慢性肝病患者肝纤维化、肝硬化进展的主要原因。抗炎保肝药物是肝脏慢性炎症综合治疗的组成部分,不能取代减肥、戒酒、抗病毒药物等病因治疗。而在肥胖、代谢综合征、酒精滥用等病因控制前,病因治疗亦不能取代抗炎保肝药物治疗。对于缺乏有效病因治疗或不能有效减重和戒酒的慢性肝炎肝纤维化患者,必须考虑抗炎保肝药物治疗。

抗炎保肝药物品种繁多,目前尚无统一的抗炎保肝药物的分类,主要包括以甘草酸制剂为代表的抗炎药物,多烯磷脂酰胆碱为代表的肝细胞膜修复保护剂,水飞蓟素和双环醇为代表的抗氧化类药物,还原型谷胱甘肽、N-乙酰半胱氨酸为代表的解毒类药物,以及熊去氧胆酸、S-腺苷蛋氨酸、胆宁片为代表的利胆类药物。不同抗炎保肝药物的联合应用有可能起到更理想的抗炎保肝效果,但同时使用的抗炎保肝药物种类不宜过多,且不宜联用主要成分相同或相似的药物。

2. 正确选择抗炎保肝药物

各种抗炎保肝药物的药理作用存在差异且各有特点和优势,应结合病因、肝脏炎症的特点和不同药物的功能特性进行适当选择。合理选用抗炎保肝药物不仅可以最大限度地发挥抗炎保肝作用,还能提高基础治疗的依从性及治疗效果。

尽管迄今为止尚未找到治疗脂肪性肝炎的特效药物,但通过应用抗炎保肝药物保肝、抗炎、抗纤维化,是酒精性和非酒精性脂肪性肝炎,特别是合并进展性肝纤维化患者综合治疗中不可缺少的组成部分。通常,医生会根据脂肪肝的病因、分型、分期、合并症、药物疗效和患者的经济承受能力,合理选用水飞蓟素、双环醇、多烯磷脂酰胆碱、维生素 E、甘草酸制剂、还原型谷胱甘肽等抗炎保肝药物治疗。

一般来说,合并高脂血症、高血压、糖尿病者宜用多烯磷脂酰胆碱、水飞蓟素、维生素 E、双环醇;血清转氨酶明显升高,影响他汀类等药物治疗者,可选用双环醇和甘草酸制剂;肝活检提示有明显的炎症、坏死,疑似中重度酒精性肝炎患者,宜用甘草酸制剂;合并胆囊炎、胆石症、胆囊胆固醇结晶及肝内胆汁淤积者,可试用熊去氧胆酸、胆宁片(老年便秘患者尤宜);S-腺苷蛋氨酸可用于合并肝内胆汁淤积及抑郁症的酒精性肝炎和非酒精性脂肪性肝炎患者;不能完全戒酒者,宜选择多烯磷脂酰胆碱、S-腺苷蛋氨酸、复合维生素 B、美多他辛;合并进展性肝纤维化及肝硬化者,可试用复方牛胎肝提取物、扶正化瘀胶囊等。国外有研究显示,长期口服 S-腺苷蛋氨酸可以提高酒精性肝硬化患者总体生存率。肝脏炎症损伤程度较重者可先应用异甘草酸镁或 S-腺苷蛋氨酸注射液静脉滴注强化治疗,2 周以后改为口服甘草酸二胺肠溶胶囊或 S-腺苷蛋氨酸片维持治疗,然后缓慢停药,以减少或避免病情反复。患者宜选用 1 种抗炎保肝药物,最多不超过 2 种,以免增加肝脏负担。用药疗程应根据不同病因及病情而定,一般需要 1～2 年。用药期间应定期随访监测,并及时调整治疗方案。停止应用抗炎保肝药物后仍应随访半年。

3. 多烯磷脂酰胆碱辅助治疗酒精性和非酒精性脂肪性肝炎

多烯磷脂酰胆碱(易善复)是从大豆中高度浓缩提取的一种磷脂,主要活性成分为 1,2-二亚酰磷脂酰胆碱,是构成细胞生物膜(细胞膜和亚细胞器膜)的重要结构,人体自身不能合成。它通过与人体细胞膜,尤其是肝细胞膜的有效结合,起到保护、修复细胞膜,以及促进肝细胞再生的作用。多烯磷脂酰胆碱可以作用于肝脏损伤的多个病理环节,有效调节脂质代谢,提高高密度脂蛋白摄取及转运胆固醇的能力,参与提高各类脂代谢酶的活性,调整血脂异常,并有抗氧化、抗肝纤维化和减少肝细胞凋亡的功效。全球应用 50 多年的临床经验表明,多烯磷脂酰胆碱胶囊作为肝细胞修复的保护剂可安全用于辅助治疗各种类型的肝脏疾病。

临床研究显示,多烯磷脂酰胆碱可使酒精性肝病、非酒精性脂肪性肝病,以及药物性肝损害患者的症状、体征和各种生化指标在短时间内得到改善,肝细胞脂肪变、肝实质内炎症浸润,以及肝细胞坏死和纤维化等组织学损伤也明显减轻。此外,多烯磷脂酰胆碱对高脂血症和动脉硬化也有一定治疗作用。因此,该药可能特别适用于酒精性肝炎、非酒精性脂肪性肝炎的辅助治疗。

由于多烯磷脂酰胆碱所含的磷脂成分符合生理需要,故副作用发生率低,主要为发热、恶心、胸闷、腹泻等,长期应用无耐药性,与其他药物合用亦无相互作用。目前,多烯磷脂酰胆碱胶囊作为非处方用药已在包括我国在内的全球多个国家广泛用于慢性肝炎的辅助治疗。

对可用于非酒精性脂肪性肝病/脂肪性肝炎治疗的药物,介绍如下。

(1)减肥药物:在节制饮食、增加运动、修正不良行为的基础上,短期应用减肥药物曾经是治疗肥胖症的重要措施之一。遗憾的是,目前全球暂无安全有效的减肥药物可供选择。针对 BMI 超过 27 kg/m² 的成人伴有高血压病、2 型糖尿病、血脂异常等合并症,可以考虑应用奥利司他等药物减肥,但需警惕减肥药物引起的副作用。

(2)降脂药物:n-3 多不饱和脂肪酸(常见如 DHA、EPA 等)可以安全用于非酒精性脂肪性肝病患者高甘油三酯血症的治疗,但对于甘油三酯超过 5.6 mmol/L 患者的降脂效果不肯定,此时建议处方贝特类药物降低血脂和预防急性胰腺炎。他汀类药物可安全用于非酒精性脂肪性肝病和脂肪性肝炎患者降低血清低密度脂蛋白胆固醇水平以防治心血管事件,几乎所有他汀类药物都能有效降低非酒精性脂肪性肝病患者的低密度脂蛋白胆固醇水平。但是目前认为他汀无法改善脂肪性肝炎和肝纤维化。贝特类和他汀类药物使用过程中需注意可能出现的无症状血清转氨酶增高,一般常规剂量药物使用时,转氨酶在 2 倍正常高值以内都可以安全使用,即使不减量或停药亦可恢复正常。当患者出现肝硬化,尤其是失代偿期肝硬化阶段,则不推荐使用降脂类药物。

(3)二甲双胍:是理想的胰岛素增敏剂,也具有减重效果。一些临床医生对于非酒精性脂肪性肝病患者的降糖药物选择上常有迟疑,有些患者也对肝脏疾病应用口服降糖药物产生畏惧。对此,《中国非酒精性脂肪性肝病诊疗指南(2018 年更新版)》明确提出,二甲双胍可改善非酒精性脂肪性肝病相关指标和组织结构,最适合用于非酒精性脂肪性肝病合并 T2DM 的预防和治疗。但对于血清转氨酶超过 3 倍正常上限或有严重肝功能不全的患者应避免使用二甲双胍。2017 美国非酒精性脂肪性肝病诊断与管理指南认为,二甲双胍治疗脂肪性肝炎无效,因此不建议用于成人脂肪性肝炎治疗。

(4)维生素 E:是一种抗氧化剂,它能通过阻断肝细胞凋亡途径和防止氧化应激,从而防治肝损伤,可降低脂肪性肝炎患者的转氨酶水平,但对肝纤维化无效。美国肝病研究协会非酒精性脂肪性肝病指南推荐,800 U/d 的维生素 E 用于肝活检确诊的非糖尿病脂肪性肝炎成人。然而,长期使用维生素 E 可能与出血性卒中和前列腺癌发病风险升高有关。该指南也指出,不推荐维生素 E 用于糖尿病患者、未行肝活检的非酒精性脂肪性肝病患者、脂肪性肝炎肝硬化或不明原因的肝硬化患者。维生素 E 对我国人群长期大剂量应用也需考虑安全性问题。

(5)奥贝胆酸(OCA):目前尚处于临床试验阶段,OCA 的 Ⅲ 期临床试验取得了积极结果,使用 25 mg 治疗脂肪性肝炎相关肝纤维化患者中,23.1% 的患者肝纤维化水平改善超过一个级别。作为一种法尼酯 X 受体(FXR)激动剂,OCA 可以提高胰岛素敏感性,减少肝脂肪变、炎症和纤维化。但是,该药对脂代谢有不良影响,可导致甘油三酯血症及皮肤瘙痒等副作用。

(6)噻唑烷二酮类抗糖尿病药物:如吡格列酮,属于胰岛素增敏剂,可减少外周组织和肝脏的胰岛素抵抗,增加依赖胰岛素的葡萄糖处理,并减少肝糖的输出。吡格列酮(45 mg/d)应用于脂肪性肝炎合并糖尿病患者,可改善胰岛素抵抗、肝组织脂肪变、炎症及气球样变,是否逆转肝纤维化尚无定论。需要关注吡格列酮导致水钠潴留、增加体重、诱发心衰及膀胱癌风险,女性患者骨质流失风险可能增加。

(7)保肝药:目前在我国广泛应用的水飞蓟素、双环醇、多烯磷脂酰胆碱、甘草酸二胺、还原型谷胱甘肽、S-腺苷甲硫氨酸、熊去氧胆酸等保肝药物的安全性良好,在药物性肝损伤、胆汁淤积性肝病等患者中已取得相对确切的疗效,但这些药物对脂肪性肝炎和肝纤维化的治疗效果需要设计严谨的临床试验求证。建议可选择一种保肝药物,连续使用并随访血清转氨酶,如果超过 6 个月仍无法明显下降转氨酶水平,则建议更换。

九、脂肪肝的手术治疗

包括减重代谢手术及肝移植。

1. 减重代谢手术:文献报道,在进行减重代谢手术的人群中非酒精性脂肪性肝病的患病率高达 75%～100%,脂肪性肝炎为 24%～98%,肝硬化可达 1%～5%。而减重可有效改善非酒精性脂肪性肝病患者的肝组织学,体重下降 3%～5% 可减少肝脂肪变,体重下降 10% 以上可改善肝脏坏死性炎症。减重代谢性手术不仅可获得稳定和持续的体重下降;对合并非酒精性脂肪性肝病的肥胖者,还可减少住院死亡率,降低肝硬化和代谢综合征相关风险事件(如心肌梗死、脑卒中和肾功能衰竭等)的发生率;但对肝纤维化是否存在逆转作用尚有争议。对合并肝硬化的减重代谢手术,需综合考虑肝功能代偿情况、是否合并门静脉高压等,主要选择 Child-push A 级的代偿性肝硬化患者。虽然大部分非酒精性脂肪性肝病患者可在减重代谢术中获益,但仍有术后肝功能衰竭的个案报告,因此需要掌握适应证。根据国际糖尿病联盟建议,重度肥胖(BMI 超过 40 kg/m²)的 2 型糖尿病患者,以及中度肥胖(BMI 在 35～39.9 kg/m²)保守治疗不能有效控制血糖的 2 型糖尿病患者都应考虑减肥手术,轻度肥胖(BMI 30～34.9 kg/m²)患者如果保守治疗不能有效控制代谢和心血管危险因素也可以考虑减肥手术。

2. 肝移植:非酒精性脂肪性肝病对肝移植的影响涉及移植的供体和受体两方面。作为供体而言,我国目前面临脂肪肝作为供肝而出现的移植后肝原发性无功能的高发风险。作为受体而言,尽管脂肪性肝炎患者接受肝移植后结局较好,但是肝移植后肝脂肪变发生率高于其他肝病移植后患者。肝组织病理学证实术后2年肝脂肪变发生率可达60%。尽管移植失败、脂肪性肝炎、进展性肝纤维化者少见,但是移植后应继续维持健康的体重和饮食。

十、脂肪肝的筛查和随访

对于非酒精性脂肪性肝病患者而言,定期随访十分必要。平时应该定期测量体重、腰围、血压;每3~6月检测血常规、肝功能、血脂、血糖和血尿酸;每半年至一年进行上腹部B超检查,有条件者可同时进行Fibro Scan或Fibro Touch检查肝脏受控衰减参数和肝脏弹性值的动态变化。

肥胖症、高血压病、2型糖尿病和代谢综合征是非酒精性脂肪性肝病患者疾病进展的关键危险因素,因此需重点加强对这类患者代谢、心血管和肝病并发症的监测。合并胰岛素抵抗和(或)腹型肥胖的瘦人非酒精性脂肪性肝病同样需要定期随访。临床上非酒精性脂肪性肝病和2型糖尿病往往是互为因果,因此建议非酒精性脂肪性肝病患者定期检测空腹血糖、糖化血红蛋白等筛查糖耐量异常或糖尿病患者。同样的,对于老年非酒精性脂肪性肝病患者,有必要定期评估心脑血管疾病发生的风险。

尽管肝活检是金标准,但是因为存在一定的疼痛及并发症,患者的依从性往往较差。所以,对于脂肪性肝炎患者,通常使用血清学、影像学及Fibro Scan等设备进行定期随访,动态评估肝纤维化程度。而对于肝硬化患者,建议定期行腹部CT、MRI及甲胎蛋白检查,排除肝细胞性肝癌可能。

对于进入肝硬化阶段的非酒精性脂肪性肝病患者,其并发症与其他原因所致肝硬化类似,因此务必重视定期随访。一旦出现门脉高压并发症所致食管胃底静脉曲张出现,建议定期随访胃镜,判断出血风险,必要时行内镜下治疗。

十一、脂肪肝的自然转归

在美国,非酒精性脂肪性肝病相关肝病死亡率占所有死亡病因的第2~3位。一般而言,非酒精性脂肪性肝病患者总体死亡率高于普通人群,在疾病早期最常见死亡原因是心血管疾病。单纯性脂肪肝患者随访10~20年肝硬化的发生率在0.6%~3%,风险较低。但是进展至脂肪性肝炎阶段以后,则容易发生纤维化或肝硬化,甚至是肝细胞性肝癌。脂肪性肝炎患者年平均肝纤维化进展率达到9%。尽管脂肪性肝炎患者肝纤维化平均7~10年进展一个等级,但是发展到间隔纤维化以后往往提示预后不良。同样随访约15年,脂肪性肝炎进展为肝硬化的概率达到15%~25%,因此患者一旦确诊为脂肪性肝炎,需要建议患者定期随访,规范治疗。

如何发现病情加重迹象?患者若在随访中出现以下情况,需警惕病情加重:体重、腰围增加;血液生化指标如血糖、血脂及尿酸等无改善;颈动脉超声发现斑块;血糖控制不佳;血清转氨酶明显升高;肝脏弹性值升高;甲胎蛋白升高等。出现以上一项或多项指标持续异常时,需要引起重视,接受进一步检查及治疗。明确是否进展为重度脂肪肝、脂肪性肝炎、进展性纤维化、肝硬化甚至肝功能衰竭或肝癌。尽管脂肪性肝炎相关肝硬化患者代偿期病程可以很长,但是一旦肝功能失代偿或出现肝细胞性肝癌等并发症,则往往病死率比较高,预后不良。

十二、脂肪肝的循证医学研究

越来越多研究认为,非酒精性脂肪性肝病是代谢性疾病在肝脏的表现。代谢功能障碍相关的脂肪性肝病除了与在炎症及纤维化分级方面与其他慢性肝病特征相似外,还往往合并存在糖尿病、高血压病等代谢性疾病。基于此,国际专家组建议以"代谢相关脂肪性肝病"(MAFLD)取代现有的命名。随着对脂肪肝认识的逐渐深入以及"健康中国2030"的有序推进和实施,可望有效控制我国非酒精性脂肪性肝病及其相关糖尿病、心脑血管疾病的日趋严重的现状。

（沈　峰　范建高）

第五节　高同型半胱氨酸血症

一、高同型半胱氨酸血症概述

叶酸是 B 族维生素中的一种,是人体不可缺少的营养素,作为一种辅酶参与氨基酸和核苷酸代谢,叶酸缺乏对于心脑血管疾病会有很大的作用,这与血液中的一种有害物质有关,叫同型半胱氨酸(Hcy)。如果叶酸缺乏,血液中同型半胱氨酸水平升高,那血液中的胆固醇更容易被氧化而产生动脉粥样硬化。尤其老年人,如果血液中同型半胱氨酸水平高,代表发生心脑血管意外(突发脑梗、心梗)的可能性也增高,而叶酸、维生素 B_6、维生素 B_{12} 有影响同型半胱氨酸代谢的作用。补充叶酸时,应注意适当补充 B 族维生素,会有更好的作用。顾名思义,叶酸是在绿叶的蔬菜(如菠菜、油菜)中含量较高,但是,豆类(如黄豆)、坚果类(如花生、核桃)中叶酸含量比绿叶菜更高,还有禽肉和鸡蛋也富含叶酸。世界卫生组织的推荐量为成人 $200~\mu g/d$,孕妇和乳母 $400~\mu g/d$。

同型半胱氨酸是一种含硫氨基酸,是蛋氨酸和半胱氨酸代谢过程中的一个重要中间产物。正常状态下,血浆或血清中的 Hcy 浓度为 $5\sim15~\mu mol/L$。遗传或获得性因素使得 Hcy 浓度持续高于正常值,即称为高同型半胱氨酸(HHcy)血症。由于测定方法不同,正常人血浆 Hcy 的范围存在一定差异。目前普遍接受的标准为正常人 $5\sim15~\mu mol/L$。诊断轻、中、重度高血浆同型半胱氨酸血症的标准分别为 $15\sim30~\mu mol/L$、$30\sim100~\mu mol/L$ 和大于 $100~\mu mol/L$。

20 世纪末,美国在广泛的临床和基础研究的基础上,最初发现孕妇进行孕期补充叶酸后新生儿的先天性脊柱裂等神经中枢发育缺陷的比例下降了 1/3。人们开始认识到叶酸缺乏会致病,补充叶酸可预防疾病。因此,1998 年美国实行强制性在面包和谷物制作中添加叶酸的含量。此后,澳大利亚、英国等也实行强制性食品添加叶酸措施。在心脑血管疾病高发的美国发现在面粉里面强化叶酸,可对峙心脑血管疾病的发生及发展。补充叶酸可以降低升高的血同型半胱氨酸,保护心脑血管,防止心脑血管事件的发生。

2006 年美国心脏协会(AHA)指出,Hcy 的浓度高于 $10~\mu mol/L$,称为 HHcy。研究提示,HHcy 是心血管危险因素。还有研究表明,高胆固醇、HHcy、高血糖、高尿酸和高血压这 5 种心血管危险因素的相对危险度分别为 1.8、2.2、1.7、2.0、6.8。提示 HHcy 的心脑血管危险度仅次于高血压,占第二位。

近 20 年来,糖尿病、高血压和冠心病的共同发病基础——胰岛素抵抗理论的出现和完善,对促进糖尿病及其并发症研究起到了突破性作用。因此人们在认可高同型半胱氨酸血症是冠心病等大血管疾病的独立危险因子这一结论的同时,又对它是否与胰岛素抵抗、代谢综合征、糖尿病、糖尿病相关慢病等也有关的一系列问题进行研究和探讨。

正常情况下,Hcy 可以通过下述 3 种主要途径持续从体内代谢清除,其中前两条途径通过再甲基化生成蛋氨酸,构成蛋氨酸循环:① Hcy 在蛋氨酸合成酶(MS)的作用下,以维生素 B_{12} 为辅因子,以 5-甲基四氢叶酸作为底物,再甲基化生成蛋氨酸这一过程可在所有细胞中进行;② 肝脏中存在着另一条再甲基化的替代途径,合成蛋氨酸;③ 转硫化途径。Hcy 与丝氨酸在合成酶催化下,以维生素 B_6 为辅因子,酶的作用下转变为半胱氨酸。血浆 Hcy 浓度升高的原因主要有遗传和后天性两大方面。后天性因素包括年龄、性别、肾功能、营养状态、疾病、药物等,以肾功能和营养最为常见。叶酸、维生素 B_6 和维生素 B_{12} 在 Hcy 代谢中共同发挥重要作用,在其中任何一个环节出现问题都会影响 Hcy 的血浆浓度。相关基因突变是常见的遗传因素。当突变时使该酶的活性下降近 70% ,造成叶酸代谢异常,从而干扰 Hcy 在体内的正常代谢。

Hhcy 发生机制如下。

1. 营养因素。叶酸、维生素 B_6 和维生素 B_{12} 是 Hcy 代谢的重要辅酶,这三种营养素的摄取会直接影响血浆 Hcy 的水平。摄入不足时,Hcy 的代谢将会出现异常。国内一些关于 2 型糖尿病合并 HHcy 治疗的临床研究都表明,患者血浆 Hcy 浓度与血浆叶酸、维生素 B_{12} 水平呈负相关,对叶酸及维生素 B_{12} 的补充疗法可降低血浆 Hcy,且叶酸的作用尤为突出。而叶酸、维生素 B_6 、维生素 B_{12} 可以影响同型半胱氨酸的代谢。补充叶酸时,应注意同时补充 B 族维生素,才能更好发挥作用。

2. 药物。血浆 Hcy 也受药物的影响,如避孕药,抗癫痫药苯妥英钠、卡马西平等,这些药物会抑制、干扰叶酸及维生素 B_6 、维生素 B_{12} 等的代谢,或拮抗其吸收,从而导致血浆 Hcy 升高。停药后,Hcy 的水平会逐渐恢复正常。

3. 疾病。胰岛素对 Hcy 的代谢有重要调节作用。临床调查显示,以胰岛素相对缺乏和胰岛素抵抗为特征的糖尿病通常继发 Hcy 代谢异常,且糖尿病合并肾病发生时,会加重 HHcy 血症。2 型糖尿病合并 HHcy 的机制尚不完全清楚,目前研究主要集中在以下几方面:① 蛋白质合成减少。胰岛素是一种促合成激素,可促进蛋白质的合成转化。在胰岛素抵抗的环境下,胰岛素对蛋白质代谢的作用弱化,以 Hcy 为中间产物的蛋氨酸和半胱氨酸合成减少,导致 Hcy 堆积。② 影响酶的活性。一些动物试验表明,胰岛素抵抗可抑制 Hcy 代谢的关键酶的表达,从而导致 Hcy 浓度升高。③ 糖尿病肾病。肾脏不仅是体内 Hcy 重要的排泄器官,也是重要的代谢器官,肾小管髓襻是 Hcy 代谢的重要部位。Einollahi 等对 159 名肾移植患者和 72 名接受血液透析治疗患者的血清 Hcy 水平与肾功能进行测定,结果显示接受血液透析治疗的患者比进行肾移植的患者更易患有 HHcy,提示肾功能与血浆 Hcy 水平密切相关。在对合并与未合并肾病的糖尿病患者对比试验中发现,合并肾病的患者体内 Hcy 水平明显高于未合并的患者。④ 辅助因子的缺失。2 型糖尿病患者渗透性多尿,可使 B 族维生素大量丢失;服用二甲双胍可引起胃肠道营养成分吸收减少,其中就包括与 Hcy 代谢密切相关的维生素 B_6 、维生素 B_{12} 以及叶酸这 3 种重要的辅助因子。

二、HHcy 对高血压及心脑血管的危害性及机制

已有大量的研究证实,HHcy 与慢性心脑血管疾病、糖尿病、糖尿病肾损伤的发生、发展密切相关。在这些疾病的患者中,血浆 Hcy 的浓度升高。而给予药物干预,降低 Hcy 的浓度后,高血压、糖尿病、高血脂所带来的心脑血管、外周血管及神经的并发症发生率都有所降低,心脑血管事件的发生率明显下降。

还有一些研究报道,慢性阻塞性肺疾病(COPD)患者肺动脉内皮功能受损严重,可能与 Hcy 对于内皮细胞的毒性作用有关。此外,Hcy 在结肠癌、直肠癌、乳腺癌、胰腺癌、卵巢癌等多种恶性肿瘤中含量均有升高,认为 Hcy 可能是一种肿瘤标志物。虽然流行病学研究已经建立了这些疾病与 HHcy 的关联,但大多为横断面研究,因此尚不能确定 HHcy 与这些疾病,尤其是癌症、COPD 与 HHcy 的因果关系,需要大样本前瞻性研究来进一步阐明。

总之,HHcy 的致病机制并不十分清楚,也是近年来研究的热点问题。已经有研究报道,HHcy 可能通过多种不同机制导致心脑血管疾病的发生和发展,包括血管内皮细胞损伤、平滑肌细胞损伤、氧化应激反应、机体凝血和纤溶之间平衡失调等。

大量临床资料显示,Hcy 水平与冠心病患者生存率密切相关。当 Hcy$<9.0\ \mu$mol/L 时,其生存率为 1;Hcy$=9.0\sim14.9\ \mu$mol/L 时,其生存率为 0.9;Hcy$=15.0\sim19.9\ \mu$mol/L 时,其生存率为 0.8;

Hcy>20.0 μmol/L 时,其生存率为 0.65。这说明 Hcy 水平对冠心病死亡率有明显的影响,高水平 Hcy 影响冠心病患者生存率。

观察我国 635 例正常老年人,Hcy 平均水平为 11.6 μmol/L;高血压患者组 279 例,其 Hcy 平均水平达到 13.7 μmol/L;脑卒中患者组 Hcy 平均水平为 14.8 μmol/L;冠心病患者组 Hcy 平均水平为 15.4 μmol/L。由此可见,如伴有其他心血管危险因素,其 Hcy 的水平会更高。我国对高血压患者 Hcy 水平的大型调研发现,平均 75% 高血压患者伴有 HHcy,其原因与叶酸缺乏有关,目前已知叶酸可降低 Hcy 水平。一项国内研究选取高血压患者 85 例,按照血清 Hcy 水平分为正常 Hcy 组和高 Hcy 组,观察两组靶器官损害,结果显示高 Hcy 组靶器官损害占 73.7%,而正常 Hcy 组靶器官损害占 49.0%,两组有明显统计学差别。

结果表明,男性患者 Hcy 增高者占 91%,女性患者占 63%,平均为 75%。这提示高血压患者绝大多数并发 HHcy,也说明高血压和 HHcy 有密切关系。我国学者对 39 165 例高血压和不同水平 Hcy 协同增加心脑血管事件风险进行观察研究,平均追踪观察 6.2 年。结果显示,Hcy<10 μmol/L、Hcy 为 10~20 μmol/L 和 Hcy>20 μmol/L 者,心脑血管事件风险分别为 1、2.2 和 3.7;而脑卒中死亡风险为 1、3.9 和 5.7。这进一步说明,HHcy 是心脑血管的危险因素,Hcy 水平与心脑血管事件风险呈正相关。近年来,有的学者提出一个全新的概念,将原发性高血压伴有血浆 Hcy 增高者,定为 H 型高血压。H 型高血压是心脑血管疾病极高的危险因素,可增加心脑血管风险 28 倍,明显高于伴有吸烟和高胆固醇病史的 HHcy 患者。

我国学者的研究结果进一步证实了此学术观点,在研究 Hcy 水平与冠脉病变范围关系的问题时,发现冠脉正常者血浆 Hcy 为 (10.5±0.4)μmol/L 时,冠脉单支病变、双支病变和三支病变者血浆 Hcy 水平分别为 (15.2±1.8)μmol/L、(17.4±2.0)μmol/L、(19.5±1.9)μmol/L。由此看出,Hcy 水平影响冠心病患者病变的范围,Hcy 水平越高冠脉病变的范围越大。

中国医学科学院阜外医院对 1 823 例初发脑卒中患者追踪观察 4.5 年。结果显示,HHcy 患者心脑血管事件再发风险上升 54%,HHcy 尚能显著增加初发脑卒中患者复发风险 74%,故认为 HHcy 是脑卒中复发的独立危险因素。

中国脑卒中一级预防研究(CSPPT)研究表明,在基线未服用降压药物的人群中,血 Hcy 的水平与收缩压、舒张压水平均呈连续线性正相关。而基线 Hcy 水平升高显著降低短期、中期、长期降压药干预后收缩压的下降幅度。基线 Hcy 的水平与治疗后收缩压下降幅度呈连续线性负相关。这说明,Hcy 独立影响降压治疗的疗效。2007 年 6 月,中美科学家在医学杂志 *THE LANCET* 上联合发表文章指出:补充叶酸能够使 Hcy 下降超过 20%,进而使脑卒中风险显著下降 25%。大量研究证实,HHcy 最易发生脑卒中:高血压和 HHcy 血症在导致心脑血管事件上具有协同作用。安徽与北京大学第一医院合作,对近 4 万人的研究队列进行了平均 6 年以上的随访,结果显示,有高血压或 Hcy 升高的患者出现脑卒中的风险分别为血压和 Hcy 水平均正常者的 3.6 倍和 8.2 倍,而血压与 Hcy 同时升高的患者心脑血管事件的风险显著增加至 12.1 倍。

与西方国家高胆固醇普遍偏高不同,我国人群脑卒中患病率明显高于冠心病,并发现 Hcy 普遍偏高与脑卒中高发密切相关。因此,原发性高血压必须关注,体检时检测血 Hcy 发现有升高,必须进行双重因素干预措施,即一方面应用降压药物控制血压,另一方面应用叶酸治疗降低 HHcy 治疗,有益于防治心脑血管疾病。

HHcy 不仅导致心脏及脑血管病变发生和发展,还有研究证实 HHcy 会对肾脏产生不良的影响。Hoore 等研究指出,Hcy 是独立于高血压、糖尿病、肾功能障碍之外的影响蛋白排泄的因素。对蛋白尿正常的 840 人追踪观察了 6 年,Hcy 为 19 μmol/L 比 9.1 μmol/L 的人微蛋白尿风险增加 5 倍。有人还对比研究了正常人和慢性肾功能障碍患者 Hcy 水平的变化,并指出慢性肾衰竭患者

Hcy 的水平为 24.4 μmol/L，而正常人 Hcy 水平为 7.4 μmol/L。由此看出，肾功能不全与 Hcy 水平增高有密切的关系。

综上所述，不难看出 HHcy 与心、脑、肾及血管疾病发生和发展有密切关系。可促使脑、心、肾和血管等靶器官的损害，导致和促进心脑血管事件发生。故国内外学者均认为，HHcy 是心脑血管疾病的危险因素。在《中国高血压防治指南 2010》确认 HHcy（≥10 μmol/L）为心血管危险因素。大量研究证实，我国居民 Hcy 普遍偏高，因此在《中国高血压防治指南 2018》中修订为 HHcy（≥15 μmol/L）为心血管危险因素。

三、HHcy 与胰岛素抵抗的关系

国外研究发现，2 型糖尿病合并 HHcy 与胰岛素抵抗有密切的联系，HHcy 是糖尿病代谢异常的一部分。国内一项研究测定 2 型糖尿病组与对照组血浆 Hcy 水平发现，2 型糖尿病组患者的 Hcy 水平明显高于对照组，证实糖尿病患者存在 Hcy 代谢异常。另一项对 62 例 2 型糖尿病患者、63 例代谢综合征患者、32 例成人隐匿性自身免疫性糖尿病（LADA）患者及 75 名正常人进行血浆 Hcy 检测和胰岛素抵抗指数的观察研究发现，代谢综合征组，即在没有糖尿病但存在胰岛素抵抗的肥胖患者中，血浆 Hcy 水平和空腹胰岛素水平呈正相关，和胰岛素敏感指数呈负相关。而 LADA 组显示了 Hcy 与胰岛素指标呈负相关，但相关系数较代谢综合征组低，提示体内组织对胰岛素的利用效率在胰岛素和血 Hcy 的关系中占有重要的地位。最近的一项采用了随机方法的汇总分析结果显示，Hcy 与糖尿病之间存在因果关系，Hcy 水平每增加 5 μmol/L，糖尿病发病风险就会增加 29%。糖尿病患者的同型半胱氨酸血症，1976 年首次提出同型半胱氨酸血症是心血管疾病的一个独立危险因素以及 1988 年提出糖尿病与冠心病存在共同的发病基础以来，人们就开始关注糖尿病及其合并症与同型半胱氨酸血症的关系，其危险性将是血浆同型半胱氨酸水平未增高患者的 1.6 倍。同时，有人也观察到糖尿病肾病患者血浆同型半胱氨酸水平显著增高，许多研究也一致肯定了糖尿病血管并发症或合并症与同型半胱氨酸血症存在正相关关系。这些研究为揭开高同型半胱氨酸血症与胰岛素抵抗的关系建立了扎实的临床基础。关于糖尿病患者中同型半胱氨酸水平的变化与胰岛素抵抗的研究结论，直接肯定了两者的相互关系，发现血浆同型半胱氨酸水平与胰岛素敏感指数呈明显负相关。1988 年证实了在非肥胖的健康人群中，如果存在胰岛素抵抗，则血浆同型半胱氨酸水平将明显升高，并且胰岛素抵抗越严重，血浆同型半胱氨酸水平升高越明显。同样多囊卵巢综合征患者的血浆同型半胱氨酸水平升高，也为肯定同型半胱氨酸血症与胰岛素抵抗的相互关系带来了有利的证据。

胰岛素抵抗导致血浆同型半胱氨酸水平增加的机制可能是：高胰岛素血症一方面可使胱硫醚 β 合成酶（CBS）活性降低，从而使同型半胱氨酸代谢减少，造成高同型半胱氨酸血症。正因为胰岛素抵抗不仅是 2 型糖尿病的主要病理生理特征，也是高血压、糖尿病、肥胖及动脉粥样硬化发生的独立危险因素。代谢综合征是一个集多种危险因素的综合体，其相互交替的作用最终通过各种途径更促进高同型半胱氨酸血症的产生。

有的研究表明，血浆同型半胱氨酸水平升高也会促进糖尿病肾病的发生。糖尿病大血管病变与高同型半胱氨酸血症相关。2 型糖尿病患者合并高同型半胱氨酸血症者其心血管疾病发生的相对危险度是不伴高同型半胱氨酸血症的 1.6 倍。糖尿病伴脑卒中患者血浆同型半胱氨酸水平（平均 11.2 μmol/L）也明显高于非脑卒中患者（8.1 μmol/L）。血浆总同型半胱氨酸水平每增加 5 μmol/L，心脏缺血事件发作危险将增加 1.6 倍，脑血管事件危险将增加 1.8 倍，外周大血管事件危险度增加 6.8 倍，与血中胆固醇增加 0.5 mmol/L 导致的危险度相当。

四、HHcy 伴代谢综合征的临床特点

（一）中国脑卒中患病率普遍高于西方

人群研究发现,中国成年高血压患者平均 Hcy 水平为 15 μmol/L,男性患者 Hcy 增高者占 91%,女性患者占 63%,平均为 75%,这提示我国高血压患者绝大多数并发 HHcy,可能是我国高血压合并脑卒中高的原因之一。

（二）HHcy 常伴高血压与糖尿病

在代谢综合征各主要组分中,HHcy 是仅次于高血压的主要危险因素,已经引起重视。国内外研究数据均显示,Hcy 与血压水平密切相关。高血压患者在校正年龄、性别因素后,Hcy 水平与收缩压和舒张压均显著正相关。中国东北一项横断面研究发现,总体人群 Hcy 水平为 17.4 μmol/L。在校正年龄、盐摄入、吸烟、体重指数、糖尿病、血脂异常等多重危险因素后,HHcy 血症人群高血压患病率显著升高。此外,HHcy 是高血压伴有靶器官损害的一个独立危险因子,血浆 Hcy 水平与发生心血管疾病的危险性呈正相关,Hcy 每升高 5 μmol/L,缺血性心脏病发病风险升高 32%,Hcy 每降低 3 μmol/L,缺血性心脏病发病风险降低 16%。因此,HHcy 与高 LDL - C、糖尿病、吸烟、肥胖、不健康生活方式等都是靶器官损害主要危险因素,当同时存在多种危险因素时,明显的叠加靶器官损害作用,使心脑血管事件发生率成倍增加。有效地控制高血压患者血清 Hcy 有利于防治高血压患者靶器官的损害。

五、抗 HHcy 的精准治疗

最初研究发现,70% 以上的新生儿神经系统的缺陷都是可以通过在早期孕前三个月到怀孕后三个月期间,每天服用 0.4 mg 的叶酸增补剂来预防怀孕期间因叶酸需要量增加、摄入不足所致新生儿神经系统缺陷。

叶酸不足是 HHcy 的主因。20 多年来,许多发达国家和地区如美国、英国、加拿大、澳大利亚等在面粉中加入叶酸,证实心脑血管疾病和死亡大大减少。目前,我国粮食制作中尚未加叶酸。无论是摄入不足,还是基因异常,或是氧化应激、糖代谢紊乱等因素导致的叶酸代谢异常,所造成的叶酸不足与 HHcy 的发生都是直接相关的。在高血压及糖尿病患者群中的研究都显示,患者血浆 Hcy 的浓度与血浆叶酸水平呈负相关,补充叶酸可降低血浆 Hcy。

（一）临床如何服用叶酸治疗

叶酸是体内甲基的供体,当叶酸与维生素 B_{12} 缺乏时可阻碍蛋氨酸的再生成,从而造成了 Hcy 在体内的蓄积,引起 HHcy,因此机体摄取充足的叶酸可帮助降低 Hcy 水平。HHcy 与高血压在致心脑血管等疾病中具有协同作用,故高血压的控制需要同时考虑降低血压和血浆 Hcy 水平,服用降压药物控制血压并同时服用叶酸,以控制 Hcy 水平从多角度达到治疗的效果。

一个成年人一天大约需要 400 μg 天然叶酸,怀孕妇女大约需要 600 μg,哺乳期妇女需要 500 μg。而食品中添加的大多是人工叶酸,它必须在人体中转化为有活性的天然叶酸才能利用。补充太多的人工叶酸并非好事,并阻碍天然叶酸的吸收,因此美国医学研究所规定每天摄入的人工叶酸的上限是 1 000 μg(即 1 mg/d)。

（二）HHcy 的治疗用药疗效

1. 单用叶酸或复合 B 族维生素:在单用叶酸的研究中,叶酸治疗降低 21% 的脑卒中风险;在

同时使用叶酸和维生素 B_{12} 和（或）维生素 B_6 的研究中，叶酸治疗未见更多获益，表明单独使用叶酸已可以达到较好降低脑卒中风险的目的。

2. 叶酸剂量：既往研究提示叶酸治疗可以显著降低 Hcy，在 0.4～0.8 mg/d 的临床研究中，叶酸治疗降低 22% 的脑卒中风险；而在 ＞0.8 mg 的临床研究中未见明显疗效增加，表明 0.8 mg/d 叶酸剂量达到降低 Hcy 进而降低脑卒中的最佳效果。

3. 血管紧张素转化酶抑制剂（ACEI）：普利类和叶酸制成的复方片（"依苏""依叶"）降低高血压患者心血管风险的作用群获益更充分，中国高血压成年患者首发脑卒中风险的疗效优于单用依那普利。新近荟萃分析表明，在基线合并高血压比例较高的研究中（≥50%），叶酸治疗降低 23% 的脑卒中风险；在相应高血压比例较低的研究中，叶酸治疗无显著影响。表明叶酸治疗在高血压患者群中疗效更佳。

一项 CSPPT 研究纳入了 20 702 例无脑卒中和心肌梗死病史 45～75 岁的中国高血压患者，经过 4.5 年（中位数）的治疗观察，结果表明治疗后患者平均血压由约 166.8/94 mmHg 降至约 139.8/83.1 mmHg，治疗期间组间血压高度可比，无明显差异。然而，以"依叶"片为基础的治疗方案与单用依那普利为基础的降压治疗方案相比，可明显升高血叶酸水平，降低 Hcy 水平，进而进一步显著降低 21% 的首发脑卒中风险。次要终点的疗效分析中，复合心血管事件（心血管死亡心肌梗死和脑卒中）减少 20%，缺血性脑卒中减少 24%。

随着 Hcy 水平升高，依那普利叶酸片降低脑卒中的疗效增加，高血压患者在 Hcy＜10 μmol/L 时未见显著获益，而在 Hcy＝10～15 μmol/L 及 ≥15 μmol/L 时，复方片较单纯的依那普利片比可进一步降低脑卒中风险。在中国高血压患者群的 CSPPT 研究结果还显示，Hcy 下降与脑卒中风险下降呈正相关；将 Hcy 下降幅度三等分，与 Hcy 下降幅度最低等分人群比较，Hcy 下降在其余两部分人群，脑卒中显著降低 21%，心脑血管事件复合终点降低 22%。"依叶"片较单纯依那普利，降压可以降低 31% 胆固醇增高导致的脑卒中风险，降低 34% 糖尿病患者群脑卒中风险。

（三）调整生活方式

就好比我们国家在盐里面强化碘来治疗地方性甲状腺肿一样，适当补充叶酸对于心脑血管疾病有预防作用。检查发现 Hcy 升高时可以多吃含叶酸高的食物，尤其中老年人要注意营养均衡，建议用生菜、菠菜、西红柿、胡萝卜、花椰菜、油菜、卷心菜、扁豆、荷兰豆、蘑菇等蔬菜补充，富含叶酸的食物还有动物肝脏、肾脏以及禽肉、鸡蛋、豆类，核桃、腰果、栗子、杏仁、松子等坚果都富含叶酸。对 Hcy 正常而有心血管病的高危人群，或有明显直系脑卒中家族史者，一方面主要注意调整生活方式，保持健康的饮食结构，另一方面补充适量叶酸也是有益的，可适量补充口服叶酸0.8 mg/d。

综上所述，HHcy 是重要的心脑血管疾病危险因素，中国是个脑卒中高发、高 Hcy 的国家，必须引起重视。从改良生活方式做起，早期降低 Hcy，控制高血压，降低血糖，控制血脂异常，防止胰岛素抵抗的发生，最终减少心脑血管事件的发生。

（赵连友 牛晓琳）

第三章
代谢综合征的早期诊断

第一节 基本概念

一、胰岛素抵抗与糖尿病

近 20 年来的研究发现,糖尿病患者 93％有胰岛素抵抗,就是对胰岛素刺激的葡萄糖摄取能力减退(抵抗)的状态。现已公认胰岛素抵抗是 2 型糖尿病发病的主要作用机制。长期前瞻性追踪发现,在遗传因素和环境因素的影响下常随着体重由正常逐步增加,最后发展到 2 型糖尿病,改变核心是胰岛素抵抗状态的加重。同时,流行病调查发现,约 33％非糖尿病者也存在胰岛素抵抗,胰岛素抵抗已公认是 2 型糖尿病独立的危险因素。

二、代谢综合征与胰岛素抵抗

1988 年 Reaven 首次提出"代谢综合征"(简称 MS)的概念,其病理生理发展过程是肥胖、糖脂代谢异常,引起高血压、糖尿病及大小血管病变,最后以心脑血管事件告终。并发现代谢综合征的核心是胰岛素抵抗,因此又称"胰岛素抵抗综合征"。由于代谢综合征的诊断标准主要为 4 个组分:腹型肥胖(中心型肥胖)、血脂异常、血糖异常及血压异常,凡≥3/4 就可诊断。由此可见,不论采用哪三种组分来诊断,缺少糖代谢异常或高血压二者之一,都可以诊断为代谢综合征。其发生心血管病及死亡风险,均比无代谢综合征增加 2 倍左右,是一种常见的以肥胖、"三高"为特点的心脑血管疾病高危人群。

三、警惕两病同存

高血压与糖尿病有共同的土壤是胰岛素抵抗,要警惕两病同存。近 30 年,随着时代发展,人们生活方式改变,流行病学调查发现代谢综合征呈上升趋势,目前约占人群的 1/4。因此,严重威胁着人类的健康,要预防其发生必须从干预不健康生活方式着手,大力宣教健康的生活方式,早期预防。对已有代谢综合征四要素之一的高血压或糖尿病患者要高度警惕,防止糖尿病或高血压同存。因为,代谢综合征患者在两大慢病同存时发展成心脑血管事件的危险明显增大。

第二节 糖尿病或糖尿病前期应关注血压

一、同根的"姐妹病"

2007—2009 年,我国对 46 239 例成年人的流行病调查发现,糖尿病患病率已达 9.7％,并随着年龄老化及肥胖程度加重呈井喷状不断上升。"糖尿病前期"（糖调节受损）占 15.5%，每年有 1%～5%"糖尿病前期"演化为 2 型糖尿病。高血压病与糖尿病是同根的"姐妹病"，是代谢综合征两个重要的部分。

二、中国代谢综合征的诊断标准

1. 血糖异常，包括糖尿病及糖调节障碍，空腹血糖 6.1～6.9 mmol/L 及/或餐后血糖 7.8～11.0 mmol/L，常称为"糖尿病前期"；

2. 血脂异常：TG≥1.7 mmol/L，HDL-C＜1.04 mmol/L；

3. 中心型肥胖（腰围 男≥90 cm，女≥85 cm）；

4. BP≥130/85 mmHg。

分析此组标准发现，这是同时包括糖尿病或"糖尿病前期"，高血压或"正常血压高值（高血压前期，120～139/80～89 mmHg）"及多种代谢异常于一体的高危综合征。按 3/4 诊断标准统计，中国 MS 人群主要四个组分研究，以合并高血压最为常见（65.4%），肥胖合并高血压和血脂异常占 53.7%；其次为血脂异常（高甘油三酯血症 53.6%，低 HDL-C 血症 49.4%）；肥胖合并糖代谢异常和高血压占 30.5%。中心型肥胖及高血压是 MS 的两个相对较多见的主要组分。一般临床上对糖尿病前期、代谢综合征高危患者血压在≥130～139/85～89 mmHg 时，就应考虑进行降压治疗。

三、对糖尿病、代谢综合征患者应关注血压

必须提醒多次自测血压，若脉压增大，或中度运动激发时血压大幅升高等，需做 24 h 动态血压监测（24 hABPM）。仔细观察不同时间段的血压，如果发现日间多次≥135/85 mmHg，夜间血压明显高于≥120/70 mmHg（夜间高血压），血压节律为非杓型，就应及早降压干预，早期控制血压。同时，配合改良生活方式，积极减肥、运动锻炼、调整饮食结构等，综合干预血压、血糖、血脂，尽早控制达标，可明显改善预后。

单纯糖尿病患者何时启动降压及血压控制目标是一直有争议的话题。2014 年美国 JNC8 基于目前循证医学随机双盲对照（RCT）结果，血压＜140/90 mmHg 与＜130/80 mmHg 的 2 组之间，无证据显示＜130/80 mmHg 使糖尿病患者有更多获益。因此，美国和欧洲等指南都将启动降压和目标放宽到＜140/90 mmHg。一项 ACCORD 研究将糖尿病患者分成：强化降压组，SBP（收缩压）＜120 mmHg；常规降压治疗组，SBP＜140 mmHg，观察脑卒中发病率，强化降压组风险较常规降压组减低 41%。因此，血压在 130～139/85～89 mmHg 启动降压治疗，将糖尿病患者血压控制在＜130/80 mmHg。对有代谢综合征者，由于集中多重危险因素，也应酌情及早降压、降脂、减重治疗。

第三节 高血压或正常血压高值应关注血糖

一、正常血压高值

对正常血压高值（120～139/80～89 mmHg）就应采取生活方式改良，随访，必要时用药治疗。早在 20 世纪的前瞻性研究已发现，对约 100 万人群长达 12 年随访，血压从 115/75 mmHg 到 185/115 mmHg，发现诊室收缩压及舒张压与脑卒中、冠心病事件、心血管病死亡的风险呈连续、独立、直接的正相关关系。SBP 每升高 20 mmHg 或 DBP（舒张压）每升高 10 mmHg，心、脑血管病发生的风险翻倍。2003 年美国 JNC7 将血压水平 120～139/80～89 mmHg 定为"高血压前期"，＜120/80 mmHg 为"正常血压"。

中国高血压指南将<120/80 mmHg定为"正常血压";120~139/80~89 mmHg为"正常高值",相当于2003年美国JNC7提出的"高血压前期"。对这组中年人群随访,血压120~129/80~84 mmHg和130~139/85~89 mmHg两组,10年后分别有45%和64%成为高血压患者。

二、血压水平与心血管风险之间因果关系密切

我国流行病学研究的数据确证,血压水平120~139/80~89 mmHg的人群,10年后心血管风险比血压水平110/75 mmHg的人群增加1倍以上。发生心脑血管事件的种类存在种族差异。在中国血压升高与脑卒中风险有最明显的关系。脑卒中/心肌梗死的发病比值5~8:1,(西方高血压患者群约1:1)。目前,血压水平升高还与心力衰竭程度同步递增,此外终末期肾病(ESRD)的发生率也明显上升。

三、高血压与胰岛素抵抗密切相关

高血压与胰岛素抵抗密切相关的机制可能与肥胖、交感神经兴奋、代偿性高胰岛素血症、肾对钠的重吸收增加、胰岛素使周围阻力血管平滑肌细胞内钙增加等引起血压升高有关。假如只服药降血压,不治疗胰岛素抵抗状态,不纠正高血糖、高血脂及减体重,即使暂时降压达标,胰岛素抵抗将会越来越重,血压又会变得难以控制,同时靶器官得不到保护,心脑血管事件必然上升。中国人群研究显示,代谢综合征与非代谢综合征患者相比,代谢综合征患者10年心血管病风险增加1.85倍,代谢综合征类型中以四个组分3/4来诊断分析发现,以中心型肥胖合并高血压、低HDL-C者的心脑血管风险最高(增加5.25倍),如在上述组合基础上合并高血糖,则其脑血管病的发生风险增加16.58倍。近年来,在中国尽管冠心病事件有上升趋势,尤其在中青年高血压患者群冠心病上升幅度最大。但在中国临床发现,脑卒中与心衰仍是与高血压最相关的心脑血管并发症,降压达标显然是重要的根本。为什么高血压患者单纯降血压不关注代谢异常,就不能满意地降低心脑血管事件的发生呢?研究发现,即使医生控制了高血压病患者的血压,仍有约60%血脂异常、90%患者继续超重,这就是为什么降压治疗能有效地减少与血压升高密切相关的卒中的危险,不能满意地减少与代谢异常更相关的冠心病的危险。

中国人群研究显示,代谢综合征的四个不可缺的组分分布多少依次是:高血压、血脂异常、肥胖超重及糖代谢异常,糖尿病的形成与胰岛素抵抗状态更密切是肯定的。但是临床研究发现,在代谢综合征早期的患者,高血压是最早出现的一个组分。因此当发现有高血压时,尤其对有中心型肥胖的高血压患者要树立一个概念:胰岛素抵抗状态是滋生糖尿病、高血压、肥胖、高血脂及引起血管、心、脑、肾损伤的基础土壤。若只顾着降压,就像一棵大毒草只拔一部分叶子,是不能杜绝心脑血管事件发生的。对中心型肥胖的中老年高血压患者除控制血压外,更要注意定期查血糖,不能只查空腹血糖,要测餐后1 h、2 h血糖,及早发现糖调节障碍(空腹血糖6.1~6.9 mmol/L及/或餐后血糖7.8~11.0 mmol/L),即"糖尿病前期"。对肥胖尤其要及时干预治疗,以遏制直线上升的新发糖尿病,不要等到临床检查发现糖尿病时再服药治疗,到那时靶器官已有不可逆的损伤。

第四节 如何及早发现代谢综合征

一、肥胖是代谢综合征的始动要素

俗话说,高血压和糖尿病就像"一根藤上两个瓜",在相同的不健康的生活方式——"藤"的基础

上常会发生高血压和(或)糖尿病,两病有共同的土壤——胰岛素抵抗状态。如何从根源上去除这可怕的"死亡协奏"?

源头是不良的生活方式。如何早期进行干预及落实措施,从源头上遏制高血压及糖尿病的发生及发展呢?这是一件重要而极困难的事情。对医生,首先应加强对代谢综合征包括高血压、糖尿病、高血脂、肥胖这组高危人群的早期防治的宣教,除对已有的"三高"用药物治疗外,最难的还是改良生活方式,从根源上进行防治。医生切记,要认识并大力宣教,"只治不防,越治越忙;只治不防,花钱心慌;只治不防,痛苦悲伤。"肥胖是一种病态,"瘦而壮"是健康、有教养的形象表现。从代谢综合征的四个主要组分看,肥胖是不良生活方式(主要多吃、少动、工作压力大、熬夜等)所致,是参与代谢综合征中的始动因素,是串通高血压、高血糖、高血脂最相关的一个组分。

二、肥胖者易患"顽固性高血压"

据我国统计,高血压患者群有 15%～20%属于"顽固性高血压",就是在服了足量且合理的 3 种降压药(包括利尿剂),血压仍在目标水平以上,或至少需要 4 种药才能使血压达标。对顽固性高血压患者研究发现,肥胖及高龄是两个最多见的危险因素。研究证明,控制肥胖与降低血压、减少降压达标所需的药物种类数两方面都有重要作用。目前,高血压患者有代谢异常已超过 80%,肥胖、糖脂代谢异常与高血压发生发展明显相关。代谢异常最终可导致高血压患者血压难以控制,因此高血压患者不可忽视肥胖。

超重肥胖者的体重和血压与心脑血管事件风险明显正相关,具有重要的临床意义。肥胖通过升高的血压及全身糖脂代谢异常,进一步增加了高血压患者动脉硬化的风险。长达 44 年的 Framingham 心脏回顾性研究发现,超重和肥胖分别是 26%男性和 28%女性高血压病患者的独立危险因素,是 23%男性和 15%女性冠心病患者的独立危险因素。

从肥胖到高血压再到发生心脑血管事件的变化过程,中心型肥胖是很重要的始发环节。其致病机制是,正常人体全身的脂肪组织细胞参与对葡萄糖的摄取,进行糖酵解用于合成甘油三酯并储存于细胞内。腹部脂肪组织具有特殊的内分泌功能,脂肪细胞可分泌出有害的胰岛素抵抗因子如脂联素和肿瘤坏死因子(TGF-a)以及有益于胰岛素敏感性的瘦素等,正常体重人具有瘦脂肪细胞,通过这两方面来调节胰岛素相关代谢的平衡。但是,当人们处于多吃、少运动不良的生活方式时,出现中心型肥胖,体内过多的脂肪和葡萄糖在腹部堆积,使腹部脂肪细胞由瘦变肥大(俗称"坏脂肪细胞"),肥大的脂肪细胞通过激活巨噬细胞浸润,引起细胞凋亡、坏死、缺氧,应激反应增加等副作用,引起胰岛素相关代谢失平衡,同时释放出有害的游离脂肪产生脂毒性,抑制了胰岛 B 细胞正常分泌胰岛素的功能,增加肝糖原的输出,减少骨骼肌对胰岛素调节的糖摄取的敏感性,最后出现"胰岛抵抗状态"。与此同时,受代谢因素异常的影响,在肥胖早期肾脏已出现病理生理的异常,肾小球微循环障碍,肾小球滤过率(GFR)下降,肾小管钠重吸收增加。肾对高钠的升压反应受损(压力钠利尿曲线右移)易发生"盐敏感性高血压",此时摄钠多就会使血压明显高于非肥胖者。中国人嗜高盐饮食,更易对肾造成损伤。随着体重增加,相平行的压力感受器敏感性减退,血压调节功能逐步减退。与肾小管功能减退的同时,肾小球微循环障碍,引起肾小球滤过率逐步下降导致肾功能衰竭(BMI 与 ESRD 成正相关),随着高血压病程延长肾功能恶化,血压更难以控制,这种肥胖、高血压与肾功能衰竭相互成恶性循环使血压常难以控制,多数患者以心脑血管事件告终。

中国人的肥胖比西方人更隐蔽,但中心型肥胖更多见,胰岛分泌功能较差。看似中国人 BMI 无明显升高,"大胖子"不多,但糖尿病发病率不低于西方,称为"正常体重的代谢性肥胖"。医生必须在每一位患者就诊时都应按:身高(cm)－105＝标准体重(kg)的简易测算方法,及时发现超重的患者,对患者进行肥胖的危险性、恶果和关注体重变化的宣传教育,提倡多动少吃,纠正肥胖,从早期控制体重来防治高血压、糖尿病、高血脂的发生及发展。对代谢综合征患者,必须减肥是与降压、降糖、降脂药物相平行的不可缺的两个治疗过程。体重平均减 5.1 kg 可使血压下降 4.4／3.6 mmHg。此外,坚持进行中等强度运动(包括快步走),不仅促进热量消耗可减重,校正 BMI 后发现运动具有与体重无关的有益作用,规律运动由于能直接增加了机体对胰岛素的反应性进而改善血糖控制,也能延迟由糖耐量受损向显性糖尿病发展的速度。提高机体对胰岛素敏感性能改善胰岛素抵抗,故能预防新发糖尿病及高血压发生。坚持运动可通过直接或间接减轻体重防治代谢综合征。

三、代谢综合征还有其他蛛丝马迹

(一)高脂血症与代谢综合征

研究发现,胰岛素抵抗引起的代谢综合征和糖尿病患者常见的血脂异常是甘油三酯(TG)、血游离脂肪酸(FFA)、富含 TG 的极低密度脂蛋白水平增高,低密度脂蛋白虽然升高不明显,但形成小而密的 LDL－C 和降低的高密度脂蛋白(HDL－C),这些血脂异常都有独立的致动脉粥样硬化作用。因此对有 TG 升高、HDL－C 降低者,应注意存在胰岛素抵抗、代谢综合征的可能。其作用机制是,当生活方式不正常,多吃少动,热量处于正平衡时,腹部脂肪组织增加,TG 储存增加,使富含 TG 的 FFA 从脂肪中溢出到非脂肪组织堆积,在肝内 VLDL－C 产生增加,糖代谢受损,并诱导肝胰岛素抵抗升高,在骨骼肌内摄取后堆积产生脂毒性对胰岛素敏感性降低,即过高的 FFA 抑制了葡萄糖的利用。当机体胰岛 B 细胞无缺陷时尚不足以引起糖尿病的发生,但对一些本身存在胰岛 B 细胞分泌胰岛素缺陷者就很容易导致血脂异常,产生 FFA 释放增多可致的"脂毒性",最终产生糖耐量减退或糖尿病代谢综合征。此外,研究发现,多元回归显示 Lp(a)与尿微量白蛋白有较好的相关性,Lp(a)在代谢综合征中的地位和作用尚在研究中。

(二)微量白蛋白尿(MAU)与代谢综合征

流行病调查发现,正常人群 MAU 发生率为 10％～15％,而高血压及糖尿病高达 20％～25％。并且高血压及糖尿病患者中伴 MAU 者比不伴 MAU 者存在更严重的高胰岛素血症和胰岛素抵抗,大血管损伤及肾损害也明显增多。对高血压患者应注意定期检查尿 MAU,当血压控制不佳时注意查尿 MAU 和肌酐比,若发现有亚临床的微量蛋白尿时,应考虑是否因过高的血压使肾小球通透性增加产生微量蛋白尿,或因高血压合并糖代谢异常引起的肾损伤致蛋白尿的可能。前者通过调整用药,平稳降血压,一般 1 月后复查尿 MAU 会恢复正常。后者需进一步查空腹及餐后(100 g 淡馒头或 75 g 无水葡萄糖)1 h、2 h 的血糖及胰岛素,发现糖调节异常或高胰岛素血症,需排除代谢综合征的可能。研究已发现,MAU 个体的体重指数(BMI)、血压、血糖、胰岛素及血脂水平均明显高于无 MAU 者。MAU 的发生机制,与胰岛素抵抗密切相关,高胰岛素血症可使肾小管、肾小球硬化,滤过屏障损伤;通过影响儿茶酚胺、血管紧张素 II、胰升糖素活性和钠潴留等使肾小球内压增高,使小球通透性改变蛋白漏出增多等。因此,亚临床的 MAU 反映全身微血管及大小血管病变及对发展到临床终末期肾病具有预测作用。

由于社会发展肥胖人数迅速增加,在肾病科常见的有一种中年肥胖患者体检突然发现轻-中度蛋白尿来就诊,起病相对隐匿无明显症状,曾经体检发现血压稍高但从未重视,经肾穿刺后诊断为"肥胖相关性肾病",尿蛋白量常与肥胖程度相关。原因主要是体内脂肪堆积和分布异常,中心型肥胖相关性肾小球疾病引起的,与胰岛素抵抗、肾脏血液动力学改变、脂肪细胞因子、高脂血症、氧化应激、遗传背景和环境因素均有关。约 44％的患者伴肾小管功能异常。

第五节　代谢综合征与原醛症

原发性醛固酮增多症（PA），简称原醛症，是由于肾上腺皮质病变引起醛固酮分泌增多，导致潴钠排钾，体液容量扩增，肾素-血管紧张素系统受到抑制，高血压和低血钾的临床综合征。近年研究发现，在高血压患者中原发性醛固酮增多症患病率为 10％，血醛固酮水平增高而肾素、血管紧张素Ⅱ水平降低为原醛症的特征，正常成人参考值：血浆醛固酮卧位时为 50～250 pmol／L，立位时 80～970 pmol／L。

原发性醛固酮增多症是目前常见的继发性高血压之一，原发性醛固酮增多症患者中低钾占 32.12％，因此，即使血钾正常仍应考虑测定血浆醛固酮／血浆肾素活性比值（ARR），比值＞30 提示原醛症可能性，＞50 具有诊断意义，此为原醛症的最佳检出试验。目前，ARR 已是筛查原发性醛固酮增多症重要的诊断方法。由于不少降压药因交感抑制，RAAS 被阻断等相互干扰的原因，所以测定前至少 4 周应停服醛固酮受体拮抗剂，如螺内酯、阿米洛利等利尿剂，ACEI、ARB、中枢 α2 受体激动剂（如可乐定）、β受体阻滞剂应至少停服 2 周，才能避免 ARR 的假性下降或升高。

此外，研究发现原发性醛固酮增多症患者代谢综合征（MS）明显增多，一项对 216 例原发性醛固酮增多症占 47.69％，其中 MS 的各组分中超重肥胖名列前茅（51.13％），并发现醛固酮与肥胖（BMI）成正相关。醛固酮直接作用于胰岛素受体，使胰岛素敏感性下降并以剂量依赖方式下调葡萄糖转运子的表达，使胰岛素介导的葡萄糖摄取下降，同时使丝裂原活化蛋白激酶失活阻断胰岛素信号传导通道等。李南方等对 330 例原发性醛固酮增多症患者的研究发现，中青年占 89.09％，其中肥胖占 81.8％，所以，对肥胖的中青年中重度高血压患者必须明确诊断，减少漏诊率，及早干预，改善预后。

尤其对肥胖有糖代谢异常的中青年高血压患者，应注意观察有无低钾，在血清钾浓度偏低时，必须找出引起低钾血症的病因，如服较大量利尿剂治疗、肾上腺疾病（原发性醛固酮增多症、皮质醇增多症等）。

第六节　代谢综合征与血甲状旁腺素、维生素 D 的关系

一、甲状旁腺素、维生素 D 与高血压的关系

人们一般对于甲状腺比较熟悉，但对甲状旁腺知之甚少。半个多世纪来的研究证实了甲状旁腺虽是人体最小的器官，位于甲状腺后方，由 4 个绿豆大的腺体组成，是一个比较重要的内分泌器官。其生理作用主要分泌甲状旁腺素（PTH），升高血钙、降低血磷，以调节钙离子代谢水平，它是通过广泛分布在各组织器官细胞上的维生素 D 受体发挥调解作用的。正常人血浆 PTH 浓度为 10～50 ng／L，半衰期为 20～30 min。PTH 主要在肝水解灭活，代谢产物经肾排出体外。甲状旁腺主要分泌 PTH，有舒张血管和降低血压的调节功能，但是病理情况下过高的 PTH 会影响心血管发生病变。

过去临床上发现，PTH 异常升高的患者应考虑甲状旁腺功能亢进，一般常见于甲状旁腺腺瘤、增生或腺癌及肾衰透析患者等。经手术治疗后有时能得到根治。令人瞩目的是近 20 年国内外研究新发现，PTH 异常升高不是腺瘤或肾脏病所致，原因尚不清。但是，人们已发现 PTH 升高很可

能参与血压升高的发病及发展的进程。国内一项 20～83 岁人群调查发现高血压患者普遍存在高于正常人的 PTH,并发现 PTH 水平与发生高血压的危险呈正相关,尤其在老年人中更明显相关。另一项临床研究发现,对 226 例高血压患者补充维生素 D_3(骨化三醇)0.25 ng/d 一个月后,血 25-(OH)D 明显升高及 PTH 明显降低,血压也明显有下降。

国外一项对 1 113 个受访者 3 年随访发现,PTH 与收缩压、舒张压成正相关。随着 PTH 升高,女性的收缩压与舒张压也明显升高。此外,低水平 25-(OH)D 和高水平 PTH 与高血压发病率相关,但是,在肥胖人群校正混杂因素后发现,肥胖人血清 PTH 水平仍与高血压相关,但与 25-(OH)D 无关。另外人群中有维生素 D、血钙正常但 PTH 升高的人,其血压多高于血清 PTH 正常的人。因此,高血压、低血钙与高 PTH 肯定有密切的关系,似乎 PTH 和高血压更相关,PTH 可能对血压有独立于维生素 D 的作用,仍需进一步深入研究。

通常人群中老年人多见 PTH 水平有升高,同时有低血钙、高血磷及血骨化二醇[25-(OH)D]低于正常。尤其是中老年妇女更年期雌激素下降,饮食钙质及维生素 D 摄入不足,外加老年人肠道钙吸收下降,平时缺少户外活动,生活环境中空气污染,紫外线强度减弱,晒太阳少,使维生素 D 合成减少,导致骨质疏松。化验检查发现,25-(OH)D 水平下降,导致血清钙减少,使血清 PTH 浓度代偿性升高。通过肾脏维生素 D 受体的作用,刺激 25-(OH)D 转化为有活性的 1,25-二羟维生素 D(骨化三醇),以维持钙的吸收。这可以解释为什么人群中血浆钙离子水平与血浆 PTH 水平成反比,PTH 与维生素 D 水平存在负相关,PTH 与血压正相关,血压与维生素 D 水平存在负相关。

二、代谢综合征与血甲状旁腺素、维生素 D 的关系

国内外一些研究已提示,维生素 D 缺乏及 PTH 升高与高血压、肥胖、糖尿病、心血管疾病等发生发展有关。从机制上看:① 人体缺钙会导致胰岛素分泌不足,从而加重糖尿病病情,高血糖会造成尿量增多,使大量钙随尿排出,血钙下降,尿钙增加,出现骨质疏松。因此,糖尿病患者中有 60% 有缺钙,骨质疏松,易骨折;② 肥胖常伴胰岛素抵抗,易缺钙,低血钙刺激下丘脑调节摄食活动的神经核,使人总有饥饿感引发进食过多,导致肥胖;③ PTH 增高,常见继发于血钙减少,代偿性的升高。但是,过高的 PTH 有心肌功能失调、促血管炎性反应、促血管钙化等有害的作用。与维生素 D 的缺乏共同对高血压发生及发展有一定的促进作用;④ 老年痴呆。当中老年人发生缺钙或骨质疏松时,PTH 会增高,杀死脑神经细胞导致痴呆。

维生素 D 不足与高血压发病率增加有关的可能机制是,维生素 D 对血管有保护作用,由于血管内皮细胞和平滑肌细胞均存在维生素 D 受体,可以局部合成活性维生素 D,发挥保护作用并有抗炎作用;维生素 D 不足会引起代偿性 PTH 升高,细胞内钙离子增加,血压升高。总之,通过多脏器组织器官上存在的维生素 D 受体和限速酶形成活性维生素 D,使维生素 D 对心血管和免疫系统具有抗炎、抗增殖作用;在内分泌糖尿病方面,维生素 D 能通过胰腺 B 细胞上的维生素 D 受体,刺激胰岛素基因转录,起到促进胰岛素分泌的作用;还能通过骨骼肌上的维生素 D 受体,促进胰岛素受体表达和葡萄糖转运;维生素 D/PTH 还参与肾脏-血管紧张素-醛固酮(RAAS)系统的调控血压。

2014 年美国一项以社区为基础的中年队列研究发现,在多种高血压风险因素中,体重指数超重、肥胖的危害最大。研究观察到体重指数增加与 25-(OH)D 和 PTH 之间的相互作用,并与高血压风险增加明显有关。维生素 D 缺乏和甲状旁腺激素过多是普通人群中的常见现象,并在高血压发病中有一定的关系。

近十余年的研究发现,维生素 D 不足和 PTH 升高与肥胖、胰岛素抵抗、2 型糖尿病、高血压、心血管病变、血管性早老性痴呆等存在联系,成为内分泌及心血管领域研究的一个热点。

三、如何处理 PTH 升高与维生素 D 不足

（一）改变"高钠、低钾、低钙"的膳食结构

调查发现，国人长期存在"低钙、高钠、低钾"的不合理膳食结构，平均摄钙 450 mg/d（正常 800 mg/d），平均摄钠（NaCl）12 g/d，（正常 5 g/d）。当高钠饮食时，随着钠排出增加，钙也随之丢失。对绝经期妇女每增加 NaCl 500 mg 可从尿中带走 10 mg 的钙。

（二）改善维生素 D 普遍不足

血液中维生素 D 的主要成分是血清 25-(OH)D 临床上检测它代表体内维生素 D 的总量。尤其是更年期骨质疏松的妇女，应多吃高钙食物（如奶制品、坚果类等，每天应摄入 1 000 mg 的含钙饮食），服含维生素 D 的钙片及活性维生素 D_3（骨化三醇），多晒太阳。补充维生素 D_3 间接可以降低血浆 PTH 水平。

（三）适当运动

老年人坚持适量户外运动，多晒太阳，多运动，有助于减慢骨质丢失，增加肌肉力量，维持身体平衡，减少跌倒骨折的危险。

（四）戒烟

大量研究证明，吸烟引起骨质疏松。烟草所含尼古丁进入血内，因烟碱对成骨细胞的抑制会影响钙质吸收，降低骨量和骨密度，增大骨骼内空隙，导致骨质疏松。吸烟量越大，越有害，易骨折。男性戒烟后 30 年骨折风险仍高于不吸烟者。此外，对女性主动吸烟或被动吸烟者都会促进雌激素分解代谢，降低雌激素含量。吸烟妇女会导致绝经期提前，绝经后雌激素水平下降。吸烟者尿钙排出增加。

（五）戒酒

世界卫生组织（WHO）"10 年骨折风险评估"指出，即使每周只饮＞24～30 克（相当于白葡萄酒 180 ml/周）骨折风险已升高。因为酒会抑制骨细胞的正常代谢，影响钙的吸收，加快骨钙流失。加上饮酒时伴下酒菜，如一客牛排，酸性的动物蛋白会动员骨骼中的钙流失，在 3～4 h 后尿钙排出增多 200～260 mg，饮食过咸也会造成钙流失增加。因此，骨质疏松患者尤其不能饮酒，宜少吃动物蛋白，多喝水，少饮咖啡。

总之，对中老年更年期妇女，有高血压及代谢综合征的患者要及早检查血钙、磷、血 25-(OH)D 和 PTH 水平，定期检查骨密度，早期发现代偿性的甲状旁腺升高及低钙，改良生活方式，同时治疗骨质疏松，防止发生骨折。

（郭冀珍）

第四章
代谢综合征的综合治疗

第一节　如何科学减肥

肥胖是糖尿病、心血管疾病及其他代谢性疾病和肿瘤的潜在危险因素。减重治疗包括生活方式(膳食营养和运动锻炼)调整、内科药物及外科手术治疗等多种手段。科学合理的营养治疗联合运动干预仍是目前最有效、最安全的基础治疗。说到底,减肥的第一步,还是要从"管住嘴,迈开腿"说起,只是这个如何"管",如何"迈"更科学,我们还是要从循证中找到答案。

一、"管住嘴"的三种科学方案

(一) 限能量平衡膳食模式(CRD)

这是一种古老的养生方法,简称"限食疗法",用于体重控制、慢病防治、代谢与免疫改善等领域均可取得积极效果。限能量平衡膳食是一类在限制热量摄入的同时,保证基本营养需求的膳食模式,其宏量营养素的供能比例应符合平衡膳食的要求。该膳食模式主要有 3 种类型:① 在目标摄入量基础上按一定比例递减(共减少 30%~50%);② 在目标摄入量基础上每日减少 500 kcal(1 kcal≈4.18 kJ)左右;③ 每日供能 1 000~1 500 kcal。在 3 类供能营养素的比例方面,脂肪的供能比例应与正常膳食一致,为 20%~30%,过低或过高都会导致膳食模式的不平衡。蛋白质的供能比例为 15%~20%或每千克体重 1.2~1.5 g,这样就能在减重过程中维持氮平衡,同时具有降低心血管疾病风险、增加骨矿物质含量等作用。使用大豆蛋白部分替代酪蛋白,其降低血液中总胆固醇和低密度脂蛋白胆固醇的作用也更明显。碳水化合物的供能比例为 40%~55%;可增加蔬菜、水果、燕麦等富含膳食纤维的食物,保证膳食纤维摄入量达每天 25~30 g;严格限制简单糖(单糖、双糖)食物或饮料的摄入。同时,肥胖和膳食减重也可引起骨量丢失,在减重干预的同时补充维生素 D 和钙,可以增强减重效果。

(二) 轻断食膳食模式

轻断食模式,也称间歇式断食。它不同于传统观念中的断食或者过度节食,而是一类采用"5+2"模式,即 1 周中 5 天相对正常进食,其他 2 天(非连续)则摄取平常的 1/4 热量(约女性 500 kcal/d,男性 600 kcal/d)的膳食模式。轻断食可有效减重及预防 2 型糖尿病,对超重和肥胖患者的血糖、胰岛素及低密度脂蛋白胆固醇、高密度脂蛋白胆固醇等代谢指标均有改善。

2013 年发表的一项基于 115 例肥胖女性的研究显示,干预 3 个月后,两日断食法的肥胖患者体重平均下降 4 kg,而传统热量限制的肥胖患者体重平均下降 2.4 kg,且前者胰岛素抵抗改善更明显。2014 年一项关于 2 型糖尿病预防的 Meta 分析发现,轻断食可有效减重及预防 2 型糖尿病,对超重和肥胖患者的血糖、胰岛素及低密度脂蛋白胆固醇、高密度脂蛋白胆固醇等代谢标记物均有改善。

（三）高蛋白膳食模式

高蛋白膳食中,蛋白质的供给量一般为占供热比的 20% 以上,或至少在 1.5 g/kg 体重以上。研究表明,接受高蛋白膳食 6 个月的肥胖者比接受正常蛋白质饮食者体重下降更明显,1 年随诊后高蛋白膳食仍较对照组多降低了 10% 腹部脂肪。一项为期 2 年的实验比较了高蛋白和高碳水化合物饮食在糖尿病超重者的减重效果,结果提示,高蛋白膳食可能对存在糖尿病、心血管疾病和代谢综合征风险的患者有帮助。113 例中度肥胖患者经过 4 周的极低热量饮食的减重治疗后,体重降低了 5%~10%,而随后 6 个月采用高蛋白膳食（18%）及正常蛋白饮食（15%）进行体重维持,结果显示高蛋白膳食体重反弹率更低。由于慢性肾病患者可能因高蛋白饮食而增加肾脏血流负荷,建议合并慢性肾病患者应慎重选择高蛋白饮食。

与前两种模式不同,高蛋白膳食模式是每天摄入的蛋白质 1.5~2.0 g/kg。此类疗法主要是对于单纯性肥胖,以及合并高甘油三酯血症者、高胆固醇症者。与正常蛋白膳食相比,更有利于减轻体重及改善血脂的异常情况,并有利于控制减重后的体重反弹。但是,合并慢性肾病患者应慎重选择此疗法。

二、"迈开腿"的三种科学方案

（一）方式不重要,有氧和持久最重要

常常有人问怎样减肥最快最有效,其实在各种减肥运动方法中,各种运动方式之间差别不大,根据自己的喜好来选择,总的原则就是有氧运动,持之以恒。运动对减肥的影响取决于运动方式、强度、时间、频率和总量。2013 年美国关于成年人肥胖管理指南推荐,增加有氧运动（如快走）至每周 150 min 以上（每天 30 min 以上,每周的大多数天）；推荐更高水平的身体活动（每周 200~300 min）,以维持体重下降及防止减重后的体重反弹（长期,1 年以上）。一项纳入 35 个随机对照试验的 Meta 分析发现,有氧运动对降低内脏脂肪有显著效果（干预时间 4 周~2 年,每次运动 20~75 min）,而渐进性抗阻运动和有氧结合抗阻运动均无显著效果,建议有氧运动作为降低内脏脂肪的核心运动。另一项 Meta 分析纳入了 741 例受试者,其 BMI 在 27.8~33.8 kg/m²,运动干预时间为 2.5~6.0 个月,结果显示有氧运动的减肥效果更明显：抗阻运动对提高瘦体重更有效,与抗阻运动比较,有氧结合抗阻减肥效果更明显。在一项单中心、平行随机对照试验中,比较了 4 种不同的运动量和运动强度,结果显示与对照组相比,各运动组体重和腰围均显著减少,各组间差异无统计学意义。这项研究表明不同运动量和运动强度对中心型肥胖可能均具有减肥效果。

（二）运动结合营养干预减重更佳

一项纳入了 3 521 名受试者的 Meta 分析,干预时间 12~72 个月,营养干预方式为降低热量摄入,主要为低脂（≤总热量的 30%）、低饱和脂肪酸、增加水果蔬菜和膳食纤维的摄入。运动干预主要是在监督下进行有氧运动和抗阻训练,强度为 50%~85% 最大心率。结果发现与单纯饮食组或运动组相比,饮食结合运动的减重效果更加显著,同时可以看到在改善人体测量指标方面营养干预优于运动治疗。Stephens 等在 2014 年对 60 项 Meta 分析和 23 个系统性综述进行了再评价,认为多种干预措施都可以帮助受试者达到减重目标,但其中营养干预研究得出的结论较为一致,即对于减重效果最为明确。而运动干预研究在不同的作者所做的 Meta 分析中得出的结论则有较大差异。这种结果的异质性与研究者选定的结局评价指标、研究设计存在很大关联。

（三）运动多，不一定瘦得多

数学家兼肥胖研究者凯文霍尔为美国国立卫生研究院编撰的体重管理计划，清晰地告诉我们，增加日常运动为何不太可能减掉太多体重。假设有个体重 200 磅（约 91 kg）的男性每周增加 4 次中等强度的跑步运动，每次 60 min，同时保持热量摄入不变，那么坚持 30 天后，他将减掉 5 磅体重。如果这位先生决定在运动后增加食物摄入或者多休息一点，那么他最终减掉的体重可能还不到 5 磅。所以，如果某位超重者或肥胖者打算减掉几十磅体重，那么单靠运动的话，他需要花费巨量的时间、意志力和努力才能看到明显的成效。人们吃多少东西跟他们动多少密切相关。一般来说，人们总是动得多吃得多，动得少吃得少。2009 年的一项研究表明，人们在运动后似乎总会增加食物摄入——一方面他们觉得自己"燃烧"了许多"热量"，另一方面也是因为运动后肚子更饿。2012 年的另一篇综述发现，人们经常高估运动消耗的能量，所以他们反而吃得更多了。

"你只需要大吃 5 分钟就足以抵消掉刚才在健身器械上那 1 小时的努力运动。"霍尔表示。比如说，只要一块匹萨就能覆盖掉 1 小时运动消耗的能量，一杯摩卡咖啡、一个甜筒冰淇淋也一样。

运动的确能带来莫大的好处，能够改善血压、胆固醇和血糖水平，促进睡眠，调节情绪，对保持健康很重要。然而悲伤的是，运动不是减肥药。目前，针对成人或儿童肥胖，人们一直把运动当成最重要的治疗方式（悲伤的是，有时候甚至是唯一的治疗方式），然而与此同时，也一直忽视了向公众宣传运动对健康的真正益处，由此造成了大众对长期体重管理的错误认知。现有的证据已经非常清晰：运动对健康有莫大的好处，只是对减重来说，它真的没有那么重要。所以请不要指望单靠增加运动减掉大量体重。而对整个社会的肥胖问题，不能继续把缺乏锻炼和饮食不当当成同等重要的因素。针对全民肥胖而制定的公共卫生政策，应该把抵制低质量食物的过度摄入作为首要目标，力争改善全民的食品环境。

三、减肥药物选择

目前美国食品药品管理局（FDA）批准的 5 种减肥药，可用于至少伴有一种体重相关合并症（2 型糖尿病、高血压、高血脂）的肥胖（体重指数≥30 kg/m²）或超重（体重指数>27 kg/m²）人群。在生活方式调整的基础上或辅以药物治疗的手段应使体重下降 5%～15%，并以 10% 为宜，可以大大减少并发症的发生和改善生活质量。然而这些减重药物都存在各自的副作用，使用中要尤为注意（表 1-4-1）。

表 1-4-1 目前使用的减肥药物及主要副作用

药 物 名 称	副 作 用
芬特明托吡酯	失眠、口干、便秘、感觉异常、眩晕和味觉异常。妊娠及哺乳期妇女、甲亢、青光眼患者禁用，不与单胺氧化酶抑制剂和拟交感神经药物合用
利拉鲁肽	恶心、呕吐、胰腺炎。髓样甲状腺癌病史和 2 型多发内分泌腺瘤患者禁用
纳曲酮-安非他酮	恶心、便秘、头痛、呕吐、眩晕。未控制的高血压、厌食症或食欲亢进、药物或酒精戒断治疗中及使用单胺氧酶抑制剂者禁用
氯卡色林	头痛、恶心、口干、眩晕、疲劳、便秘。妊娠及哺乳期妇女禁用
奥司利他	脂溶性维生素吸收降低和排便相关异常，包括次数增多、排油、腹泻、胃肠胀气、大便失禁等

四、手术减肥并不神秘

（一）减重手术方式

从 20 世纪中叶至今，减重手术方式经过众多专家学者的不断改进，目前的术式方案逐渐规范、治疗效果也得到证实。目前普遍被接受的减肥手术方式有 4 种：袖状胃切除术、Roux-en-Y 胃旁路术、腹腔镜可调节胃绑带术、胆胰分流并十二指肠转位术。这几种手术方式是减少胃容量、重建消化道从而改变原来机体的代谢状态，纠正代谢异常达到减肥的效果。在这些术式中，胃袖状切除术是目前国内广泛采用的减重与糖尿病手术。

胃袖状切除术大多都是在腔镜下进行的，又称腹腔镜缩胃手术。缩胃手术的方法是利用腹腔镜顺着胃大弯的走行方向保留 2～6 cm 幽门以上胃窦，沿胃长轴切除胃的大部，切除全部胃底，使残留的胃呈"香蕉状"，容积在 60～80 ml，把胃的大弯垂直切割出来，它的好处是不需要在体内置入外来物，而且手术的减肥成效显著。此手术的优点：不改变胃肠道的生理状态，不干扰食物的正常消化、吸收过程；术后 1 年多体重减少 30%～60%，缓解率约为 65%。术后消化道漏、胃食管反流等并发症的发生率约为 3.3%。

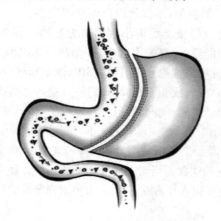

图 1-4-1　胃袖状切除术示意图

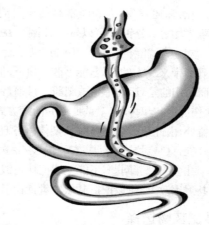

图 1-4-2　Roux-en-Y 胃旁路术示意图

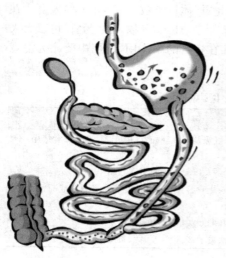

图 1-4-3　胆胰分流并十二指肠
转位术示意图

Roux-en-Y 胃旁路术是减重代谢外科最常用、有效的术式，除减重效果显著外，对糖代谢及其他代谢指标改善程度也较高，可作为减重代谢外科首选术式，手术首先将胃部分为上下两个部分，上部分为＜50 ml 的胃小囊和较大的下部，然后截断小肠，重新排列小肠的位置，改变食物经过消化道的途径，连接小肠与胃小囊绕过旷置的胃体部、十二指肠和第一段空肠，减缓胃排空速度，缩短小肠，从而极大地控制食物摄入和吸收。

胆胰分流并十二指肠转位术，首先行胃袖状切除术，胃容积约 150 ml，保留十二指肠上段并将其横断，距回盲瓣 250 cm 处横断小肠，将小肠横断近端与回肠在回盲瓣 50～100 cm 处吻合，将小肠横断远端与十二指肠横断近端吻合，封闭旷置十二指肠远端。此术式可以看出是低消化道重建最复杂的，其减重和代谢控制方面均优于其他三种术式，但手术风险及并发症均高于其他术式，应用较少。

（二）哪些人适合做减重手术 --

减重手术或者更应称其为代谢手术，这几种手术方式并无新颖之处，都是消化道重建的常规术式,在消化道肿瘤的治疗中都能用到。但这些手术更为简单,患者的一般状况较好,不需要清扫淋巴结及转移灶周边组织,手术风险及并发症要少很多,并且术后近期及远期效果明显。但同时也存在给相对健康的人做手术,其期望值相当高的问题,给医务人员带来较大压力;手术适应人群并不是非常明确,虽然效果较好,减重手术适用于体重指数(BMI)37.5 kg/m² 以上或更大、未合并医疗疾病的患者,或者是 BMI 27.5 kg/m² 或更大且有至少符合 2 项代谢综合征组分,或存在合并症如 2 型糖尿病、高血压、高脂血症、阻塞性睡眠呼吸暂停低通气综合征的患者,男性腰围≥90 cm、女性腰围≥85 cm,检查提示中心型肥胖,可酌情提高手术推荐等级。然而对仅为改善体型不匀称、超重、肥胖而追求苗条身材的人,需要宣教注意通过改善生活方式达到理想体重,而不宜选择手术减肥。

(郭　妍)

第二节　如何合理调脂治疗

一、代谢综合征血脂异常的特点

MS 患者血脂异常的发生率比普通人群高,但目前血脂异常一般缺乏临床症状和体征,通常需根据实验室检测早期识别。MS 血脂异常实验室检测的主要特点是致动脉粥样硬化性的脂质三联征,即小而密低密度脂蛋白胆固醇(sdLDL‐C)和甘油三酯(TG)升高,高密度脂蛋白胆固醇(HDL‐C)降低。

(一)高 TG 血症

MS 患者常伴胰岛素抵抗,胰岛素抵抗使脂肪细胞释放过多的游离脂肪酸(FFA)进入血液,脂肪细胞将 FFA 以 TG 的形式储存于细胞内,使 TG 合成和储存增加,而过多的 TG 主要以极低密度脂蛋白(VLDL‐C)分泌。富含 TG 脂蛋白,特别是 VLDL‐C 及其残粒与心血管疾病相关。

(二)LDL‐C 升高

根据低密度脂蛋白(LDL‐C)颗粒大小和密度的不同可将其分成不同的亚类,A 型微粒>25.5 nm,B 型微粒<25.5 nm,MS 患者主要是小而密(sd)LDL‐C 升高,而 sdLDL‐C 升高是动脉粥样硬化性疾病的独立危险因子。与颗粒较大的 LDL‐C 相比,sdLDL‐C 更易致动脉粥样硬化。

(三)HDL‐C 降低

研究显示,MS 患者存在 HDL‐C 成熟代谢障碍,HDL‐C 各亚类分布异常。HDL‐C 主要通过胆固醇逆向转运(RCT)而发挥抗动脉粥样硬化(AS)功能。RCT 过程是 HDL‐C 由小颗粒转变成大颗粒的成熟代谢过程。随着血糖、TG 含量的增加及 HDL‐C 含量的减少,大颗粒的 HDL3 和 HDL2 含量减少,而小颗粒的 HDL‐C 含量增加,总体 HDL‐C 颗粒有变小的趋势,HDL‐C 颗粒的成熟代谢受阻,其抗动脉粥样硬化的保护作用降低,因此 HDL‐C 降低是动脉硬化的一个危险因素。

(四)载脂蛋白 B(ApoB)、载脂蛋白 A1(ApoA1)

载脂蛋白 B(ApoB)、载脂蛋白 A1(ApoA1)参与肝脏胆固醇及甘油三酯的载脂转运,由于转运的成分不同,因而 ApoB/ApoA1 反映了胆固醇转运的平衡,升高的 ApoB/ApoA1(即与 LDL-C 升高/HDL-C 降低相对应变化)表示对于 MS 患者疾病患者心血管事件危险较高,对于预后评估均具有一定的参考价值。

二、代谢综合征血脂异常的防治目标

《中国成人血脂异常防治指南 2016》指出代谢综合征的主要防治目标是预防 ASCVD 以及 2 型糖尿病,对已有 ASCVD 者要预防心血管事件再发。积极持久的生活方式干预是达到治疗目标的重要措施。

(一)降低 LDL-C 是首要目标

对于 MS 患者,LDL-C 是最经典的降脂治疗靶点。国内外心血管指南均强调 LDL-C 是 MS 患者降脂治疗的首要目标。对于高危人群推荐生活方式加药物治疗以达到目标值 LDL-C 应低于<2.6 mmol/L(100 mg/dl),而冠心病极高危患者则应使 LDL-C 低于 1.8 mmol/L(70 mg/dl)。对于中高危人群推荐生活方式调整,如果有需要加用他汀药物治疗以达到目标值 LDL-C<3.4 mmol/L(130 mg/dl)。

(二)降低 TG

TG<1.7 mmol/L(150 mg/dl)。

(三)升高 HDL-C

低 HDL-C 是心血管疾病的独立风险因子,HDL-C 应≥1.0 mmol/L(40 mg/dl)。

(四)降低载脂蛋白 B

三、降脂药物单一用药治疗方案

(一)主要降低胆固醇的药物治疗选择

1. 他汀类药物:是血脂异常药物治疗防治 ASCVD 的基石。推荐将中等强度的他汀作为中国血脂异常人群的最常用降胆固醇及抗动脉粥样硬化的药物。他汀类药物适用于高胆固醇血症、混合性高脂血症和 ASCVD 患者,是降脂治疗的一线药物。这类药物的主要作用机制是羟甲基戊二酰辅酶还原酶抑制剂,它能降低细胞内胆固醇的合成主要抑制肝细胞内胆固醇的合成,加速 LDL-C 分解代谢。目前国内临床上有阿托伐他汀、瑞舒伐他汀、普伐他汀、氟伐他汀、匹伐他汀、辛伐他汀和洛伐他汀。不同种类与剂量的他汀降胆固醇幅度有较大差别,但任何一种他汀剂量倍增时,LDL-C 进一步降低幅度仅约 6%,即所谓“他汀 6 原则”。在降低 LDL-C 的同时,他汀类可使 TG 水平降低,不同种类降幅有差异(7%～30%),还可升高 HDL-C 水平 5%～15%。他汀每天服用 1 次,晚上服用时 LDL-C 降低幅度可有所增加。他汀应用取得预期疗效后应继续长期应用,如能耐受可以长期应用。

2. 胆固醇吸收抑制剂:依折麦布(商品名:益适纯)是目前市场有售的唯一的新型胆固醇吸收抑制剂。由于作用于胆固醇代谢的外源性途径抑制食物与胆汁在肠道的吸收,适用于很多代谢综合征(高血压、高血脂、高血糖、肥胖)常有脂肪肝、肝功能异常患者。

3. 脂质抗氧化剂:普罗布考能阻断脂质过氧化,减少脂质过氧化物的产生,通过掺入 LDL-C

颗粒核心中影响脂蛋白代谢,使 LDL-C 易通过非受体途径被清除。使血胆固醇和低密度脂蛋白降低,减缓动脉粥样硬化病变。普罗布考与他汀药疗效治疗效果的大约比较:他汀药降胆固醇:18%~55%;降甘油三酯:7%~30%;降 LDL-C:30%~50%。普罗布考降总胆固醇:20%~25%;无明显降甘油三酯;降 LDL-C:20%~25%。普罗布考降胆固醇幅度较小并有降 HDL-C 的作用,但无他汀类药物常见的肌痛、肌无力、横纹肌溶解和肝酶异常;最常见有些胃肠道反应。主要适用于高胆固醇血症,有减轻皮肤黄色瘤的作用。

4. 胆酸螯合剂:为碱性阴离子交换树脂,可阻断肠道内胆汁酸中胆固醇的重吸收。临床用法为考来烯胺,每次 5 g,3 次/d;考来替泊,每次 5 g,3 次/d;考来维仑,每次 1.875 g,2 次/d。常见副作用有胃肠道不适、便秘和影响某些药物的吸收。此类药物的绝对禁忌证为异常 β 脂蛋白血症和血清 TG>4.5 mmol/L(400 mg/dl)。

另有天然发酵或提取的一些中成药制剂,如血脂康、脂必妥及多廿烷醇,均有一定的降低胆固醇及甘油三酯的作用,安全性较好。

(二)主要降低 TG 的药物选择

1. 贝特类:通过激活过氧化物酶体增殖物激活受体 α(PPARα)和激活脂蛋白脂酶而降低血清 TG 水平和升高 HDL-C 水平,降脂效果较强,因此是常用的降 TG 首选药。贝特类药物有非诺贝特片,每次0.1 g,3 次/d;目前常用的是微粒化非诺贝特,每次 0.2 g,1 次/d;此外,吉非贝齐,每次 0.6 g,2 次/d;苯扎贝特,每次 0.2 g,3 次/d。常见副作用与他汀类药物类似,包括肝脏、肌肉和肾毒性等,血清肌酸激酶和谷丙转氨酶(ALT)水平升高的发生率均<1%。临床试验结果荟萃分析提示,贝特类药物能使高 TG 伴低 HDL-C 人群心血管事件危险降低 10% 左右,以降低非致死性心肌梗死和冠状动脉血运重建术为主,对心血管死亡、致死性心肌梗死或卒中无明显影响。在 ASCVD 一级预防和二级预防中,在 LDL-C 已达标的情况下,若 TG≥2.3 mmol/L,建议启用非诺贝特等药物治疗以降低心血管事件风险。

2. 鱼油:主要成分为 n-3 脂肪酸,即 ω-3 脂肪酸,常用剂量为每次 2~4 g/d,主要用于治疗高 TG 血症。有研究显示,大剂量鱼油(EPA)4 g/d 可显著降低心血管事件风险。近期的多项指南推荐及美国 FDA 批准,高纯度鱼油用于甘油三酯水平升高且伴有至少 2 种其他心血管疾病危险因素的心血管疾病或糖尿病患者,以降低心血管事件风险。鱼油的副作用消化道症状发生率约 2%~3%,包括少数病例出现转氨酶或肌酸激酶轻度升高,偶见出血倾向。

3. 烟酸:也称作维生素 B₃,属人体必需维生素。大剂量时具有降低 TC、LDL-C 和 TG 以及升高 HDL-C 的作用。调脂作用与抑制脂肪组织中激素敏感脂酶活性、减少游离脂肪酸进入肝脏和降低 VLDL-C 分泌有关。烟酸有普通和缓释 2 种剂型,以缓释剂型更为常用。缓释片常用量为每次 1~2 g,1 次/d。建议从小剂量(0.375~0.5 g/d)开始,睡前服用;4 周后逐渐加量至最大常用剂量。最常见的副作用是颜面潮红,其他有肝脏损害、高尿酸血症、高血糖、消化道不适等,慢性活动性肝病、活动性消化性溃疡和严重痛风者禁用。早期临床试验结果荟萃分析发现,烟酸无论是单用还是与其他调脂药物合用均可改善心血管事件预后,心血管事件减少 34%,冠状动脉事件减少 25%。但在他汀基础上联合烟酸的临床研究提示,与单用他汀相比无心血管保护作用。烟酸衍生物(阿昔莫司)主要作用:抑制脂肪组织释放游离脂肪酸、减少 LDL-C 及 VLDL-C 水平,抑制肝脂肪酶的活性,增高血浆 HDL-C 水平,降脂效果好。用量小 250 mg,2~3 次/d,进餐或餐后服。副作用较烟酸少。临床发现,可显著改善葡萄糖耐量适用于糖尿病患者。目前市场上有国产药。

四、联合降脂药物使用方案

他汀类药物是血脂异常药物治疗防治 ASCVD 的基石,推荐将中等强度的他汀作为中国血脂异常人群的常用药物。一般他汀也可以作为联合降脂用药的基础药物,除他汀不耐受或胆固醇水平仍不达标,严重混合型高脂血症者应考虑更多种降脂药物配伍联合应用。

1. 他汀+胆固醇吸收抑制剂依折麦布:他汀联合服用依折麦布不通过肝脏代谢,并加强了他汀的降脂作用。一项研究表明,ACS 患者在辛伐他汀基础上加用依折麦布 10 mg/d,能够进一步降低 LDL-C 23%,主要心血管终点事件进一步降低 6.4%,有显著统计学差异。依折麦布推荐剂量为 10 mg/d,与他汀类药物联用可进一步平均降低 LDL-C 20%左右,安全性和耐受性良好。

2. 他汀+烟酸:烟酸是广谱调脂药,也是目前升高 HDL-C 最有效的药,高达 15%~35%。研究发现,两药合用有益于减少心血管事件。

3. 他汀+依折麦布+烟酸类:代谢综合征患者高甘油三酯血脂不易有效控制时,加烟酸缓释片和烟酸衍生物(阿昔莫司)合用可取得良效。一项对 1 220 例高脂血症患者研究发现,依折麦布/辛伐他汀+烟酸缓释片联合用药降 TG、ApoB、LDL-C、非-HDL-C 均比单服烟酸缓释片和服依折麦布/辛伐他丁明显有效。

4. 他汀+贝特类:对服用一种降脂药如贝特类,仍高 TG;或服他汀类,仍 LDL-C 未达标时,可考虑他汀+贝特类联用。汇总研究显示,两药合用使 LDL-C 降低 31%,TG 降低 43%,HDL-C 升高 19%,联合后降脂疗效较好。ACCORD 研究对 TG 高、HDL-C 低糖尿病患者联合用药较单用他汀类比较,心血管风险相对降低 31%。但是由于两药都有对肝功能异常及肌损的副作用,合用尤其要注意监测肝功能及肌酸激酶的变化。

5. 他汀+高纯度鱼油制:用于治疗混合型高脂血症。研究发现辛伐他汀(20 mg/d)联合用高纯度鱼油制剂进一步降低 TG 和胆固醇。

6. 他汀+普罗布考:可进一步降低胆固醇和 LDL-C,也有一定的降甘油三酯作用,但他汀不能逆转后者降 HDL-C 的作用。

7. 贝特类+烟酸类和高纯度鱼油:降甘油三酯为主的降脂制剂搭配服用,由于目前大多数是以他汀类药为主的降脂药的大规模临床试验,从理论上看上述三类药对代谢综合征降 TG、升 HDL-C 是可以合用的。副作用尚需在联合使用时不断总结,以提高降脂效果。

表 1-4-2　调脂药物对血脂谱的影响

药 物 类 别	LDL-C	non-HDL-C	HDL-C	TG
他汀类	↓18%~55%	↓15%~51%	↑5%~15%	↓7%~30%
贝特类	↓5%~↑20%	↓5%~19%	↑10%~20%	↓20%~50%
胆固醇吸收抑制剂	↓13%~20%	↓14%~19%	↑3%~5%	↓5%~11%
长链 n-3 脂肪酸	↓6%↑~25%	↓5%~14%	↓5%~7%	↓19%~44%
胆酸螯合树脂类	↓15%~30%	↓4%~16%	↑3%~5%	↓0%~10%
烟酸及其衍生物	↓5%~25%	↓8%~23%	↑15%~35%	↓20%~25%

注:LDL-C:低密度脂蛋白胆固醇;non-HDL-C:非高密度脂蛋白胆固醇;HDL-C:高密度脂蛋白胆固醇;TG:甘油三酯。

五、新型调脂药

近年来已有三种新型调脂药被批准临床应用。

微粒体 TG 转移蛋白抑制剂(洛美他派):于 2012 年由美国食品药品监督管理局(FDA)批准

上市,主要用于治疗成人或 12 岁以上青少年纯合子型家族性高胆固醇血症(HoFH)。可使 LDL－C 降低约 40%。该药副作用发生率较高,主要表现为转氨酶升高或脂肪肝。

载脂蛋白 B100 合成抑制剂(米泊美生):是第 2 代反义寡核苷酸,2013 年 FDA 批准可单独或与其他调脂药联合用于治疗 HoFH。作用机制是针对 Apo B 信使核糖核酸(mRNA)转录的反义寡核苷酸,减少 VLDL－C 的生成和分泌,降低 LDL－C 水平,可使 LDL－C 降低 25%。该药最常见的副作用为注射部位反应,包括局部红疹、肿胀、瘙痒、疼痛,绝大多数副作用属于轻中度。

前蛋白转化酶枯草溶菌素 9/kexin9 型(抑制剂 PCSK9):抑制剂 PCSK9 是肝脏合成的分泌型丝氨酸蛋白酶,可与 LDL－C 受体结合并使其降解,从而减少 LDL－C 受体对血清 LDL－C 的清除。通过抑制 PCSK9,可阻止 LDL－C 受体降解,促进 LDL－C 的清除。PCSK9 抑制剂以 PCSK9 单克隆抗体发展最为迅速,其中 alirocumab、evolocumab 和 bococizumab 研究较多。研究结果显示,PCSK9 抑制剂无论单独应用或与他汀类药物联合应用均明显降低血清 LDL－C 水平,同时可改善其他血脂指标,包括 HDL－C、Lp(a)等。欧盟医管局和美国 FDA 已批准 evolocumab 与 alirocumab 两种注射型 PCSK9 抑制剂上市。初步临床研究结果表明,该药可使 LDL－C 降低 40%～70%,并可减少心血管事件。至今尚无严重或危及生命的副作用报道。

六、降糖药、降压药对血脂的影响

(一) 降糖药

降糖药中可能有降低 TG 作用的药物包括双胍类(二甲双胍),噻唑烷二酮类(吡格列酮、罗格列酮),磺酰脲类(格列苯脲、格列齐特),DPP－4 抑制剂(西格列汀、维格列汀、阿格列汀),GLP－1 受体激动剂(艾塞那肽、利拉鲁肽),SCLT2 抑制剂(坎格列净),α-糖苷酶抑制剂(阿卡波糖),胰岛素(多种剂型),多巴胺受体激动剂(溴隐亭);升高 TG 的降糖药物包括噻唑烷二酮类(罗格列酮)、胆汁酸螯合剂(考来维伦),考来维伦还有轻度升高 HDL－C 和降低 LDL－C 的作用。

降糖药物中可能使 HDL－C 升高的药物包括双胍类(二甲双胍),噻唑烷二酮类(吡格列酮、罗格列酮),GLP－1 受体激动剂(艾塞那肽、利拉鲁肽),SCLT2 抑制剂(坎格列净、达格列净,依帕列净轻度升高 HDL－C),胰岛素(多种剂型),胆汁酸螯合剂(考来维伦)。降糖药一般不降低 HDL－C。磺酰脲类和 DPP－4 抑制剂类对 HDL－C 无明显影响。

降糖药物中可能有降低 LDL－C 作用的药物包括双胍类(二甲双胍),DPP－4 抑制剂(维格列汀、阿格列汀),GLP－1 受体激动剂(艾塞那肽、利拉鲁肽),SCLT2 抑制剂(坎格列净),胆汁酸螯合剂(考来维伦);升高 LDL－C 的降糖药包括噻唑烷二酮类(吡格列酮、罗格列酮),SCLT2 抑制剂(达格列净、依帕列净)。α-糖苷酶抑制剂、多巴胺受体激动剂以及胰岛素对 LDL－C 水平无明显影响。

(二) 降压药

降压药物中可能有降低 TG 作用的药物,包括 ACEI 类和 ARB 类,可能升高 TG 的降压药包括噻嗪类利尿剂和较早的 β 受体阻滞剂(如普萘洛尔),而新的 β 受体阻滞剂(如奈比洛尔)对 TG 无明显影响。

降压药中可能有升高 HDL－C 作用的药物,包括 ACEI 类和 ARB 类(轻度);降低 HDL－C 作用的包括较早的 β 受体阻滞剂(如普萘洛尔)。

降压药中可能有降低 LDL－C 作用的药物,包括 ARB 类(ACEI 类无明显的降低 LDL－C 作用),新的 β 受体阻滞剂(如奈比洛尔),可能升高 LDL－C 的主要是噻嗪类利尿剂。

（三）其他 ——

此外,除了常用的降糖药和降压药会对血脂产生影响以外,减重药物、抗菌药、非甾体消炎药(NSAID)、激素类药物和部分维生素也会对血脂产生影响。

减重药物(奥利司他、氯卡色林、托吡脂、纳曲酮)可降低 TG 和 LDL-C,且托吡脂、纳曲酮还有升高 HDL-C 的作用。

抗菌药甲硝唑有降低 LDL-C 的作用,左氧氟沙星有升高 HDL-C 的作用。

NSAID 如阿司匹林有降低 TG 和 LDL-C 的作用。

激素类药物中,第二代孕激素如左炔诺孕酮可升高 TG 和 HDL-C,降低 LDL-C;第三代孕激素如地索诺孕酮可升高 TG 和 LDL-C,降低 HDL-C。单一的雄激素可升高 HDL-C,降低 LDL-C;经皮17β-雌二醇和口服雌激素对血脂无明显影响。糖皮质激素如强的松可升高 TG、HDL-C 和 LDL-C。

维生素 D 有轻度升高 HDL-C 作用;维生素 B_{12} 有降低 TG 和 LDL-C,升高 HDL-C 的作用;维生素 C 可降低 LDL-C。不饱和脂肪酸具有降低 TG 和 LDL-C,升高 HDL-C 的作用。

表 1-4-3　常用降糖药、降压药对血脂的影响

药品种类	通用名	TG	HDL-C	LDL-C
降糖药				
双胍类	二甲双胍	↓	轻度↑	↓
TZD	吡格列酮	↓↑	↑	↑
	罗格列酮	↑	↑	↑
磺酰脲类	格列本脲	↓/←→	←→	↓/←→
	格列齐特			←→
	格列美脲	←→		
DPP-4 抑制剂	西格列汀	↓	←→	←→
	维格列汀	↓	←→	↓
	沙格列汀	←→	←→	
	阿格列汀		←→	
GLP-1 受体激动剂	艾塞纳肽	↓	↑	
	利控鲁肽	↓		
SCLT2 抑制剂	坎格列净	↓	↑	↓
	达格列净	←→	↑	↑
	依帕列净	←→	轻度↑	↑
α-糖苷酶抑制剂	阿卡波糖	↓	←→/↑	←→
	米格列醇	←→		←→
胰岛素	多种剂型	↓		
多巴胺受体激动剂	溴隐亭	↓	←→	
胆汁酸螯合剂	考来维仑	↑	轻度↑	↓
降压药				
噻嗪类利尿剂	氢氯噻嗪	↑	←→	↑
ACEI 类			←→/↑	↓/←→
ARB 类		↓	轻度↑	↓

（续表）

药 品 种 类	通 用 名	TG	HDL - C	LDL - C
β受体阻滞剂				
	普萘洛尔	↑	↓	←→
	奈比洛尔	←→	←→	↓

（陈桢玥）

第三节 何时启动降压治疗

代谢综合征(MS)的定义多样,尽管其诊断可以不含血压增高,正常血压高值和高血压却是代谢综合征常见组成部分,高血压患者合并 MS 是临床中经常面对的问题,这与高血压经常与腰围增长、胰岛素抵抗有关。

高血压和代谢异常的联合存在增加总体风险。我国人群研究显示,与非 MS 患者相比,MS 患者的 10 年心血管病风险增加 1.85 倍,缺血性和出血性脑卒中的风险分别增加 2.41 和 1.63 倍。MS 组分中,又以腹型肥胖合并高血压及低 HDL - C 者的心血管风险最高(增加 5.25 倍),如在上述组合基础上合并高血糖,则其脑血管病的发生风险增加 16.58 倍。

由于 MS 中的每一种组分都是心血管病的危险因素,它们的联合作用更强,所以有人将代谢综合征称为"死亡四重奏"(中心型肥胖、高血糖、高甘油三酯血症和高血压),因此代谢综合征是对一组高度相关疾病综合诊断与治疗的整体概念。治疗原则为早期干预,综合达标(包括体重、血糖、血脂、血压全面达标),以减少心血管风险及预防心、脑、肾等靶器官损害。

无论是否启动药物治疗,所有代谢综合征患者都必须进行生活方式的干预,健康膳食和合理运动甚为重要和有效,通过低热量膳食和运动来降低体重是 MS 患者的首要治疗策略。减轻体重和体育锻炼,不仅降低血压而且改善 MS 中的组分,延缓糖尿病的发生。国内社区人群研究显示,适当增加运动可降低代谢综合征风险 10%～20%。此外,相较于无 MS 的高血压患者,限盐的降压效果在 MS 的高血压患者中更为突出,甚至能够减少高血压药物的数量和剂量。

一、启动药物降压的时机

降压药物治疗的时机取决于心血管风险评估水平。2018 年中国高血压防治指南指出,在改善生活方式的基础上,血压仍超过 140/90 mmHg 和(或)目标水平的患者应给予药物治疗。高危和很高危的患者,应及时启动降压药物治疗,并对并存的危险因素和合并的临床疾病进行综合治疗;中危患者可观察数周,评估靶器官损害情况,改善生活方式,如血压仍不达标,则应开始药物治疗;低危患者,则可对患者进行 1～3 个月的观察,密切随诊,尽可能进行诊室外血压监测,评估靶器官损害情况,改善生活方式,如血压仍不达标可开始降压药物治疗。

事实上,对于 MS 的患者如果合并有高血压,因为常常合并有多项其他心血管危险因素,所以心血管风险评估是低/中危的可能性不大,尤其是已确诊的糖尿病患者,就是心血管风险高危的患者,需及时启动降压药物治疗,应在非药物治疗基础上立即开始药物治疗,伴微量白蛋白尿的患者也应该立即使用药物治疗。

目前尚无证据支持降压药物对血压正常高值的代谢综合征患者的心血管风险降低有益。处于高血压前期的 MS 患者是否启动药物降压呢? 新版美国高血压指南中,引入了 10 年动脉粥样硬化性心血管疾病(ASCVD)危险评分,如果血压在 130～139/80～89 mmHg 范围内,10 年 ASCVD 危险≥10% 的患者才需要进行降压药物治疗,低于这一风险水平的患者仅建议生活方式干预等非药物治疗。我国指南指出,SBP 在 130～139 mmHg 或者 DBP 在 80～89 mmHg 的糖尿病患者,可进行不超过 3 个月的非药物治疗,如血压不能达标应采用药物治疗。

二、降压药物的选择

鉴于代谢综合征常被认为是糖尿病前期,降压药物应首选改善、至少不恶化胰岛素抵抗的药物,比如血管紧张素转化酶抑制剂(ACEI)、血管紧张素受体拮抗剂(ARB)和钙拮抗剂(CCB)。

很多研究发现,ACEI/ARB 有改善胰岛素抵抗的作用,机制主要包括:① 扩张血管,改善骨骼肌血流;② 改善骨骼肌细胞内的胰岛素信号系统,促进骨骼肌对葡萄糖的摄取和利用;③ 改善脂肪组织的胰岛素抵抗。心脏预后预防评估研究(HOPE)还证实,雷米普利治疗组的新发糖尿病风险较安慰剂降低 33%。大规模糖尿病预防研究,那格列奈和缬沙坦治疗糖耐量受损的预后研究(NAVIGATOR)证实,与安慰剂相比,缬沙坦使糖耐量受损患者的新发糖尿病风险显著降低 14%。除了改善胰岛素抵抗,改善糖代谢,ACEI/ARB 还被证实可以有效改善 MS 患者经常合并的靶器官损害,例如白蛋白尿。因此,对于高血压合并 MS 的患者,降压药物主要推荐 ACEI 或 ARB。

而在 5 大类降压药物中,某些降压药物可能引起胰岛素抵抗,可增加新发糖尿病(NOD)风险或干扰糖尿病患者的血糖控制。有荟萃分析纳入了 22 项临床研究包含 143 153 例患者,结果显示,以利尿剂治疗作为参照,5 大类降压药物治疗患者的 NOD 风险由高到低的排序为:β 受体阻滞剂、安慰剂、钙拮抗剂、ACEI 和 ARB,也就是说,在 5 大类降压药物中,利尿剂和 β 受体阻滞剂的 NOD 风险更高。很多研究证明,新发糖尿病患者的远期心血管风险高于无糖尿病的患者。对缬沙坦长期抗高血压治疗评估研究(VALUE)进行分析发现,与无糖尿病的患者相比,基线有糖尿病的高血压患者、研究过程中新诊断的糖尿病患者的心血管事件风险均显著升高。对多危险因素干预研究(MRFIT)中的 11 645 例患者(半数患者接受了大剂量的利尿剂治疗)进行为期 18 年的随访发现,在干预阶段发生糖尿病患者的死亡率高于未发生糖尿病的患者。虽然并不是直接证据,但是这些研究结果均为药物引起的新发糖尿病可以增加远期心血管风险的观点提供了支持。

大型降压药物试验明确表明,噻嗪类利尿剂增加 NOD 的发病率。ALLHAT 试验作为一项经典试验,患者随机分配至氯噻酮、氨氯地平或赖诺普利组,经过 4 年的随访后,3 组间 NOD 的发生率分别 11.6%、9.8% 和 8.1%。噻嗪类利尿剂增加 NOD 风险的最可能机制或许与低钾血症有关。在一项包括 59 项临床试验共 83 个噻嗪类利尿剂研究组的分析中,利尿剂相关的血钾改变与血糖呈负相关。在 SHEP 试验中,氯噻酮组 NOD 的风险是安慰剂组的 2 倍,但当根据血钾作统计学调整后,额外风险降低了 41%。血钾水平每降低 0.5 mEq/L,NOD 的风险就独立升高 45%。研究者认为,利尿剂导致的血钾改变可阻止胰腺 B 细胞表面钾通道的关闭,减少胰岛素分泌,从而导致血糖升高。此外,低钾血症也可独立于胰岛素分泌效应而刺激胰岛素抵抗。利尿剂还可刺激交感神经和肾素-血管紧张素系统,导致胰岛素抵抗和高血糖。一项横断面研究还发现,高血压患者血清低钾水平与糖尿病前期和新诊断糖尿病独立相关,但正常血压者则无此种关系。

利尿剂相关的 NOD 是否会增加心血管事件的发生率仍然充满争议。在 ALLHAT 试验中,尽管利尿剂组 NOD 的发病率高于氨氯地平组和赖诺普利组,但三组的心血管事件发生率却无明显区别。而在随后 2.9 年的随访仍未发现利尿剂与心血管或肾脏疾病风险相关。SHEP 研究对随机分配至氯噻酮或安慰剂的 4 732 名患者进行了平均 14.3 年的随访,发现氯噻酮可降低心血管死亡率。安慰剂组的 NOD 和糖尿病可增高心血管风险和总死亡率,而氯噻酮组的 NOD 却无此影响。氯噻酮可降低基线期糖尿病患者的心血管风险。因此,ALLHAT 试验和 SHEP 研究提示,利尿剂在高血压中的获益大于 NOD 的有害结局。不同于噻嗪类利尿剂，阿米洛利等保钾类利尿剂对血糖不会产生不良作用。此外，小剂量的噻嗪类利尿剂推荐用于临床，因为他们可产生同样的降压效果，而且对血钾和血糖的影响很小。

β 受体阻滞剂相关的 NOD 风险与噻嗪类利尿剂无明显差异，但与噻嗪类利尿剂（NOD 主要在第 1 年）的作用模式不同，使用 β 受体阻滞剂时 NOD 的风险随着使用时间的延长呈指数升高。在一项包括 12 项研究共 94 492 名患者的 Meta 分析中，与非利尿降压药相比，β 受体阻滞剂可使 NOD 增加 22%。空腹血糖与体重指数都是 NOD 的预测因素，因此老年人、MS 患者发生 NOD 的风险更高。

β 受体阻滞剂相关的 NOD 风险可被 ACEI 所缓和。在一项关于稳定性冠心病患者的研究中，β 受体阻滞剂可增加 NOD 的发病率，但联合使用 β 受体阻滞剂和 ACEI 患者的风险却低得多。

对糖尿病患者而言，非选择性 β 受体阻滞剂可恶化血糖控制，但新型选择性 $β_1$ 受体阻滞剂或有血管扩张作用的 β 受体阻滞剂似乎对此影响甚微或无此作用，至少在短期试验中是如此。在一项包含 1 148 名高血压伴 2 型糖尿病患者的随机比较研究中，经过 4 年后，卡托普利组的平均 HbA1c 为 7.0%，阿替洛尔组的平均 HbA1c 为 7.5%，且有更多的患者需要额外的降糖药物。在另一项对 1 235 名患者持续 35 周随访的研究中，美托洛尔组和卡维地洛组的 HbA1c 分别增加了 0.15% 和 0.02%，两组的降压效果则无明显区别。

β 受体阻滞剂可通过同时抑制胰岛素分泌和增加胰岛素抵抗而增加 NOD 的风险。由于胰腺 β 肾上腺素能受体为 $β_2$ 受体，非选择性的 β 受体阻滞剂如普萘洛尔会表现出升高血糖的作用，而选择性 $β_1$ 受体阻滞剂奈比洛尔则不会。实际上，老式的高剂量选择性 $β_1$ 受体阻滞剂同样会对血糖控制产生不良影响，像阿替洛尔等，因为这类药并不是完全的选择性阻断 $β_1$ 受体，同时也会阻断部分 $β_2$ 受体。β 受体相关 NOD 的其他机制包括减少肌肉的脂蛋白脂肪酶、增加体重、减少胰岛素清除、减少外周血流以及增加总外周血管阻力。

综上所述，高血压合并 MS 患者往往有多个危险因素和靶器官损害的聚集，心血管病风险高，其降压治疗目标较一般高血压患者的降压目标更为严格，为 <130/80 mmHg。关于降压药物的选择，应当首先选择 ACEI/ARB，而大多数 MS 患者的血压控制需要联合用药，应以 ACEI/ARB 为基础加用二氢吡啶类 CCB。因获益大于风险，小剂量利尿剂可在 MS 患者的降压治疗中使用，尤其是联合用药方案中使用，如果使用了排钾利尿剂，可酌情在必要时联用保钾药物。β 受体阻滞剂仅推荐在有强适应证的特殊人群使用，如合并心绞痛可加用 β 受体阻滞剂，优选新型选择性 $β_1$ 受体阻滞剂或有血管扩张作用的 β 受体阻滞剂，且联合使用 ACEI 可能有助于降低 NOD 的风险。

（李　华）

第四节　代谢综合征患者 24 h 动态血压的特点

在代谢综合征各组分中，我国患者以合并高血压最为常见（65.4%），其次为血脂异常（男性高脂血症 53.6%，女性低 HDL-C 血症 49.4%）。本节将通过文献综述分析代谢综合征患者 24 h 动态血压的特点，探讨代谢综合征患者降压药物的合理使用方法。

一、代谢综合征血压升高特点

代谢综合征患者常见各时段动态血压升高，一半以上为隐蔽性高血压。在美国杰克逊心脏研究中，共纳入了 359 名未服用降压药和 393 名正在服用降压药的非裔美国人。在未降压治疗人群中，61

名合并有代谢综合征,平均年龄为 56 岁,其中女性占了 68.9%。未降压治疗人群中合并代谢综合征的受试者各时段的平均收缩压(包括白天、夜间、24 h)均高于未合并代谢综合征的受试者,但两组之间平均舒张压的差异无统计学意义。合并和未合并代谢综合征受试者的隐蔽性高血压比例分别为62.3%和 43.6%。校正了年龄、性别、教育水平、吸烟、体力活动情况、冠心病病史、总胆固醇、他汀药物的使用以后,合并代谢综合征患者的隐蔽性高血压的患病风险增加了 38%。分析代谢综合征的各个组分时,发现只有诊室血压和隐蔽性高血压之间存在关联。在已降压治疗的 393 名人群中,223 名合并有代谢综合征,合并和未合并代谢综合征受试者的隐匿性未控制高血压比例分别为 59.6%和58.2%。经多变量调整后,两者隐蔽性未控制高血压的患病风险差异无统计学意义。

代谢综合征组分中,诊室血压正常高值、糖尿病、肥胖均与隐匿性高血压患病相关。国际动态血压合作研究(IDACO)研究表明,在糖尿病未服用降压药的人群中,隐蔽性高血压比例为 29.3%,高于无糖尿病者(18.8%);在糖尿病已服用降压药治疗的人群中,隐蔽性未控制高血压的比例为42.5%,也高于无糖尿病者(30.5%)。在韩国动态血压登记研究中(KOR-ABP),总共纳入 1 290名受试者,平均年龄为 54.2 岁,女性占 49.7%。中心型肥胖定义为男性腰围≥90 cm,女性腰围≥85 cm,中心型肥胖有 718 名。研究发现,中心型肥胖组白天收缩压、夜间收缩压和舒张压均高于非肥胖组,女性表现出比男性更大的平均血压差别和脉压。提示中心型肥胖与较高的收缩压和较宽的脉压有关,这在妇女中更突出。这种性别差异可能是由于绝经期引起的激素变化和体重的突然变化造成的。

以上研究表明,代谢综合征常伴随动态血压各时段血压的升高。代谢综合征中一半以上有隐蔽性高血压,未降压治疗和已降压治疗人群中均可能出现。

二、代谢综合征常见非杓型或反杓型血压节律

在日本开展的一项动态血压监测研究,共纳入 462 名受试者(其中男性 226 名),结果表明,以非杓型血压为特征的受试者更肥胖。在调整体重指数、年龄和性别后,非杓型的极低密度脂蛋白、甘油三酯和餐后 2 h 血糖水平均高于杓型者。非杓型者在代谢综合征、糖耐量受损和 2 型糖尿病的受试者中更常见。随着代谢综合征组分的增加,非杓型的患病率也增加。与杓型者相比,非杓型者更可能为年龄大、肥胖、高 VLDL-C、低 HDL-C 的人群。肥胖和夜间容量依赖性高血压被认为是代谢综合征非杓型动态血压的病理生理学因素。代谢综合征、盐敏感性增强,以及非杓型模式之间存在关联。非杓型血压也是糖耐量异常的独立预测因子。与杓型高血压患者相比,非杓型高血压患者更常表现为胰岛素抵抗和糖耐量异常。合并有糖耐量受损的正常血压者,比正常糖耐量的更易表现为非杓型。

2015 年发表的一项在中国开展的研究,共纳入了 509 名高血压受试者,其中诊断为代谢综合征的有 121 名,研究发现反杓型的患者代谢综合征患病率最高。经过多因素 logistic 回归分析后,发现反杓型(OR=2.298,P=0.006)和 24 h 平均血压(OR=1.063,P=0.021)是男性代谢综合征的患病危险因素,但在女性中,反杓型不是代谢综合征的危险因素(P=0.97),其可能的机制尚不清楚。

在 Oman Family 研究中,有 1 124 名阿拉伯血统受试者(平均年龄 34.1 岁)记录了动态血压,其中 264 名合并有代谢综合征。在代谢综合征中非杓型为 131 例(50%),其中女性有 99 例,而没有代谢综合征的非杓型有 265 例(31%)。代谢综合征非杓型受试者白天和夜间血压、夜间脉压明显升高。在这一队列中,非杓型血压的重要决定因素是高体重指数和高血清甘油三酯。

西班牙 Hygia 研究是一项大样本高血压患者的动态血压前瞻性研究,涉及 12 765 名高血压患者(6 797 名男性/5 968 名女性),平均年龄 58.1±14.1 岁,通过评估西班牙西北部初级保健中心动

态血压来前瞻分析心脑血管疾病风险。在参与者中 2 954 人(1 799 名男子/1 155 名妇女)患有 2 型糖尿病。在 3 839 名未治疗高血压中,有 525 名糖尿病患者;在 8 926 名已治疗高血压中,有 2 429 名糖尿病患者。患有糖尿病的高血压患者比没有糖尿病的更有可能是男性和年长者,合并有微量白蛋白尿、蛋白尿、慢性肾脏疾病、阻塞性睡眠呼吸暂停、代谢综合征、肥胖,以及较高的葡萄糖、肌酐、尿酸和甘油三酯,但总胆固醇、HDL‐C 和肾小球滤过率较低。在糖尿病患者中,动态收缩压明显升高,主要是在夜间睡眠时间和早晨醒来后的最初几个小时,与是否降压治疗无关,非杓型比例明显高于无糖尿病患者(62.1%对 45.9%)。组间差异最大的是反杓型血压的患病率,糖尿病和非糖尿病分别为 19.9%和 8.1%。在未控制的糖尿病高血压患者中,89.2%的患者患有夜间高血压。糖尿病患者的 24 h 脉压也明显升高,即使在纠正年龄之后。该研究提示高血压合并糖尿病患者,非杓型血压和反杓型的患病率显著升高。心血管风险最高的反杓型的患病率,糖尿病是非糖尿病的 2 倍以上。研究提示,在糖尿病临床诊治中,应该进行动态血压监测以评估心血管风险。

以上研究表明,代谢综合征更可能表现为血压昼夜节律的异常,常伴有非杓型或反杓型血压节律。

三、代谢综合征患者动态的动脉硬化指数增高

动态的动脉硬化指数(AASI)是利用 24 h 动态收缩压与舒张压的关系,计算出回归系数来间接评估动脉硬化程度的参数。在意大利开展的一项研究中,共纳入了 156 例未治疗的原发性高血压且无糖尿病的患者,平均年龄为 47 岁,其中诊断为代谢综合征的有 36 名。与没有代谢综合征的患者相比,代谢综合征患者中男性更多,并且血清尿酸、高敏 C 反应蛋白、总胆固醇、低密度脂蛋白升高。在对这些混杂因素进行调整后,AASI 与代谢综合征之间的关联仍具有统计学意义($P = 0.025\ 7$)。此外,代谢综合征患者的 AASI 升高($\geqslant 0.55$)的比例更高($P = 0.015\ 6$)。在调整年龄和 24 h 平均血压后,代谢综合征患者中 AASI 升高的风险增加了两倍以上。这个研究表明在原发性高血压的非糖尿病患者中,代谢综合征患者动脉硬化程度增加,有助于解释高血压合并代谢综合征患者的高心血管病发病率和死亡率。

四、对降压治疗的指导意义

如前所述,代谢综合征患者动态血压水平较高,一半以上有隐匿性高血压,常表现为非杓型和反杓型等异常血压节律的动态血压特征,因此,代谢综合征患者降压治疗尤其应注重 24 h 血压达标,尤其是夜间血压的控制,以恢复正常的血压昼夜节律。要达到 24 h 血压完美控制达标,国内外指南一致优先推荐使用半衰期较长的长效降压药物。考虑到代谢综合征常合并动脉硬化、微量蛋白尿等靶器官损伤,指南推荐,代谢综合征患者的首选降压药物是肾素-血管紧张素系统阻滞剂,包括血管紧张素转化酶抑制剂(ACEI)和血管紧张素 Ⅱ 受体阻滞剂(ARB)。单药血压控制不佳的,可以与钙通道阻滞剂(CCB)或噻嗪类利尿剂(如低剂量吲达帕胺)联合使用。一些新型降糖药物,如钠-葡萄糖共转运体 2 抑制剂在改善血糖升高的同时,还有降压作用,特别是夜间血压,对代谢综合征患者可能也适用。许多研究表明,50%~70%的患者需要两种或两种以上的药物联合治疗才能达到降压目标。

ZAMES 研究是一项在意大利和罗马尼亚开展的多中心、随机、双盲临床试验,共入选 466 名代谢综合征合并高血压患者(平均年龄 59 岁,男性 53%),随机分配降压治疗到佐芬普利 30 mg＋氢氯噻嗪 12.5 mg(231 名)或厄贝沙坦 150 mg＋氢氯噻嗪 12.5 mg(235 名)的固定剂量组合,每日一次,累计 24 周。在 8 周和 16 周治疗后,血压不达标者的佐芬普利和厄贝沙坦剂量增加一倍。20%的患者进行了动态血压监测。在 8、16 和 24 周后的治疗后,两组药物的降压效果差别无统计

学意义。两组之间的不良事件发生率相同(均为 5%)。在 MEDINA 研究中,共有 439 例高血压合并代谢综合征和/或糖尿病患者,随机分为 2 组:一组雷米普利或培哚普利治疗(217 人),另一组为氯沙坦治疗(222 人)。两组均可加入氢氯噻嗪或氨氯地平以及他汀类药物。ACEI 组诊室血压下降24.1/13.3 mmHg,氯沙坦组诊室血压下降 25.9/13.5 mmHg,两组间无明显差异。两组间的代谢参数也无显著性差异。上述试验说明了 ACEI 和 ARB 在代谢综合征合并高血压患者降压治疗中的疗效和安全性,且两种药物的作用是相似的。

2011 年发表的一项代谢综合征患者的超声心动图研究,共纳入了 80 例(平均年龄 59 岁)代谢综合征患者,这些患者基线时已接受其他降压治疗,随机分为螺内酯 25 mg/d(40 人)或安慰剂(39 人)治疗 6 个月。2 组在基线的心脏结构和功能指标上均无差异。经治疗后,螺内酯组左室功能、心肌反射率和左室肥厚明显改善,血清前胶原Ⅰ型羧端前肽(PICP)和前胶原Ⅲ型氨基末端前肽水平也出现相应下降,而安慰剂组没有类似的变化。该试验说明,在标准降压治疗中加入螺内酯,可以改善代谢综合征患者的心脏重塑及功能。

不同降压治疗对代谢综合征患者的代谢指标影响如何? 西班牙 MARCADOR 研究共入选了115 名 35~75 岁的 1、2 级原发性高血压(收缩压 140~179 mmHg,舒张压 90~109 mmHg)合并代谢综合征的患者,随机接受了氨氯地平 10 mg(n=29)、替米沙坦 80 mg(n=28)、马尼地平 20 mg(n=29)、马尼地平 10 mg/赖诺普利 10 mg(n=29),均每日口服一次,治疗 14 周。主要终点是胰岛素敏感性的变化。研究结果显示,所有治疗均能显著降低血压。与氨氯地平比较,马尼地平对胰岛素抵抗、白蛋白/肌酐比值、低密度脂蛋白和其他几种代谢、炎症和血栓前标志物的改善作用较好。马尼地平/赖诺普利联合治疗组在改善代谢、炎症、血栓前和生长/黏附标记物方面优于马尼地平单药治疗组。该试验表明了 ACEI 与 CCB 联合治疗代谢综合征的优势。

代谢综合征患者,常夜间血压下降不足,表现为非杓型或反杓型血压。是否需要把早晨服用的降压药物改到晚上来服? 目前虽有一些单中心试验证据,但这种时间治疗学策略的益处尚未得到公认。在西班牙 MAPEC 研究中,入选了动态血压诊断的高血压患者 2 312 名,去除 111 名动态血压不合格患者后,将患者随机分为 2 组,一组患者全部白天服用降压药,另外一组患者将至少一种降压药物放在睡前服用,最终两组分别有 1 084 和 1 072 名患者纳入研究,平均年龄为 55.6 岁。基线时,两组诊室血压和动态血压未见显著差异。中位随访 5.6 年之后,夜间服药组的夜间血压下降幅度均显著高于白天服药组(夜间血压下降 11.8/7.9 对 6.6/5.2 mmHg),非杓型比例较低(34%对 62%)。而两组白天血压下降幅度没有显著差异,同时两组降压药物使用数量和种类方面未见统计学差异。试验中共发生致死与非致死性终点事件数 255 例,KM 生存曲线显示,夜间服用药物组生存率明显高于白天服药组,无论是总的心血管事件还是单个的心血管疾病,睡前服药组的事件发生风险均显著低于白天服药组。2019 年,实施 MAPEC 研究的团队在欧洲心脏病学杂志上发表了一篇多中心、更大规模的临床试验结果,以进一步验证 MAPEC 研究结论。该研究纳入了西班牙 40 个分中心的数据,研究流程和 MAPEC 研究相似,但每组人数均高达 9 500 余人,平均年龄60.5 岁,中位随访时长为 6.3 年。结果显示,夜间服药组服用的降压药物数量低于白天服药组(1.71对 1.8),夜间服药组使用 CCB 的比例较高(36.8%对 32.7%)。夜间服药组患者的血肌酐、LDL-C和尿微量白蛋白肌酐比明显低于白天服药组,而 HDL-C 和肾小球滤过率显著高于白天服药组。在血压方面,白天血压下降幅度没有明显差异,而夜间服药组患者的夜间血压和 48 h 平均血压均显著降低(夜间血压 114.7/64.5 对 118/66.1 mmHg,124.3/72.2 对 125.6/73.1 mmHg),夜间服药组的非杓型比例明显下降(37.5%对 50.3%)。3 246 名受试者发生了心血管事件,两组对比,无论是何种复合心血管事件终点,夜间服药组的发生率均显著降低 40% 左右。该研究进一步证实了夜间服用降压药的益处,但较大的获益程度令人难以相信,需要未来研究加以证实。

综上所述,动态血压监测在代谢综合征诊治中具有重要价值。代谢综合征患者动态血压各时段的血压较高,但一半以上表现为隐蔽性高血压,需要进行动态血压监测或家庭血压监测加以识别。另外,代谢综合征患者常表现为昼夜节律异常,夜间血压下降不足,且伴有 AASI 的升高。基于代谢综合征这些动态血压特征,在降压药物的选择上,建议优先使用长效制剂;首选 ACEI 或 ARB 等保护靶器官的药物;联合使用时,首选 ACEI 或 ARB 与 CCB 的联合;为了增加服药的依从性,推荐使用单片复方制剂。在夜间服用降压药的益处得到进一步证实以前,暂不推荐广泛运用,仍需开展更多的研究探讨代谢综合征的降压治疗策略。

(黄剑峰　李　燕)

第五节　何时启动降糖治疗

2013 年我国慢性病及其危险因素监测显示,18 岁及以上人群糖尿病患病率为 10.4%,且糖尿病的发病有明显年轻化的趋势,并较易伴随多种其他的代谢紊乱,比如代谢综合征(MS)。MS 是一组由胰岛素抵抗所导致的全身慢性炎症、代谢紊乱的临床综合征。MS 表现为中心型肥胖、胰岛素抵抗、糖代谢异常、高血压、高脂血症、高凝状态以及内皮细胞功能紊乱和慢性功能炎症状态,是在代谢上相互关联的危险因素的组合。我国关于 MS 的诊断标准包括:① 腹型肥胖(即中心型肥胖):腰围(男性)≥90 cm,腰围(女性)≥85 cm;② 高血糖:空腹血糖≥6.1 mmol/L 或糖负荷后 2 h 血糖≥7.8 mmol/L 和(或)已确诊为糖尿病并治疗者;③ 高血压:血压≥130/85 mmHg 及(或)已确认为高血压并治疗者;④ 空腹甘油三酯(TG)≥1.7 mmol/L;⑤ 空腹高密度脂蛋白胆固醇(HDL-C)<1.04 mmol/L。满足 3 项及以上即可诊断为 MS。目前研究显示,MS 人群是发生心脑血管疾病的高危人群,与非 MS 者相比,其罹患心血管疾病和 2 型糖尿病的风险均显著增加。

2 型糖尿病防治所涉及的三级预防目标中,以前两者尤为重要。一级预防目标是控制 2 型糖尿病的危险因素,预防 2 型糖尿病的发生;二级预防的目标是早发现、早诊断和早治疗 2 型糖尿病患者,重点筛查糖尿病高危人群,比如 MS 人群,在已诊断的患者中预防糖尿病并发症的发生。2 型糖尿病患者常合并 MS 的一个或多个组分的临床表现,如高血压、血脂异常、肥胖症等。伴随着血糖、血压、血脂等水平的升高及体重的增加,2 型糖尿病并发症的发生风险、发展速度及其危害等将显著增加。目前 MS 防治的主要目标是预防心血管疾病以及 2 型糖尿病的发生,对已有心血管疾病者则要预防心血管事件再发。对 2 型糖尿病基于循证医学证据的科学、合理的治疗策略应该是综合性的,包括降血糖、降血压、调节血脂、抗血小板、控制体重和改善生活方式等治疗措施。而降糖治疗包括控制饮食、合理运动、血糖监测、糖尿病教育和应用降糖药物等综合性治疗措施。

通常认为,积极且持久的生活方式治疗是 MS 患者降糖治疗的核心环节。这与 2 型糖尿病一级预防理念相呼应,即以倡导健康生活方式为主要措施,如合理膳食、控制体重、适量运动、限盐、戒烟等。MS 患者无论有无血糖组分的异常(IGT、IFG 或两者同时存在)均推荐生活方式干预。多项随机对照研究显示,IGT 人群接受适当的生活方式干预可延迟或预防 2 型糖尿病的发生。中国大庆研究的生活方式干预组推荐患者增加蔬菜摄入量、减少酒精和单糖的摄入量,鼓励超重或肥胖患者(BMI>25 kg/m²)减轻体重,增加日常活动量,每天进行至少 20 min 的中等强度活动,生活方式干预 6 年,可使以后 14 年的 2 型糖尿病累计发生风险下降 43%。美国预防糖尿病计划(DPP)研究的生活方式干预组推荐患者摄入能量<25% 的低脂饮食,如果体重减轻未达到标准,则进行能量限制;生活方式干预组中 50% 的患者体重减轻了 7%,74% 的患者可以坚持每周至少 150 min 中等强度的运动;生活方式干预 3 年可使 IGT 进展为 2 型糖尿病的风险下降 58%。随访累计达 10

年后,生活方式干预组体重虽然有所回升,但其预防 2 型糖尿病的益处仍然存在。

在明确 MS 人群药物降糖治疗契机之前,首先需要了解糖尿病高危人群的定义。在成年人(>18岁)中,具有下列任何一个及以上的糖尿病危险因素者:① 年龄≥40 岁;② 有糖尿病前期(IGT、IFG 或两者同时存在)史;③ 超重(BMI≥24)或肥胖(BMI≥28 kg/m²)和(或)中心型肥胖(男性腰围≥90 cm,女性腰围≥85 cm);④ 静坐生活方式;⑤ 一级亲属中有 2 型糖尿病家族史;⑥ 有妊娠期糖尿病史的妇女;⑦ 高血压[收缩压≥140 mmHg 和(或)舒张压≥90 mmHg],或正在接受降压治疗;⑧ 血脂异常 HDL - C≤0.91 mmol/L 和(或)TG≥2.22 mmol/L,或正在接受调脂治疗;⑨ 动脉粥样硬化性心血管疾病(ASCVD)患者;⑩ 有一过性类固醇糖尿病病史者;⑪ 多囊卵巢综合征(PCOS)患者或伴有与胰岛素抵抗相关的临床状态(如黑棘皮征等);⑫ 长期接受抗精神病药物和(或)抗抑郁药物治疗和他汀类药物治疗的患者。

在上述各项中,糖尿病前期人群及中心型肥胖是 2 型糖尿病最重要的高危人群,其中 IGT 人群每年约有 6%～10% 的个体进展为 2 型糖尿病。MS 患者即使血糖正常亦属于糖尿病高危人群,其筛查原则有两点:① 对于具有至少一项危险因素的高危人群,应进一步进行空腹血糖或任意点血糖筛查;② 如果空腹血糖≥6.1 mmol/L 或任意点血糖≥7.8 mmol/L 时,建议行 OGTT(空腹血糖和糖负荷后 2 h 血糖)。

因此,推荐 MS 患者常规定期筛查血糖情况,满足以下两种情况的 MS 患者建议启动降糖药物治疗:① 糖尿病前期个体(空腹血糖≥6.1 mmol/L 或任意点血糖≥7.8 mmol/L,且未达到糖尿病诊断标准),强化生活方式干预 6 个月效果不佳,且合并有上述危险因素者,可考虑药物干预;② 确诊为糖尿病的个体需要接受药物治疗。糖尿病前期人群接受药物干预前必须充分评估效益风险比和效益费用比,并且做好充分的医患沟通和随访。在糖尿病前期人群中进行药物干预的临床试验显示,降糖药物包括二甲双胍、α-糖苷酶抑制剂、噻唑烷二酮类药物(TZDs)、GLP - 1 受体激动剂以及减肥药奥利司他等药物治疗可以降低糖尿病前期人群发生糖尿病的风险。二甲双胍和阿卡波糖在糖尿病前期人群中长期应用的安全性证据较为充分,而其他药物长期应用时则需要全面考虑花费、副作用、耐受性等因素。然而,目前已经完成的药物预防糖尿病的临床研究并未采用生活方式干预失败的患者作为研究对象,因此尚无充分的证据表明药物干预具有长期疗效和卫生经济学益处,故国内外相关指南尚未广泛推荐药物干预作为预防糖尿病的主要手段,对于糖尿病前期人群临床使用降糖药物仍需谨慎。

一、代谢综合征人群血糖控制目标

MS 人群的血糖控制有赖于科学的血糖监测。血糖监测是糖尿病管理中的重要组成部分,其结果有助于评估糖尿病患者糖代谢紊乱的程度,制定合理的降糖方案,反映降糖治疗的效果并指导治疗方案的调整。目前临床上血糖监测方法包括利用血糖仪进行的毛细血管血糖监测、持续葡萄糖监测(CGM)、糖化血红蛋白(HbA1c)和糖化白蛋白(GA)的检测等。其中毛细血管血糖监测包括患者自我血糖监测(SMBG)及在医院内进行的床边快速血糖检测。

糖尿病控制与并发症试验(DCCT)、英国前瞻性糖尿病研究(UKPDS)等严格控制血糖的临床研究结果提示,在处于糖尿病早期阶段的患者中,严格控制血糖可以显著降低糖尿病微血管病变的发生风险。随后的长期随访结果显示,早期严格血糖控制与长期随访中糖尿病微血管病变、心肌梗死及死亡的发生风险下降相关。这表明,对新诊断的 2 型糖尿病患者,早期进行严格血糖控制可以降低糖尿病微血管和大血管病变的发生。因此,对于新诊断、年轻、无并发症或合并症的 2 型糖尿病患者,建议及早采用严格的血糖控制,以降低糖尿病并发症的发生风险。

前文已提及,2 型糖尿病患者常合并代谢综合征的一个或多个组分的临床表现,如高血压、血脂异常、肥胖症等。伴随着血糖、血压、血脂等水平的升高及体重的增加,2 型糖尿病并发症的发生风险、发展速度及其危害等将显著增加。因而,对 2 型糖尿病基于循证医学证据的科学、合理的治疗策略应该是综合性的,包括降血糖、降血压、调节血脂、抗血小板、控制体重和改善生活方式等治疗措施。降糖治疗包括控制饮食、合理运动、血糖监测、糖尿病教育和应用降糖药物等综合性治疗措施。MS 患者合并 2 型糖尿病的综合控制目标视患者的年龄、合并症、并发症等不同而异。制定 2 型糖尿病患者综合调控目标的首要原则是个体化,应根据患者的年龄、病程、预期寿命、并发症或合并症病情严重程度等进行综合考虑。治疗未能达标不应视为治疗失败,控制指标的任何改善对患者都将有益,将会降低相关危险因素引发并发症的风险。

针对 MS 各个组分如糖尿病或糖调节受损、高血压、血脂异常以及肥胖等的药物治疗,治疗目标如下:① 一年内体重减轻 7%~10%,争取达到正常的体重指数(BMI)和腰围;② 糖尿病患者血压<130/80 mmHg,非糖尿病患者血压<140/90 mmHg;③ LDL-C<2.6 mmol/L(未合并动脉粥样硬化心血管病)或<1.8 mmol/L(合并动脉粥样硬化心血管疾病)、TG<1.7 mmol/L、HDL-C>1.04 mmol/L(男)或> 1.30 mmol/L(女);④ 空腹血糖<6.1 mmol/L、负荷后 2 h 血糖<7.8 mmol/L 及 HbA1c<7.0%。

对于众多糖尿病患者而言,血糖监测是实现血糖控制目标的关键环节。研究对象为接受胰岛素治疗患者的临床试验已将 SMBG 作为多因素干预措施的重要一环,以证明其对糖尿病并发症的预防具有一定的作用。由此可见,SMBG 是糖尿病使用胰岛素患者有效降糖治疗的不可或缺的组成部分。近年来,CGM 已经成为评估血糖水平的一种补充方法。血糖监测使患者能够评估其对治疗的个体化反应,并评估个体是否可以安全地实现血糖控制目标。将血糖监测结果整合到糖尿病管理中可以成为指导生活方式改善、预防低血糖症以及调整药物(尤其是餐前胰岛素剂量)的有效辅助工具。

HbA1c 是反映长期血糖控制水平的主要指标之一。UKPDS 研究证实,强化血糖控制可显著降低病程较短的 2 型糖尿病患者微血管并发症的患病率。对 UKPDS 研究对象的长期随访显示,早期的强化血糖控制对于延缓大多数微血管并发症的发生具有持续且有效的作用。因此,HbA1c 控制在 7.0% 以下已被证实可明确减少 1 型和 2 型糖尿病在发病早期出现的微血管并发症的发生。目前,对大多数非妊娠成年 2 型糖尿病合并 MS 的患者而言,合理的 HbA1c 控制目标为<7.0%。更严格的 HbA1c 控制目标(如<6.5%,甚或尽可能接近正常)适合于病程较短、预期寿命较长、无并发症、未合并心血管疾病的 2 型糖尿病患者,其前提是无低血糖或其他副作用。相对宽松的 HbA1c 目标(如<8.0%)可能更适合于有严重低血糖史、预期寿命较短、有显著的微血管或大血管并发症,或有严重合并症、糖尿病病程很长,尽管进行了糖尿病自我管理教育、适当的血糖监测、接受有效剂量的多种降糖药物包括胰岛素治疗,仍很难达到常规治疗目标的患者。应该避免因过度放宽控制标准而出现急性高血糖症状或与其相关的并发症。在治疗调整中,可将 HbA1c≥7.0% 作为 2 型糖尿病合并 MS 的患者需要调整治疗方案的重要判断标准。

血糖控制应根据 SMBG 的结果以及 HbA1c 水平综合判断。事实上,除了 HbA1c,餐前与餐后 SMBG 目标值很复杂。既往流行病学研究结果提示,负荷后 2 h 血糖升高与心血管疾病风险增加显著相关,且该相关性独立于空腹血糖存在。而相关临床试验则证实,校正 HbA1c 后,负荷后 2 h 血糖不增加心血管疾病的发病风险。在糖尿病患者中,餐后高血糖会对血管相关病理生理进展过程(如血管内皮功能障碍)产生不良影响。显然,餐后高血糖与餐前高血糖一样,会导致 HbA1c 水平升高,在 HbA1c 水平接近 7.0% 时二者相对贡献更大。然而,结果研究清楚地表明,A1c 是糖尿病并发症的主要预测指标,而血糖控制的里程碑式的著名试验(如 DCCT 和 UKPDS)绝大多数都依赖于餐前 SMBG。此外,一项针对已知 CVD 患者的随机对照试验发现,与针对降低餐前血糖的胰岛素治疗相比,针对餐后血糖的胰岛素治疗没有心血管疾病的获益。因此,对于餐前血糖值在目标范围内但 HbA1c 值高于目标值的个体,建议进行餐后血糖监测是较为合理的措施。餐后血糖即测量餐后 2 h 血糖值,并采取将餐后血糖值降低至 10.0 mmol/L 的降糖方案,可能有助于降低 HbA1c 至目标范围。对来自 ADAG 研究的 470 位参与者(237 位 1 型糖尿病和 147 位 2 型糖尿病)的数据进行的分析发现,与常规 HbA1c 目标相关的实际平均血糖水平明显高于既往 DCCT 和 ADA 推荐的目标值。这些发现支持了餐前血糖目标可在不影响整体血糖控制的情况下适当放宽,因此 ADA 将空腹血糖的控制标准定为 4.4～7.2 mmol/L。

二、代谢综合征人群降糖药物的选择

高血糖的药物治疗多基于纠正导致人血糖升高的两个主要病理生理改变——胰岛素抵抗和胰岛素分泌受损。糖尿病的医学营养治疗和运动治疗是控制 2 型糖尿病高血糖的基本措施。在饮食和运动不能使血糖控制达标时应及时采用药物治疗。根据作用效果的不同,口服降糖药可分为主要以促进胰岛素分泌为主要作用的药物(磺酰脲类、格列奈类、DPP-4 抑制剂)和通过其他机制降低血糖的药物(双胍类、TZDs、α-糖苷酶抑制剂、SGLT2 抑制剂)。

1. 磺酰脲类和格列奈类:直接刺激胰岛 B 细胞分泌胰岛素,磺酰脲类及格列奈类药物可使 HbA1c 降低 1.0％～1.5％(去除安慰剂效应后)。两类药物如果使用不当可导致低血糖,特别是在老年患者和肝、肾功能不全者,其中格列奈类药物引起低血糖风险较磺酰脲类药物低;此外,这两类药物还可导致体重增加,而 MS 患者多数伴有肥胖,故需慎重选择。

2. DPP-4 抑制剂:通过减少体内 GLP-1 的分解、增加 GLP-1 浓度,GLP-1 以葡萄糖浓度依赖的方式增强胰岛素分泌,抑制胰高糖素分泌。在我国 2 型糖尿病患者中的临床研究结果显示,DPP-4 抑制剂的降糖疗效(减去安慰剂效应后)为可降低 HbA1c 0.4％～0.9％。DPP-4 抑制剂对体重的作用为中性或轻度增加,此外,西格列汀、沙格列汀、阿格列汀不增加心血管病变发生风险。在 2 型糖尿病患者使用沙格列汀的心血管结果评估研究中观察到在具有心血管疾病高风险的患者中,沙格列汀的治疗与因心力衰竭而住院的风险增加相关,因此 MS 合并糖尿病的患者不推荐使用沙格列汀降血糖治疗。

3. 双胍类:双胍类的主要药理作用是减少肝脏葡萄糖的输出和改善外周胰岛素抵抗而降低血糖,许多国家和国际组织制定的糖尿病诊治指南中均推荐二甲双胍作为 2 型糖尿病患者控制高血糖的一线用药和药物联合中的基本用药。对临床试验的系统评价显示,二甲双胍的降糖疗效(去除安慰剂效应后)为 HbA1c 下降 1.0％～1.5％,并可减轻体重。在 500～2 000 mg/d 剂量范围之间,二甲双胍疗效呈现剂量依赖效应,在低剂量二甲双胍治疗的基础上联合 DPP-4 抑制剂的疗效与将二甲双胍的剂量继续增加所获得的血糖改善程度和不良事件发生的比例相似;UKPDS 结果证明,二甲双胍还可减少肥胖的 2 型糖尿病患者心血管事件和死亡。在我国伴冠心病的 2 型糖尿病患者中开展的针对二甲双胍与磺酰脲类药物对再发心血管事件影响的临床随机分组对照试验结果显示,二甲双胍的治疗与主要心血管事件的显著下降相关。单独使用二甲双胍不导致低血糖,但二甲双胍与胰岛素或胰岛素促泌剂联合使用时可增加低血糖发生的风险。鉴于以上特点,推荐 MS 合并糖尿病患者在无禁忌的情况下尽早使用二甲双胍治疗。

4. TZDs:主要通过增加靶细胞对胰岛素作用的敏感性而降低血糖。TZDs 单独使用时不导致低血糖,但与胰岛素或胰岛素促泌剂联合使用时可增加低血糖发生的风险。体重增加和水肿是 TZDs 的常见副作用,这些副作用在与胰岛素联合使用时表现更加明显。

5. α-糖苷酶抑制剂:主要药理作用为通过抑制碳水化合物在小肠上部的吸收而降低餐后血糖。适用于以碳水化合物为主要食物成分和餐后血糖升高的患者。在我国 2 型糖尿病患者群开展的临床研究结果显示,在初诊的糖尿病患者中每天服用 300 mg 阿卡波糖的降糖疗效与每天服用

1 500 mg二甲双胍的疗效相当;在初诊的糖尿病患者中阿卡波糖的降糖疗效与DPP-4抑制剂(维格列汀)相当;在二甲双胍治疗的基础上阿卡波糖的降糖疗效与DPP-4抑制剂(沙格列汀)相当。α-糖苷酶抑制剂可与双胍类、磺酰脲类、TZDs或胰岛素联合使用。α-糖苷酶抑制剂的常见副作用为胃肠道反应如腹胀、排气等,对于主食量较大的MS合并糖尿病患者群,可考虑该类型降糖药。

6. GLP-1受体激动剂:通过激动GLP-1受体而发挥降低血糖的作用。GLP-1受体激动剂可有效降低血糖,并有显著降低体重和改善甘油三酯、血压和体重的作用。单独使用GLP-1受体激动剂不明显增加低血糖发生的风险。研究报道,利拉鲁肽、利司那肽和艾塞那肽在伴有心血管病史或心血管危险因素的2型糖尿病患者中应用,具有有益的作用及安全性。故推荐肥胖伴高脂血症、高血压的MS合并糖尿病患者群考虑GLP-1受体激动剂,治疗初期应重点关注其可能出现的副作用,以胃肠道症状(如恶心、呕吐等)为主。

7. SGLT2抑制剂:主要药理作用为通过抑制肾脏肾小管中负责从尿液中重吸收葡萄糖的SGLT2降低肾糖阈,促进尿葡萄糖排泄,从而达到降低血液循环中葡萄糖水平的作用。SGLT2抑制剂降低HbA1c幅度大约为0.5%~1.0%;减轻体重1.5~3.5 kg,降低收缩压3~5 mmHg。我国的研究与国际研究一致。SGLT2抑制剂与其他口服降糖药物比较,其降糖疗效与二甲双胍相当。在具有心血管高危风险的2型糖尿病患者中应用SGLT2抑制剂恩格列净或卡格列净的临床研究结果显示,该药物可使主要心血管不良事件和肾脏事件复合终点发生发展的风险显著下降,心衰住院率显著下降。因此,推荐肾功能正常、轻中度肾功能不全的MS合并糖尿病的患者使用该类降糖药物控制血糖。

总体来说,2型糖尿病是一种进展性的疾病,随着病程的进展血糖有逐渐升高的趋势,控制高血糖的治疗强度也应随之加强,常需要多种手段的联合治疗。生活方式干预是2型糖尿病的基础治疗措施,应贯穿于糖尿病治疗的始终。如果单纯生活方式不能使血糖控制达标,应开始单药治疗,2型糖尿病药物治疗的首选是二甲双胍。若无禁忌证,二甲双胍应一直保留在糖尿病的治疗方案中。不适合二甲双胍治疗者可选择α-糖苷酶抑制剂或胰岛素促泌剂。如单独使用二甲双胍治疗而血糖仍未达标,则可进行二联治疗,加用胰岛素促泌剂、α-糖苷酶抑制剂、DPP-4抑制剂、TZDs、SGLT2抑制剂、胰岛素或GLP-1受体激动剂。三联治疗:上述不同机制的降糖药物可以三种药物联合使用。如三联治疗控制血糖仍不达标,则应将治疗方案调整为多次胰岛素治疗(基础胰岛素加餐时胰岛素或每日多次预混胰岛素)。采用多次胰岛素治疗时应停用胰岛素促分泌剂。

MS合并糖尿病患者群中,有以下几种情况需使用胰岛素治疗:① 1型糖尿病患者在发病时就需要胰岛素治疗,且需终身胰岛素替代治疗;② 新发病2型糖尿病患者如有明显的高血糖症状、发生酮症或酮症酸中毒,可首选胰岛素治疗。待血糖得到良好控制和症状得到显著缓解后再根据病情确定后续的治疗方案;③ 新诊断糖尿病患者分型困难,与1型糖尿病难以鉴别时,可首选胰岛素治疗。待血糖得到良好控制、症状得到显著缓解、确定分型后再根据分型和具体病情制定后续的治疗方案;④ 2型糖尿病患者在生活方式干预和口服降糖药治疗的基础上,若血糖仍未达到控制目标,即可开始口服降糖药和起始胰岛素的联合治疗;⑤ 在糖尿病病程中(包括新诊断的2型糖尿病),出现无明显诱因的体重显著下降时,应该尽早使用胰岛素治疗。

胰岛素类型的选择包括以下几种情况:① 胰岛素的起始治疗中基础胰岛素包括中效人胰岛素和长效人胰岛素类似物。当仅使用基础胰岛素治疗时,保留原有各种口服降糖药物,不必停用胰岛素促泌剂。如3个月后空腹血糖控制理想,但HbA1c不达标,应考虑调整胰岛素治疗方案。② 预混胰岛素包括预混人胰岛素和预混胰岛素类似物。根据患者的血糖水平,可选择每日1~2次的注射方案。当HbA1c比较高时,使用每日2次注射方案。起始的胰岛素剂量一般为0.2~0.4 U/(kg·d),按1:1的比例分配到早餐前和晚餐前。③ 在胰岛素起始治疗的基础上,经过充分的剂量调整,如患者的血糖水平仍未达标或出现反复的低血糖,需进一步优化治疗方案。可以采用餐时＋基础胰岛素（2～4 次/d）或每日 2～3 次预混胰岛素进行胰岛素强化治疗。研究证明，在 2 型糖尿病患者采用餐时＋基础胰岛素（4 次/d）与每日 3 次预混胰岛素类似物进行治疗时，降低 HbA1c 的效能、低血糖发生率、胰岛素总剂量和对体重的影响在两组间无明显差别。

综上所述，优化 MS 的防治可预防心血管疾病及 2 型糖尿病的发生，而 MS 患者出现血糖异常，即糖尿病前期个体，通过强化生活方式干预 6 个月效果不佳，可考虑药物干预。目前认为，合理的 HbA1c 控制目标为<7.0％。降糖药物种类众多，包括口服降糖药和胰岛素等，需结合血糖、胰岛功能及其他合并症综合选择合理的治疗方案。

（毕宇芳　宁　光）

第六节　抗血小板药物的应用

近年来，我国心脑血管疾病患病率仍处于持续上升阶段，且发病年龄提前。心脑血管疾病（主要是冠心病、脑卒中和周围血管病）具有高死亡率和高致残率，导致的死亡占我国居民疾病死亡构成的 40％以上，目前的治疗手段普遍效果有限，高致残率对患者及其家庭造成沉重的疾病负担。一些发达国家的经验已经证实，心脑血管病治疗技术的进步和一级预防的实施，对大幅度降低心脑血管病死亡率起了重要作用。世界卫生组织（WHO）估计，早发心脑血管病中约 75％以上是可以预防的。因此，加强心脑血管疾病的一级预防，将为提高我国人民健康水平做出实质性贡献。

典型病例

患者王某，男性，61 岁，有高血压病史 4 年，最高血压 170/100 mmHg，平素血压控制在 140/85 mmHg，否认冠心病、脑卒中、糖尿病、慢性肾脏病、胃出血、胃溃疡等病史。否认烟酒史。一月前检查血脂发现血脂升高：总胆固醇 6.4 mmol/L↑，甘油三酯 2.1 mmol/L↑，低密度脂蛋白 3.3 mmol/L↑，高密度脂蛋白 0.98 mmol/L↓。该患者适用阿司匹林一级预防吗？如何评估其出血风险？

分析：患者非动脉粥样硬化性心血管疾病（ASCVD）及糖尿病患者，无单个危险因素水平极高，故需按照"动脉粥样硬化性心血管病发病风险评估流程图"（图 1-4-4）进行 ASCVD 10 年发病风险评估。患者有高血压，同时有 2 个危险因素（男性≥45 岁、低高密度脂蛋白水平），总胆固醇水平在 5.2～7.2 mmol/L 范围，故考虑患者为 ASCVD 高危（≥10％）人群，排除禁忌后应进行阿司匹林一级预防治疗。

按"预防阿司匹林治疗者消化道损伤的筛查和处理流程"（图 1-4-5）评估出血风险，患者否认胃出血、胃溃疡等其他消化道疾病病史，目前无双联抗血小板及抗凝治疗，年龄小于 65 岁，未使用糖皮质激素，故患者消化道出血风险低。但仍需建议患者行胃幽门螺杆菌检测，如阳性则需根治。

一、心脑血管疾病与血栓形成

（一）动脉粥样硬化与动脉粥样硬化性心血管病

冠心病、脑卒中等心脑血管疾病具有共同的病理基础：动脉粥样硬化（AS），是一种增龄性慢性炎症性改变,由脂质和复合糖类聚集于受累动脉内膜,引起出血及血栓形成,纤维组织增生及钙质沉着,并向动脉中层进展,导致动脉壁增厚变硬、血管腔狭窄和弹性减弱。

动脉粥样硬化性心血管疾病(ASCVD)是 2013 年提出的一个新概念,是由动脉粥样硬化导致的缺血性或内皮功能障碍-炎症性的各种临床疾病,包括冠状动脉病(稳定性冠状动脉疾病、非 ST 段抬高型急性冠状动脉综合征和急性 ST 段抬高型心肌梗死)以及缺血性脑血管病、短暂性脑缺血发作和外周动脉疾病等。

(二)血小板与 AS 血栓形成

AS 血栓形成是指不稳定的 AS 斑块破裂释放出大量细胞因子激化血小板,形成富含血小板的血栓,导致血流急剧下降甚至完全中断,引发急性心肌梗死、不稳定性心绞痛、心源性死亡、短暂性脑缺血发作、缺血性卒中及周围动脉疾病等血管事件的过程。血小板在 AS 血栓形成和发展中起着重要作用。

在血管受损、血管内皮下基质成分暴露时,血小板迅速黏附到内皮损伤部位,形成血栓,这是人体抵御出血的重要防线。然而,在 AS 斑块破裂导致血管内皮损伤时,AS 破裂部位黏附血小板并活化后释放胶原、vonWillebrand 因子、二磷酸腺苷、血栓素 A_2 和凝血酶等使血小板聚集;但由于血小板自身活化进一步释放促凝血因子导致凝血系统无限放大,血小板-内皮细胞和血小板-白细胞相互作用失衡,局部血液动力学紊乱,导致生理止血反应放大,形成病理性血栓闭塞血管,发生缺血性血管事件。抗血小板治疗可贯穿 ASCVD 预防及治疗全过程。

(三)抗血小板药物

尽管近年来新型抗血小板药物不断涌现,但没有明确循证医学证据证明新型抗血小板药物(如氯吡格雷、替格瑞洛、西洛他唑等)疗效优于阿司匹林。阿司匹林用于抗血小板治疗历史已近 50 年,疗效确切,循证医学证据充足,药价便宜,性价比最高,在 ASCVD 防治中的基础地位仍无法动摇,是目前抗血小板治疗的首选药物。

阿司匹林的作用机制在低剂量(75～150 mg/d)时是通过共价键结合,不可逆地将血小板花生四烯酸通路的环氧合酶 1 丝氨酸残基 Ser530 乙酰化,最终抑制血小板生成血栓素 A_2 而不影响前列腺环素 PGI 的合成。这一抑制作用持续血小板的整个周期(8～9 天),临床表现为出血时间延长。阿司匹林口服后吸收迅速、完全,服用后 1 h 达峰值血药浓度。在胃内开始吸收,在小肠上段吸收大部分,从肾脏排出。嚼服阿司匹林起效更快。《2019 美国心脏病学院/美国心脏协会(ACC/AHA)心血管疾病一级预防指南》推荐阿司匹林用于 ASCVD 风险高而出血风险低的患者进行一级预防。

二、阿司匹林与 ASCVD 一、二级预防

心血管疾病导致的过早死亡绝大多数是可预防的。对有危险因素,尚没有心血管疾病的人群控制危险因素,预防心血管疾病的发生称为一级预防。目的是从源头减少 ASCVD 的发生。对已存在心血管疾病的患者采取生活方式干预、药物治疗等有效预防措施,严格控制危险因素,以减少心血管疾病复发与死亡、提高心血管病患者生存质量称为二级预防。

(一)阿司匹林与 ASCVD 二级预防证据

过去 20 余年间,国内外大型的荟萃分析研究和多项临床试验已证实阿司匹林用于二级预防可有效预防 ASCVD 事件的发生,获益显著。

国际卒中试验(IST)(1997年),19 435例急性缺血性卒中患者阿司匹林300 mg/d或安慰剂治疗14 d和中国急性卒中试验(CAST)(1997年),20 000例急性缺血性卒中患者阿司匹林160 mg/d或安慰剂治疗4周,确立了急性缺血性卒中患者早期使用阿司匹林治疗的价值。汇总分析表明,发病48 h内尽早开始阿司匹林治疗,每1 000例可减少7例再发脑卒中风险和4例死亡风险,但增加2例颅内出血风险,总体上每1 000例中有9例净获益。

2009年国际抗栓治疗研究协作组(ATTC)的荟萃分析,纳入了16项阿司匹林二级预防随机试验(17 000例患者,10年平均心血管疾病风险81.9%)结果显示,阿司匹林显著降低严重血管事件风险19%(6.69%/年 vs 8.19%/年,$P<0.000\ 1$)和冠状动脉事件风险20%(4.3%/年 vs 5.3%/年,$P<0.000\ 1$),降低全因死亡率10%(RR=0.90,95%CI 0.82~0.99,$P=0.02$),降低缺血性脑卒中风险22%(0.61%/年比0.77%/年,$P=0.04$)和全部脑卒中风险19%(2.08%/年比2.54%/年,$P=0.002$),但明显增加颅外大出血发生率(RR=2.69,95%CI 1.25~5.76,$P=0.01$)。

众多循证医学证据已经证实,阿司匹林在ASCVD二级预防的基石地位,但由于较高的出血风险和减少ASCVD事件发生的证据不足,阿司匹林一级预防的作用一直存在争议。

(二)阿司匹林与ASCVD一级预防证据

过去20余年间,阿司匹林一级预防的循证证据不断涌现,对试验人群的筛选愈加精准、精细,2018年公布的三项大型临床试验引起了一些对阿司匹林一级预防的质疑,现对三项试验结果进行分析,有助于进一步明确阿司匹林在ASCVD一级预防的获益人群。

阿司匹林降低初始血管事件研究(ARRIVE)纳入12 546名年龄≥55岁的没有心血管疾病和(或)糖尿病病史,心血管疾病发生风险中危的人群作为研究对象随机分为两组,分别予以每日一次阿司匹林100 mg口服和安慰剂治疗。中位随访60个月。结果显示,与安慰剂组相比,阿司匹林并不能降低主要心血管事件的发生(4.29% vs 4.48%,$P=0.603\ 8$),反而增加了轻微消化道出血风险(0.97% vs 0.46%;$P=0.000\ 7$)。该研究的阴性结果可能与实际研究人群的10年心血管风险不足9%,属于较低危人群有关。

糖尿病患者心血管事件研究(ASCEND),纳入15 480名年龄≥40岁的无阻塞性血管疾病的糖尿病患者作为研究对象,随机分为两组,分别予以每日一次阿司匹林100 mg口服和安慰剂治疗,平均随访7.4年。结果显示,与安慰剂组相比,阿司匹林可显著降低糖尿病患者严重血管事件风险(10.8% vs 12.1%,$P=0.01$),但同时也增加了大出血事件风险(4.1% vs 3.2%,$P=0.03$)。提示阿司匹林一级预防对于糖尿病患者群可能是"双刃剑"。但该研究入选人群标准相对宽松,消化道出血高危人群入组较多,且所有胃肠道出血均归为主要出血,可能高估了严重出血的风险。

阿司匹林降低老年人事件研究(ASPREE),纳入19 114名年龄≥70岁的无心血管疾病,但具有一定心血管疾病风险且预计至少生存5年的老年人作为研究对象,随机分为两组,分别予以每日一次阿司匹林100 mg口服和安慰剂治疗。平均随访4.7年。结果显示,与安慰剂组相比,阿司匹林不能降低心血管疾病的发生,但阿司匹林增加大出血事件(多数为消化道出血和颅内出血)的发生(3.8% vs 2.8%;$P<0.001$),远超年轻患者研究中的发生率。

最新发布的《2019ACC/AHA心血管疾病一级预防指南》明确下调了阿司匹林一级预防的级别,限定了使用阿司匹林一级预防的人群:① ASCVD风险较高,而出血风险小的40~70岁人群,可考虑使用每日75~100 mg阿司匹林(Ⅱb类,A);② 年龄>70岁的老年人,不宜常规使用阿司匹林(Ⅲ类,B);③ 出血风险高的成年人,无论年龄大小,均不宜使用阿司匹林(Ⅲ类,C)。

众多循证医学证据表明,人群ASCVD风险高低和危险分层是决定阿司匹林一级预防是否获益的关键因素。因此,心血管病总体风险评估和危险分层是预防和控制心血管病的必要前提,在临床实践和人群防治中发挥重要指导作用。

三、心血管病总体风险评估

心血管病总体风险评估是指根据心血管病多种危险因素的水平高低和组合来判断或预测一个人或一群人未来(5年、10年或余生)发生心血管病急性事件(急性心肌梗死、冠心病猝死和其他冠心病死亡以及急性卒中)的概率;主要进行ASCVD的总体风险评估,即对以AS为主要病理基础的急性缺血性心血管病事件(急性心肌梗死、冠心病猝死和其他冠心病死亡、急性缺血性卒中)未来发生风险的判断和预测。心血管病总体风险评估和危险分层,已被国内外心血管病及其危险因素防治相关指南广泛应用。

2019年我国多学科专家组成联合委员会,采用国内外最新的人群流行病学和临床研究证据,结合欧美指南的推荐分类和证据等级划分标准,参考相关专业学会指南,共同制定了《中国心血管病风险评估和管理指南》。为了方便广大医务人员和公众的使用,同时推出具有自主知识产权的风险评估工具,包括网站(www.cvdrisk.com.cn)和"心脑血管风险"手机App,为个体化心血管病防治提供了重要技术支撑。

临床医生也可通过《中国心血管病预防指南2017》公布的"动脉粥样硬化性心血管病发病风险评估流程图"(图1-4-4),按照年龄、吸烟、体重指数、血低密度脂蛋白胆固醇水平(LDL-C)、血总胆固醇水平(TC)和血压分级6个因素不同的组合,估算10年ASCVD发病平均风险。评估心血管病10年风险≥10.0%为高危,在5.0%~9.9%为中危,<5.0%为低危。

符合下列任意条件者,可直接列为高危或极高危人群,无需进行ASCVD危险评估:
极高危:ASCVD患者(包括有症状的PAD患者)
高危:(1)糖尿病患者(年龄≥40岁)
(2)单个危险因素水平极高者,包括:①LDL-C≥4.9 mmol/L(190mg/dL)或TC≥7.2 mmol/L(280mg/dl);②3级高血压;③重度吸烟(≥30支/d)

↓ 不符合者,根据下表评估ASCVD 10年发病风险

危险因素(个)		血清胆固醇水平分层(mmol/L)		
		3.1≤TC<4.1 或1.8≤LDL-C<2.6	4.1≤TC<5.2 或2.6≤LDL-C<3.4	5.2≤TC<7.2 或3.4≤LDL-C<4.9
无高血压	0~1	低危(<5%)	低危(<5%)	低危(<5%)
	2	低危(<5%)	低危(<5%)	中危(5%~9%)
	3	低危(<5%)	中危(5%~9%)	中危(5%~9%)
有高血压	0	低危(<5%)	低危(<5%)	低危(<5%)
	1	低危(<5%)	中危(5%~9%)	中危(5%~9%)
	2	中危(5%~9%)	高危(≥10%)	高危(≥10%)
	3	高危(≥10%)	高危(≥10%)	高危(≥10%)

↓ASCVD 10年发病危险为中危且年龄<55岁者,评估余生危险

具有以下任意2项及以上危险因素者,定义为ASCVD高危人群
• 收缩压≥160 mmHg或舒张压≥100 mmHg
• 非-HDL-C≥5.2 mmol/L(200mg/dL)
• HDL-C<1.0 mmol/L(40mg/dL)
• BMI≥28 kg/m²
• 吸烟

危险因素包括:吸烟、低HDL-C及男性≥45岁或女性≥55岁。

图1-4-4 动脉粥样硬化性心血管病发病风险评估流程图

在对个体进行风险评估时,已被确诊为 ASCVD 者(包括有症状的周围动脉疾病)直接列为极高危人群。符合如下条件之一者列为高危人群:① 糖尿病(年龄≥40 岁);② 单个危险因素水平极高者包括:① LDL - C≥4.9 mmol/L(190 mg/dl)或 TC≥7.2 mmol/L(280 mg/dl);② 3 级高血压;③ 重度吸烟(≥30 支/d)。符合上述条件的极高危和高危人群不需再按危险因素个数进行 ASCVD 风险分层。

对不具有以上情况的个体,建议按照"动脉粥样硬化性心血管病发病风险评估流程图"进行危险分层。

对 10 年发病风险为中危且年龄<55 岁人群可进行 ASCVD 终生(余生)风险评估,以识别中青年中 ASCVD 余生风险为高危的个体。如果具有以下任意 2 个及以上危险因素者,其 ASCVD 余生风险为高危:① 收缩压≥160 mmHg 或舒张压≥100 mmHg;② 非 - HDL - C≥5.2 mmol/L(200 mg/dl);③ HDL - C<1.0 mmol/L(40 mg/dl);④ BMI≥28 kg/m²;⑤ 吸烟。

四、低剂量阿司匹林治疗

ASCVD 一级预防,首先应改善不良生活方式:① 合理膳食;② 增加运动;③ 控制体重;④ 避免吸烟。其次,控制"三高"——高血压、高血脂、高血糖。以上在本书有关文章节中已有详细讲解,在此基础上,推荐对适用人群使用低剂量阿司匹林治疗。

(一)2017 年中国指南推荐适用人群 --

《中国心血管病预防指南 2017》建议下列人群服用阿司匹林(75～100 mg/d)进行 ASCVD 的一级预防:① 10 年 ASCVD 风险≥10%(根据"动脉粥样硬化性心血管病发病风险评估流程图"评估);② 糖尿病患者,年龄≥50 岁,伴有以下至少 1 项主要危险因素:早发心脑血管疾病家族史(男<55 岁、女<65 岁发病史)、高血压、吸烟、血脂异常或蛋白尿(尿白细胞/肌酐比值≥30 mg/g);③ 高血压患者血压控制良好(<150/90 mmHg),伴有以下 3 项危险因素中的至少 2 项:吸烟、低 HDL - C、男性≥45 岁或女性≥55 岁;④ 慢性肾脏疾病患者,估算的肾小球滤过率(eGRF)30～45 ml/(min·1.73 m²);⑤ 不符合以上条件者,同时具备以下 5 项危险因素中的至少 4 项:吸烟,男性≥45 岁或女性≥55 岁,早发心脑血管疾病家族史(男<55 岁、女<65 岁发病史),肥胖(BMI≥28 kg/m²),血脂异常。用药前必须评估出血风险。

(二)2019 年更新适用人群 --

2019 年中国"关于阿司匹林一级预防进展的报告会"上来自心血管与消化领域的 9 位专家就 2018 年国内外关于阿司匹林一级预防的临床证据及最新指南进行解读,对阿司匹林一级预防达成共识。

鉴于 2016 年美国预防服务工作组(USPSTF)推荐,阿司匹林一级预防年龄由男性 45～79 岁和女性 55～79 岁下调为 50～69 岁,并愿意坚持每天服用低剂量阿司匹林至少 10 年的人群。2018年 ASPREE 研究发现,对于 70 岁以上老年人阿司匹林并没有减少心血管事件发生,反而大大增加出血风险。《2019ACC/AHA 心血管疾病一级预防指南》限定了阿司匹林使用人群:不推荐 70 岁以上老年人使用阿司匹林预防首次心血管事件发生。

故对阿司匹林一级预防适用人群进行更新:① 必须严守 70 岁年龄,≥70 岁一般不建议一级预防;② 有高出血风险人群,一般不建议一级预防;③ 阿司匹林预防必须经过医患沟通以后,征得患者同意情况下才可以使用。

（三）评估出血风险

2009 年 ATTC 的荟萃分析提示，心血管风险越大阿司匹林获益越大，出血风险也越大。只有在预防心血管病事件数明显超过出血风险数时，使用阿司匹林才能获益超过风险，是有意义的一级预防。

启动阿司匹林一级预防前必须评估出血风险，并采取防范措施。

1. 出血风险极高，明确不宜采用阿司匹林一级预防的患者：存在凝血功能紊乱、严重肝肾功能不全、器质性肠道疾病、血小板减少、正在使用糖皮质激素或非甾体类抗炎药物以及其他抗血小板药物的患者。

2. 出血高危人群需按"预防阿司匹林治疗者消化道损伤的筛查和处理流程"（图 1-4-5）评估出血风险及预防用药：① 年龄≥65 岁老年人（胃黏膜屏障的保护因素退化，而损害侵袭因素如幽门螺杆菌感染、胃酸、非甾体类抗炎药物等增强）；② 有消化不良或有胃食管反流症状者；③ 存在幽门螺杆菌感染、吸烟、饮酒等危险因素者，均是阿司匹林相关消化道损伤/出血的高危人群。

3. 质子泵抑制剂（PPI）是预防阿司匹林相关消化道损伤首选的药物，疗效优于 H_2 受体拮抗剂（H_2RA）。建议消化道出血高危患者在阿司匹林一级预防治疗的前 6 个月，每天早餐前半小时（餐前服药以减少对胃黏膜损伤）服用标准剂量的 PPI，以降低阿司匹林的上消化道出血风险，6 个月后改为 H_2RA 或间断服用 PPI。

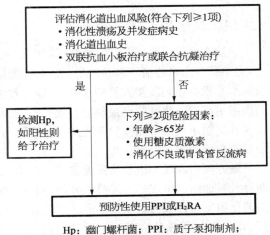

Hp：幽门螺杆菌；PPI：质子泵抑制剂；
H_2RA：H_2 受体拮抗剂。

图 1-4-5　预防阿司匹林治疗者消化道
损伤的筛查和处理流程

4. 对于长期服用低剂量阿司匹林的患者，幽门螺杆菌感染是消化道出血的独立危险因素，应在长期阿司匹林治疗前检测幽门螺杆菌，阳性者应予根除治疗。

5. 有痛风、高尿酸血症患者不适合服用阿司匹林，因为阿司匹林会进一步升高患者的血尿酸。

（四）急性消化道出血处理原则

1. 多学科共同商讨，平衡获益和风险后决定是否停用抗血小板药物。

2. 静脉应用大剂量 PPI，必要时输血小板或内镜下止血。

3. 阿司匹林导致的消化道出血在经过 PPI 治疗和（或）内镜下止血后，需严密观察至少 24 h，如未再发生出血可重新开始抗血小板治疗，但需与 PPI 联合用药，同时密切检测患者出血复发可能。

4. 对于阿司匹林导致的消化道溃疡、出血患者，建议氯吡格雷替代阿司匹林治疗。

5. 应检测并根除幽门螺杆菌，以降低溃疡和出血的复发。

（五）阿司匹林使用需随访

在阿司匹林长期治疗的过程中，应重视随访检测和观察消化道不适和出血等副作用，注意有无黑便或不明原因的贫血，以早期发现副作用。对长期接受阿司匹林的患者进行健康教育，嘱其观察粪便颜色，及时发现柏油样便，定期 1～3 个月检查粪隐血及血常规，若出现异常及时诊治。

（六）阿司匹林推荐剂量和剂型

阿司匹林 75～150 mg/d 的剂量用于 ASCVD 长期预防最符合"疗效最大，毒性最小"的原则。研究表明，大剂量阿司匹林 500～1 500 mg/d 的疗效不优于小剂量 75～150 mg/d，但大剂量的胃肠道毒性更大，出血风险更高，而阿司匹林剂量过低（<75 mg/d）时疗效不确定。

使用阿司匹林肠溶片较普通阿司匹林更安全。有研究发现，使用阿司匹林肠溶片 1 周后的胃肠道副作用明显少于普通阿司匹林（6.8% vs 12.4%，$P<0.05$），因阿司匹林肠溶片的肠溶包衣具有抗酸而不耐碱的特点，在十二指肠内碱性环境下才分解，故可避免对胃黏膜的损伤。

对阿司匹林禁忌或不能耐受者，可以氯吡格雷 75 mg/d 口服替代。

（七）阿司匹林一级预防的现状

预防心血管疾病，需强调关注危险因素，目前我国的预防策略由二级预防转变为一级预防为主，力争减少未来心血管事件的发生。与欧美国家相比，我国他汀类药物的使用率低，心血管疾病预防水平没有达到欧美人群的水准，可能导致中国人群在同样的危险因素水平下发生心血管事件的概率更高。一级预防是最经济有效的疾病预防策略，在降压、调脂和降糖综合管理下，应重视阿司匹林抗血小板的应用。然而我国在使用阿司匹林一级预防的应用现状与国外仍有差距：使用率及规范程度均有待提高。

做好阿司匹林一级预防最关键的是对适用人群的筛查：① 目前我国社区老年人群使用阿司匹林及其他活血中成药情况过于开放，同时应用 PPI 预防消化道出血者却仅占少数，严重出血尤其是消化道出血已成为老年人生命的重大威胁，因此对于年龄≥70 岁老年人群首次应用阿司匹林进行 ASCVD 一级预防应谨慎用药；② 目前我国中年上班族中高血压、糖尿病、血脂异常的患病率均快速增加，由于各种原因，疾病未得到有效控制，往往是 ASCVD 的高危人群。将这类人群筛选出来，进行有效的一级预防，有望降低我国持续上升的心血管病患病率。

综上所述，冠心病、脑卒中等心脑血管疾病都有相同的病理基础是动脉粥样硬化，在此病理基础上 2013 年提出新概念"动脉粥样硬化性心血管疾病（ASCVD）"，将冠状动脉疾病、缺血性脑血管病、短暂性脑缺血发作以及外周动脉疾病等都包括在内。ASCVD 发病的核心是血栓形成，血小板的黏附、激活与聚集在 ASCVD 动脉血栓形成过程中起着重要的作用。因此，抗血小板治疗可贯穿 ASCVD 预防及治疗全过程。

目前阿司匹林仍是 ASCVD 预防和治疗的首选药物，推荐用法为阿司匹林肠溶片，必须空腹服用，可以每日早餐前 30 min 或晚上临睡前口服 75～150 mg。用药前需评估患者出血风险（图 1-4-5），如风险高，建议联合应用 PPI。

应用阿司匹林一级预防前需对患者进行 ASCVD 的总体风险评估（图 1-4-4），ASCVD 高危人群是阿司匹林一级预防的适宜人群，其使用阿司匹林进行治疗的获益超过风险。对于 ASCVD 中危人群，应判断权衡获益和风险后决定是否使用阿司匹林一级预防。对于 ASCVD 低危人群，由于潜在的副作用（出血）可能抵消潜在的获益，因此不推荐使用阿司匹林一级预防。严格筛选 ASCVD 高危人群并对其进行一级预防，有利于更有效控制 ASCVD 发病率。

（孙若易　刘建平）

第二篇

———— ❧ ————

高血压

第一章
认识高血压

第一节　高血压定义的变化史

20 世纪 70 年代时，诊断与评估高血压的主要依据是舒张压而非收缩压。美国高血压预防、检测、评估与治疗联合委员会（JNC）第一次报告（JNC 1 高血压指南）也推荐，舒张压 105～119 mmHg 的患者应予以治疗，舒张压为 90～104 mmHg 的患者若存在多种其他心血管危险因素也应考虑治疗。1980 年美国 JNC 2 高血压指南进一步将舒张压≥90 mmHg 作为高血压诊断标准，并将舒张压 90～104 mmHg 定义为轻度高血压，105～114 mmHg 为中度高血压，≥115 mmHg 则为重度高血压。

20 世纪 80 年代后期，多个临床研究发现收缩压与心血管疾病危险的相关性更强，因此开始重视收缩压与心、脑等重要器官损害的关系。1984 年美国 JNC3 高血压指南增加了收缩压标准，提出收缩压在 160 mmHg 及以上为高血压，而收缩压 140～159 mmHg 为临界高血压。同时提出了舒张压＜85 mmHg 为正常血压，舒张压 85～89 mmHg 为正常高值。当时，世界卫生组织（WHO）/国际高血压学会（ISH）高血压指南则将 160/95 mmHg 作为高血压的诊断标准。

1991 年，老年单纯收缩期高血压（收缩压≥160 mmHg 并且舒张压＜90 mmHg）随机、安慰剂对照降压治疗临床试验 SHEP 证实，降压药物治疗能够显著降低脑卒中、心肌梗死以及心力衰竭的风险。因此，1993 年，美国 JNC5 高血压指南不仅定义收缩期高血压，还把收缩期高血压的诊断阈值从较早的 160 mmHg 改成了 140 mmHg，并建议将收缩压降低至 140 mmHg。同时提出收缩压/舒张压水平＜130/85 mmHg 为正常血压，130～139/85～89 mmHg 为正常高值，高血压按照收缩压/舒张压水平被分为 4 级，即轻度（140～159/90～99 mmHg）、中度（160～179/100～109 mmHg）、重度（180～209/110～119 mmHg）和极重度（≥210/≥120 mmHg）。受欧洲和中国老年单纯收缩期高血压降压治疗临床试验研究结果影响，1999 年世界卫生组织/国际高血压学会（WHO/ISH）指南，以及 1999 中国高血压指南、2003 欧洲高血压指南等均与美国 JNC5 指南相似，开始以 140/90 mmHg 为阈值诊断高血压。

1997 年美国 JNC6 高血压指南新增理想血压（收缩压/舒张压＜120/80 mmHg）的新定义，正常血压仍为＜130/85 mmHg，正常高值血压为 130～139/85～89 mmHg。高血压按照收缩压/舒张压水平被分类为 1 级高血压（140～159/90～99 mmHg）、2 级高血压（160～179/100～109 mmHg）和 3 级高血压（≥180/≥110 mmHg）。2003 年，美国 JNC 7 高血压指南简化了血压分类方法，诊断标准仍为 140/90 mmHg，但把 JNC6 的 2、3 级高血压合并，将高血压分为 1、2 两个级别。JNC7 如此分类主要基于以下考虑：血压≥140/90 mmHg 的患者如果生活方式改变不能有效降低血压均需药物治疗；收缩压≥160 mmHg 的患者治疗方案和以往 JNC 6 中的 3 级高血压并无明显差别。

2002 年发表的一项荟萃分析显示,在 40～70 岁的人群中,心脑血管死亡率与收缩压和舒张压均呈线性关系,当血压>115/75 mmHg 时,收缩压每升高 20 mmHg 或舒张压每升高 10 mmHg,冠心病和脑卒中死亡率均升高 2 倍左右;在年龄> 55 岁人群中,血压>120/80 mmHg 者 90% 以上将发展为临床高血压。Framingham 研究也证实,血压为 120～139/80～89 mmHg 的人群比血压<120/80 mmHg 的人群发生临床高血压和冠心病的风险均显著增加。基于这两项研究,JNC 7 高血压指南首次提出了"高血压前期"这一新定义,指未使用降压药物,两次或两次以上不同时间测得的收缩压为 120～139 和(或)舒张压为 80～89 mmHg 定义为"高血压前期"。同时将<120/80 mmHg 定义为正常血压。2008 年美国学者 Egan 和 Julius 建议将高血压前期进一步细分为两级:1 级血压水平为 120～129/80～84 mmHg;2 级血压水平为 130～139/85～89 mmHg。

在 140/90 mmHg 成为高血压的诊断标准以后,在全球范围内开展了若干对比不同降压药物治疗方案的较大样本的随机对照临床试验,进一步证明了降低血压本身的巨大心血管获益。学术界进而开展了一系列强化降压治疗临床试验,探讨相较于 140/90 mmHg,更加强化的降压治疗,是否能够实现更大的心血管获益。其中最重要的是在美国进行的两项较大样本的临床试验,在糖尿病患者中进行了 ACCORD 研究,在非糖尿病患者中进行了 SPRINT 研究。两个试验均探讨相较于目标收缩压<140 mmHg,强化降压治疗(目标收缩压<120 mmHg)的心血管获益。受 SPRINT 研究结果影响,同时也为了进一步提升美国高血压控制率,2017 年美国高血压指南重新定义了高血压,从收缩压/舒张压≥140/90 mmHg 下降到≥130/80 mmHg。正常血压为收缩压<120 mmHg 且舒张压<80 mmHg,血压升高为收缩压 120～129 mmHg 且舒张压<80 mmHg,高血压被分为 1 级(130～139/80～89 mmHg)与 2 级(≥140/90 mmHg)。新指南建议采用更早期、更积极的血压管理,将高血压诊断阈值下降至 130/80 mmHg 以下,体现了对预防靶器官损害的重视,很可能还可以进一步降低累积的血压峰值危险。

目前我国仍然采用正常血压(收缩压<120 mmHg 和舒张压<80 mmHg)、正常高值[收缩压 120～139 mmHg 和(或)舒张压 80～89 mmHg]进行正常血压水平分类。高血压则仍然定义为:在未使用降压药物的情况下,非同日 3 次测量诊室血压,收缩压 140 mmHg 和(或)舒张压 90 mmHg。根据血压升高水平,又进一步将高血压分为 1 级(140～159/90～99 mmHg)、2 级(160～179/100～109 mmHg)和 3 级(≥180/≥110 mmHg)。动态血压测量的高血压诊断标准为:平均 24 h 收缩压/舒张压≥130/80 mmHg;白天≥135/85 mmHg;夜间≥120/70 mmHg。家庭血压测量的高血压诊断标准为≥135/85 mmHg。我国高血压诊断标准和欧洲高血压指南相同。但欧洲高血压指南把正常血压分为理想(<120/80 mmHg)、正常(120～129/80～84 mmHg)与正常高值(130～139/85～89 mmHg)三个级别。日本高血压指南和欧洲高血压指南采用完全相同的诊室血压分级,但明确提出了家庭血压的分级。三个级别的正常家庭血压的界值均比正常诊室血压低 5 mmHg,家庭高血压的分级标准差别则较大,1、2、3 级分别为 135～144/85～89 mmHg、145～159/90～99 mmHg 以及≥160/100 mmHg。

(王继光)

第二节　大气污染与高血压的关系

近 20 年来,由于国家经济发展、工业化进程加快导致雾霾天气频繁发生。雾霾是什么呢? 现在人们都习惯每天在手机上看天气预报,其中空气质量指数(AQI)以 PM2.5,PM10,臭氧(O$_3$),NO$_2$,SO$_2$,CO 作为评价指征测出数值。AQI 一般 0～50 属一级,优;51～100 属二级,良;101～

150,属三级,轻度污染;150～300 属中重度污染。在评价指征中,PM2.5 是一种极微小的细颗粒,易吸入肺内,不易排出,致病性强。众多的研究证实,大气污染物与高血压、心血管疾病肯定有关。尤以大气污染物 PM10 及 PM2.5 的相关研究较多,PM2.5 和 PM10 不是两个独立的指征,只是两者颗粒大小、检测标准不同,虽然 PM2.5 危害性更大,但如果空气中 PM10 存在浓度很高,两者都是有害的。

此外,颗粒细小的 PM2.5 在空气中滞留的时间较长,所以通常 PM2.5 污染具有区域性特征。例如在中国北方的冬季,由于长期由煤炭取暖,对于这些地区而言,除了本地产生的 PM2.5 外,其周边地区的影响也是重要的来源。有北京地区研究估计,空气中的 PM2.5 中大约有 24% 来自北京周边地区的影响。一些研究结果显示,偏南气流出现时,北京周边地区的细颗粒物向北京的输送比较明显。所以通常雾霾具有区域性及季节性的特征,尤其冬季大城市常见,不刮风时雾霾加重,刮大风时城市上空变成蓝天白云,但其周边地区会发生较大雾霾。

(一)大气污染的来源在哪里

目前,一些对空气中排放 PM2.5 来源的研究结果显示,PM2.5 有三大来源:① 机动车尾气排放是第一大来源;② 煤炭燃烧则是 PM2.5 的第二大本地来源,通常在冬季城市煤炭消费中取暖锅炉是大户;③ 工业,尤其是水泥、化工、工业喷涂等行业。这三项已占 50% 以上。此外,工业生产中排放的二氧化硫和氮氧化物等,在空气中经过一系列化学反应也会生成硫酸盐、硝酸盐等的细颗粒物。农田秸秆燃烧及森林火灾等所产生的烟雾中大部分是细颗粒物质。

(二)空气污染与高血压发病的关系

近年来,随着对高血压危险因素的探索,研究者发现高血压的发生不仅与人口学、健康状况、饮食习惯、社会心理因素有关,还与大气污染物的存在密不可分。研究发现,吸入几种空气污染物可触发自主神经系统失衡,引起全身炎症、内皮功能障碍和 DNA 甲基化中断。因此,推测空气污染可能与高血压发病有关。

研究发现,除与污染程度有关外,还与暴露时间长短的差异有关,研究者将大气污染物对血压的影响分为长期效应和短期效应。

虽然不同地区的研究在人口学特征、污染空气暴露时长、污染物浓度及血压测量方法等方面存在差异,目前多项研究都显示短期暴露在污染空气中与血压升高之间存在不同程度的正相关。加拿大健康调查研究测试了同一天在全国范围内(5 011 人)进行的,BP 测量中检测到的心肺参数和空气污染物(PM2.5、O_3 和 NO_2)之间的关联,结果发现,PM2.5 每增加 4.5 mg/m³ 与收缩压和舒张压的升高显著相关,升高幅度约为 0.5 mmHg。台湾的高血压调查数据进行分析后发现,PM10 与血压之间存在显著相关关系,PM10 每上升 34 $\mu g/m^3$ 血压相应升高 0.47 mmHg。一项纳入 17 项研究的荟萃分析表明,以每增加 10 $\mu g/m^3$ 空气污染物计算,短期(数天)暴露于污染空气的 SO_2(OR=1.046),PM2.5(OR=1.069),PM10(OR=1.024)与血压升高有一定关系。

许多流行病学研究一致证实,长期暴露于空气污染的环境中会升高血压及增加高血压病的发病率。此外,研究也表明,污染物长期暴露比短期暴露具有更高的风险。研究发现,在中期(3 和 4 周)和长期(1 到 3 年)污染环境暴露中,血压水平与颗粒物污染浓度呈正相关,研究显示 PM10 每增加一个 1QR(25% 区间),收缩压升高 0.5～32 mmHg。另有研究显示,PM10 浓度上升 19 $\mu g/m^3$,高血压发病风险增加 12%。而长期暴露于 PM2.5 的污染空气中,其与高血压的发生更为密切。有研究对美国非洲裔女性进行研究,结果显示 PM2.5 浓度每上升 10 $\mu g/m^3$,高血压发病风险 RR 达到 1.48。而台湾地区学者 Chuang 在研究中同样发现 1 年暴露于 PM2.5 中,与高血压的患病率升高密切相关。虽然在这些研究中,可能由于污染源成分的不同、个体特征的不同以及暴露评价的不同而导致差异。然而,所有发表的研究一致表明,长期接触 PM 会对血压水平产生有害后果。

(三)空气污染与心血管疾病的关系

流行病学调查发现,吸入空气污染物会促进心力衰竭、心律失常、缺血性心脏病和心脏骤停等疾病的发生,增加心血管疾病的发病率和死亡率。大量国内外流行病学调查已证实大气颗粒物 PM,尤其是 PM10 和 PM2.5 与心血管疾病的发生具有相关性。国外学者的研究指出空气中 PM10 的浓度每升高 $10~\mu g/m^3$,心血管系统的死亡率增加 2.43%;而国内的一项研究显示 2014—2016 年大气 PM2.5 污染引起某市城区 6 105 名居民过早死亡以及 7 972 例心血管疾病住院;更有学者的一项对 50 万成年人 16 年的随访研究发现:PM2.5 每升高 $10.5~\mu g/m^3$,缺血性心肌病、心律失常及心源性猝死的发病风险增加 8%~18%。

综上所述,空气污染可导致高血压及心血管系统损伤已是不争的事实,而且随着生活压力的增大和人口老龄化的进一步加剧,心血管疾病的发病率和死亡率呈逐年上升的趋势。因此,只有尽早通过科学证据使广大群众了解相关知识,对心血管疾病高危人群采取相应的防护措施。同时,全国性开展大气污染问题治理行动,才能将这个危害百姓健康的公共卫生大问题根本解决。

相信我们一定能在国家经济发展、工业化进程速度加快的同时,把我们的国家变成"绿水青山,蓝天白云",人们的健康水平和生活质量不断提高,降低高血压及心血管疾病的发病率和死亡率。

(许建忠)

第三节　各种高血压患者的血压目标值

对于高血压患者来说,降压是硬道理,是获益的根本。然而,什么才是合理的降压目标值,迄今为止,仍缺乏足够的循证医学证据,尤其是考虑到不同人群时更是如此。各国高血压防治指南中,关于降压目标值的推荐不尽相同。

一、不同指南中降压目标值的对比

2017 美国心脏协会(AHA)/美国心脏病学会(ACC)高血压指南,是 2003 年第 7 届美国预防、检测、评估和治疗高血压委员会高血压指南(JNC7)发布之后全面更新的美国官方高血压指南。该指南将高血压诊断标准修改为≥130/80 mmHg 的同时,对血压控制目标的设定也更加严格,指出:无论是否存在合并症,各类高血压患者将血压控制在 130/80 mmHg 以下均是合理的。

由欧洲高血压学会(ESH)和欧洲心脏病学会(ESC)发布的 2018 版高血压指南,仍然坚持以≥140/90 mmHg 作为高血压的诊断标准,诊断界值虽未改变,但推荐的降压目标值更为严格,并对降压目标范围的下限进行了规定。该指南建议:所有患者的首要降压目标为<140/90 mmHg,如果治疗耐受性良好,大多数可降至更低的水平。合并慢性肾脏病的患者推荐的收缩压目标范围是 130~140 mmHg,除此之外,建议大多数<65 岁的患者将收缩压降至 120~130 mmHg;而≥65 岁的患者,包括≥80 岁的老年患者,推荐的收缩压目标范围都是 130~140 mmHg;对于所有高血压患者,推荐的舒张压的靶目标值为 70~80 mmHg,并特别强调了不可将血压降至过低的水平。

2018 年中国高血压防治指南关于高血压的诊断标准也未追随美国标准,降压目标值的推荐与欧洲指南相似：建议一般患者血压目标需控制到 140/90 mmHg 以下，在可耐受和可持续的条件下，其中部分有糖尿病、蛋白尿等的高危患者的血压可控制在 130/80 mmHg 以下。

2018 年中国高血压指南指出，虽然也有一些证据提示可能在一些特殊人群中应有更高或更低的血压目标，但这主要取决于患者对治疗的耐受性和治疗的复杂程度。如果不需采用复杂的治疗方案即可将血压降至更低的水平且患者可以耐受，并不需要改变治疗方案而使血压回升。接下来将重点介绍我国高血压防治指南中关于特殊人群高血压的降压目标值。

二、特殊人群的降压目标值

（一）老年高血压患者的降压目标值

对于 65～79 岁的普通老年人，推荐血压≥150/90 mmHg 时开始药物治疗，≥140/90 mmHg 时可考虑药物治疗，首先应将血压降至＜150/90 mmHg，但如能耐受，可进一步降至＜140/90 mmHg。对于≥80 岁的老年人，收缩压≥160 mmHg 时开始药物治疗，应将血压降至＜150/90 mmHg。老年单纯收缩期高血压的患者，经常会碰到治疗之前舒张压就＜60 mmHg 的情况，这种情况下，如果收缩压＜150 mmHg，可不用药物；如果收缩压为 150～179 mmHg，可用小剂量降压药；如果收缩压≥180 mmHg，则必须用降压药，但用药过程中需密切观察血压的变化和副作用。

虽然一些研究显示，老年高血压患者较一般高血压患者的血压目标更高，但近期在一些有合并症高危高血压患者的研究显示，强化降压治疗（诊室收缩压＜130 mmHg）对包括老年患者在内的高危的高血压患者可减少心血管并发症和总的死亡。应注意年龄增高并不是设定更高降压目标的充分条件，当年龄因素与其他强适应证相冲突时不应过分强调年龄对降压目标的确定。对于老年和有合并症的患者，医生应根据患者合并症的严重程度，对治疗的耐受性及坚持治疗的可能性进行评估，综合决定患者的降压目标。

（二）高血压合并糖尿病的降压目标值

糖尿病患者适宜的降压目标一直以来争论激烈，在各指南中的推荐也是一波三折。早年的指南强调严格控制血压，2003 年 JNC7 以及 2007 年欧洲高血压指南建议一般糖尿病患者血压的基本控制目标是＜130/80 mmHg，认为糖尿病患者的血压目标值较普通高血压患者低，可能预后更好。但后来，由于循证医学的证据不充分，2013 年 JNC8 将糖尿病患者的降压目标上调至＜140/90 mmHg，2013 年的欧洲高血压指南也将其上调至＜140/85 mmHg。有学者认为，严格控制血压对于改善糖尿病合并高血压患者的预后作用有限，尤其是在老年人、存在严重动脉粥样硬化患者的群体中，过度降压可能会导致重要的脏器缺血，甚至引起心脑血管事件的发生，且将血压降到 130/80 mmHg 的难度较大，需要多种降压药物的联合应用，这容易出现电解质紊乱、直立性低血压以及心律失常等副作用，故应放宽降压目标。近年来，ACCORD 研究的结果显示了强化降压的益处，SPRINT 事后分析也显示，无论是糖尿病前期还是正常血糖组，强化降压可使两组患者均获益。2017ACC/AHA 指南以及 2018ESC/ESH 欧美国家的指南再次下调了糖尿病患者的降压目标。

事实上，亚洲各国家及地区的高血压指南变化不大，多主张糖尿病患者的血压宜控制在＜130/80 mmHg，因为亚洲人群脑卒中的发生率较欧美人群高，强化降压有助于降低脑卒中的发生风险。2018 年我国高血压防治指南也建议糖尿病患者的降压目标为＜130/80 mmHg。收缩压在 130～139 mmHg 或者舒张压在 80～89 mmHg 的糖尿病患者，可进行不超过 3 个月的非药物治疗，如血压不能达标，应采用药物治疗。血压≥140/90 mmHg 的患者，应在非药物治疗基础上立即开始药物治疗。伴微量白蛋白尿的患者应该立即使用药物治疗。

(三)高血压合并稳定缺血性心脏病、心力衰竭的降压目标值

降压治疗可降低缺血性心脏病的发生风险。但冠状动脉系统供血情况特殊,主要发生于舒张期,因此一直以来都存在 J 形曲线的问题,特别是舒张压。我国高血压指南推荐,将<140/90 mmHg 作为合并冠心病的高血压患者的降压目标,如能耐受可降至<130/80 mmHg,应注意舒张压不宜降得过低,不宜降至 60 mmHg 以下。高龄、存在冠状动脉严重狭窄病变的患者,血压不宜过低。

对于高血压合并慢性心力衰竭的患者,推荐的降压目标为<130/80 mmHg,但这一推荐尚缺乏随机对照临床试验的证据支持。大样本的荟萃分析显示,收缩压每降低 10 mmHg,心力衰竭发生风险显著降低 28%。近期的研究证实,与标准降压治疗(收缩压<140 mmHg)相比,强化降压(收缩压<120 mmHg)可以使高血压患者心力衰竭发生率显著降低 38%,心血管死亡显著降低43%。对于高血压合并左心室肥厚但尚未出现心力衰竭的患者,可先将血压降至<140/90 mmHg,如患者能良好耐受,可进一步降低至<130/80 mmHg。

对于高血压合并急性心力衰竭的患者,需在控制心力衰竭的同时积极降压,若病情较轻,可以在 24~48 h 内逐渐降压;病情重伴有急性肺水肿的患者在初始 1 h 内平均动脉压的降低幅度不超过治疗前水平的 25%,2~6 h 内降至 160/100~110 mmHg,24~48 h 内使血压逐渐降至正常。

(四)高血压合并慢性肾脏病的降压目标值

慢性肾脏病(CKD)是心脑血管疾病的重要危险因素,合并高血压的 CKD 患者有更高的心脑血管事件发生风险,尤其是有蛋白尿的患者。虽然降压治疗可使 CKD 患者获益,但由于高血压的随机临床试验多将 CKD 患者排除在外,故高血压合并 CKD 患者的降压目标值证据不多。

2018 年中国高血压指南推荐:CKD 合并高血压患者收缩压≥140 mmHg 或舒张压≥90 mmHg 时开始药物降压治疗。降压治疗的靶目标在白蛋白尿<30 mg/d 时为<140/90 mmHg,在白蛋白尿 30~300 mg/d 或更高时为<130/80 mmHg,60 岁以上的患者可适当放宽降压目标。

终末期肾病透析患者易表现为难治性高血压,需要多种降压药联用,降压药物剂量需考虑到血液动力学变化以及透析对药物的清除情况而调整,以减小透析患者的血压变异。透析后收缩压的理想靶目标为 120~140 mmHg。

(五)高血压合并脑卒中的降压目标值

脑卒中患者在降压的同时必须考虑过低降压会加重脑缺血和促使脑血流自主调节功能的恶化,特别是在脑卒中的急性期更应对此高度重视。

系统评价结果表明,抗高血压药物治疗能使卒中复发风险显著降低 22%,病情稳定的脑卒中患者,降压目标应达到<140/90 mmHg。颅内大动脉粥样硬化性狭窄(狭窄率 70%~99%)导致的缺血性卒中或短暂性脑缺血发作(TIA)患者,推荐血压达到<140/90 mmHg。低血液动力学因素导致的脑卒中或 TIA,应权衡降压速度与幅度对患者耐受性及血液动力学影响,降压目标值应个体化,综合考虑药物、脑卒中特点和患者三方面因素。

急性缺血性卒中准备溶栓者血压应控制在<180/110 mmHg。缺血性卒中后 24 h 内血压升高的患者应谨慎处理,应先处理紧张焦虑、疼痛、恶心呕吐及颅内压升高等情况。血压持续升高,收缩压≥200 mmHg 或舒张压≥110 mmHg,或伴有严重心功能不全、主动脉夹层、高血压脑病的患者,可予降压治疗。

急性脑出血的降压治疗应先综合评估患者的血压,分析血压升高的原因,再根据血压情况决

定是否进行降压治疗。收缩压＞220 mmHg,应积极使用静脉降压药物降低血压;患者收缩压＞180 mmHg,可使用静脉降压药物控制血压,160/90 mmHg 可作为参考的降压目标值。早期积极降压是安全的,但改善预后的有效性还有待进一步验证。

综上所述,指南提出的防治原则是建立在循证医学证据之上的,体现共性问题,反映专家们达成的共识,具有普遍的指导意义。但无论哪个国家或是哪个版本的指南都仅仅是一个指导文件,迄今为止何为最佳降压目标值仍缺乏足够的循证医学证据,人们尚需不断进行探索。临床医生一方面要参考指南,另一方面应该结合患者的临床特点,个体化制定最佳的临床决策,高血压的防治既要规范化,又要个体化,两者缺一不可。

(李　华)

第四节　血压测定方法学及指导实践的价值

一、诊室血压测量

根据《中国高血压防治指南 2018 年修订版》推荐,在医院测量的诊室血压仍是我国诊断高血压、进行血压水平分级以及观察降压疗效的常用方法。但目前大多数医院由于就诊人数多,就诊条件及设备条件等限制,诊室血压测量方法不规范、测量结果没有电子化信息化的现象普遍存在。大力推广使用能自动传输测量结果、通过准确性验证的诊室血压计,进行规范的诊室血压测量,对提高我国高血压管理水平意义重大。

规范的诊室血压测量,主要包括以下几方面的内容:合格的测量设备及环境条件、合适的测量前准备、规范的测量过程及准确可靠的测量数据传输及储存。

(一)合格的测量设备及环境条件

诊室血压测量需要空间大小适当、室温适宜及安静的测量环境。诊室环境嘈杂、室温过冷过热都会对诊室血压测量的准确性产生影响。水银柱血压计虽然目前仍是常用的血压测量设备,但是使用水银柱血压计测量血压易受外界噪声的干扰,存在测量者依赖(袖带放气速度快慢、尾数 0 偏好等)以及测量者之间变异大等缺点。我国有调查发现,采用水银柱血压计测量的诊室血压,尾数 0 偏好可达 50%～70%,准确性堪忧。考虑到环境保护的无汞化要求,目前各国高血压管理指南均推荐使用上臂式示波法电子血压计进行诊室血压测量,其准确性需要按照国际标准方案(BHS/AAMI/ESH/ISO)经专业机构验证合格。通过验证的血压计型号可以在国际高血压学会支持的网站上(http://www.stridebp.org)查询。

除了血压计外,测量时还需要选用大小合适的袖带,使袖带气囊至少覆盖上臂周径的 80%。臂围在 24～32 cm 范围选择标准袖带,臂围＞32 cm 需要选择大袖带,臂围＜24 cm 选择小袖带。使用过大的袖带会低估受检者血压,相反,使用的袖带过小过紧会高估血压。对肥胖患者,必要时可使用下肢血压袖带测量上臂血压,或使用腕式血压计测量血压。对孕妇和儿童青少年患者,要注意选择在孕妇或儿童青少年特定人群中做过准确性验证的电子血压计。选择大小合适的袖带,对未成年人血压的准确测量尤其重要。

除了血压计和袖带以外,非常重要的配套设备还有测量时使用的桌椅。椅子需要有靠背,保证受检者在坐位血压测量时身体放松,同时,椅子还能被人为调节高度,以使上臂袖带中心位置和受检者坐位时的心脏水平能保持在一个水平上。

（二）合适的测量前准备及规范的测量过程

受检者最好在测量前 2 h 内不喝含有酒精或咖啡因的饮料，不做剧烈运动，排空膀胱，避免憋尿对血压的影响，在有靠背的椅子上安静休息 5～10 min 后开始测量。

诊室血压测量的规范动作：受检者取坐位，靠在椅背上，两脚落地，不跷二郎腿，不抖动，不说话。在上臂绑上袖带，袖带下缘须在肘横纹上 2～3 cm，袖带需松紧合适，能塞进 1～2 个手指；袖带中点与心脏水平平齐。如果使用的是隧道式电子血压计，需注意手臂放置的位置，以保证气囊加压在上臂合适位置。在受检者安静休息后，连续测量 2～3 次血压，每次测量之间间隔 1～2 min，至少 30 秒。大多数研究发现，第一次测量值的平均水平一般高于后两次测量值的平均水平。和连续测量三次的平均值相比，仅测一次大约会平均高估 2～3 mmHg 收缩压及 1～2 mmHg 舒张压。连续的三次测量每次之间要保证有一定的时间间隔，至少为 30 秒，使血管在无袖带加压下恢复正常。间隔时间太短，连续测得的血压会偏低，造成血压水平低估。

诊室血压测量的另一个规范动作是在就诊者首次测量血压时，要测量双侧上肢血压。最好采用专门的设备进行双侧上肢血压的同步测量。如果没有专门的设备，也可进行双侧血压顺序测量。双侧上肢血压差别大于 10～15 mmHg，需要考虑筛查锁骨下动脉狭窄等外周血管病变可能，同时根据较高一侧的血压进行高血压管理。

（三）准确可靠的测量数据传输及储存

传统的诊室血压一般在测量后由医生或护士记录在就诊者的病历本上，血压数值没有电子化或信息化难以储存和利用，而且手工填写或输入的血压数值往往准确性不够。当今世界计算机网络通信技术迅猛发展，电子血压计加上计算机和互联网，可以实现诊室血压的自动传输和电子化储存。上海市高血压研究所在上海交通大学医学院附属瑞金医院高血压科门诊建立了门诊血压测量小屋，使用上臂袖带式或隧道式电子血压计，患者在护士协助下自己完成 2～3 次诊室血压测量，测得的血压值与就诊卡信息绑定后，自动传输到门诊电子病历系统，实现了门诊血压的自动传输及电子化储存及利用。另外，上海市高血压研究所还推出了可用于诊室血压测量的"智慧血压亭"，一方面能满足诊室血压测量的标准条件和要求，另一方面能实现诊室血压的电子储存和传输，与医院的电子病历系统相连，并通过与微信连接，增加了医患互动、患者主动知晓与管理血压的功能，在上海多个区县的社区卫生服务中心得到应用和推广。

（四）诊室血压测量的意义

诊室血压是我国诊断高血压、进行高血压分级、判断高血压降压治疗效果的主要依据。根据《中国高血压防治指南 2018 年修订版》，诊室血压水平＜120/80 mmHg 为正常血压，120～139/80～89 mmHg 为正常高值，3 次非同日诊室血压均≥140/90 mmHg 可诊断为高血压。血压范围在 140～159/90～99 mmHg 为 1 级高血压，160～179/100～109 mmHg 为 2 级高血压，≥180/110 mmHg 为 3 级高血压。对大多数一般高血压患者来说，降压达标的目标值为诊室血压＜140/90 mmHg；能耐受者和部分高危及以上的患者可进一步降至＜130/80 mmHg。已有多个综合分析及临床试验表明，诊室血压升高，心血管风险呈连续性增加，而降压治疗能明显减少心脑血管并发症的发生。诊室收缩压每降低 10 mmHg，心脑血管复合终点事件风险下降约 20%。

二、家庭血压监测

随着社会经济的进步，电子血压计已走入千家万户。国内外高血压指南都非常重视家庭血压监测在高血压管理中的重要性，一致推荐应用家庭血压监测，提高高血压管理质量。2019 年中国家庭血压监测指南，规范了家庭自测血压方法，明确了家庭血压监测的意义。

（一）家庭血压计的选择

常见血压计主要分为上臂式电子血压计、腕式电子血压计、水银柱血压计、气压表式血压计、新型无袖带血压计等。2019 年中国家庭血压监测指南优先推荐经标准方案验证过的上臂式示波法电子血压计用于家庭血压测量。具体型号可在国际高血压学会支持的网站（http://www.stridebp.org）查询。特殊情况下，如特别寒冷地区不方便裸露上臂，或特别肥胖患者无合适上臂袖带，也可选用通过验证的腕式血压计。水银柱血压计、气压表式血压计等因测量方法需要专业培训，及环境无汞化要求，不推荐普通患者使用。新型无袖带血压计因目前还在临床研究中，尚无通过准确性验证，因此也不推荐使用。另外，使用期间的电子血压计每年至少需要校准 1 次。

（二）家庭血压测量方法

指南建议在家庭血压监测时，每日早、晚各测量 2～3 个读数，每个读数之间间隔 1～2 min；初诊或治疗早期应在就诊前连续测量 5～7 天，血压控制良好时，每周测量 1 天。早上血压测量应在起床后 1 h 内，服用降压药物之前、早餐前、或剧烈活动前进行。晚上测量晚饭后、洗浴后、服药后的"就寝前血压"。无论早晚测血压，测量前都应排空膀胱，选择安静舒适的环境，坐在有靠背的椅子上，坐位休息 5～10 min 后开始测量。测量的规范动作同前述的诊室血压测量方法。

每次测量完成后，需要及时记录测量结果，包括测量日期与时间、收缩压、舒张压及脉搏等。具有自动传输功能的电子血压计在测量完成后可以将数据自动上传并储存、分析，如果血压计没有自动传输功能，也可以手动上传或将结果完整地记录在笔记本上。为了判断家庭血压测量的质量及全面了解测量者的血压情况，指南建议还要记录家庭血压测量期间每天的作息时间（起床、睡眠时间）、降压药的名称及服用时间等。

（三）家庭高血压的诊断标准

家庭 5～7 天血压的平均值≥135/85 mmHg 时，可以确诊高血压，或血压尚未控制。清晨血压和晚间血压的平均值≥135/85 mmHg 时，可分别诊断家庭清晨和晚间高血压。通过家庭血压测量结合诊室血压，可以诊断"白大衣性高血压"和"隐蔽性高血压"。诊室血压≥140/90 mmHg，同时家庭血压<135/85 mmHg，称为"白大衣性高血压"；如果正在服用降压药，表现为上述血压特征的称为"白大衣性未控制高血压"。相反，诊室血压<140/90 mmHg，同时家庭血压≥135/85 mmHg，称为"隐蔽性高血压"；如果正在服用降压药，表现为上述血压特征的，称为"隐蔽性未控制高血压"。

（四）家庭血压监测的临床意义

家庭血压监测已成为诊室外血压测量不可替代的一种方法，在高血压管理过程中发挥重要作用。临床意义主要有以下四点：① 家庭血压监测能提高高血压的知晓率。家庭血压监测不仅是高血压患者需要做的事情，每个人都应该进行家庭血压监测。家庭拥有血压计，那些"血压正常"者也通过定期测量血压及时发现血压升高，从而对高血压进行及时的诊断和治疗，提高高血压的知晓率。② 提高高血压诊断的准确性。家庭血压监测在家中进行，测量次数和天数可以比较多，因此，可以更准确、更全面地反映一个人日常生活状态下的血压水平。家庭血压监测可以避免在医院里测量可能出现的"白大衣效应"，有效鉴别出"白大衣性高血压"或"白大衣性未控制高血压"，也可以发现那些诊室血压正常而家庭血压升高的"隐蔽性高血压"或隐蔽性未控制高血压。③ 提高对高血压患者预后判断的准确性。国内外大量研究都表明,家庭血压比诊室血压与患者未来发生脑卒中等心脑血管事件风险更密切。家庭血压天与天之间、月与月之间的波动增大与患者不良预后密切相关。④ 提高患者降压治疗的主动性和依从性,从而提高降压治疗的达标率。患者通过自己在家里测量血压,关注自己血压,充分了解自己血压水平,可以更及时有效地与医生沟通,为调整降压治疗方案提供决策依据,及早将血压控制到目标水平。

三、24 h 动态血压监测

24 h 动态血压监测是通过仪器自动、间断、定时测量血压的一种检测技术,它可以测量一个人日常生活状态下的血压,既可测量轻、中度体力活动状态下的血压,也可以测量睡眠过程中的血压,因而可更准确、更全面地反映一个人一昼夜的血压情况,是目前"最佳"的血压评估方法。

(一)动态血压计的选择

动态血压计的准确性需要按照国际标准方案(BHS/AAMI/ESH/ISO)进行独立于厂家的验证,确认合格后方可使用。动态血压计的袖带选择同前述诊室血压测量方法。

(二)动态血压测量方法

首先,操作人员对动态血压计进行初始化及测量设置。指南建议,一般情况下,白天(6:00～22:00)20～30 min 测量一次,夜间(22:00～6:00)30 min 测量一次血压,以保证足够的有效测量次数进行分析。

动态血压监测一般选择非优势臂(一般为左臂)进行,以避免手臂运动对测量的影响。对于合并外周动脉疾病的人群,如果两侧手臂血压差值≥10 mmHg,宜选择血压较高的一侧手臂进行测量。在给患者佩戴好动态血压计后,手动测量 1～2 个血压读数,保证血压计处于工作状态,同时需要告知患者动态血压监测期间的注意事项:如保持日常活动状态,不要为了监测专门休息或剧烈运动;明确监测目的,不要为了监测而停药;在袖带充气开始测量血压时,要保持手臂静止不动,手臂自然下垂,或放在和心脏水平平齐的桌面上;测量时不说话。除此以外,还需指导患者填写动态血压监测日记,记录动态血压监测当天的作息时间及降压治疗信息等,如起床时间、睡眠时间、三餐时间、午睡时间、体力活动时间、服用心血管药物的时间、精神紧张及临床症状出现和持续的时间等。

(三)动态高血压的诊断标准

在阅读一份动态血压监测报告时,首先应该判断动态血压监测是否合格,例如监测仪是否是验证合格的型号,袖带大小是否合适;监测时间及有效读数是否符合要求,按照指南要求,整个监测要 20 h 以上,有效读数达到 70% 以上;白天至少有 20 个有效读数,夜间至少有 7 个有效读数;报告上是否有作息时间(起床、睡眠时间)和服药信息等。

动态血压诊断高血压的标准是根据各个时段血压的平均值,分别为:24 h 血压平均≥130/80 mmHg,白天血压平均≥135/85 mmHg,夜间血压平均≥120/70 mmHg,清晨血压平均≥135/85 mmHg。指南对白天、夜间、清晨时段的定义方法都有推荐。白天和夜间时段最好按照动态血压监测当天患者实际的作息时间来定义,也可以按照短时钟定义方法,如 8:00～18:00 定义为白天,23:00～5:00 定义为夜间。清晨时段一般定义为起床后 2 h 内或 6:00～10:00。

结合诊室血压,动态血压可以诊断"白大衣性高血压"和"隐蔽性高血压"。诊室血压≥140/90 mmHg,同时动态血压 24 h 平均<130/80 mmHg、和白天血压<135/85 mmHg、和夜间血

<120/70 mmHg,称为"白大衣性高血压";如果正在服用降压药,表现为上述血压特征的,称为"白大衣性未控制高血压"。相反,诊室血压＜140/90 mmHg,同时动态血压24 h平均≥130/80 mmHg、或白天血压≥135/85 mmHg、或夜间血压≥120/70 mmHg,称为"隐蔽性高血压";如果正在服用降压药,表现为上述血压特征的,称为"隐蔽性未控制高血压"。

根据夜间相对于白天血压下降的百分比,即白天血压减去夜间血压的差值占白天血压的百分比,(白天血压－夜间血压)/白天血压×100%,还可以判断血压昼夜节律。夜间血压下降率在10%～20%,为正常的构型血压;夜间血压下降率在0%～10%,称为非构型血压;<0%,即夜间血压高于白天血压,称为反构型血压;夜间血压下降率>20%,称为超构型血压。非构型、反构型、超构型都是异常的昼夜血压节律。

（四）动态血压监测的临床意义

动态血压监测主要有四个方面的临床意义:① 准确评估血压和诊断高血压。如前所述,动态血压监测可以识别"白大衣性高血压"和"隐蔽性高血压",可以反映24 h各时段的血压水平。② 准确评估降压疗效。应用动态血压监测可评价降压治疗后24 h血压控制情况,包括白天、夜间和清晨时段血压等,识别白大衣效应、隐匿性未控制高血压和真正难治性高血压等。发现白大衣性未控制高血压既可以避免过度治疗带来的副作用,又可以节省不必要的药物费用。根据动态血压发现血压控制不佳的患者,特别是夜间血压未控制者,及早干预可以最大程度降低高血压的危害。③ 帮助评估患者预后。大型前瞻性队列研究显示,24 h动态血压及夜间血压与心血管疾病发病和死亡的关系较诊室血压更密切。其他有助于风险评估的动态血压指标还包括血压昼夜节律、血压变异(标准差、变异系数、最大最小值差值、血压晨峰)及动态的动脉硬化指数(AASI)等。和构型血压相比,非构型血压,尤其是反构型血压,靶器官损伤更明显,心血管风险更高。24 h血压变异较大的和变异较小的患者相比,脑卒中等心脑血管事件发生风险增加。AASI是根据24 h动态舒张压与收缩压的回归系数计算出来的反映血管弹性功能的参数。国外大型队列研究显示AASI增高(>0.55),脑卒中及死亡风险增加。④ 利用动态血压监测可以实现个体化的精准降压治疗,帮助选择合适的降压药物,有效控制24 h血压。如白天夜间持续性高血压,需要优先选择半衰期较长的长效降压药物;而对于单纯白天或单纯夜间高血压的患者来说,则中短效降压药物也有用武之地。高质量的降压内涵包括24 h各时段血压均达标控制、减少24 h血压波动及恢复正常的血压构型昼夜节律。

四、中心动脉血压测量

中心动脉,是指主动脉、颈动脉等靠近心脏的大动脉。心脏射血进入主动脉,形成对血管壁的侧压力,从中心动脉到外周动脉,大动脉逐渐分支为中小动脉,收缩压逐步升高放大,而舒张压和平均动脉压基本保持不变。所以中心动脉血压测量主要指中心动脉收缩压与脉搏压测量。相对于外周肱动脉血压,中心动脉血压理论上更能反映心、脑、肾等重要脏器承受的压力和灌注情况。

（一）测量方法

中心动脉血压的测量方法包括有创直接测量和无创测量估算两种。有创直接测量法是通过导管导丝,直接把压力传感器放入到主动脉根部进行中心动脉压的测量。这种方法是准确度最高的"金标准"方法,但由于是有创操作,对设备及操作者的要求较高,目前使用比较局限,无法大规模推广。另一种方法为无创测量估算,可以直接使用张力计在颈动脉搏动处进行测量,也可以使用张力计或袖带,在桡动脉或肱动脉搏动处采集脉搏波,测量肱动脉血压,以通用转换函数方程,估算中心动脉压。新型的示波法设备还可以进行 24 h 中心动脉压监测。这种方法相对于侵入式有创血压测量来说，操作较简单，易于在临床实践中推广，但在准确性上面仍需研究突破，目前因受到袖带法肱动脉血压测量准确性的影响，中心动脉血压估算值和有创导管法直接测量值之间存在误差。比如目前临床研究中使用较广泛的澳大利亚 Sphygmo Cor 脉搏波分析系统，其估算的中心动脉压较有创法，收缩压约平均低估 5～10 mmHg。

（二）临床意义 --

中心动脉血压测量的临床意义目前仍不十分清楚。虽然多个前瞻性研究都显示中心动脉血压升高，心血管风险呈连续性地增加，但其额外于外周肱动脉血压测量的价值仍不明确，相关的研究结果和结论不完全一致。在一些研究，如 SHS 研究和 CAFÉ 研究中，中心动脉血压与心血管疾病和临床结局的相关性比外周肱动脉血压更强；而在另一些研究及荟萃分析中，中心和外周动脉血压的预测价值相似，并无统计学意义的差别。欧洲高血压指南专家认为，根据目前的研究证据，中心动脉血压测量在识别年轻人外周单纯收缩期高血压方面可能有一些临床意义，但仍需进一步研究。有研究报道，在瘦高的男性青少年中表现为外周肱动脉收缩压升高而舒张压正常，且中心动脉收缩压正常者，未来发展成高血压的风险和外周中心血压都正常的青少年相似，提示对年轻人的单纯收缩期高血压可能仅需随访，而不需要降压药物治疗。台湾学者根据前瞻性人群结果，提出中心动脉血压的正常值标准。中心理想血压、高血压前期、高血压的标准分别为＜110 / 80 mmHg、110～129 / 80～89 mmHg、≥130 / 90 mmHg。该研究显示，中心动脉高血压比正常血压者，全因死亡风险增加 1 倍，心血管死亡风险增加 2 倍。CAFE 研究提示不同类型降压药物在降低中心动脉血压方面的作用可能不同，钙离子拮抗剂与肾素血管紧张素系统抑制剂较传统的 β 受体阻滞剂能更好地降低中心动脉血压，保护靶器官及防治心脑血管疾病。中心动脉血压是否也需要达标管理，其治疗管理是否能给患者带来获益，是未来研究需要回答的问题。

（李明轩　李　燕）

第二章
高血压管理的根本：健康的生活方式

第一节 健康的生活方式可预防高血压的发生

一、心理健康

在展开本节内容之前我们先来看三个临床案例，以增加对"心理因素是高血压的启动因素及导致 CV 事件的主要危险因素"的一些感性认识。

典型病例

病例 1 刘先生 38 岁，是一名金融行业的管理人员，长期工作压力较大，5 年前发现有高血压，因其父亲、伯父均有高血压病史，认为是家族遗传性，规律服用降压药，也注意戒烟限酒，低盐低脂饮食，以保持血压基本平稳。由于担心运动会引起血压波动，患者平素极少参加体力活动。近期因工作调整等，刘先生的工作范围出现较大的变化。刘先生平时工作尽善尽美，但新工作问题层出不穷，焦头烂额的刘先生渐渐出现睡眠问题，每当夜深人静难以入眠，渐渐血压也出现波动，体重明显下降。因此刘先生担心自己是否患严重疾病而来医院做全面体检，结果发现血糖升高，刘先生百思不得其解，自认为胖才会血糖升高，为什么自己明明瘦了，而血压血糖都不受控制呢？

病例 2 患者男性，54 岁，高血压史 10 年余，长期门诊随访，血压药物控制平稳，但近 3 个月血压波动起伏较大，收缩压多为 200～140 mmHg，舒张压多为 95～110 mmHg，虽然已将抗高血压药物调整，甚至联合用药，但夜间血压仍处在 160/100 mmHg，伴严重失眠和情绪的不稳。仔细询问病史和家属补充相关资料后发现，患者的近期血压波动，疗效欠佳，与老父亲晚期肿瘤需照顾治疗、儿子假期外出旅游外伤骨折住院等生活事件密切相关。建议转诊心理医学或精神科，经过 4 周的抗抑郁和改善睡眠等处理，血压趋于稳定 140/85 mmHg，并且抗高血压药物逐步减少，基本恢复至本次病程前既往的维持治疗药量。

病例 3 王先生，45 岁，某国企办公室主任，做事雷厉风行，尽善尽美，顾得大家好评。去年年底加班熬夜时突发胸痛，"120"急救车送到医院急诊诊断为急性心梗，急诊绿色通道做了冠脉介入治疗，植入支架一枚。他在 30 多岁就出现高血压的症状，长期服用降压药物。1 年前因妻子提出离婚，近半年多寝食难安，不定期服用安眠药。近 3 个月来由于血压不稳定，经常感到头痛，以至于后来不敢开车上高架，不敢坐地铁，怕乘火车、乘飞机，不敢出门，严重影响正常工作生活。健康亮起红灯、工作受限、家庭关系的不和谐，让王先生都郁寡欢，但更闹心的是突如其来的血压波动。因头痛曾多次呼叫"120"急救车到医院,连急诊科医生都认识赵先生了,不止一位医生劝说赵先生去看看心理科。赵先生认为自己个性开朗随和,怎么可能有心理问题,因为之前有过心梗,这些担心是正常的。后来在医院的双心门诊就诊时,通过心理科和心内科医师详细问诊和指导,王先生理解了自己的个性和疾病的关系,对自己目前生活工作的问题有了新的认识,在医生的指导下正规服药并开始逐步运动,睡眠状况也渐渐改善,白天工作效率明显提高,加班熬夜也尽量减少,还经常陪伴孩子运动。随着孩子对父亲越来越认可,渐渐婚姻关系也有了微妙的改善……

众所周知,剧烈的情绪变化或冲动行为会导致血压的异常波动和"触发"心脏病发作等,其理论假设是大脑的情绪中枢通过对心脏自主神经系统的"扳机击发"而导致不同形式的"心脏病"发作,包括猝死、心律失常、心绞痛、心肌梗死等。近年来越来越多的长期随访研究显示,慢性应激和焦虑抑郁情绪是影响心血管及代谢性疾病的重要危险因素之一。

随着对疾病整体观念和社会因素的认知,发现焦虑抑郁合并代谢疾病的共病患者发病率显著增加,高血压和心梗患者中重度抑郁的患病率分别为29%和22%。抑郁症患者患糖尿病的风险增加41%,其发生2型糖尿病的风险增加32%,复合疾病因素可增加心血管疾病、糖尿病、脂肪肝的患病率和死亡率,特别是代谢综合征整合了生理、生化与临床等多方面因素的代谢症候群,主要表现为胰岛素抵抗、内脏脂肪堆积、血脂异常、内皮功能障碍、血压升高等一系列状态。

(一)心理应激与高血压、糖尿病

随着"生物-心理-社会"的医学模式转变和社会的发展与进步,目前许多危害人类健康的疾病更多是与心理社会因素密切相关的,如糖尿病、血脂异常、心脏病、高血压等代谢性疾病和心血管系统疾病等,常称为心身疾病。比如应激的紧张情绪会引发内分泌的紊乱,导致胰岛素分泌不足,或者胰岛素受体对胰岛素不敏感,出现胰岛素抵抗,诱发糖尿病。根据美国糖尿病协会的统计,2000—2012年间,71%的糖尿病患者血压≥140/90 mmHg,或需服药来维持正常血压。另据统计,大约40%的高血压患者数年后会患上糖尿病。超过半数的高血压患者都有"糖伴侣",即糖代谢异常。需注意,高血压并不等于单纯的血压高,虽然既往认为约1/4的高血压患者可能会合并糖尿病,但近来一项新的大样本(5 206例中国门诊高血压患者)研究显示,超过半数的高血压患者都有"糖伴侣",也就是糖代谢异常,但其中70%的人之前从未检查过血糖,即忽视了潜在糖尿病的存在。

另有研究显示,外部环境造成的精神压力(如与人争吵、工作超负荷等生活事件应激)对高血压和冠状动脉疾病的发生和发展是有不良影响的。慢性心理社会应激可能是高血压的一个危险因素,即有心理社会应激因素者发生高血压的风险是对照组的2倍(OR=2.69,95% CI=2.32~3.11)。与高血压和冠心病有关的心理社会应激因素包括:失业、经济收入下降、社会歧视、情绪的抑郁和焦虑、易怒或敌意等。

心理健康问题与心血管疾病之间可能互为影响,即抑郁症显著增加心血管疾病(CVD)的发病风险,心肌梗死后出现的抑郁往往又与心血管事件风险增加的全因死亡率相关。许多研究表明,在心血管疾病患者群中抑郁更为普遍,并可作为预测不良结局(如心肌梗死和死亡)的危险因素之一。基于这些证据,美国心脏病协会建议对所有冠心病患者进行抑郁常规筛查。全球多中心参与的INTERHEART研究显示,与对照组相比,首次心肌梗死康复患者中抑郁并不少见,相关危险影响因素包括缺乏运动、服药不规律、吸烟等。

关于心理应激和代谢性疾病共病发生与发展的机制主要围绕下丘脑-垂体-肾上腺（HPA）轴、氧化应激、免疫系统、糖脂代谢紊乱以及血管内皮功能等方面，这些方面可导致两类疾病在一定程度上互为因果，其中脂质代谢参与多种疾病病理生理引起的血管内皮功能障碍的发生和发展，两者存在密切关联。

在 HPA 轴紊乱与抑郁症合并代谢性疾病的一项前瞻性队列研究显示，昼夜皮质醇水平的改变与血糖紊乱相关，夜间皮质醇水平升高会导致糖尿病代谢前期内脏肥胖和胰岛素抵抗；2 型糖尿病患者更易出现抑郁症状，而抑郁症状和代谢异常（肥胖、血糖升高、甘油三酯水平升高和高密度脂蛋白降低）均会增加患 2 型糖尿病的风险，造成高血糖、胰岛素抵抗以及微血管并发症等不良结局；如果及时干预 HPA 轴异常可能会改善抑郁症和糖尿病的预后。

（二）高血压、糖尿病的社会心理因素

长期以来，人们直观地认识到，社交网络不足和社会支持不足对健康有影响，最近有前瞻性研究发现，社交网络和社会支持的缺失使总体死亡率和心血管疾病的死亡率升高。如美国对新英格兰地区人口心理健康相关因素的调查中发现，女性认同最重要的支持者与男性不同，大约 60% 男性认为配偶是最重要的支持者，而女性只有 25%。有婚姻压力的女性复发性冠状动脉疾病风险是没有婚姻压力的 3 倍，而拥有良好工作和幸福婚姻的女性预后最好。亚组分析中，后组更"倾向健康"。使用冠状动脉造影及定量评估（QCA）对 800 名女性患者进行 20 年随访，结果显示低社会支持、抑郁和疲惫加速了冠状动脉粥样硬化进程，预后更差。

有研究对性别、丧偶与高血压之间的相关性进行了分析，结果发现，在配偶死亡后 1 个月内，丧偶者患心血管疾病的风险是未丧偶者的 2.1 倍，患脑卒中的风险是未丧偶者的 2.4 倍。不同心理社会应激对男女的影响可能不同，如男性更可能将工作表现不佳和工作不稳定（不安全感）列为应激的主要来源，而女性则将社会地位低下列为应激的最大来源。不过，有学者提出，男性人群中低控制水平和高要求的工作应激与血压升高和冠心病之间呈正相关。

在职业应激与高血压相关性的研究中发现，职业压力能明显影响心血管疾病的预后。如芬兰在 1990 年代的公共部门大规模裁员中，不仅对失业者而言是应激，对那些未被裁员仍留任者而言也是应激，因为他们的工作负荷明显增加。随访结果显示，留任者患心血管疾病死亡的风险是未裁员部门的 2 倍。

（三）高血压、糖尿病的心理干预措施

随着"生物-心理-社会"整体医学模式的发展，标准化的患者（一位患者只患一种疾病，或单病因疾病）在临床很少见，更多的患者是共病或与多因素相关，如既有高血压，同时也有高血脂、糖尿病、心脏病和脑血管病等，并且这些疾病的发生、发展或康复往往与许多心理和社会因素密切相关，如睡眠、情绪、生活方式等。越来越多的证据表明，积极的生活行为方式，如增加体育活动、规律锻炼、健康饮食、戒烟、戒酒，改善抑郁、焦虑症状，减少不必要的生活事件应激等，对心血管疾病及代谢性疾病等许多疾病能够带来积极的健康结果。

欧洲心脏康复协会在心血管疾病预防方面强调"心脏康复的成功可能极度依赖于相互依存的心身交互作用，通过对社会心理危险因素的评估和管理，改善心血管疾病的结局"。例如，2019ACC/AHA 心血管疾病一级预防指南中明确指出，坚持健康生活方式是重要的一级预防，应定期评估成人社会心理应激并适当询问和帮助；在心血管疾病高危人群中建议，评估和管理社会心理应激（如经济收入困难、社会支持缺乏、工作和家庭生活中压力、敌对、抑郁、焦虑和其他精神障碍),强调保证充足的睡眠,针对存在明显情绪抑郁的心肌梗死患者提供特定的压力处理技巧指导以改善生活质量。

1. 压力管理计划

在应激应对和管理方面,有研究表明,责任心强与较低的全身炎症反应直接相关,这可能解释尽责性的个体的健康状况更好,代谢综合征和心血管事件发生的频率更低的原因。因为有责任心的人善于制定长期目标,并组织规划实现这些目标的具体步骤,而且在遇到困难时坚持不懈地努力实现这些目标。在日常生活中尽责性的人通常会听取健康建议,保持平衡的饮食和遵从医嘱,所有这些都可以间接地解释这些人更为健康。尽责性与低危险性行为(吸烟、饮食不平衡等)也密切相关。因此,许多证据支持这样的观点,关注患者的个性特征可能是非常重要的,可以通过利用积极的个性来调适生活方式或激励消极应对的人去改变既往的不良行为方式。

压力管理计划的目标是减少应激性事件对个体的影响,并更好地调节自身应对应激的反应。该计划可从以下几个层面考虑干预措施:① 消除或改变应激源;② 改变对应激事件的看法;③ 减少应激相关的生理后遗症;④ 采用替代性应对策略。

具体的措施一般包括:健康教育,学会换个角度看问题,学习新的应对技能以减少应对压力时出现负性情感、行为和认知等。如肌肉放松训练,在安静的环境下,通过慢而深长地吸气伴随身体某一肌群的紧张收缩,同时默念并重复一个词语或短语,呼气时肌肉松弛。坚持这样有规律的肌肉与呼吸放松训练,每次 15~20 min,每日数次,可以达到稳定血压、减少应激反应强度。

近年来,国外提出来自东方文化的正念治疗能有效应对压力和应激,减轻焦虑和缓解抑郁,它强调有意识地觉察、将注意力集中于当下以及完全接纳,不评判。研究显示,正念可以有效地降低生活压力、提高生活满意度、促进心理健康。

2. 对情绪问题的干预

从心身医学的角度来看,高血压和冠心病等许多心血管及代谢性疾病是与心理、社会因素密切相关的,许多患者往往同时共病焦虑、抑郁等情绪问题,倘若不能及时识别与处理,会影响躯体疾病本身的恢复。因此,有必要早期识别和及时处理患者的抑郁和焦虑等心理疾患。有研究显示,积极有效治疗抑郁症可减少心血管疾病的再发病风险、降低急性心肌梗死后的死亡率;认知行为疗法和选择性 5-羟色胺再摄取抑制剂(SSRIs)抗抑郁药治疗能降低冠心病患者的心脏不良事件和死亡率。

3. 动机性访谈和行为激活的整合运用

越来越多的证据表明,积极的行为生活方式,如增加体育活动/锻炼、健康饮食,戒烟,降低心理压力的风险以及减轻抑郁、焦虑症状等,对健康长寿至关重要。在许多慢性疾病的治疗康复过程中,如何激发患者改变的动机、促进康复愿望,对治疗方案的配合至关重要。动机性访谈主要是通过医患双方的言语交谈与沟通,帮助患者树立起信心、激发起潜在的动机、明确康复的责任和义务不仅仅依赖于医护的治疗,同时也取决于患者自我的心态与行为生活方式改变等,让患者积极参与到治疗康复的过程之中,而不是被动的接受治疗与康复。研究显示,它相比传统的健康教育,可有效促进患者的行为改变,提高治疗依从性及生活质量。行为激活,实际上是督促患者在一般身体状况好转或康复过程中,尽早地适当活动或运动,恢复信心,并保持相对的作息规律。因为通过运动,不仅有利于身体健康的恢复,同时也能够分散注意力、改善情绪和提高心理免疫力。

(陈 华 季建林)

二、肥胖与高血压的关系

（一）肥胖与高血压：难兄难弟，形影不离

早在 20 世纪初肥胖与高血压的关系就倍受学者关注，后来逐渐形成"肥胖相关性高血压"的概念，并认为胰岛素抵抗和（或）高胰岛素血症是其重要机制。近年来，世界各地重要的学术组织也分别发表肥胖相关性高血压的诊治指南，对于这一疾病高度重视。肥胖相关性高血压中，究竟是血压升高继发于肥胖，还是血压升高先于肥胖，目前并未予以明确区分，二者像是难兄难弟，形影不离，故统称为肥胖相关性高血压。

近年来，我国肥胖与高血压的患病率均呈增加趋势。2008 年高血压抽样调查最新结果显示，≥18 岁成人的高血压患病率达 26.6%，较 2002 年相比增幅显著。虽然目前高血压的知晓率、治疗率及控制率提高，但仍处于较低水平。在高血压中，肥胖相关性高血压的流行现状不容乐观，发病率不断上升。有数据显示，体重正常人群中高血压患者比例仅为 15%，而超重及肥胖人群中上述比例分别达 40% 和 25%。男性及女性原发性高血压中归因于超重的比例分别达 78% 和 65%。

体重指数（BMI）和腰围作为判断肥胖的指标。中国成年人 BMI 为 18.5~23.9 kg/m² 正常，24~27.9 kg/m² 为超重，≥28 kg/m² 为肥胖；腰围≥90/85 cm（男/女）可判定为腹型肥胖。可以说肥胖就是高血压的一个重要诱因，肥胖者患高血压的可能性明显高于体重正常者。而且高血压的发病率，与一个人的肥胖程度成正比。数据表明，体重超重 10% 以内，高血压的发病率为 10.3%，比正常人略高；体重超重在 10%~20%，高血压发病率为 19.1%，约是正常人的 2.5 倍；而当体重超重达 50%~60%，发生高血压的可能性则达到 56%，比正常人高 7.2 倍。（BMI＞24 为超重）可以说，在中度以上肥胖的人群中，有一半人会得高血压。

2012 年 18 岁及以上成年人高血压患病率为 25.2%，中国少年儿童高血压的患病率已从 1991 年的 7.1% 上升到 2004 年的 14.6%。肥胖与超重也显著增加了儿童高血压患病风险，2012 年中国 6 城市儿童血压调查显示，肥胖、超重和正常体重组的高血压患病率分别为 29.1%、17.4% 和 7.8%，腹型与非腹型肥胖儿童的高血压患病率分别为 27.9% 和 8.4%。肥胖者与相同年龄的正常人相比：肥胖儿童有时出现血压波动；20~30 岁的肥胖者高血压发病率要比同年龄正常体重者高 1 倍；在 40~50 岁的肥胖者，高血压的发生机会要比非肥胖者高 50%。研究数据表明，男性肥胖者的高血压发病率为 78%，女性为 64%。

由于雌激素的心血管保护作用，与年龄匹配的男性比较，妇女绝经前能够避免 CVD 的发生（包括高血压）。但是，在肥胖或 2 型糖尿病（T2DM）存在的情况下，这种保护作用消失。人口研究显示，绝经前肥胖妇女发生高血压的风险（43%~56%）比年龄匹配的肥胖男性大大升高（20%~27%）。肥胖妇女体重减轻 5~10 kg，发生高血压的风险明显降低 25%。而且，母亲和父亲肥胖似乎也增加子女青年时期发生肥胖和高血压的风险。考虑到不同性别间心血管生理上的差异，相对于男性，妇女可能需要性别特异性及更为激进的疗法和生活方式干预治疗肥胖及其心血管并发症。

所以，肥胖与高血压，就像一对难兄难弟，一起危害着人类的健康，那么肥胖究竟是如何导致高血压的？

（二）肥胖相关性高血压的病理生理机制

肥胖致高血压的机制复杂，肾脏、神经系统、血管内皮功能异常及脂肪病变均发挥了重要作用。主要的病理生理机制涉及心排血量增加、血浆容量扩张和钠潴留、交感神经和肾素-血管紧张素-醛固酮系统（RAAS）激活、胰岛素抵抗、脂肪因子失衡、炎症/氧化应激、血管外脂肪功能异常以

及睡眠呼吸暂停综合征等因素。

由于肥胖患者体内的脂肪组织大量堆积，使循环血流量相应的增加，也使小动脉的外周阻力增加，所以心脏必须加强做功，增加心搏出量来保证外周阻力有充足的血液供应。从而导致小动脉硬化以及心室肥厚，促进高血压的发生。再加上高血压患者存在一定程度的水钠潴留，进一步增加了血压循环量，还会加重高血压。

肥胖的病理生理环境引起血压升高的具体机制还包括如下几点。

1. 血管损伤

内皮功能障碍和动脉硬化被认为是肥胖患者血管异常的早期表现，发生在高血压前期和高血压之前。动脉硬度增加可见于血压正常但肥胖的患者和易于发生高血压的患者。而且，动脉硬度最高四分位组患者高血压发病率更高。细胞外基质改变和血管平滑肌功能异常促进动脉硬化。但是，大量的研究证据表明，内皮功能障碍也促进动脉硬化，与胰岛素抵抗显著相关。在自发性高血压大鼠中可观察到，在高血压发生之前血管对胰岛素的反应性受损，表明胰岛素抵抗是高血压发生的早期事件。

2. 肾损伤

肾功能异常也可导致肥胖患者以及肥胖动物模型高血压的发生。肥胖增加肾小管钠吸收，在血浆钠水平升高后，促进压力尿钠排泄曲线代偿性向高压方向移动。而且，这些对钠和压力尿钠排泄的影响也可由脂肪组织量和细胞外基质蓄积增加引起，从而挤压肾髓质。胰岛功能亢进和不适当的 RAAS 和自主神经系统激活也能促进钠重吸收。

在高血压患者和动物模型中可以观察到，以炎症、内皮功能异常和血管平滑肌增殖为特点的肾血管重构。全身免疫和炎性反应导致的小管间质炎症、尿酸水平升高、小管间质炎性细胞浸润、前炎性免疫细胞和炎症反应增强、氧化应激和纤维变性都能促进肾损伤，进而加剧血压的升高。

3. 自主神经系统过度激活

肥胖与不同组织（包括心脏、肾脏和骨骼肌）中自主神经系统激活和压力反射异常有关，导致血压改变。不管血压是多少，与健康个人比较，肥胖个体肾脏自主神经系统活性升高（以血去甲肾上腺素水平升高表示）。有趣的是，肥胖但血压正常的个体心脏自主神经系统活性降低，而肥胖和高血压患者自主神经系统活性升高。因此，肾脏和心脏自主神经系统活性升高可能是引发肥胖型高血压的其中一个机制。对高脂动物模型的研究表明，肾脏去神经能降低血压和升高钠排泄，这强调了肾脏自主神经系统激活在肥胖型高血压中的重要性。多个因素也可通过激活自主神经系统促进肥胖型高血压的发生，这些因素包括高胰岛素血症、高瘦素血症、RAAS 激活、压力发射异常和阻塞性睡眠呼吸暂停综合征（OSA）。

4. 肾素-血管紧张素-醛固酮系统（RAAS）

在肥胖患者中，不适当激活 RAAS 调节胰岛素抵抗、自主神经系统激活、免疫功能失调和肾脏钠处理异常，共同导致心血管和肾脏功能障碍。除了传统的内分泌 RAAS 蛋白，心脏、肾脏、血管、脂肪组织、免疫细胞和大脑也表达 RAAS 蛋白，作为组织特异性局部作用的一部分。

（三）减重对高血压治疗的获益 --

生活方式干预对于高血压的预防和治疗都极为重要，而对于肥胖的预防中生活方式调整带来的减重获益也体现在预防了血压上升。使体重指数减少 3%～5% 即可明显改善糖脂代谢，体重指数下降越多，血压改善越明显，体重下降 5% 可使收缩压和舒张压分别下降 3.0 和 2.0 mmHg。单纯中等强度的有氧训练 6～12 个月只能减重 1.6 kg，结合其他干预方式则可加强减重效果。有氧运动可使动态血压下降 3.0/2.4 mmHg（收缩压/舒张压）或使诊室血压下降 3.9～4.1/1.5～3.9 mmHg。

生活方式干预可以部分改善高血压患者的肥胖,体重改善率为5%～10%,鉴于生活方式干预是一种自主行为的干预,受意志及习惯的影响,因此改善后其体重的反弹概率较高,因此为了较好地管理肥胖患者的血压,预防心脑血管事件的发生,在生活方式干预的同时常需伴随药物治疗。对于生活方式干预无效的肥胖相关性高血压患者,可考虑用减肥药。多数减肥药有不同程度的神经及心血管系统的副作用,临床使用很受限,因此肥胖患者在用减肥药时一定要先评估获益和风险,以最大程度减少风险作为是否用减肥药的条件。

目前比较安全的可减轻体质量的降糖药物有二甲双胍、肠促胰素类药物和胰高血糖素样肽1(GLP-1)激动剂以及二肽基肽酶4(DPP-4)抑制剂等。国外的荟萃分析和临床研究显示,二甲双胍在非糖尿病患者中具有减肥、改善代谢和内皮功能以及降低血压的作用。国内研究也发现,二甲双胍在非糖尿病的肥胖相关性高血压患者显示出良好的减肥、改善代谢和降压协同作用。另一项荟萃分析则显示,钠葡萄糖协同转运蛋白2(SGLT2)抑制剂除降低血糖外,也有一定的减肥和降压作用。上述改善代谢的药物联合降压药可用于肥胖相关性高血压的治疗,但对于合并糖尿病的患者,应在专科医师指导下使用以避免发生副作用。

对于生活方式干预和药物治疗均不理想的难治性肥胖相关性高血压患者(BMI≥30 kg/m²),手术治疗是获得长期减肥效果和改善心血管病预后的重要手段。目前最常用的术式有腹腔镜Roux-en-Y胃旁路术和胃袖状切除术等。手术的多余体重指数减少百分比约为70%,高血压缓解及改善率可达75%。另一用于治疗难治性高血压的手术方法是经皮肾动脉交感神经射频消融术,特别是极度肥胖伴睡眠呼吸暂停综合征采用经皮肾动脉交感神经射频消融术可降低交感神经活性,减轻胰岛素抵抗、改善糖脂代谢及睡眠呼吸暂停,但此方法还在探讨中,需要更多的循证医学证据。

(郭　妍)

三、吸烟、饮酒与高血压的关系

2002年世界卫生组织(WHO)公布调查结果,在发达国家对人类健康主要威胁依次是吸烟、高血压、酗酒,在发展中国家为酗酒、高血压、吸烟。因此,吸烟、酗酒和高血压已成为人类名列前茅的三大致病因素。早在1992年,在澳大利亚发布的"维多利亚宣言"就已强调健康的生活方式四大基石:"合理膳食、适当运动、戒烟限酒、心理平衡"。在当今中国,大力宣传不健康的生活方式的危害性,对预防"无形的杀手"高血压及糖尿病的发生和发展,最终阻止心血管CV事件是极其重要的。

(一)吸烟与高血压的关系

1. 香烟有百害而无一利

众所周知,烟草烟雾中含有400多种化学物质,250多种有毒有害物质。其中有40多种致癌物质,是吸烟成为肺癌的主要致病因素。此外,烟雾中含CO、NO自由基会损害血管物质,使管壁破坏、血液变稠,促进血栓形成,增强氧化应激和炎症反应,动脉粥样硬化形成。香烟中的尼古丁通过交感神经兴奋引起吸烟时短暂心率增快,血压升高,加重全身血管的破坏。烟草还会增加血液中凝血纤维的改变,引起血糖增高导致糖尿病发生和发展,最终造成大批烟民死于心血管事件。吸烟使冠心病危险增加2倍,即使因冠心病做了介入治疗后,死亡的风险比不吸烟的冠心病患者仍增加约76%,吸烟使脑卒中、缺血性脑卒中的发生增加90%,蛛网膜下腔出血的危险增加190%,猝死(包括脑卒中、心肌梗死、主动脉夹层动脉病及急性肺栓塞等)的相对危险升高了3倍以上。心肌梗死发病率每天吸20支烟以上者则比吸5支烟者高4～5倍,总之吸烟越多,烟龄越长,越易引发心血管事件。

2. 为什么戒烟会很困难

任何年龄戒烟均可延长预期寿命,如60岁、50岁、40岁、30岁戒烟分别会赢得3、6、9、10年预期寿命,戒烟一年后脑卒中的发生危险降低20%。但戒烟对成瘾者是很难的一件事,因为烟雾中含有的尼古丁直接吸入后,通过肺泡壁上皮到全身,刺激大脑释放一种"快乐神经介质"——多巴胺,它与脑神经元尼古丁受体结合,因此吸烟后会像喝醉酒有飘飘然的欣快感。但是,随着长期吸烟使脑神经元的尼古丁受体对尼古丁的敏感性逐步下降,多巴胺作用减弱,导致人们对更大量尼古丁的渴望,同时,尼古丁还使神经元细胞中离子通道被激活而开放。钾、钠、钙离子可以通过该通道形成电子流,把更多的信号传到大脑的反应区,使多巴胺释放更增加,造成逐步增大的烟瘾。由于成瘾性使戒烟异常困难,并且复吸率很高。

作为占世界烟民1/3的中国人,尤其是占66%的男性吸烟者,很少有戒烟的要求,而且复吸率很高。各大医院都设有戒烟门诊,可去进行心理行为及药物的支持疗法帮助,为提高戒烟成功率,可加服帮助戒烟的药。如伐尼克兰,一种α_4和β_2尼古丁乙酰胺碱受体部分激动剂,抵消可减轻烟民对吸烟的渴望及戒断症状,同时对受体还有拮抗性,可以减少吸烟的满足感,使戒烟成功率明显增加1.5~2.0倍。此外,还可以采用尼古丁替代治疗,如尼古丁贴片膏、尼古丁喷雾剂、尼古丁咀嚼胶等非处方药。这些药不同于吸烟后尼古丁从肺吸收通过动脉到大脑,是从皮肤黏膜吸收通过静脉进入人体,只是临时减轻戒断症状,不易成瘾,但效果比伐尼克兰差。最近上市的一种电子烟,其实并不属于替代治疗,不能帮助戒烟。由于含高浓度的尼古丁经燃烧雾化吸入,2019年8~10月美国出现一些"时髦"吸食电子烟的年轻烟民,发生致死性的不可逆肺损伤,称为"电子雾化肺病",疑与吸食尼古丁电子烟有关。因此,WHO《2019年全球烟草流行报告》发布了"无法证实电子烟有助于戒烟"的通知。结合2020年初起全球爆发的"新冠病毒感染性肺炎",使人们质疑"电子雾化肺病"是否为一种通过大量电子烟雾化的气溶胶传播的病毒感染,这一论点尚需研究。

3. 中年吸烟者易患"早发老年痴呆"

中年上班族在夜间加班时,吸烟可以兴奋交感神经,似乎可减轻疲惫提高工作效率。当"饭后一支烟,赛过活神仙",似乎是一种生活的享受,实际上,长期大量吸烟不但不会帮助思维,尼古丁还会抑制大脑功能,烟瘾越大智力下降程度越大。一项随访研究发现对中年时期开始吸烟的,平均23年以后患老年痴呆的风险明显升高1倍多,并与吸烟量(2包/天)明显有关。

4. 吸烟破坏血管的危害比高血压的危害更大

不吸烟可预防或降低高血压患者全身血管、心、脑、肾的损伤。

24 h动态血压对吸烟的高血压患者监测发现,平均血压高于不吸烟对照组,尼古丁使中枢神经兴奋交感作用,在吸一支烟即刻使心率短暂增快(约1~20次/分),收缩压增高10~15 mmHg,当长期大量吸烟引起周围血管明显硬化,同时,引起血管阻力升高,血压有上升,总体平均差仅2~4 mmHg。临床上发现,高血压患者戒烟后血压并无显著下降,但是,心脑血管病变,冠心病、脑卒中的发病率降低,随着戒烟时间的延长明显成效很好。临床还发现长期吸烟者可以无高血压,但常有极高的全身血管粥样硬化、冠心病或脑卒中发生率。

5. 为了你和家人的健康赶快停止吸烟

世界禁烟典范——泰国,对在家吸烟使家人造成危害者要进行法律制裁。"2007年中国控制吸烟报告"指出被动吸二手烟的危害性。脑卒中危险随着二手烟的暴露烟雾时间而增加,并与女性的乳腺癌、宫颈癌、肺癌、结肠癌、膀胱癌、肝癌相关,与儿童的白血病、淋巴瘤等相关。此外一项中国北方农村妇女被动吸烟高血压研究发现,在家被动吸烟的妇女高血压危险性比不被动吸烟者增加2倍,并且被动吸烟频率与高血压危险线性相关。被动吸烟脑卒中的危险甚至比主动吸烟危险高出1倍。肺癌的危险也出现不吸烟的女性高于主动吸烟人群趋势。2013~2014年上海肿瘤医院一项对1 133例(平均年龄63.8岁,吸烟者占83%)社区人群研究,发现肺癌发病男∶女=168∶358,吸烟∶不吸烟=159∶337,可见吸二手烟,但本人不吸烟的女性患肺癌的比例比主动吸烟的男性明显多。总之,为什么吸二手烟的人群发生高血压、脑卒中及肺癌比主动吸烟还要高的原因是个值得探讨的问题。

吸烟的直接危害与交感神经过度兴奋有关，这种作用可通过升高血压、心率和心肌收缩力来增加心肌的耗氧量。每吸一支烟时，血压都会暂时性(30 min 内)升压效应，即使长期吸烟者这种效应在每日吸第一支烟时可能最明显。在一项关于血压正常的吸烟者的研究中，吸完第一支烟后收缩压平均升高了 20 mmHg。同时，长期吸烟可引起血管收缩、动脉硬化。曾有个案例，男，20 岁，与朋友比赛吸烟，不到半小时，一人连吸了 5 包烟，发生急性心梗、重度呼吸衰竭不治身亡。这是由于大量尼古丁、烟碱、煤焦油吸入，引起急性心肺及全身血管收缩痉挛所致。这种对血管的危害按烟龄及吸入量而加重。有的人不可逆，有的人在戒烟后仍可能持续存在 10 年。一般在≥15 支/天的吸烟者中，高血压的发病率增加，长期吸烟合并高血压患者常有无症状左心室的功能降低。

(二) 饮酒与高血压的关系

酒是个"双刃剑"，因此，维多利亚宣言提倡"限酒"而不是"戒酒"是人类健康的基石之一。这是因为少量酒精可以扩张血管，可以使心脏毫不费力地将血液输送到全身，血压即会下降约 2～4 mmHg，让人感觉舒服。2011 年加拿大研究人员综合 30 年内数十项研究结果发现，适量饮低度酒(每日平均饮酒约 12.5～25 g)使血脂指标下降，使冠心病发病风险下降 29%，脑卒中减少。但是，目前已公认不应当把长期饮酒作为保健方法，酒和烟都有成瘾性，让更多的人尝试长期饮酒，造成更多人大量饮酒，更容易助长当前社会盛行的"酒疯"。应树立"不饮酒有益于健康"的理念。

1. 不饮酒有益于健康

饮酒量与血压水平呈正相关其机制：酒精刺激使交感神经兴奋性升高、心跳加快、心肌耗氧量增加、血压波动性增大。同时，使体内释放儿茶酚胺、肾素等收缩血管物质增加，并且酒使血管对这些缩血管物质的敏感性也增加，使血管壁细胞膜内的钙增加，促使全身血管收缩，导致血压上升。尤其是下酒菜含盐分多，引起水钠潴留，更不利于血压控制。已证实男性持续饮酒者比不饮酒者 4 年内发生高血压的危险增高 40%。

尤其对平时不常饮酒的高血压及糖尿病患者而言，一定要树立"不饮酒有益于健康"的理念。按中国高血压防治指南建议：过年过节聚会时可少量饮酒，按各种酒度计量，男＜25 g/d，女＜15 g/d。无论是红葡萄酒或啤酒，喝多了都有害。现在有一种酒度最低的酒(＜0.5%)，称"无醇红酒"，口感上有甜酒味，工艺上有红酒的芬芳，可以在聚会时替代饮用，但仍不可饮酒后开车。

2. 长期大量饮酒使脑卒中发病率增加

中国是脑卒中高发国家。脑卒中和心梗发生率约为 5∶1，而西方国家为 1∶1。2008 年公布的全国死亡抽查调查显示，脑血管病是第一位死因，直接与大量饮酒、吸烟及高血压相关。中国人有大量饮烈性白酒的陋习，无论喝哪种酒类，大量饮酒都会加剧血压的升高，损伤脑血管造成大脑小动脉瘤破裂脑出血。

3. 饮酒与糖尿病的关系

大量饮酒会诱发糖尿病。糖尿病患者应禁酒。因为酒作用于肝脏代谢，抑制肝合成葡萄糖，同时，酒刺激胰岛素分泌使糖尿病患者易产生低血糖反应。酒会加重糖尿病患者胰岛细胞功能损伤，使血糖难以控制。由于 1 g 酒精可产生 700 cal 能量(1 cal≈4.18 J)，长期饮白酒(约合 50% 白酒 100 g/d)会发生脂肪肝、腹型肥胖，更加重胰岛素抵抗预后差。对有代谢综合征者也应及早禁酒，因为对其中的非糖尿病患者饮酒使糖耐量异常的危险性显著提高约 2.9 倍。

4. 酗酒可"伤心""伤肾"

因为酒精及其代谢产物对心肌的直接毒害作用，使心肌中的酶及电解质(钾、镁)丢失，这种持久的代谢性改变，最终会导致不可逆性心肌损害。

长期大量饮酒后,乙醇使乳酸及酮体聚集,乳酸竞争性抑制肾小管排尿酸;乙醇又促进腺嘌呤核苷酸转化使尿酸合成增加导致血尿酸显著增高,形成尿酸性结石;此外,酒可引起横纹肌溶解,其溶解物也可以导致肾小管的堵塞,促使肾功能不全的发生;饮酒会增加蛋白质的分解,增加肾脏负担,最终导致肾功能衰竭。

(郭冀珍)

四、年龄、生活方式与高血压的关系

(一)不良的生活方式影响体内基因的变异

原发性高血压是一种常见的慢性心血管疾病,其发病是受多种因素引起的一个综合征,存在较大的个体差异,其具有患病率高、死亡率高、致残率高的特点。目前我国患者数已经多达 3 亿,其发展势头不容小觑。

1. 影响高血压发病的危险因素分为两种

不可改变的危险因素包括:① 年龄与性别,高血压患病率随年龄增长而增加,35 岁以上年龄每增加 10 岁,患病率增加 10%;② 遗传因素,高血压患者多有家庭史,双亲均有高血压的子女发生高血压的危险性大。

可改变的危险因素包括:① 超重和肥胖。超重和肥胖是高血压发病的危险因素,同时也是冠心病和脑卒中发病的独立危险因素。肥胖者高血压的患病率是非肥胖者的 2～6 倍。② 膳食高盐、低钾、低钙。人体摄入的钠 75% 来自饮食,人体对钠盐的生理需要量很低,成人摄盐 1～2 g/d 足以满足生理需要。食入过多的食盐会导致高血压。钙和优质蛋白质的摄入不足,以及摄入过多的饱和脂肪酸,也被认为是血压升高的因素之一。③ 长期过量饮酒,加重高血压,诱发心、脑血管并发症。④ 长期缺乏体力活动。久坐和体力活动不足者与有充分体力活动者相比较,其发生高血压的危险较之增加了 20%～50%。⑤ 长期精神紧张。长期精神紧张、愤怒、烦恼以及环境的恶性刺激可导致高血压的发生,劳累、睡眠不足,焦虑、恐惧及抑郁等不良心理也可引起高血压。⑥ 吸烟。长期大量吸烟会促进大动脉粥样硬化,小动脉内膜增厚,促使血管系统发生粥样硬化。所以说,高血压与生活方式关系密切,不良生活方式对其发生发展起着重要的负面影响作用。

2. 良好的生活方式可以降低患高血压的风险

最近的研究发现,良好的生活方式可以降低患高血压的风险。为了解不良的生活方式对高血压病患者体内遗传多基因性的影响,美国北卡罗来纳大学的研究人员对一项名为"健康心脏家庭调查"的研究提供的数据进行了分析,不同的生活方式可改变高血压患者体内有危害的基因,其中尤以饮酒、吸烟和运动 3 种生活习惯最为明显。研究人员认为,患者发生高血压病与遗传基因的关系不是天生固定的,一生中还会受不良的生活方式影响,发生相关的基因变化。因此,高血压的发生与发展是遗传因素与环境因素长期相互作用的结果。

(二)年龄是高血压患病不可改变的危险因素之一

大量的研究提示,在中国中老年人群中高血压发病率随年龄呈现逐年上升的趋势,高血压病已然成为中老年人的最常见病,心脑血管疾病已经成为中国人的首位死因。所以,对待老年高血压尤其要注意心脑血管病的预防和治疗,要持之以恒地坚持健康的生活方式。

老年人是社区的主要人群,高血压作为一种需长期治疗的疾病,在病情平稳的状态下可在社区卫生服务机构进行治疗,社区健康管理是对社区高血压患者管理的第一条防线。那么,怎么去纠正错误的生活方式也就成为了健康管理的重点。

防治高血压要从早年做起，按照不同的时期，侧重面不同，儿童应注意防止体重超重、肥胖。人到中年除了关注体重外，更应关注心理健康、多运动、戒烟，限酒。与此同时，老年高血压是最庞大的人群。老年高血压是老年人最常见的疾病之一，是高血压中一种特殊类型，常容易诱发心、脑、肾等并发症的发生和发展，其特殊的生理病理改变成为发病的主要危险因素。正确认识老年高血压的病理生理特点，将有助于更好地指导老年高血压的治疗，减少并发症的发生。不同高血压指南虽然对老年高血压患者降压目标值有着不同的观点，但是无论以 150/90 mmHg 还是 140/90 mmHg 作为老年高血压患者降压目标值，降压治疗的最终目的是减少心脑血管事件风险。《中国高血压防治指南》中强调，高血压患者改变不良生活方式的必要性、长期平稳控制血压的重要性及降低高血压患者血压水平是减少心脑血管病的关键。

（三）如何调整生活方式

高血压是脑卒中及冠心病的独立危险因素，改善患者的不良生活行为可有效降低患者的血压，也可同时降低心脑血管疾病的发病率。患者的自我管理对于有效控制血压起着至关重要的作用，因此，加强高血压患者的健康管理，纠正其不良生活方式已然成为高血压防治的利器。

老年高血压患者具有老年人的病理生理改变，主要通过以下几点措施调整生活方式。

1. 饮食治疗：限制钠盐摄入，减少膳食脂肪，另补充适量蛋白质、钙、钾，多吃新鲜水果及蔬菜，戒烟限酒。以下为向高血压患者推荐的合理膳食及应注意的饮食习惯。

（1）首先要控制能量的摄入。控制体重，防治肥胖。提倡吃复合糖类如淀粉、玉米，少吃葡萄糖、果糖及蔗糖。

（2）限制脂肪的摄入。烹调时，选用植物油，可适当食用含有不饱和脂肪酸的海鱼，能使胆固醇氧化，从而降低血浆胆固醇，还可延长血小板的凝聚，抑制血栓形成，防止脑卒中；如食物中含有一定量的亚油酸，可增加微血管的弹性，防止血管破裂，对防止高血压并发症有一定的作用。

（3）适量摄入蛋白质。高血压患者每日蛋白质的量为每千克体重 1 克为宜。每周吃 2~3 次鱼类，可改善血管弹性和通透性，增加尿钠排出，从而降低血压。如高血压合并肾功能不全时，应限制蛋白质的摄入，建议摄入优质蛋白质（优质低蛋白饮食）。

（4）多吃含钾、钙丰富而含钠低的食品。如土豆、茄子、海带、莴笋；含钙高的食品如牛奶、酸牛奶、虾皮。少吃肉汤类，因为肉汤能够促进体内尿酸增加，加重心、肝、肾脏的负担。

（5）限制盐的摄入量：每日应逐渐减至 6 g 以下。摄入的食盐量指的是包括烹调用盐及其他食物中所含钠折合成食盐的总量，往往生活中的各种调味品、点心、饮料中也含有一定量的盐分。

（6）多吃新鲜蔬菜、水果。

（7）适当增加海产品摄入，如海带、紫菜、海鱼等。

值得注意的是，多数老年高血压患者会出现血浆肾素水平和血管紧张素 Ⅱ 水平低下，肾功能有不同程度的减退，对食物中的钠很敏感，由于老年人动脉硬度和血容量降低，轻度的容量增加就可使血压尤其是收缩压明显升高。老年人味觉有减退，口味重。因此对于老年高血压患者对于钠盐的摄入需要更严格的控制，以减少细胞外容量增加可能性，避免血压出现过大的波动。当然，对高龄老人不能过度限盐，以免发生低钠血症、电解质紊乱。

2. 运动：依据患者的身体状况，选择合适的运动方式及运动量，如散步、慢跑、打太极拳、骑自行车和游泳之类的有氧运动。运动一定要量力而行。研究证实，老年人还是应坚持适合于自己的运动，对早期老年高血压患者适度运动有利于保护心脏。

3. 用药指导：指导患者正确使用合适的药物，了解药物的相关知识，提高患者服药的依从性。在老年高血压中有半数以上是单纯性收缩期高血压，是以收缩压增高和脉压差增大为特点的一种特殊类型的高血压。受各种因素影响,血压不稳定波动幅度大。在用药期间要注意以下几点。

(1) 单纯收缩期高血压多见,血压波动大。因此在药物治疗期间应经常自己测量血压,随时调整高血压药物的用药量。

(2) 老年人容易发生直立性低血压和餐后低血压,尤其在降血压治疗过程中更要指导患者,应注意防止摔倒。

(3) 老年人β受体的反应性降低,因此注意β受体阻滞剂的用量,有引起心动过缓和充血性心力衰竭的危险。

(4) 老年人对血容量减少和交感神经抑制敏感,对持续性高血压有较长时间的适应,提醒家属,不能疏忽大意而造成漏服药物。

(5) 老年人高血压的药物选择要注意治疗初始剂量、增加剂量的特殊性,一般而言,在药物的选择和剂量调整上应该遵照长期使用,根据具体情况调整的要求,避免期间出现过大血压波动,对血管产生打击。

(6) 老年人由于动脉硬化容易出现假性高血压现象,该类患者对药物的耐受较差,容易导致严重的副作用和并发症。

(7) 老年患者常常易合并其他心血管危险因素,发生靶器官损害和心血管疾病,易发生药物之间的相互作用,易致药物的副作用。应注意用药个体化的选择。

(四) 心理指导

老年人生活孤独,对环境适应能力差,应关心鼓励患者减轻精神压力,提高患者对疾病的认识并配合医生治疗。让患者认识到,改变自己的行为方式,培养对自然环境和社会的良好适应能力,避免情绪激动及过度紧张、焦虑;将精神倾注于音乐或寄情于花卉之中,使自己生活在最佳境界中,从而维持稳定的血压。中医认为,高血压主要由情志内伤、肝肾阴亏、肝阳上亢或饮食不节、痰浊壅滞所致,应避免恐惧、焦虑和紧张的情绪,保持情志畅达,气血阴阳协调。

(五) 定期随访及自我管理

基层医师应依据患者高血压分级及危险度分层,实施人性化管理,定期登门随访或电话随访,了解患者血压情况及服药状况,及时调整管理措施。除此之外,健康教育中的一种持续、灵活、低成本的方式,在高血压患者中实施同伴教育,会使其自我保健意识增强,定期运动,定期自测血压,起到控制血压及预防并发症的作用。该教育模式得到了广大患者的认可,有着很好的发展前景。

(李雯妮 刘建平)

第二节 不健康的生活方式影响降压药疗效

一、吸烟对降压药物的作用

(一) 烟草的主要成分尼古丁是一种毒性生物碱

烟草的主要成分尼古丁是一种毒性生物碱,进入人体后可兴奋交感神经和肾上腺髓质释放出儿茶酚胺类物质,主要是去甲肾上腺素和肾上腺素,其次是多巴胺,释放后作用于神经末梢与效应器(如心、血管、肝、肾、胰岛素细胞、骨骼、大脑神经元等)上的α和β等相应受体,产生各种病理及生理效应，如心率加快、血压升高、糖代谢异常、脑多巴胺受体激动逐步产生烟瘾等。

吸烟可降低高血压患者服 α 或 β 受体阻滞剂（α-B 或 β-B）的血药浓度，同时，长期吸烟使周围效应器上的 α 和 β 受体产生下调抑制作用，使受体处于不可逆的低功能状态。因此吸烟可以抵消 α-B 或 β-B 降压及 β-B 减慢心率的疗效。有的患者服 β 受体阻滞剂后 10 min 吸烟立即心率加快，血压上升可达 30/15 mmHg，因此一般在服 β 受体阻滞剂时应不吸烟，至少服药后 30 min 内不吸烟。

（二）长期吸烟对受体产生不可逆的抑制

由于长期吸烟对受体产生不可逆的抑制，因此高血压患者戒烟后并不能降低血压。吸烟还产生氧化应激反应及炎症因子增加，血小板活化，加速脂质沉积在血管壁，导致不可逆的动脉粥样硬化及全身动脉硬化。但及早戒烟至少可使已有的全身血管病变不继续恶化，戒烟越早，则早期血管内皮的损伤越可能会有部分修复，但仍然需要 10 年以上。

（三）吸烟对硝苯地平的作用

过去对高血压合并冠心病患者常服用第一代钙拮抗剂硝苯地平，能有效降压并减少心绞痛的发作。但是在吸烟时或大量吸烟者服硝苯地平的降压及心绞痛治疗作用会减弱，可能与硝苯地平有较强的致血管扩张作用有关，当血管突然较强的扩张时，常引起反射性交感激活作用与烟中的尼古丁所致的交感神经兴奋作用重叠。因此，一般对有心绞痛的冠心病吸烟患者首选硝苯地平会使其反射性交感激活作用的副作用增强，而应试服其他的地平类或非二氢吡啶类钙拮抗剂，如盐酸地尔硫䓬（恬尔心）和长效硝酸酯类药物如鲁南欣康等。

（四）吸烟对阿司匹林的作用

吸烟可明显减弱如阿司匹林的抗血小板作用，降低其防治心脑血管事件发生的疗效，但服另一种抗血小板药如氯吡格雷，吸烟不会影响其疗效。

（五）吸烟对中枢性降压药的作用

戒烟期间可选择作用于中枢 α$_2$ 受体激动剂可乐定，或周围 α$_1$B，如哌唑嗪等降压，还能部分抵消戒烟过程中的戒断症状。

二、饮酒对降压药物的作用

（一）饮酒为什么会影响降压的作用

酒使肝线粒体氧化酶灭活从而损伤肝细胞的解毒和药物代谢功能，在服降压药时使血药浓度增加，饮酒后引起血压波动大，疗效降低，并发生副作用。同时，大量饮酒还会伤肾，因为饮的酒 5% 通过尿液排出体外，刺激肾小管重吸收增加，易发生电解质紊乱，过量的酒使肾小球膜受损，使肾小球滤过率逐步下降，最终导致心、脑、肾及血管事件风险增加。

（二）饮酒对"沙坦类""普利类"的影响

肾素-血管紧张素-醛固酮系统（RAAS）抑制剂有"沙坦类"及"普利类"两大类，当大量饮酒时会出现相互作用。饮酒后短期内使全身血管扩张，血压下降，但由于血管扩张引起血容量增加可以抵消 RAAS 的降压作用，从而在饮酒数小时后出现血压骤升，造成高血压患者血压忽高忽低大幅波动,甚至需要急诊。

（三）饮酒对硝酸酯类扩血管药的影响

硝酸酯类扩血管药常用的长效药如单硝酸异山梨酯胶囊、长效异乐定及片剂、鲁南欣康。饮酒可增加此类药物扩血管作用,使硝酸酯类的体位性低血压及头晕等副作用增加,常有跌倒事件发生。

（四）饮酒对利血平的影响

服利血平(降压 0 号的主要成分)及抗抑郁药同时饮酒,会出现药物对神经中枢抑制增强的作用。

（五）饮酒对抗血小板药物的影响

长期服阿司匹林的患者,大量饮酒后会引起发热、全身疼痛、肝功能异常等副作用。阿司匹林有抑制乙醛脱氢酶作用,从而使乙醇氧化到乙醛后无法通过乙醛脱氢酶水解成乙酸,造成乙醛在体内蓄积产生副作用。另一种抗血小板药氯吡格雷作用机制不同于阿司匹林,它可选择性地抑制二磷酸腺苷(ADP)与血小板受体的结合,及抑制 ADP 介导的糖蛋白复合物的活化,从而抑制血小板的聚集。当大量饮酒时对抗栓效果产生互相作用会增加出血的风险。

（六）晚上饮酒会降低他汀类降脂药效

他汀类降脂是通过抑制 HMG-CoA 还原酶降低内源性胆固醇的合成起作用。此酶晚上活性较高,他汀的半衰期一般不超过 6 h,所以通常晚上服疗效更好。若晚上饮酒会影响他汀类的药效,所以建议他汀改到次晨服较好。有高血脂和动脉粥样斑块的患者,饮酒可升高血脂,同时可以使斑块变得不稳定,应尽量少饮酒。

（七）饮酒对 α₁ 受体阻滞剂、α₂ 受体激动剂的影响

α_1 受体阻滞剂如哌唑嗪,α_2 受体激动剂如可乐定,除有降压作用外,都有减轻戒酒戒烟时戒断症状的作用。

（八）饮酒对降糖药的影响

基层医疗机构常用磺酰脲类及双胍类,这两类降糖药在患者饮酒后会导致副作用出现。因酒本身可刺激胰岛素的分泌易发低血糖,磺酰脲类也促进胰岛素分泌,使药物降糖作用增强易发生低血糖反应,并且酒使磺酰脲类代谢减慢,易引起醉酒。此外,当肝代谢酒精后,胰岛素分泌减少,血糖波动性升高。酒会增加二甲双胍对乳酸代谢的影响,严重时会发生“乳酸性酸中毒”。这些副作用与应用的药物剂量和饮酒量呈正比。

（九）酒与其他常服药物的相互作用

当口服消炎药头孢霉素如头孢拉定、头孢克洛以及甲硝唑等时,大量饮酒后会引起严重的“双硫仑样反应”。这是由于体内乙醇堆积氧化成乙醛,由于头孢类及甲硝唑等药抑制了乙醛脱氢酶,使乙醛不能水解成乙酸,在体内积蓄所致。其副作用有时表现比阿司匹林严重,出现眩晕、嗜睡、头痛、幻觉、呕吐、血压下降甚至休克。此类反应个体差异较大,63%～67%发生在酒后 5 min～1 h,也有酒后半天服头孢类后数分钟即发生休克,因此,医生要注意要提醒经常饮酒的患者服头孢类前后 7 天不饮酒,或在酒后不服头孢类药。

三、不良生活方式与肥胖使高血压难以控制

肥胖高血压患者治疗用药疗效与生活方式有密切关系。多吃、少动、熬夜等不良的生活方式，使过去瘦弱的中国人都变成膀大腰圆的超重肥胖者，中国已成为肥胖引起的高血压及糖尿病的大国。研究发现，体重越重患者心脑血管、肾衰等事件越呈直线性上升。

（一）盐与肥胖高血压

越来越多的研究已发现，肾功能异常在肥胖高血压的发生及发展成心血管事件均起重要作用。肥胖早期肾脏已出现病理生理的异常，肾小球微循环障碍，GFR下降，肾小管钠重吸收增加，易发高血压。此时摄钠多就会使血压明显高于非肥胖者，称为"盐敏感性高血压"。中国人嗜盐成性，更易对肾造成损伤。随着高血压病程的变长，血压难以控制，因此必须选择合适的降压药配伍。与高盐饮食相抵消的是加服利尿剂能有效地降压。相反，有血尿酸升高的患者不能服利尿剂时，只可用低钠饮食来替代（用低钠高钾盐）。降压药 ACEI（ARB）常在摄入高钠饮食时，降压效果减少，加服利尿剂可增强其疗效。此外，CCB降压作用不受高钠影响，但同服利尿剂有协同降压作用。

（二）钾摄入与高血压

世界卫生组织（WHO）规定钠、钾摄入量应钠为 5 g/d，钾为 4.7 g/d。中国人平均摄入钠 12.9 g/d，钾 1.9 g/d，这种"高钠低钾"的饮食习惯必须纠正。限钠外，还应积极地调整饮食结构，提高钾摄取量，因为除肾功能衰竭，一般多摄入的钾都可以从肾脏中排出。平时应多吃豆类、土豆、竹笋、菠菜、坚果类及菌菇类等，香蕉、杏子等水果。俗话说"食不可不绿""一日不可无豆"。半个世纪前我国在一项流行病调查，贵州彝族地区以含钾量高的土豆为主食，血压平均为 115/71.7 mmHg，而新疆维吾尔族人吃牛羊肉、咸奶茶为主，肥胖高血压很多。动物实验证明，对自发性高血压脑卒中大鼠（SHRSP）研究发现，低钾饮食：高钾饮食的脑卒中死亡率为 69%：2%。因此高钾饮食可以降血压，并且使脑卒中明显减少。

（三）减肥是有效的根本治疗

肥胖高血压患者除高血压外常伴多种脂代谢异常。通常肥胖患者食欲很好，医生必须早期提醒患者注意体重及腹围，告知"一胖生百病"的危害性。发现超重应早期干预，增加运动量，少量多餐，总量控制，尽快减重达标。实践证明，减重后降压疗效及糖脂代谢异常都会快速恢复正常，降压幅度远超服 3~4 种降压药的效果。但是肥胖者要做到减重是极其困难的，医生要多指导鼓励患者减重减肥，必要时找健身教练指导减肥。

四、减轻精神压力可增强降压药物的疗效

高血压发病与长期心理压力明显有关。国外一项 45.5 万人、长达 5 年的随访，发现高血压病患者焦虑的风险比正常人增加约 2 倍，抑郁风险增加约 3.5 倍。实际上，正常人的焦虑是一种生理反应，当外界环境改变时出现心慌、头晕、易怒等警觉性反应，这种轻度焦虑状态可使人们更努力对待工作中的压力，从而创造更辉煌的工作业绩。平时人们在生活中常都会出现一过性的抑郁情绪，并非已患了抑郁症，一般通过自我疏导，不良情绪就会很快缓解。但是，长期持续压力下，焦虑与抑郁表现出各种症状，结合心理量表测定可以诊断并分级（轻、中、重）。

目前的研究已公认，高血压治疗中的主要问题是由于患者的依从性差造成血压控制率低。伴

有抑郁症及焦虑症者明显依从性差,血压控制率低。降压治疗的成败取决于患者的依从性。因此,临床医师在与高血压患者交流时首先要敏锐地发现对方有无心理的异常症状(焦虑及抑郁),从而对焦虑及抑郁高血压患者要"三管齐下",心理(药物与非药物)治疗、运动和降压药物治疗才能尽快使患者降压达标,树立对治疗的信心。

除治疗血压和心理外,运动是"三管齐下"中的一"管",运动时中枢神经放出更多多巴胺——"快乐物质",运动对人的情绪变化有调节作用。抑郁者常喜欢"宅在家里",要劝患者:走出房间去运动,运动使人神清气爽,即使散步也会身心放松,提高生活质量,从而使高血压患者的依从性及血压控制率得到提高。此外,美国对 120 万人研究证实,坚持运动(每周至少 5 次,每次 30~60 min 快步走、游泳、骑车等),如旅行、找朋友倾诉、养宠物、练习温和瑜伽活动,同时进行心理行为干预,在心理治疗师疏导下,不同程度的焦虑和抑郁逐步得到改善,生活质量提高了,高血压患者的治疗率和血压控制率也会大大提高。

在降压药选择方面,早在 20 世纪 60 年代降压药中 β-B 第一代普萘洛尔(心得安)就已用于减轻焦虑,因为服抗抑郁药后会在改善抑郁症状后存在颤抖、心悸、出汗等自主神经紊乱的表现,β-B 能减轻这些症状,提高生活质量,但无直接的抗焦虑及抑制作用。其他常用的利尿剂、CCB、ACEI(ARB)、α-B 等都可服用,对含利血平、可乐定等有中枢抑制作用的药酌情慎用。

对高血压伴焦虑抑郁表现患者单服降压药常易血压控制不佳,可联合降压药物和抗焦虑药物如苯二氮䓬类(安定类),或抗抑郁药合用选择性 5-羟色胺再摄取抑制剂如艾司西酞等,其副作用轻,使降压药物疗效加强。5-羟色胺再摄取抑制剂具有双重作用,兼有抗焦虑及抑郁双重作用,注意长期服药不要突然停药,应逐步减量后停服。

五、适量运动可增强降压药物的疗效

短期中等强度的运动终止后 2~3 min 血压立即下降,通常比运动前一过性下降约 4~9 mmHg。长期坚持适量的中等强度的运动会使下丘脑血压调节中枢再置,使血压下降维持更久、更低更平稳,增强药物的疗效。但是对有高危因素如糖尿病等平时血压正常的患者,做一次中等强度运动有时会出现血压明显地升高,甚至达到 200/100 mmHg 以上,这是一种异常的运动负荷诱发的高血压,提示运动调节的扩血管能力受损,运动引起外周血管阻力增加,导致血压过度升高。这种患者平时血压可能已有波动性升高,可能属"隐蔽性高血压",应做 24 h 动态血压监测帮助确诊及时降压药治疗。尤其应及早服平稳降压的长效药,防止出现运动时过高的血压。因此虽然运动后能降压,对早期高血压而未服药者,千万要在先服药控制了血压的基础上才能开始长期坚持一定的运动量,来增强降压药的疗效("两条腿走路")。一般来讲,单次运动时血压会比运动前升高约 20~30 mmHg,运动后 2~3 min 降到运动前或稍低。

运动不仅可提高降压药物疗效,更重要的是调节糖脂代谢平衡,改善胰岛素抵抗,防止心血管事件发生。一项研究将代谢综合征的中年患者 49 例(平均 54±8 岁)分两组:23 例有氧强化运动及 26 例不运动的对照组,3 年研究结果发现,运动组降压幅度变化不大(与长期在服降压药有关),但血糖、腰围、代谢指数的变化较大,胰岛素抵抗状态比不运动组明显改善;10 年动脉硬化及心血管事件危险,运动组明显低于对照组。

老年高血压患者在服降压药治疗的同时也值得提倡适量运动,有益于保护心血管。一项老年高血压大鼠动物实验模型研究发现,长期坚持轻度运动有逆转老年大鼠因高血压所致心肌肥厚、心血管胶原增加,及逆转"重朔"所致异常腔壁比等早期病变的作用。

(郭冀珍)

第三节 早期管理与高血压同存的危险因素

一、高血压患者如何使用抗血小板药物

动脉血栓性疾病，如冠状动脉粥样硬化性心脏病和缺血性脑卒中等对人类的健康存在着极大的危害。在中国，缺血性心脏病及缺血性脑卒中的死亡人数远高于肿瘤的死亡人数，此类情况，已成为全球的通病。心血管疾病已然成为人类的首位杀手。对于此类疾病的预防和治疗，临床治疗过程中推荐使用抗血小板药，其效果得到一致的肯定，但仍旧存在一定的副作用，包括疗效不稳定、有出血副作用等问题。

为了发现抗血栓效果更好、出血副作用更小的抗血小板药，研究人员致力于研究血小板激活的机制、发现新的抗血小板药的靶点，以期研发出具有新的作用机制的抗血小板药。

对于目前临床上常见的几类抗血小板药物及其作用机制，在这里先行总结和归纳梳理。

（一）抗血小板药物分类及作用机制

抗血小板药是通过抑制血小板功能发挥作用。如急性冠脉综合征、缺血性脑卒中发病时的病理学基础就是血小板异常激活引起的动脉血栓形成，在及时使用抗血小板治疗后能得到确切的疗效。动脉粥样斑块破裂是血小板异常激活的最常见诱因，可在发病 $3\sim6$ h 内进行动脉支架植入术，但是支架作为血管内异物，本身有激活血小板、诱发血栓形成的风险，所以在植入支架后，为防止支架内血栓形成，需长期，甚至终身服用抗血小板药物。

根据抗血小板药物的作用靶点不同，临床上常见的抗血小板药大致可以分为 5 类：① 环氧化酶抑制剂如阿司匹林；② P2Y12 受体拮抗剂如氯吡格雷、普拉格雷、替格瑞洛等；③ 磷酸二酯酶抑制剂如西洛他唑；④ 纤维蛋白原受体拮抗剂；⑤ 凝血酶受体 PAR1 拮抗剂如沃拉帕沙。

接下来，简单介绍一下这 5 类抗血小板药物的作用机制。

1. 环氧化酶抑制剂：阿司匹林，即乙酰水杨酸，最开始作为解热镇痛抗炎药在临床上使用并推广，该类药物首次合成于 1853 年。20 世纪 80 年代末被美国 FDA 批准作为抗血小板药投入临床使用，是目前临床应用最广泛的抗血小板药物之一。多项临床研究均证实，阿司匹林作为抗血小板药物，对冠心病、缺血性脑卒中疗效明确，同时可显著降低心肌梗死的发生率和死亡率。

对非 ST 段抬高型急性冠状动脉综合征患者，AHA／ACC 指南推荐患者在发病后应尽快服用阿司匹林片。对 ST 段抬高型急性冠脉综合征患者，美国心脏协会／美国心脏病学会（AHA／ACC）与欧洲心脏病学会（ESC）也均推荐在急诊介入治疗前服用阿司匹林。

2. P2Y12 受体拮抗剂：P2Y12 受体是一个理想的抗血小板药物靶点，P2Y12 主要分布在血小板，在血小板激活过程中起着主导作用。目前临床上使用的针对 P2Y12 受体抗血小板药物种类繁多，获得美国 FDA 审批有 5 项，包括噻氯匹定、氯吡格雷、普拉格雷、替格瑞洛、坎格瑞洛。除第一代的噻吩吡啶类的噻氯匹定因副作用大已退出市场外，其余的 P2Y12 受体拮抗剂在临床上广泛使用，尤其是氯吡格雷、普拉格雷和替格瑞洛这 3 类口服的 P2Y12 受体拮抗剂，是现今临床应用最广的抗血小板药物。

噻吩吡啶类 P2Y12 受体拮抗剂本身无活性，经肝药酶代谢后，生成的活性代谢物才有抗血小板活性。活性代谢物均含有巯基，可以和血小板 P2Y12 受体细胞外半胱氨酸相互作用，不可逆地阻断 ADP 和 P2Y12 受体结合，抑制 ADP 诱导的血小板激活，所以该类抗血小板药物的作用是不

可逆的、长久的,直到新的血小板生成为止。因为该类药物需要在肝脏代谢后发挥作用,所以该类药物受肝药酶影响较大。

氯吡格雷为第二代噻吩吡啶类 P2Y12 受体拮抗剂,1997 年获得美国 FDA 批准上市。作为经典的拮抗 P2Y12 受体的抗血小板药,被 ESC、AHA/ACC 作为Ⅰ类推荐,用于治疗急性冠脉综合征。

普拉格雷为第三代噻吩吡啶类 P2Y12 受体拮抗剂,于 2009 年获得美国 FDA 批准,与氯吡格雷相比,普拉格雷经肠道吸收后立即被代谢激活,而且活性代谢物的生成只需要一步反应,故活性代谢物生成得更快、更多,所以抗血小板作用起效更快、作用更强,个体反应性差异也更小,同时受 CYP2C19 变异影响更小。但是,值得警惕的是,普拉格雷出血副作用相较氯吡格雷要高,在使用过程中更要严密的观察,避免副作用带来的不良影响。

3. 磷酸二酯酶抑制剂:虽然已有大量的临床试验研究指出西洛他唑具有抗血小板作用,但作为抗血小板药,欧盟和美国 FDA 仅批准其用于间歇性跛行的治疗。西洛他唑可口服使用,其副作用较少见,部分患者在服用过程中可能出现头痛、心悸和腹泻等不适。也有报道指出,西洛他唑可能会增加非持续性室性心动过速发生。作为抗血小板药物,其出血副作用低于阿司匹林和 P2Y12 受体拮抗剂。

4. 纤维蛋白原受体拮抗剂:纤维蛋白受体拮抗剂的抗血小板、抗血栓作用最强,出血副作用也最大。获得 FDA 审批的抗血小板药物有 3 个:阿昔单抗、依替巴肽、替罗非班。目前仅可以静脉注射给药,口服无效,主要用于急性心肌梗死患者。

5. 凝血酶受体 PAR1 拮抗剂:沃拉帕沙于 2014 年获得美国 FDA 批准,口服使用,拮抗凝血酶受体 PAR1,用于既往有心肌梗死和外周动脉血管病(PAD)的高危患者的二级预防。对于既往有心肌梗死和 PAD 的高危患者,在阿司匹林联用氯吡格雷的基础上联用沃拉帕沙,可进一步降低支架内血栓形成,但出血风险也会相应增加,使用过程中应该根据风险评估酌情使用。有脑卒中、短暂性脑缺血发作、颅内出血的患者禁止使用该类药物。

上述 5 类抗血小板药都在临床中使用,其治疗效果也得到了循证医学的支持和肯定,但在治疗过程中也发现了它们的不足之处:① 口服抗血小板药物阿司匹林、氯吡格雷起效缓慢;② 多数口服抗血小板药物的治疗不能完全防止临床血栓事件的发生;③ 患者对阿司匹林、氯吡格雷等药物的反应性存在个体间差异,用药后有些患者血小板功能抑制明显,有些患者却存在阿司匹林抵抗和/或氯吡格雷抵抗,通过血栓弹力图检查可提供有效依据;④ 现有抗血小板药给药途径单一,临床上还没有既可口服,又可注射使用的抗血小板药物;⑤ 抗血小板药物使用过程中存在出血副作用。

(二)高血压患者如何正确使用抗血小板药物 --

2011 年一项荟萃分析对 1960—2009 年间发表的 59 项随机对照研究分析显示,血压的进一步控制及抗血小板治疗使用的增加可降低心血管事件及脑卒中的发生率,可见抗血小板治疗在心血管病预防中的重要地位不容被忽视。

《2018 年中国高血压防治指南修订版》指出,高血压的治疗目标是降低发生心、脑、肾及血管并发症和死亡的总危险。降压治疗的获益主要来自血压降低本身。在改善生活方式的基础上,应根据高血压患者的总体风险水平决定给予降压药物,同时干预可纠正的危险因素、靶器官损害和并存的临床疾病。在条件允许的情况下,应采取强化降压的治疗策略,以取得最大的心血管获益。

高血压伴有缺血性心脑血管病的患者,指南推荐进行抗血小板治疗。

一级预防:抗血小板治疗对心脑血管疾病一级预防的获益主要体现在高危人群,例如高血压伴糖尿病、高血压伴慢性肾脏病、50~69 岁心血管高风险者,可用小剂量阿司匹林(75~100 mg/d)

进行一级预防,阿司匹林不耐受可应用氯吡格雷 75 mg/d 代替。

二级预防:高血压合并心脑血管疾病患者,需应用小剂量阿司匹林(75~100 mg/d)进行长期二级预防;合并血栓症急性发作,如急性冠脉综合征、缺血性卒中或短暂性脑缺血发作(TIA)、闭塞性周围动脉粥样硬化症时,应按照相关指南推荐使用阿司匹林联合一种 P2Y12 受体抑制剂,包括氯吡格雷和替格瑞洛。

(李雯妮　刘建平)

二、高 TG 与高 TC 都有致动脉粥样硬化作用

大量的流行病学研究证实,高血压患者往往合并有血脂异常,双重异常显著增加心血管事件发生的风险。由于血脂异常患者多没有症状,必须通过化验检查才能发现,临床上血脂检测项目主要包括:总胆固醇(TC)、甘油三酯(TG)、低密度脂蛋白胆固醇(LDL-C)和高密度脂蛋白胆固醇(HDL-C),还有几项载脂蛋白。其中 LDL-C 是形成动脉粥样硬化的元凶,故俗称之为"坏胆固醇",比总胆固醇升高更有临床意义。而 HDL-C 则俗称为"好胆固醇",是由肝脏和小肠合成。此外,也可由富含甘油三酯的脂蛋白(极低密度脂蛋白和乳糜微粒)发生脂溶分解衍生有关。因此,当代谢综合征患者甘油三酯异常,常伴有 HDL-C 降低。载脂蛋白犹如一条"装载脂肪的蛋白船",和运送的脂质成分有关,一般 ApoA 和 HDL-C 上下相平行,而 ApoBh 和 LDL-C 上下相平行,似乎"船"并不重要。那么临床上,甘油三酯异常有什么重要的地位吗?

中国成人血脂异常分布以低 HDL-C 血症和高 TG 为主。高甘油三酯血症的诊断和严重程度分层(表 2-2-1)。一项全国血脂异常的流行病学调查显示,我国高 TG 的患病率高达 12.7%。而西方人高胆固醇较多。代谢综合征的主要四个组分中,关于血脂异常的组分主要是高甘油三酯与高密度脂蛋白胆固醇(HDL-C)降低两点。

表 2-2-1　高甘油三酯(HTG)严重程度分层

分　类	TG(mmol/L)
正常	<1.7(150 mg/dL)
TG 边缘升高	1.7~2.3(150~199 mg/dL)
TG 增高	2.3~5.6(200~499 mg/dL)
TG 重度增高	≥5.6(500 mg/dL)

TG 在人体内的作用是参与能量的代谢,即提供身体所需要的能量。似乎 TG 在人体代谢中是有益的,但并非多多益善。当人体摄入能量过多,超过身体的需要,这时过多能量能转化为脂肪导致肥胖,进而引起代谢综合征(肥胖、高血压、高血糖及脂代谢紊乱,同时或先后出现的综合病症),引起"胰岛素抵抗代谢综合征"几乎是会引起动脉粥样硬化,增加心脑血管病发生必定途径。同样,胆固醇对于合成人体细胞膜、胆汁酸及许多类固醇激素不可或缺,但是也不能太多。所以,过多的 TG 和胆固醇都有同样的"坏作用"。过去有一个时期西方人认为,动脉硬化的主要危险是高胆固醇血症,以后发现不是总胆固醇升高而是其中的低密度脂蛋白胆固醇(LDL-C)升高最危险("坏胆固醇"),认为甘油三酯高无大碍。近来大量临床研究证实,高甘油三酯血症与冠心病、动脉硬化心血管病变的发生与发展明显有相关性。因此事实证明,高甘油三酯与高胆固醇都有致动脉粥样硬化作用,同样不可忽视。

(一) HTG 是 ASCVD 的独立危险因素

动脉粥样硬化是一个复杂的病理生理过程,涉及血脂异常、氧化应激和炎症等机制。升高的

LDL－C被认为是致动脉粥样硬化的关键危险因素,即使服用他汀类药物控制 LDL－C 达到靶目标,心血管病患者仍可能因为残存的心血管风险而发生临床事件。残存的心血管风险与诸多因素有关,高甘油三酯(HTG)作为我国最常见的血脂异常,与残存心血管风险的相关性值得关注,中国血脂异常调查研究显示,服用他汀类药物的患者中,仍有高达 47.6％的患者伴有 HTG 和 /或低 HDL－C 血症,在极高危的患者人群这一比例更高达 74.2％,但对 HTG 的知晓率、治疗率和控制率较低。

研究发现,血浆中的乳糜微粒及极低密度脂蛋白的主要成分即是 TG,当然亦含有一定量的胆固醇,这 TG 供能代谢后的残粒称为“残粒脂蛋白”,能激起炎症反应,损害动脉血管内皮,吸引巨噬细胞,并被其表面的受体识别和吞噬,进入动脉壁中形成泡沫细胞,其行为几乎与 LDL－C 无异,直接参与了动脉粥样硬化的形成,所以认为血中 TG 的升高,也是动脉粥样硬化的病因之一。在 2 型糖尿病患者中,TG 增高的情况十分常见,并常伴有低 HDL－C 而 LDL－C 仅轻度升高、甚至不高的现象。这一现象说明对糖尿病患者的动脉粥样硬化,TG 发挥了重要作用。许多研究还表明,糖尿病患者眼部、足端及肾小动脉等小血管的病变,TG 可能更是主要的罪魁祸首。

观察性的前瞻性队列研究、随机对照的临床试验均表明,TG 升高与心血管风险增加密切相关,是心血管病的独立危险因素。TG 水平每增加 1 mmol／L,男女心血管疾病发病率分别增加 32％和 76％。哥本哈根心脏研究随机入选了 13 981 位受试者进行随访,结果表明,当校正其他心血管疾病危险因素,如年龄、体重指数、高血压、吸烟等后,非空腹 TG 水平升高可预测心肌梗死、缺血性心脏病及死亡的风险,特别是对于女性。我国大庆研究 23 年的随访,评估了 833 例受试者的心血管疾病风险,这些受试者中 34％为 HTG(基线血浆 TG 水平≥1.7 mmol／L),高 TG 组较非HTG 组的心血管风险高 27％,基线 TG 水平每增加 1 mmol／L,其后 20 年首次心血管疾病风险升高 8％。

在动脉粥样硬化性心血管疾病(ASCVD)高危／极高危的患者中,即使使用他汀类药物控制 LDL－C 后,HTG 的患者仍然具有较高的心血管风险。ACCORD 研究中,TG≥2.3 mmol／L、HDL－C≤0.9 mmol／L 的患者主要心血管事件发生率较其他患者升高 71％。PROVE IT－TIMI22 研究显示,即使他汀治疗使 LDL－C≤1.8 mmol／L,但 TG≥2.26 mmol／L 的急性冠脉综合征患者发生主要心血管事件的风险仍较 TG＜2.26 mmol／L 的患者增加 27％。

TG 受饮食影响较大,而人体一天中多数时间处于餐后状态,所以,采用高脂餐负荷试验检测餐后 TG 水平,可弥补检测空腹 TG 的不足,其重要性甚至超过空腹 TG,特别是对冠心病患者和具有代谢异常的高危患者,如糖尿病、代谢综合征和高血压患者,检测餐后 TG 具有更重要的意义,但高脂餐负荷试验的方法尚未统一,目前多限于临床研究应用。

(二)如何防治高甘油三酯血症

根据 2019 年《动脉粥样硬化患者 TG 升高的管理中国专家共识》,对于动脉粥样硬化患者的高甘油三酯,建议首先要进行非药物治疗,并纠正和去除产生高脂血症的其他因素:

1. 限制糖的摄入量:大多数糖,尤其是果糖可刺激肝脏合成脂肪和游离脂肪酸,TG 在肝脏积累,最终导致极低密度脂蛋白含量增加,将致使血浆 TG 水平轻度至中度范围增加(1.1～5.6 mmol／L)。果糖,一半来自蔗糖(白糖或红糖),其余更有高果糖玉米糖浆、蜂蜜、水果汁、龙舌兰等,因此限制此类物质摄入将有效降低 TG 含量。非糖的碳水化合物(淀粉)有较弱的升 TG 水平作用,如果限制了总碳水化合物摄入,则 TG 水平可以稍微降低。

2. 增加膳食纤维的摄入量:膳食纤维可适量降低由糖和其他碳水化合物所导致的 TG 水平升高。

3. 限制脂肪的摄入量：饮食中的脂肪增加乳糜微粒的合成，当 TG 水平超过 9 mmol/L 时，限制食物中的脂肪是降低 TG 最有效的方式。饱和脂肪酸相对于不饱和脂肪酸，更易导致 HTG。鱼类脂肪含有 n-3 等将对降低 TG 水平有一定影响。

4. 适量增加运动：增加运动将降低 TG 水平，可能是由于肌肉将 TG 作为热量分解，调节血糖和胰岛素的代谢，并降低肝脏 TG 和游离脂肪酸储备含量。

5. 鼓励减肥：无论是降低总热量摄入，还是增加活动消耗热量等方式，均可降低 TG 水平。

6. 限制酒精摄入：无论任何程度的乙醇摄入将增加 TG 水平，有研究表明每周 2 次以上饮酒者，HTG 的风险将明显增加。

7. 控制产生高脂血症的其他因素：包括控制血糖，治疗糖尿病，降低胰岛素抵抗；治疗甲状腺功能减退症；改善肾功能；减少能增加 TG 的相关药物的使用，甚至停用：① 口服避孕药，主要是雌激素；② 绝经后口服雌激素替代制剂；③ 维 A 酸衍生物；④ 全身应用糖皮质激素；⑤ 部分抗反转录病毒药物；⑥ 一些抗精神病药物；⑦ 大多数 β 受体阻滞剂（仅有较弱作用）；⑧ 噻嗪类利尿剂（仅有较弱作用）。

（三）主要药物

严格的改善生活方式非药物治疗后，仍有 HTG 时需启动药物治疗。目前治疗 HTG 的药物主要有以下几种，可"个体化"的单一或联合用药。

1. 贝特类：贝特类药物可以有效降低 TG，升高 HDL-C，单用或与他汀联用可有效改善血脂异常患者的血脂谱。非诺贝特一般优于吉非贝齐，与他汀类药物联合使用时，引起肌病的可能性较小。对于预防 ASCVD，TG 水平＜5.6 mmol/L 时，应以他汀类药物为主；TG 水平≥5.6 mmol/L 时需立即启动贝特类治疗，预防急性胰腺炎。之所以要预防胰腺炎，是因为血中过多的 TG，特别是一次性摄入的 TG 及其载脂蛋白形成的乳糜微粒阻塞胰腺中的微血管，甚至微血管被挤压破裂，TG 进入胰腺组织内，激活胰脂肪酶直接损伤了胰腺组织。

对于 LDL-C 已经达标但 TG 仍≥2.3 mmol/L 的心血管疾病高风险患者（如糖尿病患者）的一级预防；以及 LDL-C 已经达标但 TG 仍≥2.3 mmol/L 的 ASCVD 患者的二级预防，也建议启动贝特类药物治疗。

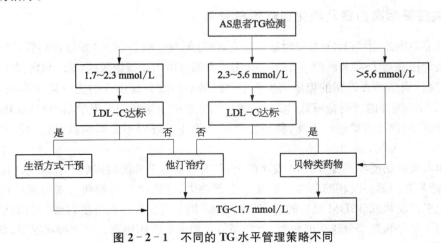

图 2-2-1 不同的 TG 水平管理策略不同

2. 他汀类：他汀类药物是降低胆固醇，稳定动脉斑块，同时又能降低部分高甘油三酯的经典药物。一般当 TG 水平低于 5.6 mmol/L 时，对有高血压及/或糖尿病、冠心病患者，他汀类药物可以被作为预防 ASCVD 发生的一线药物而被广泛使用。但当患者甘油三酯升高,同时合并 LDL - C 升高时,推荐他汀类药物联合贝特类药物同时服用。但要关注有无肝功能异常、肌痛、肌溶等副作用的症状。但是,当患者空腹 TG 水平超过 5.6 mmol/L,主要危险是发生急性胰腺炎,有时来势迅猛甚至有致命的危险,对此类患者不推荐首先他汀类药物治疗,应首选贝特类药或联合用药。

3. 烟酸及烟酸衍生物:抑制脂肪组织释放游离脂肪酸,使游离脂肪酸进入肝脏减少,TG 合成受阻。由于烟酸耐受性较差,通常作为三线药物,因其有可能造成或恶化糖尿病,使用应更加注意,不推荐烟酸与他汀联合应用,尤其是糖尿病患者。烟酸衍生物副作用比烟酸少,常用的有阿昔莫司,常用剂量为 0.25 g,2~3 次/d,餐后服。与烟酸相比,烟酸衍生物抗脂肪分解作用强,半衰期长,可显著改善患者的葡萄糖耐量,且与口服降糖药物之间无相互作用,尤其适用于糖尿病患者。

4. n - 3 制剂:从原理上讲,二十碳五烯酸(EPA)是人体常需的 n - 3 脂肪酸之一,尤其是中国人的日常饮食中所含的 n - 3 脂肪酸相对不足,补充鱼油制剂可以提高人体内的 EPA 浓度,可能对冠心病的一级预防有有益的作用。因此,鱼油被美国 FDA 首先批准为"保健品"但不是药品,大剂量、纯度高的鱼油有一定的降甘油三酯的作用,但是是否能预防冠心病动脉粥样硬化的发生至今尚有争议。

最近临床应用发现,n - 3 脂肪酸配合他汀类药物降脂作用已被证明。

另外,n - 3 制剂降低 TG 水平,可作为治疗高 TG 的一线或二线联合用药,例如对服几种降脂药后甘油三酯仍不能降到正常,可试加服高浓度高纯度的鱼油。在使用 n - 3 鱼油制剂时必须注意:市面上属于"健字号"的各种鱼油保健品琳琅满目,不要以为是鱼油就能降血脂保护血管,即使国外进口高价鱼油保健品,剂量、浓度也不同,也不是都能降甘油三酯、抗动脉粥样硬化的。

综上所述,要预防心脑血管病,需预防动脉粥样硬化,首要是预防动脉粥样硬化,必须控制脂代谢的异常。多年来人们的注意力较多地关注了胆固醇,特别是 LDL - C,当然也是必要的,但甘油三酯高却未被重视。这种"边缘化"的结果,使在服用他汀类药物降低了胆固醇之后仍有相当多的患者甘油三酯仍高并未达标,心脑血管病的风险仍存在。在这种背景下,我国专家制定了《动脉粥样硬化患者 TG 升高的管理中国专家共识》,有助于临床医生关注和规范对 HTG 的控制。

(李　华)

三、关注餐后高血糖及糖化血红蛋白异常

根据世界卫生组织(WHO)对糖耐量的定义,国际糖尿病联盟(IDF)餐后血糖管理指南将餐后高血糖定义为摄食后 1~2 h 血糖>7.8 mmol/L。大部分中国 2 型糖尿病(T2DM)患者伴有餐后血糖升高,在流行病学筛查诊断的糖尿病患者中单纯餐后血糖升高患者的比例高达 50%,糖尿病前期中约 70% 为单纯性的糖耐量减低(IGT)。餐后高血糖的主要病理生理学基础与早相胰岛素分泌的缺陷、外周组织胰岛素敏感性下降、胰高血糖素分泌在进餐后不受抑制以及餐后肝糖输出持续升高相关。

早相胰岛素分泌受损贯穿 T2DM 发生的全程,对餐后血糖升高的影响不容忽视。在 IGT 患者中,对葡萄糖刺激的第一时相胰岛素分泌几乎全部缺失,尽管第二时相胰岛素分泌代偿性延缓或升高。无论来自动物或 T2DM 患者的研究均已证实,第一时相胰岛素分泌对维持餐后正常血糖起关键性作用。早相胰岛素分泌历时短暂,但在调节血糖水平中作用重大。生理状况下,早相胰岛素使肝脏葡萄糖的产生减少且输出受到抑制,并使胰高血糖素分泌下降,从而保证进餐后血糖不会过度升高,并且使血糖升高持续的时间较短。餐后高血糖与糖尿病视网膜病变、大血管病变及多项心血管疾病的风险因素相关。

（一）餐后血糖和糖化血红蛋白的临床意义

餐后血糖能很好地预测糖尿病视网膜病变的发生发展，可能的机制是快速升高的餐后血糖造成血糖波动，导致视网膜血管内皮功能下降、血管反应性增加。餐后血糖预测心血管事件的作用优于空腹血糖。欧洲糖尿病诊断标准协作分析（DECODE）和亚洲糖尿病诊断标准的协作分析（DECODA）均报告，与空腹血糖水平相比较餐后 2 h 血糖水平可以更好地预测全因死亡率和心血管疾病的发生风险。一项 Meta 分析对 38 个前瞻性研究进行了分析，同样提示了餐后 2 h 血糖与致死性和非致死性心血管事件相关。中国人群数据也显示餐后血糖与大血管并发症之间的相关性。2007—2008 年中国国家糖尿病和代谢紊乱研究是针对中国人群中心血管疾病风险因素发病率的一项研究，该研究发现单独 IGT 人群的心血管并发症风险是单独空腹血糖升高人群的 2.81 倍（$P < 0.05$），这提示在中国人群中，餐后血糖与心血管并发症的关系更为紧密。

餐后高血糖与心血管疾病风险增加相关的机制可能与血糖波动有关。急性血糖升高会快速抑制内皮型一氧化氮释放及内皮依赖性血管扩张，增加可溶性黏附分子水平，并可能激活血栓形成。急性血糖波动比慢性持续性高血糖更显著地促进氧化应激反应和损害内皮功能。如果能降低餐后血糖则可改善氧化应激、炎症和内皮细胞功能，有可能降低血栓形成的风险。另外，餐后高血糖升高增加血小板反应性，激活血小板，与餐后高凝状态相关；餐后高血糖可减少心肌血容量及心肌血流，有研究显示糖尿病患者餐后心肌血容量及心肌血流较正常对照者下降；餐后高血糖及血糖波动与颈动脉内膜中层厚度（CIMT）增加相关，降低餐后高血糖、减少血糖波动可延缓或减轻CIMT 进展。

如果说高血糖状态是糖尿病的显著特点，那么相较于单次的血糖浓度检测而言，反映长期高血糖的指标应当会提供关于疾病的存在和严重程度更准确的信息。糖化血红蛋白（HbA1c）自1963 年被 Samuel Rahbar 应用醋酸纤维素膜电泳技术电泳血红蛋白时意外发现以来，因其能反映患者近 2～3 个月血糖情况，在糖尿病的筛查、诊断及评估中显得日趋重要。美国糖尿病协会（ADA）已将 HbA1c≥6.5％作为诊断糖尿病的切点，将 HbA1c 位于 5.7％～6.4％定义为糖尿病前期。

UKPDS 研究发现 HbA1c 每增加 1％，则冠心病危险性增加 11％，原因可能是 HbA1c 对血管重构有着重要作用，即使在血糖正常范围的人群中，HbA1c 也和心血管疾病的发生有关。HbA1c 在糖尿病筛查和诊断上，相对于传统的空腹血糖（FPG）有其优势：① HbA1c 在采样后能在室温下保持稳定，而 FPG 受温度影响大，即使在 NaF 存在的室温下如果存放超过 4 h，样本中葡萄糖的含量也会有所下降；② 自 1996 年 NGSP 实施以来，解决了 HbA1c 标准化问题，使得不同方法不同实验室所得的数值具有可比性；③ HbA1c 在体内的变异性小于 FPG，对于一个个体来说，HbA1c 前一天与后一天的差异小于 2％，而 FPG 却可以高达 12％～15％；④ HbA1c 随时都可以测定，不需要特殊的准备，而 FPG 需要患者空腹 8 h 以上才能完成检测；⑤ 在实验室中，HbA1c 批内与批间的变异率都比较低。

但事物总有两面性，HbA1c 也存在一些局限性：① 一些影响总 Hb 数量的疾病可能也会影响HbA1c 的值，如溶血性贫血、慢性疟疾、急性大失血、输血等；② HbA1c 的检测费用明显高于血糖的测定，因此在经济不发达地区或者是医疗资源匮乏地区，其应用有着一定障碍；③ 随着年龄的增长 HbA1c 的数量可能也会增长，可能需要制定年龄相关性指标来进行不同年龄糖尿病的诊断；④ 不同人种间 HbA1c 存在着差异，也需要更多的临床研究来找到不同种族在诊断糖尿病时的切点。因此，当 HbA1c 与空腹血糖出现不相符时，则需要观察餐后血糖来明确诊断。

上文提到餐后血糖增高与一些慢性疾病相关，同样餐后血糖增高也是导致 HbA1c 升高的重要原因。

餐后血糖对 HbA1c 达标的贡献度大。针对欧美人群的 Monnier 研究显示,HbA1c 越接近正常值,餐后血糖对 HbA1c 的贡献越大。当 HbA1c<7.3% 时,餐后血糖的贡献占 70%;当 HbA1c 在 7.3%~9.2% 时,餐后血糖的贡献约占 50%;即使当 HbA1c>9.3% 时,餐后血糖贡献仍占约 40%。而针对中国人群的 Kang 等研究显示,HbA1c≤9%,餐后血糖贡献仍>50%。Munshi 等对 6 项临床试验的数据进行了一项汇总分析,发现在总体研究人群中(94.6% 为高加索人),当 HbA1c 接近达标时,餐后血糖对总体血糖的贡献越大。进一步分析老年患者和年轻患者的特征,发现在所有 HbA1c 分层中,老年患者餐后血糖对总体的贡献均高于年轻患者,因此提示对于老年人应更重视餐后血糖的管理。一项 Meta 分析对 11 个临床试验进行了分析发现,与空腹血糖相比,餐后血糖与总体血糖的相关性更为显著,在没有 HbA1c 测量值时,餐后血糖能够更好地预测整体血糖的控制情况。

餐后血糖控制有助于 HbA1c 达标。当 HbA1c 接近 7% 时,餐后血糖对其贡献的比例更显著。控制空腹血糖达标(<5.6 mmol/L)的患者可有 64% 实现 HbA1c<7%,而进一步控制餐后血糖达标(<7.8 mmol/L)的患者则有 94% 实现 HbA1c<7%。提示控制餐后血糖有助于进一步提高整体血糖达标率。控制餐后高血糖可带来心血管获益。对于短期评价血糖控制的临床试验的荟萃分析(MeRIA-7)结果显示,与安慰剂相比,降低餐后血糖的药物阿卡波糖可降低心血管事件风险(心肌梗死的风险降低 64%、任何心血管事件的风险降低 35%)。降低餐后血糖可改善心血管疾病风险因素。餐后血糖的控制常常能改善多种心血管疾病风险因素,例如,总胆固醇(TC)、甘油三酯(TG)和低密度脂蛋白胆固醇(LDL-C)降低,高密度脂蛋白胆固醇(HDL-C)升高,血压、高凝状态及炎症因子均降低,CIMT 进展减慢,甚至部分逆转。

(二)肥胖、老年高血压患者需密切关注

随着生活方式的改变及人口老龄化的加速,T2DM 患病率呈快速上升趋势,并且已经成为全球性公共卫生问题。2010 年中国糖尿病流行病学调查(HbA1c≥6.5% 作为诊断标准之一)数据显示,中国成人糖尿病患病率高达 11.6%,糖尿病患者人数居全球首位。因此,做好糖尿病的预防,及时从高危人群中筛查出糖尿病进行早期干预就显得尤为重要了。

对于成年人的糖尿病高危人群,宜及早开始进行糖尿病筛查。其中,医生最为关心超重或肥胖以及高血压这两个危险因素。

肥胖症是指体内脂肪堆积过多和/或分布异常,通常伴有体重增加,临床上主要通过对身体外部特征测量间接反映体内的脂肪含量和分部,其中又以 BMI 最常用。BMI 的定义为体重除以身高的平方(kg/m²)。腰围是另一个被用来反映肥胖程度的指标。国家卫计委在 2015 年发布的《中国居民营养与慢性病状况报告》指出,2012 年 18 岁及以上成年人超重率为 30.1%、肥胖率为 11.9%,中国有将近 9 000 万肥胖人口,且超重和肥胖越来越趋向于年轻化。导致超重和肥胖的基本原因是摄入和消耗的热量不平衡。超重和肥胖的主要危害在于可以导致严重的慢性疾病,包括糖尿病、心血管疾病。肥胖和 T2DM 关系尤为密切,中国超重与肥胖人群的糖尿病患病率分别为 12.8%和 18.5%;当 BMI≥24 kg/m²,患糖尿病的风险是正常体重者的 2~3 倍。而在糖尿病患者中超重比例为 41%、肥胖比例为 24.3%、腹型肥胖患者高达 45.4%。此外,相较于欧美人的肥胖,中国人更多见中心型肥胖,即人们俗称的"老板肚",这种身材被称为苹果型身材,它相较于以下半身肥胖为特点的梨型身材更容易引发糖尿病、心血管疾病。

一般而言,肥胖患者的胰岛素水平显著增高,而胰岛素具有抑制脂肪分解、促进脂肪合成的作用。其次,肥胖本身又可加重 T2DM 的胰岛素抵抗,而内脏脂肪增加可能是肥胖患者发生胰岛素

抵抗的主要原因。所以,减轻体重可以改善胰岛素抵抗、降低血糖和改善心血管疾病的危险因素,超重和肥胖的 T2DM 患者减重 3％～5％即能产生血糖、HbA1c、血压、TG 均显著降低等具有临床意义的健康获益,并且提高生活质量,在一定范围内减重越多获益越大。

因此,对于超重或肥胖和有 1 个或多个糖尿病危险因素的成年人,不管年龄大小,都应考虑对无症状人群进行糖尿病前期和/或 T2DM 的筛查。对于所有人,45 岁开始都应该进行糖尿病筛查。筛查糖尿病前期和 T2DM,空腹血糖、75 克口服葡萄糖耐量试验(OGTT)后 2 h 血糖和 HbA1c 均同样适用。如果检测结果正常,则至少每 3 年进行 1 次重复检查。

高血压是临床最常见的慢性病,也是心脑血管疾病最主要的危险因素,可伴有心、脑、肾等多器官损害。老年高血压的定义为:年龄≥65 岁,在未使用降压药物的情况下,非同日 3 次测量血压,收缩压≥140 mmHg 和(或)舒张压≥90 mmHg,可诊断为老年高血压,曾明确诊断高血压且正在接受降压药物治疗的老年人,虽然血压<140/90 mmHg,也应诊断为老年高血压。高龄老年高血压患者常伴有多种危险因素和相关疾病,合并糖尿病、高脂血症、冠心病、肾功能不全和脑血管病的检出率分别为 39.8％、51.6％、52.7％、19.9％和 48.4％。

尽管血压水平是影响心血管事件发生和预后的重要因素,但并非唯一因素。因此,需要全面、整体地评估老年高血压患者的心血管危险因素。危险因素评估应包含:血压水平的分级、吸烟或被动吸烟、血脂异常、糖耐量受损、腹型肥胖或肥胖、早发心血管病家族史(一级亲属发病年龄<50 岁)等。实验室检查除普通的血生化,推荐对老年高血压患者监测其他特殊指标,其中就包括餐后血糖和 HbA1c。

(三)早干预、早治疗

血糖干预时机的早晚与"代谢记忆效应"的结果密切相关,"早期强化血糖控制可降低糖尿病微血管和大血管并发症的发生,即使后期患者血糖控制不佳,早期强化治疗所带来的益处在停止强化治疗若干年后仍有体现",即所谓的良好的"代谢记忆效应"。引用既往针对 IGT 人群进行干预的结果,提示早期强化控制餐后高血糖比在较晚阶段进行餐后血糖控制获益更多。有效控制餐后血糖,不仅可以改善整体血糖的控制水平,而且能减少大血管和微血管并发症的风险,利于改善糖尿病预后。近期,同样有研究发现进食等量的碳水化合物后,中国人群餐后 2 h 的血糖增幅显著高于欧洲人群,这反映了中国人群对碳水化合物的血糖反应更高的特点,再次提示我们对中国人群应更多关注餐后血糖控制。餐后血糖升高与糖尿病大血管和微血管并发症的发生风险密切相关。因此在管理 T2DM 及高危人群时,应采取可兼顾餐后血糖的降糖方案。

综上所述,对超重或肥胖尤其是中青年患者,以及高血压尤其是老年患者,更应注意早筛查、早诊断,及时发现餐后高血糖、糖化血红蛋白异常及糖代谢异常,以做到早干预、早治疗,最终达到减少心脑血管疾病发生和发展的目的。那么有何手段进行早期干预呢?

饮食干预、体育活动和控制体重仍然是早期干预的基石,若效果不佳,可结合患者意愿,考虑加用药物治疗。

饮食干预总体原则为:减少食品和饮料中能量的摄入,减少总摄食量,避免餐间零食,避免睡前进食,避免暴饮暴食,能量限制应该考虑到个体化原则,兼顾营养需求、体力活动强度、伴发疾病以及原有饮食习惯。在平衡膳食中,蛋白质、碳水化合物和脂肪提供的能量比应分别占总量能的 15％～20％、60％～65％、25％。同时适量增加谷物和富含膳食纤维食物以及蔬菜、水果的摄入,使用低脂食品,减少高脂食物摄入。对于老年高血压患者还应注意减少钠盐摄入,增加富钾食物摄入。

体育运动不仅能增加能量消耗和减少脂肪,同时还能减少腹内脂肪、增加肌肉和骨组织含量、降低血压、改善糖代谢和增加胰岛素敏感性。建议患者每天进行 30～60 min 中等强度的运动,使运动时心率维持在 100～120 次/min。另外,老年高血压患者运动应做到量力而行,建议每周不少于 5 天,每天不低于 30 min 的有氧体育锻炼,如步行、慢跑和游泳等,不推荐老年人进行剧烈运动。

从控制体重来说,对已有超重和肥胖并有肥胖相关疾病的高危个体,体重管理的适宜目标是强调合理的体重减轻,以达到减少健康风险的目的,同时应该兼顾持续促进减轻和维持体重,预防体重增加,这将有利于血压控制,减少心血管发病风险。需要注意的是,老年人应避免过快、过度减重。

而对于通过改善生活方式 3～6 月后无效的患者来说,及时的药物治疗至关重要。目前在中国可用于糖尿病前期人群的降糖药物主要为二甲双胍和 α-糖苷酶抑制剂两类,这两类药物在临床干预试验中均显示出可降低糖尿病前期人群发展为糖尿病的风险。

二甲双胍是治疗 T2DM 的一线用药。多项研究证实,不管用药前、后的比较,还是与安慰剂或其他治疗药物相比,二甲双胍都能使肥胖的 T2DM 患者的体重不同程度减轻,且能通过减少肝脏葡萄糖的输出和改善外周胰岛素抵抗而降低血糖。二甲双胍可降低 HbA1c 1.0%～1.5%,减轻体重约 1.1 kg。因此,对于超重或肥胖的糖代谢异常患者,二甲双胍可作为首选用药。

以降低餐后血糖为主的口服降糖药物 α-糖苷酶抑制剂,能延缓碳水化合物在小肠上段的吸收,降低餐后高血糖和血糖波动,包括阿卡波糖、伏格列波糖和米格列醇。α-糖苷酶抑制剂可降低 HbA1c 约 0.5%。在中国人群中展开的 MARCH 研究表明,新诊断的 T2DM 患者使用阿卡波糖 300 mg/d,HbA1c 降幅达 1.1% 并可减低体重。对于老年患者来说该药安全性较高。

(陆洁莉 宁 光)

四、高血压患者应监测尿微量蛋白及肾功能

(一)高血压与慢性肾脏疾病的关系

高血压和慢性肾脏病的关系非常密切:高血压是慢性肾脏病最常见的病因之一,也是影响慢性肾脏病进展的重要因素,另一方面慢性肾脏病可引起高血压,约 80%～100% 的严重慢性肾脏病患者都合并有高血压。高血压与肾病互为因果,互相加重。因此,所有高血压患者应定期检查有无肾脏受损或是否起因于慢性肾脏病,反之,慢性肾脏病患者应经常监测和管理好血压。遗憾的是,无论是否合并慢性肾脏病,我国高血压患者高血压的知晓率和治疗达标率都非常低,对 15 个省慢性肾脏病患者的抽样调查显示,慢性肾脏病合并高血压者其血压控制达标率仅为 11.8%,尤其值得注意的是,许多高血压患者从来不去检查是否患有慢性肾脏疾病,或者虽然做了有关检查但检查指标或方法不当,从而错过了早期发现和控制慢性肾脏病进展的最佳时机。

(二)原发性高血压患者肾脏评估

肾脏是高血压的主要靶器官之一,在原发性高血压引起肾脏损伤的早期,患者几乎没有任何临床症状,或仅有夜尿增多,因此,肾脏是否受累的诊断主要依赖于实验室检查和辅助检查,主要内容包括:

1. 尿白蛋白检测:正常人每天尿液中排出极少量的蛋白质,其成分以白蛋白为主,评价尿白蛋白排泄程度的指标为尿白蛋白排泄率(每 24 h 或每分钟尿液中排泄的白蛋白量)或随机尿的白蛋白浓度与肌酐浓度之比(ACR),二者的诊断价值相当。临床上常将尿 ACR 30～300 mg/g 或 24 h 尿白蛋白排泄量 30～300 mg 称为微量白蛋白尿,将 ACR >300 mg/g 或 24 h 尿白蛋白排泄>300 mg 称为大量白蛋白尿。

尿白蛋白排泄增加是诊断慢性肾脏病最主要的依据之一。在高血压肾病的早期,尿常规检查

尚无异常，但尿白蛋白排泄量已增多，此时通过严格控制血压等措施，尚可使白蛋白尿完全或部分恢复正常。尿白蛋白排泄量与慢性肾脏病的进程和预后关系密切，是慢性肾脏病临床分期的主要参考指标之一（另一个指标为肾小球滤过率）。高血压患者尿微量白蛋白增加，还提示其全身小血管壁的完整性受损，患者未来发生心脑血管系统疾病的风险显著增加。因此，高血压患者一旦出现尿微量白蛋白排出增加，就更应重视高血压的治疗。

评价尿白蛋白检测结果的意义时，需注意以下几个方面：① 尿白蛋白排泄量在不同个体以及同一个体一天之间的变异较大，因此，若首次发现尿白蛋白排泄增加，应在 3～6 个月内复查 2 次，若 3 次中至少 2 次超临界值，才能确定尿白蛋白异常升高；② 血压控制欠佳、剧烈运动、感染、发热和药物等，都可使尿白蛋白排泄量一过性增加，故应在无上述因素的情况下留取尿标本进行检测；③ 尿 ACR 的检测最好留空腹晨尿。采集尿标本时需注意勿将非尿成分带入尿内，如女性患者不要混入白带及月经血，男性患者不要混入前列腺液等；④ 尿白蛋白排泄多少的表述方式应该是白蛋白排泄率或随机尿的尿 ACR，随机尿的尿白蛋白浓度只能作为筛选试验，不应作为判断尿白蛋白排泄是否增加的最终依据；⑤ 部分原发性高血压患者，其肾功能已明显减退，但并无尿白蛋白排泄增加，因此，尿白蛋白排泄正常者不能排除其存在慢性肾脏病，应进一步进行肾功能和影像学等检查。

2. 肾功能测定：广义的肾脏功能包括肾小球滤过功能、肾小管重吸收和分泌功能以及肾脏的内分泌功能等，一般所说的肾功能指的是肾小球滤过功能，肾小球滤过功能用肾小球滤过率来表示。正确判断肾小球滤过功能对于制定正确的治疗方案、指导肾脏病患者合理用药以及判断预后等都极为重要。因误判肾功能而导致误诊、误治的现象非常普遍，应引起足够重视。判断肾小球滤过功能的方法包括以下几种。

（1）血清肌酐：血肌酐测定是判断肾小球滤过率最常用的方法。肌酐由肌肉中的肌酸代谢而生成，因此，血肌酐水平受肌肉质量的影响，肌肉发达者其血清肌酐往往较高，而老年人和女性因为肌肉质量较少，血肌酐也相对较低。肉类食物中亦含少量肌酐，故血肌酐在一定程度上也受摄食的影响，但因这种影响很小，查肾功能时一般不要求患者空腹。正常情况下，每天代谢生成的肌酐绝大多数（约 85%）从尿液排出，很小一部分经粪便排出。就每个个体而言，其每天肌酐的生成量相对恒定，所以血肌酐主要受肾功能的影响。

应用血肌酐判断肾小球滤过功能时，需注意下几个问题：① 血肌酐反映肾功能非常不敏感，一般只有在肾小球滤过率低于正常值 50% 以下时，血肌酐浓度才超过正常值上限，老年人、消瘦者和女性，即使其血肌酐水平尚在正常范围内，其肾功能也可能已严重减退。② 肾功能快速变化时，血肌酐值不能及时反映肾脏功能改变，因为血肌酐要在肾功能受损一段时间后才逐渐升高。因此，对于肾功能急剧变化者，或最近刚发现血肌酐升高者，或既往血肌酐升高但最近肌酐波动较大者，均要注意随访血肌酐水平。③ 血肌酐的检测方法有多种，不同医院检测血肌酐所用的试剂和方法不完全相同，故所测得的血清肌酐正常值也不完全一样，甚至差异较大。血肌酐测定方法不标准和不统一，是引起误判肾功能的十分常见的原因之一。④ 肌肉挤压伤，或因药物、中毒、病毒感染等病因引起肌肉溶解时，血肌酐也会显著升高，这是由于肌肉破坏增加所致，而并非肾功能衰竭引起。⑤ 孕妇血肌酐正常值明显低于正常人，不能根据化验单上的正常值来判断其肾功能是否异常。

（2）肾小球滤过率：可采用外源性标志物或内源性标志物进行检测。外源性滤过标志物可选用菊糖、四乙酸二氨基乙烯（^{51}CrEDTA）、二亚乙基三胺五醋酸（Tc-DTPA）、碘肽酸盐和碘海醇等，其优点是较为精确，但方法烦琐，一般仅用于临床研究。内源性滤过标志物主要是肌酐，通过测定内生肌酐清除率来评估实际的肾小球滤过率，方法相对简单，但需准确收集 24 h 尿液，且由于尿中的肌酐有相当一部分来自肾小管分泌，故内生肌酐清除率总是高于实际的肾小球滤过率，肾功能越差,测得的内生肌酐清除率高过实际的肾小球滤过率就越明显,故目前在临床上也很少采用。

(3) 肾小球滤过率的估算公式:近年来,临床上主要根据推荐的数学公式来估算肾小球滤过率。基于血清肌酐水平的 CKD - EPI 公式是首推的估算公式,它可较准确地反映肾小球滤过率,其单位是 ml/(min · 1.73 m²)。CG 公式计算出的肌酐清除率是 ml/min(不经过体表面积校正),其主要价值在于大部分经过肾脏排泄的药物剂量调整都是根据 CG 公式计算出的肌酐清除率进行校正的,因此,CG 公式在指导用药剂量调整方面更有优势,但其判断肾小球滤过率的准确性相对较差。CKD - EPI 公式推导的过程中纳入的儿童和 70 岁以上人群很少,对于儿童和青少年推荐使用 Schwartz 公式估算肾小球滤过率,对于老年人,通常情况下推荐首选 CKD - EPI 公式,但对希望更准确了解肾小球滤过率的老年人,现推荐用基于血肌酐和胱抑素 C 的联合公式(CKD - EPIcr - cyst)估算肾小球滤过率。

应用公式估算肾小球滤过率时,需注意以下几点:① 血肌酐和胱抑素的测定方法需标准化,血肌酐测定推荐用酶法,检测结果最好用同位素稀释质谱法进行验证;② 各种公式仅适用于血清肌酐稳定者,不适用于急性肾损伤患者;③ 各种公式的推导,其纳入的研究对象都具有不同的局限性(如年龄、性别比例、CKD 或正常人以及不同人种等),因此,对有些患者来说(如过度肥胖或消瘦、不同人种、老年人),用上述公式推算肾小球滤过率,可能会存在较大的误差。

(4) 血清尿素氮:体内的蛋白质或者饮食中摄入的蛋白质,分解后生成氨基酸,氨基酸在肝脏内分解最后生成尿素。尿素也主要从肾脏排出体外,所以血尿素水平也能反映肾功能。由于尿素来自蛋白质分解,所以大量食用高蛋白食物时,亦可引起血尿素氮升高。体内蛋白质分解代谢旺盛时(如急性传染病、高热、消化道出血、烧伤、创伤、大手术后、甲状腺功能亢进症等),血尿素氮也显著升高。血尿素氮升高还见于严重失水、大量腹水、心功能衰竭、肝肾综合征等所致的血容量不足和肾缺血等,因此,血尿素氮高于正常值时,要注意排查有无上述情况存在,不要断然认为是肾功能出了问题。

3. 尿常规:典型的高血压肾病患者尿常规常正常,或仅有少量蛋白尿(一般不超过 1 g/d),少数患者有大量蛋白尿。绝大多数尿沉渣中红细胞数正常,但也有少数患者有少量血尿,此时需注意鉴别其高血压是否为肾性高血压。

4. 影像学检查:对于怀疑高血压肾病的患者,肾脏影像学检查十分必要。肾脏超声检查以了解双肾是否有肾脏体积缩小、呈分叶状外形或皮质萎缩。肾动脉检查有助于排除肾血管性高血压和缺血性肾病。肾动脉超声检查简便易行,但假阴性较多。肾动脉 CT 造影可较清晰显示肾动脉情况,但要警惕造影剂肾病。磁共振血管成像诊断肾动脉狭窄的敏感性和特异性均较高,但钆造影剂可能会引起系统性纤维化,尤较常见于肾功能不全患者。近年来,无对比剂磁共振血管成像技术在临床上的应用日趋广泛和成熟,对于肾功能显著减退者,选用该方法监测肾动脉更为安全。

(三)合并肾脏病的高血压患者降压治疗

根据年龄、共存的心血管疾病和其他并发症、CKD 的进展风险、视网膜病变存在与否(糖尿病 CKD 患者),以及对治疗的耐受性等,拟定个体化的血压目标值和治疗药物。避免降压过快、过多,应逐步达到靶目标,应定期评估有无体位性眩晕、直立性低血压以及降压相关的肾脏和心血管等系统的副作用。合并肾脏病的高血压患者,降压治疗主要应注意以下问题:

1. 降压目标更严格:伴慢性肾脏病的高血压患者的降压目标值比不伴有慢性肾脏病者要求更加严格。对于不伴慢性肾脏病的高血压患者,一般应将血压控制在 140/90 mmHg 以下,但对伴慢性肾脏病的高血压患者建议将血压控制到 130/80 mmHg 以下,若尿蛋白超过 1 g/d 或已有肾功能不全者最好将血压降至 125/75 mmHg 以下。对于伴有慢性肾脏病的高血压患者,严格控制血压到正常或接近正常(一般要求控制在 130/80 mmHg 以下)，可预防、稳定，甚至逆转肾损害，亦可大大降低心、脑、血管系统并发症的发生率，良好的血压控制可显著降低终末期肾功能衰竭的发生率。遗憾的是，我国高血压患者无论是否伴有慢性肾脏病，其血压达标率都非常低，加强高血压的管理仍是摆在我们面前的艰巨任务。

2. 药物选择：不论选用哪一种或联合用药，只要能满意地控制高血压都对预防高血压肾脏损害有益。与原发性或各种其他原因引起的高血压的治疗相同，合并慢性肾脏病的高血压患者，也应该做到平稳降压，应选择长效降压药，使一天之中血压的波动范围较小，血压波动对肾脏和心脏的损害作用甚至超过血压增高本身。一般应首选肾素-血管紧张素-醛固酮系统(RAAS)抑制剂(ACEI 或 ARB)，并应争取用到较大的剂量，但 ACEI 与 ARB 不宜联合应用，RAAS 不仅可以降压，还可以通过非降压机制降低尿蛋白和保护肾功能，限钠盐摄入量或加用利尿剂可增强 ACEI 或 ARB 的降压及降尿蛋白作用。RAAS 的主要禁忌证是过敏、双侧肾动脉狭窄和妊娠，部分患者用此类药物后，会引起血肌酐升高、高钾血症等副作用，故第一次用此类药物时，应在用药后 1~2 周，复查血清肌酐和血钾，若血清肌酐上升明显，或者有较严重的高钾血症，应予停用。醛固酮抑制剂可降低 UAER，且与 ACEI 和 ARB 有协同降蛋白尿作用，宜与排钾利尿剂联用，当与 AECI、ARB 和其他保钾利尿药联用时需高度谨慎，与 NSAIDs 联用也更易引起急性肾损伤。螺内酯(安体舒通)和依普利酮与细胞色素 P_{450} 具有交互作用，与此类药物联用时也应慎重。

3. 降压治疗相关的肾功能损伤：各种类型的降压药都各自有其不足之处和副作用。降压过程中出现肾功能减退并不少见，尤其是在老年人当中，这些因素主要包括：① 血压降得太快或太低，对于不同个体，血压维持在什么水平最合适，受高血压程度和持续时间、血管硬化程度以及是否存在血管狭窄、有无靶器官(心脏、肾脏、脑等)损害及其严重程度等因素决定。有时貌似正常的血压，对某些老年人来说可能已经过低了，可因此导致肾脏血流减少和肾功能减退。② 慢性肾脏病患者肾脏的血流自身调节功能存在缺陷，随肾脏灌注压降低，肾功能容易相应降低。③ 缺乏可靠血压监测数据的指导：不测血压、血压计选择或使用不当、血压测量时间和频率不合理等，也是导致老年人血压控制过低的常见因素。④ 合并肾动脉狭窄，动脉粥样斑块堵塞肾脏大动脉使肾脏血流减少，机体代偿性升高血压以增加该侧肾脏的血液灌注，此时降压(即使血压还在正常范围)可使该侧肾脏因血流量明显减少而功能下降。⑤ 某些类型的降压药比较容易引起肾脏损害，以 RAAS 阻断剂最为多见，当患者存在双侧肾动脉严重狭窄或孤立肾肾动脉狭窄、血容量绝对不足、充血性心衰、大量利尿、合用非甾体消炎药或环孢素时，RAAS 阻断剂更易引起肾损害。此外，襻利尿剂(呋塞米等)等可直接或间接引起肾脏损害。⑥ 降压治疗间接影响肾功能：老年人肾功能容易受全身其他脏器功能影响，在降压过程中若肾脏以外脏器或组织血流灌注减少，或是药物的其他副作用，如恶心、头晕、心律过慢等，都可能引起肾功能损害。

4. 肾功能不全时的降压药选择：肾功能不全患者选择降压药时，一方面尽量选择兼具有保护肾脏功能的降压药，另一方面还应注意所用药物的代谢和排泄途径，避免药物蓄积的危害。例如大多 ACEI 经肾(除福辛普利、群多普利)排泄，而 ARB 多经肝排泄。T 型 CCB 能降低肾小球囊内压从而降低尿白蛋白排泄量，L 型 CCB(二氢吡啶类)却相反。在肾功能不全患者中，非二氢吡啶类与 β 受体阻滞剂联用易致严重缓慢性心律失常。肾功能不全者应需慎用索他洛尔，若需要应用，应注意根据肾功能减量。易发糖尿病或代谢综合征的患者，应避免用噻嗪类利尿剂。

（四）注重养成良好生活方式

非药物治疗是所有高血压的基础治疗，合并慢性肾脏病的高血压患者，心理压力大，血压和肾脏疾病受生活方式影响都较大，因此，非药物治疗尤为重要，应减轻压力，坚持适度运动锻炼、减肥、限盐、戒烟、限酒等,保证充足的睡眠时间。盐的摄入量与高血压有非常密切的关系,钠盐摄入过高是引起高血压的重要原因,还可引起肾脏损伤,故高血压患者一定要严格限制盐的摄入,每日食盐的摄入量应控制在 5 g 以下。应多食新鲜蔬菜和水果,增加含钙量高的食物(如牛奶、豆类等)的摄入。

(叶志斌)

第三章
如何早期排除继发性高血压

第一节　原醛症的早期诊断

原发性醛固酮增多症（原醛症）是继发性高血压最常见的病因。近期研究表明，在高血压患者群中的患病率为 5%～13%，而在难治性高血压患者中则更高。病因主要为肾上腺皮质（增生、腺瘤或癌肿）分泌过量醛固酮，导致体内潴钠排钾，血容量增多，肾素-血管紧张素系统活性受抑制，临床表现主要为高血压和（或）低血钾的临床综合征。研究逐步发现，醛固酮分泌过多可导致心血管、肾脏损害及代谢综合征。与原发性高血压患者相比，原醛症患者心、脑、肾等高血压靶器官损害更为严重。在临床上有一部分患者虽然经手术切除了醛固酮分泌腺瘤，血压仍未能恢复到正常，其原因可能与不同程度的血管、肾脏受损有关。自从 1981 年起，将血浆醛固酮/肾素活性比值（ARR）作为原醛症筛查指标后，相当一部分血钾正常的原醛症患者被发现并确诊。上海交通大学医学院附属瑞金医院对 1 656 例难治性高血压患者用 ARR 比值方法进行原醛症筛查，报道中国难治性高血压患者群中原醛症患病率为 7.1%，45 岁左右达到高峰。

高血压伴低血钾曾被认为是原醛症最典型的临床表现，但目前研究表明，仅有 9%～37% 的原醛症患者伴有低血钾，其中约 50% 的醛固酮腺瘤、17% 的肾上腺增生患者的血钾浓度＜3.5 mmol/L；也有相当一部分患者血钾浓度正常，而进食高钠饮食或服用含利尿剂的降压药物后诱发低钾血症。目前血钾正常合并高血压是原醛症最常见的表现，如果仅从高血压、低血钾患者中筛查原醛症可能会漏诊大量患者。

一、原醛症筛查

（一）筛查对象

基层医生必须关注每个高血压患者，从各种临床表现的蛛丝马迹中提高警惕，进行原醛症的筛查，不要延误早期诊治。

1. 持续性血压＞160/100 mmHg（1 mmHg＝0.133 kPa）、难治性高血压（联合使用 3 种降压药物，其中包括利尿剂，血压＞140/90 mmHg；联合使用 4 种及以上降压药物，血压＜140/90 mmHg）。

2. 高血压合并自发性或利尿剂所致的低钾血症。

3. 高血压合并肾上腺意外瘤。

4. 早发性高血压家族史或早发（＜40 岁）脑血管意外家族史的高血压患者。

5. 原醛症患者中存在高血压的一级亲属。

6.高血压合并阻塞性呼吸睡眠暂停综合征。

(二)筛查方法

20 世纪 80 至 90 年代澳大利亚 Gordon 等利用 ARR,对包括正常血钾的高血压患者群筛查发现原醛症检出率提高 10 倍。基层医生在平时接诊中发现上述疑似原醛症患者,可进一步转诊至有条件的内分泌科和高血压科进行正确诊治。目前国内外原醛症检测、诊断和治疗指南,推荐血浆醛固酮/肾素比值(ARR)是筛查原醛症的首选指标。

1. ARR 筛查前准备:① 尽量将血钾纠正至正常范围;② 维持正常钠盐摄入;③ 停用对 ARR 影响较大药物至少 4 周:包括醛固酮受体拮抗剂(安体舒通、依普利酮),保钾利尿剂(阿米洛利、氨苯蝶啶),排钾利尿剂(氢氯噻嗪、呋塞米)及甘草提炼物;④ 血管紧张素转化酶抑制剂(ACEI)、血管紧张素受体拮抗剂(ARB)、钙离子拮抗剂(CCB)类等药物可升高肾素活性,降低醛固酮,导致 ARR 假阴性,因此 ARR 阴性不能排除原醛症。需停用上述药至少 2 周再次进行检测;但如服药时,肾素活性<1 ng/(ml·h)或低于正常检测下限同时合并 ARR 升高,考虑原醛症可能大,可维持原有药物治疗;⑤ 由于 β 受体阻滞剂、中枢 α_2 受体阻滞剂(可乐定或甲基多巴)、非甾体消炎药等可降低肾素活性,导致 ARR 假阳性,建议停用至少 2 周,如患者因冠心病或心律失常等原因长期服用 β 受体阻滞剂,临床医师根据患者情况决定是否停药;⑥ 如血压控制不佳,建议使用仅 α 受体阻滞剂及非二氢吡啶类 CCB;⑦ 口服避孕药及人工激素替代治疗可能会降低直接肾素浓度(DRC),一般无须停服避孕药物,除非有更好更安全的避孕措施。

2. 影响 ARR 的因素:① 年龄。年龄>65 岁,肾素较醛固酮降低明显,以致 ARR 升高;② 性别。女性月经前期及排卵期 ARR 较同年龄男性高,特别对于黄体期的女性患者,如用 DRC 检测可能导致 ARR 假阳性;③ 采血时间、最近饮食情况、体位等;④ 药物因素;⑤ 采血方法;⑥ 血钾水平;⑦ 肌酐水平。

表 2-3-1　　导致 ARR 假阳性或假阴性原因

因　　素	对醛固酮影响	对肾素影响	对 ARR 影响
药物因素			
β 受体阻滞剂	↓	↓↓	↑(假阳性)
中枢 α_2 受体阻滞剂	↓	↓↓	↑(假阳性)
非甾体消炎药	↓	↓↓	↑(假阳性)
排钾利尿剂	→↑	↑↑	↓(假阴性)
潴钾利尿剂	↑	↑↑	↓(假阴性)
ACEI	↓	↑↑	↓(假阴性)
ARBs	↓↓	↑↑	↓(假阴性)
二氢吡啶 CCB	→↓	↑	↓(假阴性)
血钾状态			
低血钾	↓	→↑	↓(假阴性)
高血钾	↑	→↑	↑(假阳性)
钠盐摄入			
低钠饮食	↑	↑↑	↓(假阴性)
高钠饮食	↓	↓↓	↑(假阳性)

（续表）

因　素	对醛固酮影响	对肾素影响	对 ARR 影响
其他因素			
年龄增长	↓	↓↓	↑（假阳性）
肾功能不全	→	↓	↑（假阳性）
假性醛固酮减少	→	↓	↑（假阳性）
妊娠	↑	↑↑	↓（假阴性）
肾血管性高血压	↑	↑↑	↓（假阴性）
恶性高血压	↑	↑↑	↓（假阴性）

3. 结果判断：《原发性醛固酮增多症的筛查、诊断和治疗：内分泌学会临床实践指南》中指出不同中心所定 ARR 切点差异较大，当醛固酮单位为 ng/dL，最常用切点是 30；当醛固酮单位为 pmol/L，最常用切点是 750。对 ARR 筛查疑似原醛症者，仍需进一步定性检查。原醛症（原发性醛固酮增多症）的定性检查，包括静脉盐水试验、口服钠盐负荷试验（可能加重低血钾，适用于无明显低血钾，中国居民盐摄入量高，南北方摄盐量差异大，故对盐负荷敏感性有不同反应）。氟氢可的松抑制试验、卡托普利抑制试验。口服钠盐负荷试验、氢化可的松抑制试验由于操作烦琐，国内无药，目前临床很少开展。生理盐水静注试验虽然敏感度和特异度较高，适用较广泛，但应监测血压和心率，避免血容量急剧增加而诱发高血压危象及心功能衰竭；卡托普利试验操作简单、安全性较高，但存在一定的假阳性，部分特醛症（特发性醛固酮增多症）患者血醛固酮水平可被抑制。

当选做上述 1~2 个确诊试验，其结果证实患者增高的醛固酮浓度不能被抑制时则可确诊为原发性醛固酮增多症。然而若患者出现高血压、低血钾、高醛固酮水平、低肾素活性，高 ARR 值时即可定性诊断原醛症，不需要再做确诊试验而直接进行定位检查。

二、原醛症分型诊断

原醛症主要分为 5 型，APA、IHA、原发性肾上腺皮质增生、分泌醛固酮的肾上腺皮质癌及家族性醛固酮增多症。其中原醛症 IHA 约占 60%；原醛症腺瘤及单侧高功能结节约占 35%。

原醛症分型诊断一直是临床难点，在很大程度上影响治疗方案选择。目前，主要分型方法为肾上腺 CT、"金标准"肾上腺静脉取血（AVS）。

（一）肾上腺计算机断层扫描（CT）

肾上腺 CT 作为原醛症患者必须接受的分型检查并排除肾上腺皮质癌。肾上腺 CT 的主要作用是初步诊断醛固酮瘤、特发性醛固酮增多症、分泌醛固酮的肾上腺皮质癌等，但肾上腺 CT 在分型诊断上存在一定局限性，小部分 CT 表现为双侧结节的醛固酮瘤可被误诊为特醛症；而 CT 表现为肾上腺微腺瘤的特醛症，也可被误认为醛固酮瘤而行单侧肾上腺切除；此外，单侧肾上腺无功能腺瘤并不少见，尤其在 40 岁以上患者中。若影像学检查未能发现明显占位，或病灶较小不能区分肾上腺腺瘤和增生，可选择双侧 AVS 进行原醛症的分型诊断，进一步明确病变的侧别、数目和性质。磁共振成像（MRI）在原醛症分型诊断上并不优于肾上腺 CT，MRI 价格稍贵，空间分辨率低于肾上腺 CT。国内外文献中的系统性回顾分析发现，若从肾上腺静脉取血（AVS）作为原醛症分型的"金标准"，仅依据 CT/MRI 扫描结果制定治疗方案，将导致 37.8% 的原醛症患者误诊误治，具体为 14.6% 的患者做了不必要的手术，18.1% 患者本该进行手术却没做，4.6% 的患者手术选择错误。

（二）肾上腺静脉取血（AVS）

AVS 是区分原醛症单侧或双侧分泌最可靠、最准确的方法。目前 AVS 的敏感性、特异性均可达 90％以上，要明显优于肾上腺 CT（78％和 75％），因此 AVS 被公认为原醛症分型诊断的"金标准"。但由于 AVS 属有创检查而且价格昂贵，应在确诊原醛症且有手术意愿的患者中进行。2014年《双侧肾上腺静脉采血专家共识》建议以下人群可不行 AVS 检查：① 年龄小于 40 岁，肾上腺 CT 显示单侧腺瘤且对侧肾上腺正常的患者；② 肾上腺手术高风险患者；③ 怀疑肾上腺皮质癌的患者；④ 已经证实患者为 GRA 或家族性醛固酮增多症Ⅲ型（FH-Ⅲ）。

在临床实践中经常遇到一些特殊情况，如在影像学上显示一侧有明确的腺瘤，但是在行 AVS 时腺瘤没有功能；而另一侧在影像学上显示无改变，但在行 AVS 时结果却显示醛固酮高分泌。如果以影像学为判定会造成错切。因此，临床医师一定要警惕特例：① 一侧无功能腺瘤，另一侧有或无增生但醛固酮高分泌；② 腺瘤大小与醛固酮分泌多少无关，20％大腺瘤无功能，形态学改变与功能改变不平行。

（三）其他分型诊断方法

近年，国内外研究者一直在探索原醛症分型诊断的新方法：① 地塞米松联合促肾上腺皮质激素（ACTH）实验。上海瑞金医院提出，1 mg 地塞米松抑制后 ACTH 兴奋试验区分单侧及双侧原醛症，ACTH 120 min 时 PAC 的 ROC 曲线下面积最大，当切点为 77.9 ng/dL，其诊断单侧原醛症敏感性及特异性分别为 76.8％及 87.2％，阳性预测值（PPV）89.6％，阴性预测值（NPV）72.3％，因此认为 ACTH 兴奋试验操作简便、无创、价格便宜，更适合广泛应用并推广；② Küper 评分体系。Küpers 等通过二分类 logistic 回归模型预测单侧原醛症影响因素，建立 Küpers 评分体系，当评分≥5 分，诊断单侧原醛症特异性高达 100％。上海交通大学医学院附属瑞金医院高血压科发现 Küpers 评分体系对于中国人群原醛症分型诊断敏感性和特异性较低（62％及 53％）；经过调整模型后发现，以尿醛固酮水平、低钾病史以及典型单侧腺瘤直径＞1 cm 为评估指标，诊断特异性高达 90.5％。

表 2-3-2　Küper 评分表

项　　　目	得　分
典型醛固酮腺瘤影像学表现	3
血钾＜3.5 mmol/L	2
eGFR[ml/(min·1.73 m²)]	
＜80	0
80~100	1
≥100	2
总　　　分	（最多7分）

三、基因分型诊断

（一）家族性醛固酮增多症

家族性醛固酮增多症（FH）是由家族性肾上腺皮质分泌过多醛固酮引起的一类单基因遗传性高血压，多为常染色体显性遗传，伴或不伴肾上腺增生。常建议年龄在 20 岁以下原醛症患者、有早发脑卒中家族史或原醛症家族史的患者,做基因检测以确诊或排除家族性醛固酮增多症。对于发病年龄很轻的原醛症患者,建议行 KCNJ5 基因检测排除 FH‐Ⅲ。

(二) 散发型醛固酮瘤基因检测

目前研究发现,*KCNJ5*、*ATP1A1*、*ATP2B3*、*CTNNB1*、*CACNA1D*、*CACNA1H* 和 *ARMC5* 等相关基因突变导致醛固酮大量合成,引起醛固酮瘤发生。

四、鉴别诊断

在基层,临床上发现有高血压、低血钾的患者除进行原醛症的确诊检查外,还应与下列疾病进行鉴别。

(一) 原发性高血压

服用噻嗪类排钾利尿药而致低血钾的原发性高血压与原醛症的鉴别有时较难,特别是与低肾素性原发性高血压鉴别。可先停用利尿药 2～4 周,观察血钾变化,如为利尿药引起,则停药后血钾可恢复正常,同时测定血浆醛固酮、PRA 水平,必要时可行肾上腺 CT 扫描、详细询问病史、高血压家族史,行醛固酮、肾素活性测定(ARR)等对鉴别原醛症与原发性高血压均有较大帮助。

(二) 继发性醛固酮增多症

因肾血管、肾实质性病变引起的肾性高血压、急进型恶性高血压致肾脏缺血而引起伴有高血压的继发性醛固酮增多症,其大部分患者也可有低血钾。此种患者一般来说高血压病程进展较快、眼底改变较明显、肾动脉狭窄时腹部可听到血管杂音、恶性高血压者常有心、脑、肾并发症,测定血浆醛固酮及肾素水平均增高。因此,从病史、体征及肾功能化验、血浆醛固酮水平、肾素活性等测定亦不难鉴别。此外,肾血管多普勒超声检查、肾动脉造影等以帮助确诊肾动脉狭窄。

(三) 肾脏疾病

1. 肾素分泌瘤:是一种因肾脏产生分泌肾素的肿瘤而致高肾素、高醛固酮的继发性醛固酮增多症,多见于青少年。测定血浆醛固酮水平及肾素活性,行肾脏影像学检查等可确诊。

2. Liddle 综合征(假性醛固酮增多症):为一种常染色体显性遗传性家族性疾病,临床表现为高血压、低血钾、碱中毒、尿钾排泄增多,但醛固酮分泌正常或稍低于正常,口服醛固酮拮抗药螺内酯不能纠正低钾血症,仅有肾小管钠离子转运抑制药——氨苯蝶啶有效。基因检测是诊断 Liddle 综合征的金标准。

3. 皮质醇增多症:因肾上腺肿瘤或增生而分泌大量皮质醇,临床上也可出现高血压、低血钾,但此症有典型的向心性肥胖及其他高皮质醇血症的体征,且血、尿皮质醇水平增高,依此可进行鉴别。

4. 低钾性肾病:如低钾性间质性肾炎、肾小管酸中毒、Fanconi 综合征等,因多有明显的肾功能改变及血 pH 的变化,且为继发性醛固酮增多,因此不难鉴别。

5. 药物源性所致高血压、低血钾:服用甘草、甘珀酸、雌激素及口服避孕药所致高血压可引起潴钠排钾等表现。故鉴别诊断主要依据病史、服药史以及停药后上述改变可恢复正常来进行判断。

6. 其他疾病:异位 ACTH 综合征、先天性肾上腺皮质增生(CAH)、肾上腺去氧皮质酮(DOC)分泌瘤、全身性糖皮质激素抵抗综合征等。

(龚艳春)

第二节 肾实质性高血压的早期诊断

肾性高血压可分为肾实质性高血压和肾血管性高血压两种类型。肾实质性高血压是指肾实质性疾病导致的高血压,包括急性和慢性肾小球肾炎、糖尿病肾病、慢性肾盂肾炎、多囊肾病和肾移植等多种肾脏病变引起的高血压,是继发性高血压最常见的原因。其在成人高血压中约占5%,发病率仅次于原发性高血压;而在儿童高血压中约占2/3,为首位病因。肾血管性高血压主要指肾动脉先天异常、炎症和粥样硬化所致狭窄,引起高血压。如不积极治疗将血压控制,肾性高血压将会引起严重心、脑血管并发症,并加速肾损害进展,促进慢性肾衰竭发生。

一、病因及发病机制

肾实质疾病常引起高血压,不同肾实质疾病高血压发病率有所不同,但是病理出现肾小球硬化及肾间质纤维化,临床出现肾功能不全时,高血压发病率均显著增加(表2-3-3)。

表2-3-3 常引起高血压的肾实质疾病

疾　　　病	高血压发病率
单侧肾脏疾病	
反流性肾病	20%～50%
慢性肾盂肾炎	10%～30%
肾盂积水	10%～20%
双侧肾脏疾病	
原发性肾小球疾病	
毛细血管内增生性肾炎	约80%
新月体肾炎	60%～70%
局灶节段性肾小球硬化	75%～80%
膜增生性肾炎	60%～80%
膜性肾病	40%～60%
系膜增生性肾炎	30%～45%
IgA肾病	10%～50%
微小病变肾病	20%～30%
继发性肾小球疾病	
糖尿病肾病	70%～75%
狼疮性肾炎	Ⅳ、Ⅵ型更常见
慢性间质性肾炎	约50%
常染色体显性多囊肾病	60%～75%
溶血性尿毒症综合征	约70%
硬皮病肾损害	常见
终末期肾脏病	
慢性肾衰竭	80%～90%
肾移植后	第一年50%～60%

肾实质性高血压的发病机制有以下几点:① 肾素-血管紧张素-醛固酮系统(RAAS)激活。血管紧张素Ⅱ(AngⅡ)作为RAAS的主要效应分子,可以导致血管收缩,促进钠的重吸收和醛固酮的释放,促进炎症发展及内皮功能障碍,研究表明醛固酮可能是肾脏病发展的独立危险因素。② 交

感神经系统(SNS)活化。肾脏含有丰富的感觉和传入神经纤维,其对离子浓度、液体静水压、缺血以及缺血的代谢产物非常敏感,上述因素持续刺激传入神经可导致 SNS 活化,从而引起高血压。③ 水钠潴留。CKD 患者肾功能下降,排泄水、钠的能力减弱,易引起水钠潴留,血容量增加,饮食中盐的过量摄入可加重该过程,从而引起血压升高。④ 肾实质性高血压的发病机制复杂。其他因素如内皮素(ET)、前列腺素(PG)、利钠肽、缓激肽、血管升压素(AVP)、内皮细胞来源的血管舒张因子一氧化氮(NO)、内源性洋地黄类物质(EDLS)、甲状旁腺功能亢进、促红细胞生成素(EPO)、胰岛素抵抗、遗传因素、药物等也可能促进 CKD 患者发生高血压。

二、临床特点

肾实质性高血压的临床表现与原发性高血压基本类似,包括有头痛和其他相关疾病及合并症的症状。与原发性高血压比较,肾实质性高血压具有如下特点:① 易于进展成恶性高血压。血压急剧增高,舒张压超过 130 mmHg,眼底出血、渗出或(和)视神经乳头水肿,即为恶性高血压。良性高血压转变为恶性高血压的发生率在肾实质性高血压约比原发性高血压高 1 倍。IgA 肾病尤易继发恶性高血压。② 大多数存在显著的昼夜节律减弱或消失现象,夜间血压升高、非杓型血压节律的发生率明显高于非 CKD 患者,且能够更好地预测肾脏结局、心血管事件及死亡风险。需要 3 种以上降压药物控制的难治性高血压比例较非 CKD 患者增加 1 倍。③ 心脑血管并发症的发生率高。其中血清肌酐(Scr)水平是预测肾实质高血压患者心血管事件的一个重要指标,终末期肾衰竭患者常有过度容量扩张和充血性心力衰竭,约 1/2 死于心血管并发症,为第一大死因。此外,脑卒中发生率也明显升高,居第二位死因。④ 本身可加速肾实质性疾病进展。慢性肾小球疾病时肾小球入球小动脉呈舒张状态,系统高血压容易传入肾小球,造成肾小球内高压、高灌注及高滤过,此“三高”即能加速残存肾小球硬化(局灶节段性肾小球硬化至球性硬化);同时,长期高血压又能导致肾脏小动脉硬化,使小动脉壁增厚管腔变窄,肾小球缺血,最后进展到肾小球硬化(缺血性硬化)。肾实质性疾病进展反过来又导致了高血压恶化。所以,肾实质性高血压患者病情常较重,预后差。

三、早期诊断

肾实质性高血压的诊断性评估应充分结合病史、体格检查、实验室检查和影像学检查等。具体包括四个方面:① 评估血压水平的真实性,进行高血压分级;② 明确高血压原发与继发;③ 确诊肾实质性疾病病因;④ 检测与评估靶器官损害及其他合并症。

（一）高血压的测量方法 --

目前血压(BP)的测量有 3 种方法:动态血压监测(ABPM)、家庭自测血压监测、诊室血压测量(自动或手动)。ABPM 可协助诊断夜间高血压、隐匿性高血压、白大衣高血压、晨峰高血压等特殊的血压类型,为首选确诊肾实质性高血压最佳方法。若没有条件实施 ABPM,应使用家庭自测血压监测来确诊。所有家用自动血压测量仪至少每年校准 1 次,并教育患者及家属掌握正确测量方法。若上述方法也无法可靠实施,诊室血压测量仍可作为诊断和管理高血压的主要方法。患者单独待在诊室内采用自动示波法血压(AOBP)获取测量值与常规诊室测量值相比,更接近 ABPM 和家庭自测血压值。如果没有这种 AOBP 测量仪,依然要依靠常规诊室血压测量法。以上 3 种方法各有优缺点,推荐将其结合起来以早期发现并准确全面地反映肾实质性高血压的特点。

血液透析患者由于存在血容量随透析清除而波动故血压变异很大,临床常用的血压测量有透析前、透析中、透析后血压、透析间期家庭自测血压和动态血压等方式。高血压评估首选家庭自测血压或动态血压。家庭自测血压比透析前或透析后血压有更好的重复性,与靶器官损害(左心室肥厚)和心血管预后相关性优于透析前或后的血压。对于每周透析3次的患者,ABPM应从每周周中透析后开始至第3次透析前结束,连续44 h。透析前或后的血压并不是反映患者真实血压的理想指标,透析前血压会高估、透析后血压会低估。在每周3次的透析前后血压中,周中透析的血压均值相对准确,可作为参考依据。但对于部分血液透析期间容量清除后反常出现血压升高的患者,仍需参考透析间期家庭自测血压和动态血压做出诊断评估。透析高血压尚缺乏公认标准,借鉴各指南高血压定义可参照以下标准:指透析充分状态下,周中透析的血压均值>140/90 mmHg,居家血压平均值>135/85 mmHg,动态血压均值>130/80 mmHg。

(二)与原发性高血压相鉴别

原发性高血压的确诊必须排除肾性高血压。对新出现的高血压患者必须常规进行血尿常规、肾功能和影像学等检查,以排除肾实质性高血压,尤其当患者合并浮肿、血尿、泡沫尿、尿频、尿急、尿痛、尿量增加或减少等泌尿系症状时。最近出现的症状或体征,如突发的全身性水肿、尿液颜色改变、少尿无尿、血清肌酐浓度升高、影像学检查肾脏大小正常表明为急性肾实质性病变。与之相对应超过3个月以上的症状和体征,或尿检、肾功能及影像学异常均提示慢性肾实质性病变,部分可呈缓慢进展性肾功能丢失,伴贫血、酸中毒、钙磷代谢紊乱,影像学发现肾脏缩小、皮质变薄,支持慢性肾衰竭的诊断。

然而,在临床实践中往往很难进行鉴别,因为有时原发性高血压和慢性肾脏病同时存在。部分肾实质性疾病常表现隐匿,可以完全无任何肾脏病的临床表现,仅体检时发现异常,很容易被误诊为原发性高血压。此时,还有一些方法可帮助判断高血压是否为肾实质性疾病引起,比如动态观察高血压的演变,肾实质性高血压一旦被确诊,部分患者随着原发病的好转或治愈,其血压可以完全恢复正常。此外,采用肾组织病理活检,可以帮助明确肾脏病变是否高血压良性肾小动脉硬化还是慢性肾炎或其他肾实质性疾病引起,并判定肾组织学病变严重程度能否解释高血压的发生。

(三)新发疾病中识别肾实质性高血压

对可能存在肾实质性疾病患者的评估内容包括:仔细询问病史和进行体格检查,了解肾脏病相关症状的持续时间以及程度。采用定性化学检测和显微镜检查尿液及估算GFR评估肾功能,再结合肾脏的放射影像学检查、血清学及其他一系列特殊检查排除系统性和遗传性疾病,在无创性评估不能做出诊断时通过肾活检进行组织病理诊断。

肾实质性疾病的确诊线索如下。

1. 肾前性疾病:血容量不足(失血、呕吐、腹泻等)作为诱因引发的低血压休克或心力衰竭、肝硬化导致的肾脏灌注持续性降低,最终均可引起肾实质性损伤如急性肾小管坏死。临床上表现为进行性少尿、无尿,尿沉渣大多基本正常。

2. 肾血管疾病:最常见的高血压肾小动脉硬化,此外还有动脉粥样硬化或纤维肌性发育不良所致肾动脉狭窄经过数年的病程可造成缺血性肾病,其特征均为肾小球硬化和肾小管间质性纤维化。常表现为夜尿增多,除恶性高血压肾损害外一般仅有轻度或无蛋白尿,血尿少见。急性肾损伤伴血小板减少、贫血时应仔细排查有无血栓性微血管病,按发病机制可进一步分为溶血尿毒综合征及血栓性血小板减少性紫癜。

3. 肾小球疾病:以血尿、蛋白尿、高血压、水肿、少尿和氮质血症为主要表现,根据蛋白尿(每24 h>3.5 g)多少可分为肾炎或肾病综合征。肾炎尿检出现红细胞管型和非均一性红细胞,伴有不同程度蛋白尿和偶尔白细胞。最常见类型为急性感染后肾小球肾炎(APGN)、急进性肾小球肾炎(RPGN)和慢性肾小球肾炎(CGN)。原发性小血管炎肾损害典型表现即为RPGN,同时伴有发热、消瘦乏力全身症状及肺、鼻窦、中枢神经系统等多系统受累。肾病综合征常突出表现为大量蛋白尿、全身高度浮肿(浆膜腔积液)、严重低蛋白血症、高脂血症,尿检可表现为单纯性蛋白尿或血尿合并蛋白尿。最常见原发性肾病综合征有微小病变肾病、局灶节段性肾小球硬化、膜性肾病、膜增生性肾炎、系膜增生性肾炎。常见的继发性肾小球疾病有糖尿病肾病、狼疮性肾炎、过敏性紫癜性肾炎、乙肝相关性肾炎、肾淀粉样变等。常见的遗传性肾小球疾病有 Alport 综合征、Fabry 病、遗传性 FSGS、家族性 IgA 肾病等,大多呈家族聚集,伴肾外表现。

4. 肾小管间质性疾病:药物及重金属、生物毒素等可引起急慢性肾小管损伤。此外,药物过敏、自身免疫性疾病、代谢、肿瘤、遗传也可引起间质性肾损害,最常见的病因包括药物、干燥综合征、结节病、肾钙沉着症、反流性肾病等。遗传性肾小管间质性疾病包括常染色体显性和隐性多囊肾病、肾髓质囊性肾病以及肾小管各节段转运蛋白缺陷导致的肾小管疾病。临床上可表现为多尿、夜尿增加,肾小管酸中毒,低血钾,近端小管重吸收功能障碍(范可尼综合征),佝偻病、骨软化及结石形成,尿检蛋白尿、血尿少见,可出现无菌性白细胞尿。

5. 肾后性(梗阻性肾病):最重要阳性发现为影像学上发现单侧或双侧肾积水、输尿管扩张及相关病因如前列腺增生、结石、肿瘤、狭窄等特征性表现,青少年及儿童应警惕先天性泌尿系畸形和膀胱输尿管反流。成人梗阻性肾病应充分排查前列腺疾病或腹/盆腔肿瘤、神经源性膀胱和腹膜后纤维化。临床上可表现为排尿困难及少尿无尿,可伴有发热、尿频、尿急、尿痛及脓尿。泌尿系结石可出现发作性腰痛血尿,泌尿系肿瘤可出现无痛性均一型红细胞血尿。单侧梗阻尿量也可正常。如果不能及时解除梗阻,梗阻性肾病可导致不可逆性肾小管间质性纤维化,并出现夜尿增多、重度贫血等表现。

四、慢性病长期规律随访及早诊断早治疗

对于已明确诊断的急慢性肾实质性疾病,疾病早期可能临床症状较轻,并无高血压发生。此类患者应根据疾病类型和所处阶段开展不同频率的定期随访,以期早期筛查出肾实质性高血压并制定诊断治疗计划。对于已发生肾实质性高血压患者,靶器官损害和合并症评估也十分重要。所有患者均应定期检查尿常规、尿蛋白排泄率、肾功能、电解质、空腹血糖、糖化血红蛋白和血脂水平。眼底检查可帮助评估小动脉壁增厚情况和管壁厚薄不均的严重程度,以判断是否存在恶性高血压表现如条状出血、棉絮状渗出物、视盘水肿,还可以判断有无糖尿病视网膜病变。心脏评估包括胸部放射学检查,心电图检查,彩色多普勒超声检查,主要指标有左心室肥厚、收缩期射血功能和左心室顺应性,局部收缩异常(心肌缺血的重要指标)和瓣膜疾病。外周血管的评估应包括颈动脉壁厚度和斑块、颈动脉和下肢血流状况,血管彩超最为常用,倘若仍有疑问可选择 CT 血管造影。磁共振血管造影能较好地避免使用造影剂,对残余肾功能损害小。

(戴　兵　梅长林)

第三节　肾血管性高血压的早期诊断

肾血管性高血压(RVH)为常见的继发性高血压之一,其病理生理学基础为肾动脉狭窄(RAS)导致的肾脏缺血,激活肾素-血管紧张素系统及交感神经,由此产生血压升高。临床多表现为难治性高血压,并涉及主要脏器病变:① 肾缺血引起的缺血性肾病,是进展为肾功能不全及终末期肾病的重要原因之一;② 长期严重的高血压导致心脑血管疾病,包括不稳定心绞痛、急性心力衰竭,甚至侵犯脑血管导致急性脑卒中发生。

全面准确的诊断是合理治疗的前提与关键,完整的肾血管性高血压的诊断包括三个方面:解剖诊断确立是否有肾动脉狭窄、病因诊断确定导致狭窄的原因、功能诊断确定是否有必要行肾血管重建治疗。

一、解剖诊断确定是否存在肾动脉狭窄

(一)诊断肾动脉狭窄的临床线索

1. 血压:① 高血压发病年龄在 30 岁以前;② 高血压发病年龄在 55 岁以后,合并有慢性肾脏病或者心衰;③ 难治性高血压、急进型高血压、恶性高血压;④ 高血压伴低血钾。

2. 肾脏:① 不明原因的肾衰;② 高血压患者经 ACEI/ARB 治疗后肾功能恶化;③ 一侧肾脏萎缩或两侧肾脏长径相差 1.5 cm 以上。

3. 心脏紊乱综合征:① 一过性的肺水肿发作;② 不明原因的心衰或反复;③ 不明原因的心绞痛发作。

(二)诊断肾动脉狭窄的辅助检查

1. 多普勒超声:多普勒超声是一种无创性、无放射线、廉价的检查手段,是一种理想的 RAS 筛查手段。尤其在血管支架植入术后,由于 MRA 有禁忌,CTA 显示又不清晰的情况下,多普勒超声具有明显的优势。肾动脉收缩期流速峰值(PSV)被认为诊断 RAS 最有价值的单一指标。PSV>180~200 cm/s 作为诊断肾动脉主干狭窄≥60% 的界值,其特异性 84%~98%,敏感性 62%~99%。肾动脉的流速与主动脉流速的比值称为肾主动脉比率(RAR),RAR>3.5 提示严重狭窄(>60%)。另一个常用的指标为肾动脉阻力指数(RRI),RRI 增高提示肾内小血管结构异常。有研究发现,RRI>0.8 患者其肾血管重建术后有更好的血压下降及肾功能改善。这项技术最大的缺点是操作者技术的差异性很大,导致多普勒超声用于诊断肾动脉狭窄结果差异很大。

2. 磁共振血管成像(MRA):MRA 具有无创、无放射、不用含碘造影剂等优点,但价格较贵。与肾动脉造影相比,其诊断 RAS 的敏感性与特异性分别为 90%~100% 和 76%~94%,优于多普勒超声检查。但 MRA 的图像质量不如血管造影,仅能正确评价近端肾动脉部分,故对于怀疑纤维肌性发育不良(FMD)的患者,不推荐用 MRA,因为 FMD 的病因主要在主干中远端及分支处。

3. 计算机断层扫描血管成像(CTA):螺旋 CT 三维重建技术可以清楚显示肾动脉及其分支。CTA 与 MRA 有类似的敏感性与特异性,达 92% 和 99%。CTA 图像像素高于 MRA。但 CTA 需含碘造影剂,对肾功能障碍患者有一定的局限性,而且有 X 线辐射。

4. 肾动脉造影:肾动脉造影仍是 RAS 诊断的金标准。由于它是一项有创操作、患者要接受 X 线辐射,需含碘造影剂,术者需掌握血管介入技术,费用较高,故目前已不作为筛查诊断手段。肾动脉造影的指征:① 临床线索提示有 RAS 可能,但非创伤性检查不能明确诊断;② 该患者需要行冠脉造影或其他外周血管造影,同时临床线索提示有 RAS 可能。

二、病因诊断确定导致肾动脉狭窄的原因

有报道,RVH 约占高血压患病率的 5% 左右。但更多资料提示 RVH 的患病率仍不清楚,这可能与自然史、地区、诊断等因素有关。肾动脉狭窄常见的病因有动脉粥样硬化、纤维肌性发育不良(FMD)、大动脉炎等,其他少见的病因有动脉急性血栓形成、腹主动脉夹层累及肾动脉、肿瘤压迫等。

（一）动脉粥样硬化性肾动脉狭窄（ARAS）

在西方国家 ARAS 占肾动脉狭窄发病原因的 90% 左右，主要见于年老（≥65 岁）患者。动脉粥样硬化是一种全身性的疾病，除肾动脉外，可同时累及脑动脉、主动脉、冠状动脉及四肢动脉等。ARAS 通常发生于肾动脉近端及开口处，而远端或分支很少受累。2/3 患者形成偏心性斑块，其余则为环状斑块，造成管腔狭窄和内膜破坏。主要为男性尤其是老年男性患者。有研究发现，在 65 以上老年人中 ARAS 的患病率为 6.8%。一项纳入 40 个研究总人数 15 879 名患者的系统分析研究发现，ARAS 在高血压合并糖尿病患者、冠脉造影的高血压患者、外周血管病患者、主动脉瘤患者及心衰的患者中的患病率分别为 20%、17.8%、25.3%、33.1% 和 54.1%，显示在动脉粥样硬化的高危人群中 ARAS 的患病率明显升高。

（二）纤维肌性发育不良（FMD）

FMD 是一种非炎症性、非动脉粥样硬化性血管疾病，在欧美约占 RAS 的 10%。中国医学科学院阜外医院蒋雄京主任团队研究中，FMD 约占肾动脉狭窄的 4.1%。FMD 常见于青年女性。病理以血管壁细胞（包括平滑肌细胞及成纤维细胞）发生肌成纤维细胞样转化为主要特征，可出现纤维增生、胶原沉积、内弹力板分裂、动脉中层弹力纤维减少。这些病理变化可导致动脉狭窄和闭塞，亦可产生动脉瘤或血管夹层。病理上主要分为 3 种类型：中膜型（占 80%～90%），内膜型（<10%）及外膜型（<1%）。FMD 主要累及全身中等大小的动脉，美国最近一项 FMD 注册研究发现，肾动脉受累者占 79.7%，颅外颈动脉 74.3%，椎动脉占 36.3%，肠系膜动脉 26.3%，未发现有主动脉累及；其中 65% 患者有高血压，52% 患者有头痛，25% 患者有眩晕、耳鸣及 7% 患者出现脑卒中。

（三）大动脉炎

指主动脉及其主要分支的慢性进行性非特异性炎症，导致节段性动脉管腔狭窄以致闭塞。最早由日本眼科医生 Takayasu 首先报告一例大动脉炎眼底表现，故称 Takayasu 病（多发性大动脉炎）。我国 20 世纪 80 年代以前，大动脉炎是肾动脉狭窄的重要原因之一，约占 40.5%～66.6%。本病好发于育龄期妇女，也可见于男性及其他年龄段人群。大动脉炎是一种病因不明的慢性非特异性炎症性疾病，大部分学者认为是一种自身免疫性疾病，主要累及主动脉及其主要分支，肺动脉也可受累，26%～75% 的患者可出现肾动脉狭窄。病理学研究提示此种病变的炎性改变累及动脉壁全层，常呈节段性分布，伴大量淋巴细胞、巨细胞浸润，以外膜最重，中层次之。晚期动脉壁病变以纤维化为主，动脉壁呈弥漫性不规则增厚及纤维化改变。血管造影以多发性狭窄为主（纤维组织收缩及内膜广泛增厚所致），亦可呈节段性扩张或动脉瘤形成，或伴有继发性血栓形成。

三、如何确定是否有必要行肾血管重建治疗

肾血管重建治疗是否能使 ARAS 患者获益一直有争议，笔者认为肾动脉狭窄后的功能诊断至关重要。准确的功能诊断可用于筛查合适的肾血管重建的患者。

（一）跨病变压力阶差及肾动脉血流储备

肾动脉造影诊断的狭窄程度一直被誉为金标准，通常认为 70% 以上的狭窄为肾血管重建的指征，但这个解剖标准不是肾脏缺血的功能标准。有研究显示，肾动脉跨病变收缩压压力阶差＞20 mmHg，平均压力阶差＞10 mmHg，或者肾动脉血流储备 FFR＜0.8 表示有血液动力学意义上的

缺血,这样的患者更具有肾动脉血运重建的指征。

(二)血氧依赖的磁共振(BOLD-MR)技术

BOLD-MR技术利用检测肾脏皮质内脱氧血红蛋白的变化评价肾脏的缺血。研究发现,BOLD-MR显示肾脏血氧情况(R2),应用R2/isoSK-GFR的改善情况可以预测肾血管重建的效果,虽然敏感性为66.7%,但特异性达到了85.7%,是为评价肾血管重建的一个有希望的新型指标。

(三)肾图显像

患者服用卡托普利(肾图检查前1 h,口服50 mg)后,示踪剂锝$^{-99m}$的吸收、积聚和排泄在患侧肾内均有显著延缓,而健侧肾脏肾小球率滤过率(GFR)变化不大,这使得两侧肾图的吸收、排泄曲线的不对称性及差异显著加大。正常人或原发性高血压患者给予卡托普利后GFR无变化。肾动脉狭窄时,其最大高峰时间延迟≥11 min;患侧GFR明显降低或用药后2~3 min内两侧GFR差异绝对值>9.9%,患侧延迟排泄>5 min。与肾动脉造影相比,肾图显像诊断RAS的敏感性和特异性仅分别为74%和59%,所以不建议此项技术用于常规RAS的筛查,但对于肾动脉造影结果为临界病变的患者,卡托普利肾图显像还是有一定的参考价值。

(四)分侧肾静脉肾素检测

选择性分侧肾静脉肾素测定是测定两侧肾静脉肾素活性,分析患侧肾素/对侧肾素的比值,理论上分侧肾静脉肾血浆肾素活性测定可明确单侧肾动脉狭窄及肾血管性高血压的诊断,并可预测单侧肾动脉狭窄行肾血管重建治疗或外科肾脏切除治疗控制高血压的疗效。一般将双侧肾静脉肾素活性比值(RVRR)>1.5作为单侧肾动脉狭窄的特征,其敏感性约87%,假阳性率22%,卡托普利激发试验后RVRR>2.5为阳性标准。但由于近年来不少学者认为,分侧肾静脉肾素比值敏感性不高,假阳性及假阴性率较高;且选择性肾静脉肾素测定是有创操作伴有一定的并发症,故目前临床实际很少应用。美国2011年ACC/AHA外周血管治疗指南不建议作为肾动脉狭窄的常规筛查项目。

(许建忠)

第四节　阻塞性睡眠呼吸相关性高血压的早期诊断

阻塞性睡眠呼吸暂停综合征(OSA)是一种常见的睡眠呼吸障碍性疾病,由于睡眠过程中反复发生的上气道塌陷、阻塞而导致呼吸气流的减弱或终止,即低通气或呼吸暂停,引起低氧血症、交感神经系统激活、炎症反应等多重途径对人体的多器官造成危害。

自20世纪80年代起,OSA及其相关性疾病受到了广泛的关注,围绕其进行的基础和临床研究也得到广泛开展。目前,多项研究证实OSA与高血压关系密切,一方面其可以导致或加重高血压,另一方面也有学者认为高血压对OSA的发病也起到了一定的作用。美国心脏协会和美国心脏病学基金会(AHA/ACCF)共同发表的《睡眠呼吸暂停与心血管疾病科学声明》指出:至少30%的高血压患者伴有OSA,约有50%至60%的OSA患者合并患有高血压。国内外均有大量文献报道OSA是独立于年龄、吸烟、肥胖等的引起高血压的危险因素之一,并且合并症患者的高血压发病的严重程度与呼吸暂停低通气指数(AHI)呈正相关。所以,在临床工作中需要注意到OSA与高血压的关系,并合理规范地诊治OSA相关性高血压。

典型病例

　　李先生体检发现高血压而至心内科就诊,在问诊过程中,医生发现他有夜间打鼾、白天嗜睡等症状,于是建议他行多导睡眠监测检查,最后诊断为阻塞性睡眠呼吸暂停低通气综合征。经持续正压通气治疗后,李先生睡眠打鼾及白天嗜睡症状消失,血压也基本控制正常。

　　研究证实,阻塞性睡眠呼吸暂停是高血压的独立危险因素,因此有必要提高临床医生对阻塞性睡眠呼吸暂停相关性高血压的认识,使该类患者能得到早期诊断与及时精准的治疗。

一、OSA 的危险因素

1. 肥胖:体重指数(BMI)$\geqslant 28 \, kg/m^2$ 患病率明显增加,且 BMI 与 AHI 呈正相关。
2. 性别:男性发病率明显高于女性,且一般病情较女性重,以呼吸暂停表现为主。
3. 年龄:成年后患病率随年龄增加,70 岁伊始出现一个平台,患病率趋于稳定。
4. 上气道解剖异常:包括舌骨低位、软腭悬雍垂过长、松弛、肥厚、咽侧壁增厚、舌体肥大、Ⅱ度以上扁桃体肥大、鼻腔阻塞(鼻中隔偏曲,鼻息肉,鼻甲肥大)、颈部脂肪集聚等。
5. 其他相关病史:如甲状腺功能低下、心功能不全、肢端肥大症等。
6. 长期饮酒或服用镇静药物。
7. 长期吸烟。
8. OSA 家族史。

二、OSA 相关性高血压的发病机制

(一) OSA 的发病机制

　　在吸气时,上气道负压易使气道闭合,而气道扩张肌可以维持气道开放。在入睡后,气道扩张肌的活性降低,但一般仍能维持其功能,而 OSA 患者的气道扩张肌不足以预防气道闭塞。另外由于肥胖、上气道解剖异常等因素,患者的上气道横截面狭窄,则更容易出现气道阻塞。睡眠中的呼吸暂停和低通气终止时可伴有觉醒,使得睡眠片段化,而导致白天的嗜睡出现。另外,随着呼吸事件的发生,患者出现间歇性的缺氧,有时也可出现高碳酸血症。

(二) OSA 致高血压机制

　　OSA 引发高血压是多方面的作用结果,多种神经内分泌机制参与其中,如交感神经系统的激活,血管内皮功能的损伤,肾素-血管紧张素-醛固酮系统(RAAS)的失衡,氧化应激产物的增多等。其中,交感神经系统过度兴奋最为关键,血浆中儿茶酚胺水平上升,周围动脉收缩增强,外周血管阻力升高而使得血压上升。

三、OSA 相关性高血压的临床特点

(一) OSA 的临床表现

　　夜间睡眠时打鼾,睡眠节律紊乱,出现呼吸暂停,反复惊醒,甚至有憋醒,夜尿增多,晨起易头

痛、头晕、口干、白天嗜睡等。长期患病或症状严重者可出现心脑血管疾病、代谢综合征、认知障碍等。

（二）血压特点

OSA 相关性高血压的动态血压变化不同于单纯型高血压,具有晨峰提前、昼夜变化呈"反杓型",夜间血压升高的特点。由 24 h 动态血压监测（ABPM）及多导睡眠监测（PSG）可以观察到患者的血压在睡眠时随着呼吸暂停及低通气的反复发生而出现一过性的升高。

四、OSA 相关性高血压的常用检查

（一）体格检查

主要包括患者的一般状况检查及颌面部、鼻咽部解剖状况的检查。一般状况检查包括患者的身高、体重、颈围、腰围、臀围等的测量,计算 BMI 以判断肥胖程度;测定患者血压、心率等。颌面部、鼻咽部解剖检查主要关注易导致上气道狭窄的因素,如悬雍垂过长、松弛、肥厚、咽侧壁增厚、舌体肥大、Ⅱ度以上扁桃体肥大、鼻中隔偏曲、鼻息肉、鼻甲肥大、小颌畸形等,判别患者的阻塞部位及性质。

（二）问卷评估

1. Epworth 嗜睡量表（ESS）：患者根据自己的情况对"坐着阅读时""看电视时""连续乘车 1 h"等 8 种情景下的嗜睡情况进行打分,0、1、2、3 分别表示"从不""很少""有时""经常",根据最终的总得分以判定患者白天的嗜睡程度。总分 24 分,9 分及以上表示为嗜睡,16 分及以上表示为过度嗜睡。

2. 魁北克睡眠问卷（QSQ）：患者对于过去 4 周内的日常生活、感情功能、社会交往等进行自评,共 32 个问题,每个问题设置 7 个程度选项。问卷共涉及 5 个维度,包括"日间嗜睡（5 个条目）""白天症状（10 个条目）""夜间症状（7 个条目）""情绪（5 个条目）""社会交往（4 个条目）",条目分值为 1～7 分,维度分值＝维度内的条目分数之和/维度内条目数,问卷的总体分值为 5 个条目的平均分。

2016 年美国睡眠医学学会发布的《成人阻塞性睡眠呼吸暂停诊断指南》指出,对于任何程度的 OSA 患者,单独使用问卷诊断 OSA 没有 PSG 烦琐,但准确度较低,诊断价值并不高。

（三）家庭睡眠呼吸暂停监测（HSAT）

多采用便携腕表式睡眠监测,可以让患者在家中监测标准 PSG 的部分项目,一般缺少脑电图的监测。适用于缺乏标准 PSG 监测条件或其他原因无法于睡眠监测室进行检查的患者,也可用于 OSA 的社区初步筛查及治疗随访。HSAT 可以作为 OSA 的诊断标准,但其敏感性略低于 PSG。对于高度怀疑 OSA 患者,若 HAST 检查结果为阴性,应推荐标准 PSG 进行诊断。

（四）鼾声评估

打鼾是 OSA 的重要特征。鼾声强度、鼾声指数（SI）和能谱等常用来检测并反映打鼾和 OSA 的严重程度,现有研究已发现,声学检测的部分指标如鼾声指数与 OSA 的严重程度呈正相关。根据打鼾信号节律和频域测定的 AHI 与 PSG 测定的 AHI 进行比较,发现非、轻、中、重度 OSA 各组

的 AHI 准确率分别为96.7%、86.7%、86.7%和96.7%。但目前尚缺少足够的循证医学证据证实鼾声诊断 OSA 的准确性。

（五）PSG 监测

整夜的 PSG 监测是诊断 OSA 的金标准，包括了心电图、下颌肌电图、眼动图、胸式和腹式呼吸运动、口鼻呼吸气流、体位体动、血氧饱和度、鼾声等，标准的 PSG 监测需要记录患者≥7 h 的睡眠情况。

（六）其他检查

包括血常规、肝肾功能、血脂、空腹血糖、胰岛素、心电图、X 线头影测量等。

五、OSA 相关性高血压的诊断

（一）OSA 的诊断

主要结合患者的病史、体征及 PSG 结果进行诊断。根据《成人阻塞性睡眠呼吸暂停基层诊疗指南（2018 年）》诊断标准为：

1. 临床上出现以下症状任何一项或以上：① 白天嗜睡、醒后精力未恢复、疲劳或失眠；② 因夜间憋气、喘息或窒息而醒；③ 习惯性打鼾、呼吸中断；④ 高血压、脑卒中、冠心病、心力衰竭、心房颤动、2 型糖尿病、情绪障碍、认知障碍。

2. PSG 或 HSAT 结果：AHI≥5 次/h，且以阻塞型事件为主。

3. 无上述症状，PSG 或 HSAT 结果：AHI≥15 次/h，且以阻塞型事件为主。

符合条件（1）和（2）或者只符合条件（3）者可以诊断 OSA。

（二）OSA 的分级

结合体征、临床表现、实验室检查结果共同判断，主要根据 AHI 将患者以"≥5，≤15""＞15，≤30""＞30"分为轻、中、重度，并根据夜间最低血氧饱和度判断低氧血症程度。

（三）简易诊断

主要适用于缺乏 PSG 或 HSAT 专业仪器设备的情况，其诊断标准如下。

1. 至少具有 2 项主要危险因素，包括肥胖、颈粗短或有小颌或下颌后缩、咽腔狭窄或有扁桃体Ⅱ度以上肥大、悬雍垂过长或肥厚、甲状腺功能低下、肢端肥大症或神经系统明显异常；

2. 打鼾、夜间睡眠时有呼吸中断或憋醒；

3. 夜间睡眠节律紊乱，频繁觉醒；

4. 白天嗜睡（ESS 评分≥9 分）；

5. SpO_2：监测趋势图可见周期性降低、氧减指数＞10 次/h；

6. 引起 1 个及以上重要器官损害。

符合以上 6 条者即可做出初步诊断，有条件者可进一步行 PSG 或 HSAT。

根据预测模型 $P=1/[1+\exp(0.029×年龄＋0.059×腰围＋0.111× ESS－0.359×最低血氧饱和度＋26.202)]$，其诊断 OSA 的敏感性为 89.13%（95% CI，87.6～90.5），特异性为 90.34%（95% CI，85.9～93.8）。

（四）高血压诊断

诊断标准根据《中国高血压防治指南（2018 修订版）》，诊室血压≥140/90 mmHg，24 h 动态血压平均值≥130/80 mmHg，家庭血压≥135/85 mmHg。

（五）OSA 相关性高血压诊断

高血压同时合并患有 OSA 即可诊断。可以表现为夜间血压高、清晨血压高、血压随呼吸暂停的发生而一过性的升高以及针对 OSA 的治疗可改善患者的血压状况。

六、OSA 相关性高血压的治疗

（一）改善生活方式

一般包括减肥、戒烟、戒酒，避免过于劳累的运动，改仰卧位为侧卧位睡眠，慎用镇静药物等。

（二）无创正压通气治疗

被认为是 OSA 患者的首选治疗手段，也是目前疗效最为肯定的治疗方式，包括 CPAP 及双水平气道正压通气（BiPAP）。CPAP 较为常用，若有 CO_2 潴留症状建议使用 BiPAP。CPAP 治疗广泛应用于中、重度 OSA 患者，在患者睡眠时佩戴面罩，并持续地将正压气流送入气道，使其上气道始终处于开放状态。在 CPAP 治疗过程中，也要密切关注患者的血压变化，对血压达到治疗目标的患者及时调整、减少降压药物。同时也要加强对患者的宣教，鼓励患者坚持治疗，增加对 CPAP 的依从性。

（三）口腔矫治器

适用于单纯鼾症及轻、中度 OSA 患者，特别是有下颌后缩者。对于无法耐受 CPAP 治疗、不推荐或不接受手术、手术后效果不佳者也可试用。优点是相对于 CPAP 治疗所使用的呼吸机更为轻便，价格也更为低廉，确切疗效尚需大规模临床试验证实。

（四）手术治疗

适用于手术可解除上气道阻塞的患者。可选用的手术方式包括悬雍垂腭咽成形术及其改良术式、下颌骨前徙术、颏舌肌前移术、舌骨悬吊术等。术前、术后需严密监测，术后定期随访。若手术治疗失败，应考虑 CPAP 或其他治疗手段。

（五）药物治疗

对于 OSA 患者，目前尚无疗效确切的药物可以使用。另外，暂无明确证据表明有抗高血压药物能够直接减轻睡眠呼吸暂停的严重程度，仅部分降压药物报道可改善患者的睡眠缺氧状态，但样本量偏小。按照目前的抗高血压治疗方法，应使患者 24 h 昼夜血压得到平稳，尤其是对夜间血压的控制，针对交感神经的过度兴奋，或是 RAAS 系统的活性增强，采用对应的药物治疗。

可使用的药物：根据 2013 年发布的《阻塞性睡眠呼吸暂停相关性高血压临床诊断和治疗专家共识》推荐，首选肾素-血管紧张素系统阻断剂类降压药物（ACEI 或 ARB），ACEI 能明显降低患者 24 h 血压，对睡眠的各阶段均有降压作用，且有改善患者睡眠呼吸暂停及睡眠结构的作用。

不宜使用的药物：① β受体阻断剂：OSA 患者夜间缺氧可造成心动过缓，β受体阻断剂可加重心动过缓，故应慎用；② 中枢类降压药物：可能加重睡眠呼吸紊乱，镇静作用的药物也会增加呼吸事件的发生。

七、临床建议

1. 高血压伴肥胖、有明显夜间打鼾、白天嗜睡症状、上气道解剖异常者需考虑是否存在 OSA 相关性高血压可能，必要时可行 PSG 或 HSAT 明确诊断。

2. 对于不同情况的 OSA 患者选定个性化治疗方案，改善生活方式是基础，对于中重度 OSA 患者（AHI＞15 次/h）首选 CPAP 治疗，如有明确的上气道解剖异常指征可选择手术。

3. 降压药物首选 ACEI 或 ARB，不宜使用β受体阻断剂及中枢类降压药物。在治疗 OSA 的过程中，需密切关注患者的血压变化，对血压达到治疗目标的患者及时调整、减少降压药物。

（郁文俊　易红良）

第五节　嗜铬细胞瘤的早期诊断

嗜铬细胞瘤（PCC）和副神经节瘤（PGL）合称为 PPGL，是分别起源于肾上腺髓质或肾上腺外交感神经节的肿瘤，主要合成和分泌大量儿茶酚胺，包括去甲肾上腺素（NE）、肾上腺素（E）及多巴胺（DA），引起患者血压升高等一系列临床症候群，并造成心、脑、肾等严重并发症。肿瘤位于肾上腺称为嗜铬细胞瘤，位于肾上腺外则称为副神经节瘤。PGL 可起源于胸、腹部和盆腔的脊椎旁交感神经节，也可来源于沿颈部和颅底分布的舌咽、迷走神经的副交感神经节。PPGL 属于罕见病，在高血压患者群中的患病率约为 0.2％～0.6％，其中 PCC 占 80％～85％，PGL 占 15％～20％。通常发病年龄为 30～50 岁，男女发病率相似。大多数 PPGL 都是散发性的，但有 35％～40％是家族遗传。

一、临床特点

典型的临床表现为高血压，可以表现为持续性高血压，或在已有高血压或正常血压的情况下出现阵发性的血压升高，此外还可有头痛、心悸和多汗三联征，但是并非所有患者都会同时表现上述症状。患者同时有高血压、体位性低血压并伴头痛、心悸、多汗三联征，则诊断 PPGL 的特异度为 95％。其他症状还可有苍白、体位性低血压、高血糖、惊恐发作、便秘等。手术、麻醉或血管介入治疗等均可以刺激嗜铬细胞瘤的临床症状发作。

约有 10％～17％的 PPGL 患者发生转移。转移部位可有附近的脏器，远处的骨骼、肝脏、肺等不含有嗜铬组织的部位，被认为是恶性的表现。40％以上的恶性 PPGL 与编码琥珀酸脱氢酶 B 亚单位（SDHB）的基因突变有关。

二、病理生理

PPGL 持续性或阵发性分泌释放大量的、不同比例的肾上腺素和去甲肾上腺素，作用于α或者β肾上腺素能受体，产生血管收缩、心肌收缩增加、糖脂代谢加强等一系列反应。由于肾上腺素能受体广泛分布于全身多种组织和细胞，故患者除高血压外，还有其他高儿茶酚胺分泌所致的并发症，如 Takosubo 心肌病、糖耐量异常甚至糖尿病。

三、诊断方法

参考国内外内分泌学会的嗜铬细胞瘤的诊治共识及指南,嗜铬细胞瘤的诊断主要包括筛查、定性、分型与定位三步骤。

（一）筛查对象

有 PPGL 的症状和体征,尤其有阵发性高血压发作的患者,难治性高血压患者,使用多巴胺受体拮抗剂、拟交感神经类、阿片类、NE 或 5-羟色胺再摄取抑制剂、单胺氧化酶抑制剂等药物可诱发 PPGL 症状发作的患者;手术前血压不稳定(正常血压者);肾上腺意外瘤伴有或不伴有高血压的患者;有 PPGL 的家族史或 PPGL 相关的遗传综合征家族史的患者;有既往史的 PPGL患者。

（二）定性检查

过去嗜铬细胞瘤的实验室检查主要依赖患者血或尿儿茶酚胺浓度测定,但嗜铬细胞瘤释放儿茶酚胺具有波动性,在分泌低水平时检查,可导致假阴性率较高。尽管儿茶酚胺释放是波动性的,但儿茶酚胺在肿瘤内部的代谢是持续不断的,儿茶酚胺代谢产物甲氧基肾上腺素类物质持续释放入血,目前研究发现测定血甲氧基肾上腺素类物质浓度诊断嗜铬细胞瘤及副神经节瘤有较高的敏感性和特异性,因此,对于 PPGL 的诊断,目前主张检查血或 24 小时尿甲氧基肾上腺素(MN)及甲氧基去甲肾上腺素(NMN)浓度。分泌多巴胺的肿瘤临床上较少见,但多巴胺及其代谢产物 3-甲氧酪胺的异常升高常提示嗜铬细胞瘤的生物学行为可能是恶性。

在进行儿茶酚胺检测前,通常需停用对测定有干扰的药物 2 周,如 α 受体阻滞剂、咖啡因、可卡因、左旋多巴、单胺氧化酶抑制剂及三环类抗抑郁药物。这些药物容易引起假阳性结果。

（三）定位检查

肿瘤的影像学定位检查需在确诊 PPGL 后再进行。

1. 计算机断层扫描(CT)是肿瘤定位的首选影像学检查:CT 对胸、腹和盆腔组织有很好的空间分辨率,并可发现肺部转移病灶。增强 CT 诊断 PPGL 的敏感性为 88%~100%。

2. 磁共振成像(MRI)适用于下列情况:探查颅底和颈部 PGL;有肿瘤转移的患者;CT 检查显示体内存留金属异物伪影;对 CT 造影剂过敏以及如儿童、孕妇、已知胚系突变和最近已有过度辐射而需要减少放射性暴露的人群。

3. 根据患者的临床、生化及基因检测结果可选择进行下述功能影像学检查:① 间碘苄胍(MIBG)显像:是目前用于发现肾上腺外 PGL 的最好定位检查,可对 PPGL 同时进行定性、定位诊断。[123]I-MIBG 显像诊断 PPGL 的敏感性高于 ^{131}I-MIBG 显像。MIBG 显像对转移性、复发性PPGL,位于颅底和颈部、胸腔、膀胱 PGL,与 SDH_X(尤其是 $SDHB$)基因相关 PPGL 的检出敏感性较低。恶性 PPGL 患者发生转移且不能手术时,如 MIBG 显像阳性,则可应用 ^{131}I-MIBG 治疗。有转移或转移风险的患者用 ^{123}I-MIBG 显像结果来评价 ^{131}I-MIBG 治疗的可能性;② 生长抑素受体显像:对头颈部 PGL 肿瘤定位的敏感性优于 MIBG,对 PGL 定位的敏感性高于 PCC,可用生长抑素受体显像来筛查恶性 PGL 的转移病灶;③ [18]氟-脱氧葡萄糖正电子发射断层扫描(18 F-FDG-PET/CT):可用于肾上腺外的交感性 PGL、多发性、恶性和(或)$SDHB$ 相关的 PPGL 的首选定位诊断,其对转移性 PPGL 的诊断敏感性高于 MIBG。

（四）基因检测 --

对所有 PPGL 患者均应进行基因检测，可根据患者的肿瘤定位和 CA 生化表型选择不同类型的基因检测。

四、治疗措施

（一）手术治疗 --

确诊 PPGL 后应尽早手术切除肿瘤，但手术前必须进行充分的药物准备，以避免麻醉和术中、术后出现血压大幅度波动而危及患者生命。

1. 术前准备：一般手术前需药物准备 2～4 周。除头颈部 PGL 和分泌 DA 的 PPGL 外，其余患者均应首先服用 α 受体阻滞剂做术前准备。可先用选择性 $α_1$ 受体阻滞剂，如多沙唑嗪或特拉唑嗪等，或非选择性 α 受体阻滞剂酚苄明等控制血压，如血压控制不佳，可加用钙通道阻滞剂。通常血压控制于 120/80 mmHg 以下为理想状态。如用 α-受体阻滞剂治疗后，患者血压控制不佳，可以加用钙离子拮抗剂。如患者出现心动过速，可加用 β 受体阻滞剂。需注意绝对不能在未服用 α 受体阻滞剂之前使用 β 受体阻滞剂，因为 PPGL 患者先服用 β 受体阻滞剂可导致急性肺水肿和左心衰的发生。与此同时，应鼓励患者大量饮水，适当高钠饮食，以避免手术切除肿瘤后因血管床扩张导致的低血容量甚至休克状态。

2. 腹腔镜微创手术：对大多数 PCC 患者行腹腔镜微创手术，如肿瘤直径>6 cm 或为侵袭性 PCC，则进行开放式手术以确保肿瘤被完整切除，以避免局部肿瘤复发，术中应防止肿瘤破裂。对双侧 PCC 患者手术时应尽量保留部分肾上腺，以免发生永久性肾上腺皮质功能减退。但是，这也增加了术后复发的风险，需和患者在术前有充分的沟通。

3. 开放式手术：对 PGL 患者通常行开放式手术，但对于小肿瘤、非侵袭性 PGL，可考虑行腹腔镜手术。

4. 术后监测及随访：术后应注意双侧肾上腺部分切除或孤立性肾上腺行单侧肾上腺部分切除患者可能存在继发性肾上腺皮质功能减退的风险。术后 2～4 周应复查 CA 或 MNs 水平以明确是否成功切除肿瘤。有约 17% 的患者术后出现复发或转移，因此需对术后患者进行终身随访，建议每年至少复查 1 次以评估肿瘤有无复发或转移；而对有基因突变的 PPGL 患者应 3～6 个月随访 1 次。随访观察内容包括症状、体征、血/尿 MNs 或 CA，必要时进行影像学检查。

（二）恶性 PPGL 治疗 --

1. ^{131}I-MIBG 治疗：^{131}I-MIBG 治疗仅对 MIBG 核素显像阳性的患者有效。国内治疗的完全有效率为 3%～5%、部分有效率和病情稳定率可达 73%～79%、患者的五年生存率达 45%～68%。^{131}I-MIBG 最常见的副作用为骨髓抑制。

2. 化疗：常见的化疗方案包括：① 环磷酰胺、长春新碱和达卡巴嗪方案；② 依托泊苷和顺铂方案。第一个方案多在 2～4 个疗程后起效，治疗完全有效率、部分有效率及病情稳定率分别为 4%、37% 和 14%。副作用主要有骨髓抑制、周围神经病变、胃肠道反应、肝功能异常和低血压等。

3. 其他治疗：对肿瘤及转移病灶的局部放疗、伽马刀、射频消融和栓塞治疗等，可减轻患者的部分临床症状和肿瘤负荷，但对患者生存时间的改变却不明显。此外，抗血管生成药物，如 AKI 类制剂，目前处于临床研究中，以明确对恶性 PPGL 的治疗疗效。

（朱理敏）

第六节　库欣综合征的早期诊断

　　库欣综合征（CS）是由于多种病因引起机体长期暴露于超生理剂量的皮质醇之下导致的一组症候群，又称作皮质醇增多症。CS通常分为外源性和内源性两种。不同于主要因长期应用外源性肾上腺糖皮质激素导致的外源性CS，内源性CS属于罕见病，年发病率为0.5～5/100万人，患病率为39～79/100万人。本章节主要涉及内源性库欣综合征。内源性CS中仅有实验室检查异常而无显著CS临床表现的类型被称为亚临床库欣综合征。

典型病例

　　男，35岁，发现重度血压升高4年。患者虽无多血质、皮肤紫纹等典型的库欣综合征的临床表现，但肥胖、体重明显增加，满月脸，颈部脂肪垫较厚，仍然首先应考虑皮质醇增多症。首先查尿皮质醇及血皮质醇昼夜节律，发现尿皮质醇升高，血皮质醇昼夜节律异常，故需行小剂量地塞米松抑制试验（DST）以确诊。1 mg DST无抑制，2 mg DST亦未能将血皮质醇抑制到1.8 μg/dL以下，皮质醇增多症诊断明确。然后，需要进行定位诊断，血ACTH水平降低，CT提示单侧肾上腺腺瘤（见图2-3-1），高度提示是非ACTH依赖性的库欣综合征。考虑患者血压重度升高，行大剂量DST风险较大，故未行8 mg DST。

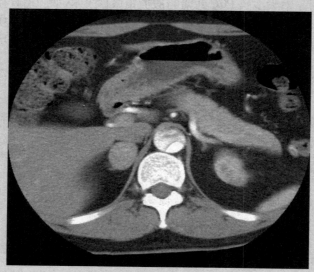

图2-3-1　肾上腺CT：右侧肾上腺腺瘤

一、病因

　　已知皮质醇分泌主要受到垂体-下丘脑-肾上腺轴调控。生理状态下，垂体通过分泌促肾上腺皮质激素（ACTH）促进肾上腺皮质束状带细胞分泌皮质醇。病理状态下，垂体本身出现分泌过多ACTH的腺瘤，或者肺部、胸腺、胃肠道等肿瘤异位分泌ACTH，或者肾上腺皮质自身因腺瘤或者增生，均可导致肾上腺分泌超生理剂量的皮质醇，引起内源性CS。病因分类（表2-3-4）。

表 2 - 3 - 4　库欣综合征的病因分类及相对患病率

病　因　分　类	患　病　率
一、内源性库欣综合征	
1. ACTH 依赖性库欣综合征	
垂体性库欣综合征(库欣病)	60%～70%
异位 ACTH 综合征	15%～20%
异位 CRH 综合征	罕见
2. ACTH 非依赖性库欣综合征	
肾上腺皮质腺瘤	10%～20%
肾上腺皮质腺癌	2%～3%
ACTH 非依赖性大结节增生(AIMAH)	2%～3%
原发性色素结节性肾上腺病(PPNAD)	罕见
二、外源性库欣综合征	
1. 假库欣综合征	
大量饮酒	
抑郁症	
肥胖症	
2. 药源性库欣综合征	

二、临床特点

库欣综合征(CS)临床表现多样性,普遍表现的有肥胖和高血压。肥胖可表现为体重增加、中心型肥胖、四肢纤细、锁骨上脂肪垫,典型库欣患者可有满月脸、水牛背等,此外还可以有累及不同系统所产生的临床症状。例如皮肤表现有多血质、多毛、紫纹(下腹部,腋下及腹股沟处)、痤疮和瘀斑等;运动系统出现近端肌肉乏力、容易骨折,与年龄、性别不符的骨质疏松;精神方面可以出现情绪波动、抑郁、欣快、精神错乱等;性腺方面出现女性月经稀少或闭经、性功能下降;代谢方面出现糖尿病、糖耐量异常、高脂血症等,患者还可以有肾结石及多尿、红细胞增多症。CS 的临床表现谱广泛,除非症状非常典型,往往与其他常见疾病的临床症状发生重叠,如糖尿病、高血压等,导致临床诊断困难或延迟。

三、病理生理

正常状态下,皮质醇与糖皮质激素受体结合发挥其生理作用,超生理剂量时可导致糖、脂代谢等异常。皮质醇本身尚可以与盐皮质激素受体(MR)结合,发挥类似于醛固酮的保钠排钾的作用。正常情况下,皮质醇经 11 - β-羟类固醇脱氢酶 2(11βHSD2)转化成皮质酮,后者无法与 MR 受体结合。但超生理状态下,11βHSD2 被饱和,使得大量未被转换的皮质醇与 MR 受体结合,从而产生类似醛固酮的作用:保钠排钾,水钠潴留,引起血压升高、血钾降低等现象。

四、诊断方法

参考国内外内分泌学会的库欣综合征诊治共识及指南,库欣综合征的诊断主要包括筛查、定性、分型与定位三步骤。

(一)筛查对象 --

包括年轻患者出现骨质疏松、高血压等与年龄不相称的临床表现;具有库欣综合征的临床表现,且进行性加重,特别是有典型症状如肌病、多血质、紫纹、瘀斑和皮肤变薄的患者;体重增加而身高百分位下降,生长停滞的肥胖儿童;肾上腺意外瘤患者。

开始筛查前需询问患者有无长期口服糖皮质激素,另外还需排查患者有无使用含有糖皮质激素的外用软膏、草药(甘草)、补药、关节内或神经注射剂,以排除外源性皮质醇增多症患者。

(二)定性检查及诊断

定性检查分为两部分:初步检查和深入检查。

1. 初步检查:常用的有 24 h 尿游离皮质醇测定,血皮质醇昼夜节律测定及午夜唾液皮质醇水平测定。对高度怀疑库欣综合征的患者,应同时进行上述至少 2 项试验。

(1) 24 h 尿游离皮质醇测定(UFC):推荐使用各实验室的正常上限作为阳性标准。由于波动大,需要测定 2 次。

(2)血皮质醇昼夜节律:正常血皮质醇在 8:00、16:00 和午夜 0:00 依次下降 50% 以上;反之则为异常。

(3)午夜唾液皮质醇测定:午夜 0 点采集唾液,数值超过各实验室的正常上限为阳性标准。

2. 进一步检查:对于上述检查有异常结果的患者,需进一步行进行过夜或经典小剂量地塞米松抑制试验来进行库欣综合征的确诊。

(1) 1 mg 过夜地塞米松抑制试验:午夜 0 点服用 1 mg 地塞米松,次日上午 8 点测血皮质醇> 1.8 μg/dL 为阳性。

(2) 经典小剂量 DST(LDDST):口服地塞米松 0.5 mg,每 6 h 一次,连续 2 天,服药前和服药第 2 天分别留 24 h 尿测定 UFC,服药后 24 h UFC>27 nmol/24 h,或最后一次服药后 8 h 血清皮质醇>1.8 μg/dL 为阳性。

(三)分型与定位

对于明确诊断 CS 的患者,需进行 ACTH 测定。如上午 8:00~9:00 的 ACTH<10 pg/ml,则提示为 ACTH 非依赖性库欣综合征,提示病变部位来源于肾上腺,应进一步行肾上腺 CT 或 MRI 来明确病变部位。

如 ACTH > 20 pg/ml,则提示为 ACTH 依赖性库欣综合征,需行 8 mg DST、垂体磁共振(MRI)动态增强检查。如果 8 mgDST 被抑制(阴性)、影像学检查发现垂体占位,诊断库欣病(CD);如果 8 mg DST 不被抑制(阳性),需行垂体 MR 动态增强、胸部、腹部、盆腔等部位增强 CT 检查,必要时行岩下窦静脉取血(IPSS)分段取血测定 ACTH,CRH 兴奋试验以进一步鉴别是垂体病变,抑或是异位 ACTH 综合征。后者多数病变部位在肺部,因此需进一步行胸部 CT 等以排查。

五、治疗措施

CS 的治疗目标包括症状和体征改善,生化指标恢复正常或接近正常,长期控制防止复发。

(一)手术

手术切除是对于有明确定位病灶的 CS 患者的首选治疗方式。库欣病者可行选择性经蝶窦性垂体腺瘤切除。肾上腺腺瘤者可经腹腔镜行肿瘤切除。异位 ACTH 综合征患者的治疗取决于对肿瘤的鉴别、定位和分类。对于首次手术失败或术后复发的病例,可采取再次手术、放疗、双侧肾上腺切除等方法治疗。

（二）放射治疗

适用于手术后皮质醇增多症未缓解的患者。

（三）药物治疗

适用于无手术指征，或作为手术、放疗后的辅助治疗。主要包括：① 类固醇合成抑制剂。可抑制皮质醇合成，但对肿瘤无直接治疗作用，也不能恢复 HPA 轴的正常功能。常用药物有甲吡酮、米托坦、酮康唑等。使用这些药物时需严密监测肝功能、药物浓度等；② 糖皮质激素受体拮抗剂：米非司酮（RU486）。适用于无法手术的患者以缓解库欣综合征的精神神经症状；③ 针对ACTH 释放的药物：可影响 CRH 或 ACTH 合成和释放的药物包括赛庚啶、溴隐亭、生长抑素和丙戊酸等。

（朱理敏）

第四章
个体化合理使用降压药的技能

第一节　降压药物个体化治疗原则

高血压治疗的根本目标是降低高血压对心、脑、肾、眼底等靶器官损害以及并发症发生和死亡的总体危险。高血压除了导致靶器官的结构与功能损伤,还往往合并其他心血管危险因素或临床疾病,因此应根据高血压患者的血压水平和总体风险水平,决定给予改善生活方式和降压药物治疗的时机与强度。治疗方案的选择和应用的强度应权衡长期获益和患者耐受性,避免或减少由于患者耐受不良所导致的停药或副作用。常用的 5 大类降压药物包括噻嗪类利尿剂、β 受体阻断剂、钙通道阻滞剂(CCB)、血管紧张素转化酶抑制剂(ACEI)以及血管紧张素受体拮抗剂(ARB),均可作为初始和维持治疗用药,建议根据患者的临床情况,包括合并症、并发症、靶器官损害、特殊人群类型等选择合适的药物,进行个体化治疗。根据患者合并症的不同和药物疗效及耐受性,以及患者个人意愿或长期承受能力,选择适合患者个体的降压药物。

为了更加合理地选择降压药物,需要在启动降压治疗时进行靶器官结构与功能评估,包括心、脑、肾、眼底以及动脉血管。目前临床上普遍具备技术条件的检查主要包括心电图、超声心动图、白蛋白尿、大动脉弹性功能等。如有左心室肥厚或白蛋白尿,则应考虑使用 ACEI 或 ARB;如果没有进行检查,或检查之后没有这些靶器官损害的证据,则可以优先选择使用没有绝对禁忌证的二氢吡啶类 CCB,不仅可以更有效控制血压,也更安全。

一、适应证与强适应证原则

1. 噻嗪类利尿剂:尤其适用于老年高血压、单纯收缩期高血压或伴心力衰竭患者,也是难治性高血压的基础药物之一。

2. β 受体阻滞剂:尤其适用于伴快速性心律失常、冠心病、慢性心力衰竭、交感神经活性增高以及高动力状态的高血压患者。

3. CCB:二氢吡啶类 CCB 尤其适用于老年高血压、单纯收缩期高血压、伴稳定性心绞痛、冠状动脉或颈动脉粥样硬化剂周围血管病患者。

4. ACEI:尤其适用于伴慢性心力衰竭、心肌梗死后心功能不全、心房颤动、糖尿病肾病、非糖尿病肾病、代谢综合征、蛋白尿或微量白蛋白尿患者。

5. ARB:尤其适用于伴左心室肥厚、心力衰竭、糖尿病肾病、冠心病、心房颤动、代谢综合征、微量白蛋白尿或蛋白尿患者以及不能耐受血管紧张素转化酶抑制剂的患者。

6. 其他:α 受体阻滞剂适用于高血压伴良性前列腺增生患者,也用于难治性高血压患者的治疗,有时也会用于嗜铬细胞瘤患者或筛查原发性醛固酮增多症患者;α/β 受体阻滞剂(如拉贝洛尔)主要用于怀孕或准备怀孕的女性;需要使用 β 受体阻滞剂而不能使用时,可以考虑替代使用非二氢吡啶类 CCB;可乐定作为中枢交感神经抑制药物目前仍在使用;醛固酮受体拮抗剂主要用于醛固酮增多症,特别是接受药物治疗的原发性醛固酮增多症患者;保钾利尿剂主要包括氨苯蝶啶、阿米洛利,两者均作用于远端肾小管,对 Liddle(假性醛固酮增多症)综合征有特殊的治疗作用;髓袢利尿剂主要用于需要使用利尿剂但肾小球滤过率较低的高血压患者。

二、禁忌证与慎用证原则

1. 噻嗪类利尿剂:其主要禁忌证是痛风,在高尿酸血症、肌酐升高、低血钾时慎用。使用噻嗪类利尿剂之前,应检测电解质、血糖、血脂、尿酸、肌酐,使用之后复查这些血液检测指标。

2. β受体阻滞剂:Ⅱ/Ⅲ度房室传导阻滞、哮喘患者禁用,有哮喘病史或慢性阻塞性肺病患者也应尽可能不用,运动员、周围血管病或糖耐量异常者慎用。

3. CCB:二氢吡啶类 CCB 没有绝对禁忌证,但心动过速与心力衰竭患者应慎用。急性冠脉综合征患者一般不推荐使用短效硝苯地平。Ⅱ度以上房室传导阻滞禁用非二氢吡啶类 CCB。

4. ACEI:高钾血症患者及妊娠妇女禁用。明确诊断的肾功能不全、双侧肾动脉狭窄患者不用或慎用。刺激性干咳与血管神经性水肿尚无有效预测方法,但应提醒患者注意。

5. ARB:禁忌证与 ACEI 非常相似。

6. 其他:直立性低血压者禁用 α受体阻滞剂,心力衰竭者慎用;肾功能衰竭、高血钾患者禁用醛固酮受体拮抗剂。

三、有效性与耐受性原则

高血压患者降压治疗的目的是通过降低血压,有效预防或延迟脑卒中、心肌梗死、心力衰竭、肾功能不全等并发症发生,而将血压降低到目标水平可显著降低心脑血管并发症的风险。为了将血压控制到达标水平,通常起始剂量可采用常规治疗剂量,根据需要逐渐增加至足剂量;优先使用长效降压药物,以有效控制 24 h 血压;大部分高血压患者需要使用 2 种或 2 种以上降压药物联合治疗。

血压≥160/100 mmHg 或高于目标血压 20/10 mmHg 的高危人群,往往初始治疗即需要应用 2 种降压药物。如仍不能达到目标血压,可在原药基础上加量,或可能需要 3 种甚至 4 种以上降压药物。两药联合时,降压作用机制应具有互补性,具有相加的降压作用,并可互相抵消或减轻副作用。例如在应用 ACEI 或 ARB 基础上加用小剂量噻嗪类利尿剂,降压效果可以达到甚至超过原有的 ACEI 或 ARB 剂量倍增的降压幅度。同样,加用二氢吡啶类 CCB 也有相似效果。我国临床主要推荐应用的优化联合治疗方案是:二氢吡啶类 CCB+ARB;二氢吡啶类 CCB+ACEI;ARB+噻嗪类利尿剂;ACEI+噻嗪类利尿剂;二氢吡啶类 CCB+噻嗪类利尿剂;二氢吡啶类 CCB+β受体阻滞剂。

在有效控制血压的同时,应尽可能确保降压治疗的安全,避免或减少副作用的发生,提高降压治疗的长期依从性,充分发挥降压治疗预防心脑血管并发症的作用。当患者出现明显副作用对降压药物不耐受时,应及时评估并调整用药方案,包括降压药物的种类和剂量。例如当服用 ACEI 患者出现明显刺激性干咳且无法耐受时,可将降压药物调整为 ARB。

(王继光)

第二节　常用各类降压药的药理及临床适应证

常用降压药物包括钙离子拮抗剂(CCB)、血管紧张素转化酶抑制剂(ACEI)、血管紧张素Ⅱ受体拮抗剂(ARB)、利尿剂和β受体阻滞剂 5 大类,以及由两种或多种药物组成的固定配比复方制剂。我国 2018 年高血压防治指南建议,5 大类降压药物或固定配比的复方制剂均可作为初始和维持用药的选择,α 受体阻滞剂及中枢类降压药有时亦可应用于某些特殊的高血压患者群。具体应用应根据患者的危险因素、亚临床靶器官损害以及合并临床疾病情况等,考虑选择某类强适应证的降压药。但必须按降压疗效及副作用逐步进行个体化调整,力争尽早降压达标。

一、利尿剂

(一)分类及基本药理

常用的利尿剂可根据其作用部位或按其药效进行分类。

1. 噻嗪类利尿剂:主要通过远曲小管利钠排尿、降低容量负荷而发挥降压作用。初期降压机制通过利尿作用降血压,利尿使血浆和细胞外液容量减少,肾脏灌注减少,导致肾素-血管紧张素-醛固酮分泌增多,在服药 6 h 后就几乎没有促进尿钠排泄的作用了,但血管阻力持续性逐步下降。长期服用噻嗪类利尿剂降压(约 1 个月)的主要机制不是通过利尿而是通过降低外周血管阻力来降压的。长期排钠降低了血管平滑肌内 Na^+ 的浓度,并通过 Na^+-Ca^{2+} 交换机制,使胞内 Ca^{2+} 减少,从而降低血管平滑肌对血管收缩物质的反应,以及增强对舒张血管物质的敏感性。同时,远曲小管排钠增加,促进 Na^+-K^+ 交换,故也排 K^+;由于血容量的减少促进了醛固酮的分泌,促进进一步排钾。

噻嗪类利尿剂可分为噻嗪型和噻嗪样利尿剂,前者包括氢氯噻嗪、苄氟噻嗪等,后者包括氯噻酮、吲达帕胺等。在我国常用的噻嗪类利尿剂主要是氢氯噻嗪和吲达帕胺。只有当肾脏功能正常或轻度受损,即成年人血肌酐低于 220 $\mu mol/L$ 时,噻嗪类利尿剂才能够完全发挥作用。

2. 襻利尿剂:主要作用于肾髓襻升支粗段皮质部,阻断钠-钾-氯共同转运体,抑制对氯化钠的主动重吸收;由于肾髓质间液渗透压降低,会影响肾脏浓缩功能,因此,利尿作用强大,适宜于肾功能衰竭患者。代表药物有呋塞米(速尿)、托拉塞米、布美他尼等。

3. 保钾利尿剂:氨苯蝶啶、阿米洛利抑制远曲小管和集合管的钠-氢共同转运体,抑制 Na^+ 再吸收和减少 K^+ 分泌,其作用不依赖醛固酮,利尿作用弱。螺内酯和依普利酮可与醛固酮受体结合,竞争性拮抗醛固酮的排钾保钠作用,成为醛固酮受体拮抗剂。

阿米洛利、螺内酯等也可用于控制难治性高血压,与其他具有保钾作用的降压药如 ACEI 或 ARB 合用时,尤其在肾功能不全时需注意发生高钾血症的危险。

(二)药代动力学

各种噻嗪类利尿剂的药代动力学特点(表 2-4-1)。

表 2-4-1 噻嗪类利尿剂的药代动力学特征

利尿剂	项 目	对碳酸酐酶的相对抑制作用	口服生物利用度(%)	分布容积(L/kg)	清除途径	持续时间(h)	清除半衰期(h)
噻嗪型	氢氯噻嗪	+	60~70	2.5	95%肾脏	16~24	9~10
	苄氟噻嗪	—	90	1.0~1.5	30%肾脏	12~18	9
噻嗪样	氯噻酮	+++	65	3~13	65%肾脏	48~72	50~60
	吲达帕胺	++	93	25(总)	肝脏代谢	24	18

从表 2-4-1 中可以看出,代表噻嗪样利尿剂的氯噻酮、吲达帕胺的清除半衰期和作用持续时间均长于噻嗪型利尿剂氢氯噻嗪和苄氟噻嗪。

袢利尿剂的药代动力学：① 呋塞米口服吸收率为 $60\%\sim70\%$，进食能减慢吸收，但不影响吸收率及其疗效。终末期肾脏病患者的口服吸收率降至 $43\%\sim46\%$。充血性心力衰竭和肾病综合征等水肿性疾病时，由于肠壁水肿，口服吸收率也下降，故在上述情况应肠外途径用药。主要分布容积平均为体重的 11.4%，血浆蛋白结合率为 $91\%\sim97\%$。本药能通过胎盘屏障，并可泌入乳汁中。口服和静脉用药后作用开始时间分别为 $30\sim60$ min 和 5 min，达峰时间为 $1\sim2$ h 和 $0.33\sim1$ h。作用持续时间分别为 $6\sim8$ h 和 2 h。② 托拉塞米的生物利用度约为 80%。药物的吸收受首过代谢影响很小，口服给药后 1 h 内血清浓度达峰值，与进食同时服药使其血药浓度达峰时间延迟约 30 min，但总生物利用度及利尿作用不改变。本品的吸收基本不受肝肾功能障碍的影响。在健康成年人、轻至中度肾衰及充血性心衰患者中的分布容积为 $12\sim15$ L，肝硬化患者的分布容积加倍。在健康志愿者中的半衰期约为 3.5 h。肾功能正常患者服用本品后，肝代谢率和尿排泄率分别约为 80% 和 20%。托拉塞米的血浆蛋白结合率很高（$>99\%$）。

醛固酮受体拮抗剂的药代动力学：螺内酯口服吸收较好，生物利用度大于 90%，血浆蛋白结合率在 90% 以上，进入体内后 80% 由肝脏迅速代谢为有活性的坎利酮，口服 1 d 左右起效，$2\sim3$ d 达高峰，停药后作用仍可维持 $2\sim3$ d。清除半衰期 $9\sim24$ h。无活性代谢产物从肾脏和胆道排泄。

氨苯蝶啶的药代动力学：氨苯蝶啶口服吸收迅速，但不完全，生物利用度约 $30\%\sim70\%$。口服后 2 h 起效，6 h 血清浓度达峰值，作用持续 $12\sim16$ h。清除半衰期一般为 $1.5\sim2$ h，但无尿者的 $t_{1/2}$ 显著延长。本品在肝脏代谢，原形和代谢物主要由肾脏排泄，少部分经胆道排出。

（三）适应证

1. 噻嗪类利尿剂：适用于大多数无利尿剂禁忌的高血压患者的初始治疗和维持治疗，尤其适合老年高血压、单纯收缩期高血压、伴肥胖或充血性心力衰竭的高血压患者。在我国常用的噻嗪类利尿剂主要是氢氯噻嗪、吲达帕胺。一项 PATS 研究证实吲达帕胺治疗可明显减少脑卒中再发风险。小剂量噻嗪类利尿剂（如氢氯噻嗪 $6.25\sim12.5$ mg）对代谢影响小，与其他降压药如 ACEI（ARB）或 CCB 合用有协同降压作用。

需要特别指出，我国城乡居民平均每人摄盐量为 12 g/d，远远高出世界卫生组织所推荐的 6 g/d 的标准。个体之间存在对盐的遗传易感性差异。利尿剂的利钠缩容机制特别适宜于高盐摄入者的血压控制，对于提高我国高血压患者的血压治疗率和控制率的作用不可低估。而吲达帕胺较氢氯噻嗪降压作用更强、副作用更少。

2. 袢利尿剂：主要用于伴肾功能不全、充血性心力衰竭、肾病综合征、噻嗪类利尿剂禁忌的高血压患者以及某些难治性高血压。

3. 保钾利尿剂：降压作用弱，不宜单独使用，常与其他利尿剂合用。醛固酮受体拮抗剂是原发性醛固酮增多症所致高血压首选降压药物，对某些难治性高血压亦有效。

（四）禁忌证、副作用及注意事项

痛风为噻嗪类利尿剂使用禁忌证，重度肾功能不全亦不用噻嗪类利尿剂；妊娠为相对禁忌证，妊娠前 7 个月尽量不用利尿剂，但可用于血容量过高患者。

保钾利尿剂如阿米洛利、螺内酯等与其他具有保钾作用的降压药如 ACEI 或 ARB 合用时，尤其在肾功能不全时需注意发生高钾血症的危险，服药前血钾超过 5.5 mmol/L 者禁用。

1. 低钾血症：血钾减低程度与患者血钾基线水平和利尿剂使用剂量呈正相关。我国人群日常钾的摄入量较低，仅为西方国家人群的 1/2 至 1/3，使用低剂量的非长效利尿剂仍可导致部分患者低钾血症。一项荟萃分析结果显示,与吲达帕胺 2.5 mg 普通片剂比较,在降压疗效相似的情况下,吲达帕胺缓释片 1.5 mg/d 降低了低钾血症的发生率 62.5%。2008 年由国际上 5 家学会组织制订、发表的有关原发性醛固酮增多症患者诊断治疗指南,建议对利尿剂引起的低钾血症患者进行原发性醛固酮增多症的筛查。

2. 糖代谢障碍:噻嗪类利尿剂引起的血糖升高机制尚不清楚。据推测一方面低钾血症可使胰岛素分泌减少,另一方面由于继发 RAAS 的激活产生胰岛素抵抗。研究发现,血钾与血糖改变之间存在密切的负相关性,同时还发现如果基础血钾水平>3.8 mmol/L,不会明显影响糖代谢,提示避免低钾血症可阻滞噻嗪类利尿剂导致的新发 2 型糖尿病。小剂量噻嗪类利尿剂对血糖的影响有限,其他副作用的发生率也较低。目前尚不得知药物引起的糖尿病与自然发生的糖尿病预后是否相同。

3. 低镁、高钙血症:使用小剂量利尿剂联合保钾利尿剂可减少尿镁排出,必要时可口服补镁。噻嗪类利尿剂可促使远曲小管对钙重吸收增加,在肾功能不全者可能诱发高钙血症。

4. 高尿酸血症:噻嗪类利尿剂能干扰尿酸排出,使血尿酸水平升高,但通常不会导致尿酸蓄积,多无须治疗。临床上因血尿酸升高而停用噻嗪类利尿剂的患者往往会使血压明显升高而得不偿失。当然,已有痛风的患者噻嗪类利尿剂是禁忌。

5. 其他:低剂量噻嗪类利尿剂很少引起明显的血脂异常改变。保钾利尿剂可发生高钾血症及代谢性酸中毒,尤其在钾排泄紊乱或使用大剂量 ACEI、ARB 患者中更为常见。醛固酮受体拮抗剂常见的副作用包括高钾血症、空腹血糖轻度增加、一过性的血脂异常。由于其激素样结构,螺内酯可致男性乳腺发育、男性性功能障碍、性欲减低、多毛症及女性月经周期紊乱等。低血容量情况下,慢性心力衰竭患者联合使用利尿剂和 RAAS 抑制剂时,有可能出现直立性低血压和血肌酐水平增加。由于具有磺胺类相似结构,对磺胺药过敏者,噻嗪类利尿剂以及襻利尿剂也可能发生交叉过敏。

二、β 受体阻滞剂

(一)分类及基本药理

根据对 β_1/β_2 受体的选择性分为选择性和非选择性 β 受体阻滞剂,部分 β 受体阻滞剂兼具 α_1 受体阻滞作用。选择性 β_1 受体阻滞剂主要包括美托洛尔、比索洛尔、奈比洛尔和阿替洛尔等,非选择性 β 受体阻滞剂主要包括普萘洛尔(商品名:心得安)等,α_1、β 受体阻滞剂主要包括卡维地洛、阿尔马尔(阿罗洛尔)和拉贝洛尔等。

β 受体阻滞剂又可分为:① 脂溶性 β 受体阻滞剂。从胃肠道快速吸收,在肠壁和肝内代谢,大部分经肝脏代谢,生物利用度低,可通过血脑屏障;存在首过效应,个体间血药浓度差异较大,血浆半衰期较短,肝血流减少(老年人、慢性心力衰竭、肝硬化等)时可发生蓄积。② 水溶性 β 受体阻滞剂。胃肠道吸收不完全,多以原形或活性代谢产物从肾脏排出,很少通过血脑屏障;个体间血药浓度差异较小,血浆半衰期较长,肾小球滤过率减低(老年人、肾功能不全)时,清除半衰期延长。③ 水脂双溶性 β 受体阻滞剂。兼具水溶/脂溶性 β 受体阻滞剂的特点。

β 受体阻滞剂的作用机制:交感神经系统遍布全身内脏器官,通过肾上腺素能受体发挥不同的生理调节作用。血管平滑肌和血管内皮上存在 α 受体,肾上腺素与 α 受体结合引起血管收缩。β_1 受体主要分布于心脏和肾脏,β_2 受体主要分布于支气管平滑肌、胃肠道、肝脏、子宫、血管平滑肌和骨骼肌。交感神经激活时,体内儿茶酚胺释放增加,引起心率加快、心肌收缩力增加、心搏出量增加、心肌耗氧量增加、血压升高,进而可导致靶器官损害或诱发心血管事件。β 受体阻滞剂可通过阻断肾上腺素能受体、抑制交感神经活性而发挥减慢心率、降低心肌收缩力、减少心肌耗氧量、降低血压的作用。通过阻断肾小球旁细胞 β_1 受体抑制肾素释放以及血管紧张素和醛固酮生成,进而改善心肌重构,减少心律失常,预防猝死等心血管事件,降低死亡率,发挥对心血管系统的保护作用。

（二）药代动力学特点

我国目前临床常用口服β受体阻滞剂包括美托洛尔（平片、缓释片）、比索洛尔、卡维地洛及阿罗洛尔等。不同β受体阻滞剂的分类及特点（表2-4-2）。

表2-4-2　部分口服β受体阻滞剂的药理和药代动力学特点

药　　物	受体选择性	剂量范围（mg）	水/脂溶性	达峰时间（h）	半衰期（h）	消除途径	生物利用度（%）
比索洛尔	β_1受体	2.5～10	水脂双溶	3～4	9～12	肝脏/肾脏	80
美托洛尔（酒石酸,平片）	β_1受体	50～100	中等脂溶	1～2	3～7	肝脏	50
美托洛尔（琥珀酸,缓释片）	β_1受体	47.5～190	中等脂溶	3～7	20	肝脏	50
卡维地洛[a]	无	12.5～50	中等脂溶	1	7～10	肝脏	25～35
阿罗洛尔[a]	无	10～20	水脂双溶	2	10～12	肝脏/肾脏	85
拉贝洛尔[a]	无	200～600	中等脂溶	1～2	6～8	肝脏/肾脏	33
普萘洛尔[b]	无	20～90	高度脂溶	1.0～1.5	3.5～6.0	肝脏	30
奈必洛尔[c]	β_1受体	5	高度脂溶	0.5～2.0	12	肝脏	12～96
阿替洛尔[d]	β_1受体	12.5～50	水溶	2～4	6～7	肾脏	40

注[a]：兼有 α_1 受体阻滞的作用；[b]：β受体阻滞的参照标准；[c]：具有扩张血管的作用,弱代谢者半衰期 19 h；[d]：降压效果与血药浓度无关。

此外,还有经静脉使用的高选择性 β_1 受体阻滞剂艾司洛尔,起效时间 1～3 min,半衰期 9 min,作用持续时间 15～30 min。

（三）适应证

高血压伴交感神经活性增加（常见临床表现包括心率增快伴舒张压升高）；高血压合并快速性心律失常；高血压合并冠心病；高血压合并慢性心力衰竭（美托洛尔、卡维地洛等）；高血压合并主动脉夹层；高血压合并肥厚型心肌病；高血压伴偏头痛、老年人震颤（阿罗洛尔）、甲亢及高动力状态（普萘洛尔）等；妊娠高血压（拉贝洛尔）。

（四）禁忌证、副作用及注意事项

禁用于支气管哮喘及气道痉挛状态、急性心力衰竭、窦性心动过缓、高度窦房传导阻滞及房室传导阻滞、未安装起搏器的病态窦房结综合征。慢性阻塞型肺病、运动员、周围血管病或糖耐量异常者慎用。

常见的副作用,尤其脂溶性的β受体阻滞剂由于能透过血脑屏障,因此常有头痛、头晕、直立性低血压、倦怠、乏力、肢端发冷、胃肠道反应和性欲降低等。

1. 在使用β受体阻滞剂之前,应认真评估伴随疾病、合并用药、年龄、体重、心率变化。治疗中若心率<55 次/min 应减量并密切观察心率及病情变化。对于无β受体阻滞剂适应证的老年高血压患者以及无交感神经激活的代谢综合征或糖耐量异常的高血压患者,不推荐β受体阻滞剂作为降压初始用药。对有心衰的患者,β受体阻滞剂应从小剂量开始,在用药过程中应密切观察患者症状、血压和心率的变化,根据血压和心率调整剂量。

2. β受体阻滞剂长期应用者突然停药可发生反跳现象。即原有的症状加重或出现新的表现,较常见血压反跳性升高,伴头痛、焦虑等,称为"撤药综合征",应立即恢复服药,逐步减小剂量到停药。

3. β受体阻滞剂可引起胎儿心动过缓。如用于妊娠女性,应谨慎选择药物的种类和剂量。妊娠高血压患者推荐使用拉贝洛尔。除普萘洛尔外,其他β受体阻滞剂在母乳中的浓度均非常低。

4. 长期、大剂量应用经典的第一代、第二代β受体阻滞剂可能影响糖脂代谢。大量循证试验已证实,会引起新发糖尿病增加明显高于第三代β受体阻滞剂。尤其不能与噻嗪类利尿剂合用。此外,一、二代β受体阻滞剂与降糖药物联合应用时,可能会掩盖低血糖反应(如心悸、出汗)。因此,应谨慎用于代谢综合征、糖代谢异常的患者,必要时可选择第三代β受体阻滞剂——α、β受体阻滞剂或非二氢吡啶类CCB。

三、钙离子拮抗剂(CCB)

(一)分类及基本药理

根据促发钙通道其开放的不同部位的药理特性等分为L型、T型、N型和P型等多种亚型。目前临床使用的大多CCB主要或完全通过阻断L型通道来发挥作用,故属于L型钙通道阻滞剂如硝苯地平、氨氯地平等,或少数兼有T通道、L通道及N通道的CCB如贝尼地平等。

此外,现有的CCB有高度组织选择性,主要作用于心肌细胞和血管平滑肌细胞,对其他细胞的影响很小。

1. 根据与血管和心脏的亲和力进行分类:二氢吡啶类CCB与非二氢吡啶类CCB是临床上最常用的分类方法。其中,二氢吡啶类CCB对血管平滑肌的选择性远高于心肌,主要用于治疗高血压和心绞痛;非二氢吡啶类CCB的血管选择性较低,可用于治疗高血压、心绞痛和室上性心律失常。其中尼莫地平虽然属于二氢吡啶类CCB,但主要用于治疗脑血管疾病(如蛛网膜下腔出血后的脑血管痉挛、突发性耳聋、偏头痛或老年性脑功能障碍),降压效力较弱。二氢吡啶类CCB的降压特点是:具有剂量依赖性的降压效果,即剂量越大则降压幅度越大,而对基础血压较低的高血压患者血压不会进一步降得过低,但基础血压越高者降压幅度会很大。非二氢吡啶类CCB,如维拉帕米、地尔硫草的血管选择性差,不引起反射性交感神经激活,对心脏具有负性传导及负性变力作用,能够减弱心脏收缩力,改善心室充盈,缓解心肌缺血及减轻左室肥厚的症状。

2. 根据与阻断钙通道亚型的亲和力分类。

(1)L型钙通道阻滞剂:最多见的一种二氢吡啶类CCB是作用于L型钙通道,它存在于心肌细胞、窦房结、房室结、骨骼肌、血管平滑肌细胞及神经元等大量组织中,长时间介导钙离子内流且失活缓慢,其在心脏兴奋-收缩偶联及冲动传导等方面发挥重要作用,同时影响血管平滑肌的紧张度。二氢吡啶类及非二氢吡啶类CCB均能抑制L型钙通道的开放,从而达到扩张外周血管、降低动脉压的作用。

(2)T型钙通道阻滞剂:T型钙通道主要控制自主活性细胞,如心脏起搏细胞或激活丘脑神经元等,其在肾小球出/入球小动脉上均有分布,故阻滞T型钙通道的CCB可以同时扩张肾小球出/入球小动脉,降低肾小球内压力,有类似于RAAS抑制剂的作用。

(3)N型钙通道阻滞剂:N型钙通道主要分布于交感神经系统,可以阻断去甲肾上腺素的释放。研究发现,选择性阻滞N型钙通道的二氢吡啶类CCB可以在控制血压的同时不引起交感神经兴奋,且不增加心率,甚至左室肥厚的高血压患者在治疗后左室舒张功能改善明显。另外,N型钙通道也同时分布于肾小球出/入球小动脉,通过阻断N型钙通道可同时扩张出/入球小动脉,降低肾小球内压力。

(4)同时阻断L/N型、L/T型钙双通道或L/T/N型的三通道:同时能阻断L、T型钙通道的马尼地平与同时能阻断L、N型钙通道的西尼地平均为双通道CCB,而能同时阻断L、T、N型钙通道的贝尼地平为三通道CCB。从阻断不同的钙通道亚型的药理作用看,应该是常用的三通道CCB贝尼地平,优于单通道的硝苯地平和氨氯地平。尚需进一步临床研究,比较它们降压幅度及对靶器官的保护作用。

（二）药代动力学特点

1. 第一代 CCB：多为短效，生物利用度低，药物在血浆中的浓度波动大，用药后快速导致血管扩张和交感神经系统激活，易引起反射性心动过速、心悸和头痛，如硝苯地平片。由于此类药物的半衰期短、清除率高、作用时间短，使其对血压的控制时间短，很难实现 24 h 有效覆盖。

2. 第二代 CCB：为缓释或控释剂型，药代动力学特性有了明显改善，如硝苯地平缓释片（20 mg/片）及控释片（30 mg/片），药物 12～24 h 均匀释放，一日 2 次或 1 次就可基本保证药物治疗的长效性和平稳性。当然，由于每个人都存在个体差异，不同的个体反应性不同，同一种长效药有的可以维持 24 h，有的可能需一日 2 次。

3. 第三代 CCB：包括长血浆半衰期的氨氯地平、左旋氨氯地平及长组织半衰期的乐卡地平和拉西地平，具有起效平缓、作用平稳、持续时间久、抗高血压谷峰比值高的特点，尤其适合老年及血压波动大的患者。

（三）适应证

CCB 降压疗效强，药效呈剂量依赖性即剂量越大降压幅度越大，适用于轻、中、重度高血压。二氢吡啶类 CCB 优先选用的人群包括以下几类：

1. 老年单纯收缩期高血压：按老年高血压的病理生理特点，老年高血压属盐敏感性的高血压，同时，伴血浆低肾素活性，且低交感活性的高血压。另外，不同剂型对疗效以及作用时间也是有影响的。例如第一代 CCB 硝苯地平，虽是最早用于临床但至今在降压幅度上仍是最强而有力的。硝苯地平由普通平片、缓释制剂、控释制剂三种剂型的降压比较发现强度虽逐渐下降，但作用持续时间逐步延长，因此要根据患者实际情况选择合适的剂型。

2. 合并动脉粥样硬化的高血压患者，如合并稳定型心绞痛、颈动脉粥样硬化、冠脉粥样硬化及高血压合并周围血管病：20 世纪 80 年代起我国完成的数项较大样本的降压治疗临床试验多以二氢吡啶类 CCB，如硝苯地平、尼群地平、非洛地平为研究用药，并已证实以二氢吡啶类 CCB 为基础的降压治疗方案，可显著降低高血压患者脑卒中风险及降低 CV 风险。

非二氢吡啶类 CCB 的药理作用包括松弛血管平滑肌、扩张血管、负性肌力及负性变时，此类药物更适用于高血压合并心绞痛、高血压合并心律失常、高血压合并颈动脉粥样硬化的患者。

（四）禁忌证、副作用及注意事项

二氢吡啶类 CCB（地平类）循证研究和临床实践证实，作为目前中国人的首选降压药物可用于各年龄段、各种类型的高血压患者，降压有效率较高，降压疗效不受不良生活方式如高盐饮食、吸烟、饮酒等影响。尤其适用于习惯于高盐摄入的中国患者。因此，地平类只有相对禁忌证，无绝对禁忌证。

非二氢吡啶类 CCB（维拉帕米、地尔硫䓬）的血管作用较二氢吡啶类 CCB 低，但对心脏亲和性及其对心肌、窦房结功能、房室传导的负性肌力和负性传递作用较强，禁用于 Ⅱ、Ⅲ 度房室传导阻滞者，并相对酌情禁用于心衰患者。

二氢吡啶类 CCB 常见副作用：① 外周水肿：多见于长期服用后，常见于踝部，也可发生于手部；② 头痛与面部潮红：一般在用药过程中可耐受，经血管扩张自身调节机制反应逐渐消失；③ 心动过速和心悸：系血管扩张所致的反射性心搏加速，多见于应用大剂量时尤其硝苯地平普通片，若与 β 受体阻断剂合用能抵消；④ 低血压反应：系血管外周阻力的过度降低所致。因此有一些临床报道，对从未服过硝苯地平，平时血压正常，突然血压升高的老年患者尤其要注意口服硝苯地平普通片，治疗高血压次急诊时会发生低血压的危险；⑤ 发疹、瘙痒感、光过敏等过敏（应立即终止给药);⑥ 其他:牙龈增厚、尿频、鼻塞、骨骼肌发炎、关节僵硬、肌肉痉挛等。

非二氢吡啶类CCB常见副作用包括抑制心脏收缩功能和传导功能。因此,在使用非二氢吡啶类CCB前应详细询问病史并观察其基础心率。禁止与β受体阻滞剂合用。必要时进行心电图检查,2～6周内复查。其他有便秘、胃肠道症状。服普通片短效维拉帕米常见便秘,甚至高达约30%,但服用缓释片便秘减少仅约8%。偶尔也有牙龈增生。

四、血管紧张素转化酶抑制剂(ACEI)

(一)分类及基本药理

ACEI主要的药理作用:是抑制ACE活性,减少血管紧张素Ⅱ的生成,导致血管舒张、血容量减少、血压下降。ACEI还有抑制缓激肽进一步降解的作用。缓激肽通过刺激一氧化氮的产生引起血管舒张,并通过直接小管效应产生促钠素。血液中缓激肽水平的增加,可以改善细胞内皮功能,在ACEI保护心血管的功能中起到非常重要的作用。ACEI通过增强脂肪细胞分化、利用,改善胰岛素信号传递障碍,降低患者胰岛素抵抗。

1. 根据ACEI的化学结构可用于临床的有三类:① 含巯基类,以卡托普利为代表,此类药物有捕捉氧自由基作用,减少组织损伤,并且能延缓硝酸酯类的耐药性,与硝酸酯类有协同作用。② 含羧基类,以依那普利为代表。③ 含磷酰基类,以福辛普利为代表(见表2-4-3)。

表2-4-3 各种ACEI的药代动力学特点

药　物[a]	半衰期(h)	经肾排泄(%)	谷峰比(T/P,%)	剂量及标准给药方法	肾功能衰竭时的剂量及标准给药方法[b]	T/P比值排序
巯基类						
卡托普利	2	95	25	12.5～100 mg,3次/d	6.25～12.5 mg,3次/d	8
佐芬普利	4.5	60	—	7.5～30 mg,2次/d	7.5～30 mg,2次/d	—
羧基类						
贝那普利	11	88	40	5～40 mg,1次/d[c]	2.5～20 mg,1次/d[c]	6
西拉普利	10	80	<10～80	1.25～5 mg,1次/d	0.5～2.5 mg,1次/d	5
依那普利	11	88	40～64	5～40 mg,1次/d[c]	2.5～20 mg,1次/d[c]	3
咪达普利	8	—	—	2.5～10 mg,1次/d	1.25～5 mg,1次/d	—
赖诺普利	12	70	30～70	5～40 mg,1次/d	2.5～20 mg,1次/d	2
培哚普利	3～10	75	35	4～8 mg,1次/d	1～2 mg,1次/d	7
喹那普利	2～4	75	40～70	10～40 mg,1次/d[c]	2.5～5 mg,1次/d[c]	—
雷米普利	13～17	60	50～63	2.5～10 mg,1次/d[c]	1.25～5 mg,1次/d[c]	4
螺普利	1.6	50	—	3～6 mg,1次/d	3～6 mg,1次/d	—
群多普利	16～24	50	50～100	1～4 mg,1次/d	0.5～1 mg,1次/d[c]	—
磷酰基类						
福辛普利	12	50	64	10～40 mg,1次/d	10～40 mg,1次/d	1

注:[a]:第一代巯基为核心基团的ACEI代表药物卡托普利;第二代羧基为核心基团的ACEI代表药物如依那普利、喹那普利、雷米普利等;第三代磷酰基为核心基团的ACEI代表药物福辛普利。[b]:肌酐清除率(CrCl)=10～30 ml/min时。[c]:也可将每日剂量等分成2次服用。—:无相关数据。

2. ACEI按药动学性质分为三类:① 第一类其本身就是活性形式,如卡托普利,进一步在肝脏代谢转变为仍具有药理活性的二巯化合物,此代谢产物与母体化合物均从肾脏排泄;② 第二类前体药物,如依那普利等。它们从胃肠道吸收后,在肝脏水解成具有药理活性的二酸型化合物才能发挥作用。这些二酸型化合物经肾脏排泄,或被组织摄取在组织中发挥作用。如贝那普利、西拉普利、培哚普利、喹那普利、福辛普利、雷米普利、咪达普利等。这些药物脂溶性高,尤其是福辛普利,其二酸化合物被肝细胞摄取经胆道排泄。因前体药物主要在肝脏水解为活性型,故肝脏功能正常与否直接影响到活性型药物的作用。前体药物起效较慢,但持续时间较长;③ 第三类水溶性化合物,如赖诺普利,不需进一步在肝脏中代谢,也不与血浆蛋白结合,而是以原形经肾脏排泄,其未吸收的部分则从粪便中排泄。

表 2-4-4 ACEI 的适应证

适 用 人 群	作 用
合并左室肥厚及既往心梗的患者	通过降低心室前、后负荷,抑制 Ang Ⅱ 的增生作用和交感神经活性等途径逆转心肌梗死后患者的心室重构,并可轻度逆转心肌肥厚程度及改善舒张功能
合并左室功能不全的患者	减轻心脏后负荷,抑制 RAAS 激活。临床试验显示,ACEI 能够改善左室功能异常,并降低慢性心衰患者病死率和复发性心梗风险
合并 MS、糖尿病肾病、CKD、蛋白尿及微量白蛋白尿的患者	降低肾血管阻力,增加肾脏血流。临床研究证实,对于糖尿病患者,ACEI 能够预防微量白蛋白尿进展为大量蛋白尿,有效减少尿白蛋白排泄量,延缓肾脏病变的发展
合并无症状性动脉粥样硬化或周围动脉疾病或冠心病高危患者	延缓动脉粥样硬化的进展,阻止血管平滑肌细胞的迁移与增生,减少炎性细胞的激活与积聚,并增加一氧化氮和前列环素的生成,拮抗 Ang Ⅱ 诱导的血小板凝集

(二)禁忌证、副作用及注意事项

表 2-4-5 ACEI 的禁忌证

绝对禁忌证	妊娠	可影响胚胎发育,育龄女性使用 ACEI 时应采取避孕措施;计划妊娠的女性应避免使用 ACEI
	血管神经性水肿	可引起喉头水肿,呼吸骤停等严重不良反应,危险性大,临床一旦怀疑血管神经性水肿,患者应终身避免使用 ACEI
	双侧肾动脉狭窄	可因急性肾缺血肾小球灌注压不足引起急性肾损伤
	高钾血症(>6.0 mmol/L)	抑制醛固酮的分泌而导致血钾浓度升高,较常见于慢性心衰、肾功能不全以及补充钾盐或联用保钾利尿剂的患者
相对禁忌证	血肌酐水平显著升高(>265 μmol/L)	
	高钾血症(>5.5 mmol/L)	
	有症状的低血压(<90 mmHg),多见于心衰,血容量不足等 RAAS 激活患者	
	有妊娠可能的女性	
	左室流出道梗阻的患者	

ACEI 在临床应用过程中必须掌握适应证及禁忌证,一般计划生育的育龄妇女、双肾动脉狭窄、高钾血症禁用。当肾功能减退血肌酐>265 μmol/L,血钾>5.5 mmol/L 等最好不用。妊娠中晚期孕妇服用 ACEI 可引起胎儿畸形,妊娠最初 3 个月中服用 ACEI 也有可能引起胎儿畸形,应高度重视。

对血肌酐正常或偏高的高血压患者,在用 ACEI 的最初 2 个月血尿素氮或肌酐水平可升高,升幅<30% 为预期反应,可继续治疗观察;升幅>30%~50% 为异常反应,提示肾缺血可能,应停药。

高钾血症:ACEI 抑制醛固酮分泌,可使血钾浓度升高,较常见于慢性心力衰竭、老年、肾功能受损、糖尿病、应用保钾利尿剂或非甾体消炎药的患者。若合并慢性肾病(CKD)的患者可选择经肝肾双通道排泄的 ACEI 如福辛普利、群多普利,或同时服应用排钾利尿剂。轻度高钾血症

（≤6.0 mmol/L）可继续治疗但应加强监测。当血钾＞6.0 mmol/L 时停用 ACEI。

此外，咳嗽是 ACEI 较为常见的（约 10%～15%）副作用，咳嗽并非剂量依赖性，通常发生在用药 1 周至数月之内，程度不一，夜间较为多见。咳嗽的处理步骤：① 首先判断慢性咳嗽是否由 ACEI 导致，如果并非由 ACEI 导致，继续 ACEI 治疗；② 如果不停用 ACEI，建议针对咳嗽给予对症药物治疗，如色甘酸钠、茶碱、舒林酸、吲哚美辛等；③ 暂停 ACEI 治疗后，观察咳嗽是否缓解。ACEI 导致的咳嗽一般停药后 1～4 周内可缓解，部分患者停药 3 个月缓解；④ 如果暂停 ACEI 治疗后咳嗽没有缓解，需排查其他病因；⑤ 对于 ACEI 诱发的持续性或不耐受性咳嗽，可将 ACEI 更换为血管紧张素受体拮抗剂（ARB）类药物。

对有心衰患者，注意防止低血压反应：特别是在首剂给药或加量之后。低血压最常见于使用大剂量利尿剂后、低钠状态、血浆肾素活性高的患者。给予 ACEI 治疗后出现血压迅速下降，这种效应被称为"首剂低血压"，多见于慢性心力衰竭患者。因此，治疗心衰起始剂量要比降压治疗小很多。逐步加量，以免发生低血压。

急性肾功能衰竭多发生于心力衰竭患者过度利尿、血容量低下、低钠血症、双侧肾动脉狭窄、孤立肾、移植肾等情况下。老年心力衰竭患者以及原有肾脏损害的患者特别需要加强监测，及时做减量甚或停药处理。

在中国罕见血管性水肿，但万一出现会有致命危险。从轻度胃肠功能紊乱到发生喉头水肿致呼吸困难而死亡，多发生在治疗第 1 个月内。应立即给予抗过敏治疗。

五、血管紧张素 Ⅱ 受体拮抗剂（ARB）

（一）分类及基本药理

ARB 类药物可分为两类：① 联苯四唑类，包括氯沙坦、缬沙坦、厄贝沙坦、坎地沙坦、奥美沙坦；② 非联苯四唑类，包括替米沙坦、依普罗沙坦。

ARB 可选择性阻断 AT1 受体（ATIR），进而阻断异常激活的 RAS 系统，通过抑制血管收缩、降低外周阻力、抑制醛固酮分泌、消除水钠潴留来达到有效降压的作用。

随着研究的深入，ARB 类药物积累了越来越多的证据证明其具有降压机制以外的靶器官保护作用：① ARB 可减少心血管事件和卒中发生率；② 逆转左心室肥厚（LVH）；③ 预防心房颤动的发生和复发；④ 肾脏保护作用；⑤ 降低 2 型糖尿病发病风险。

（二）药代动力学特点

缬沙坦、厄贝沙坦、替米沙坦及依普罗沙坦具有直接活性作用，无须转换即可起作用，而氯沙坦及坎地沙坦本身不具有活性作用，须转换才具有活性作用。

氯沙坦、坎地沙坦和厄贝沙坦由肝、肾两种途径代谢，60% 以上随粪便排出，余下部分随尿液排泄。替米沙坦几乎全部经过肝脏清除，其在肝脏内与葡萄糖醛酸结合，无药理作用，并快速地由胆汁排泄。缬沙坦和依普罗沙坦不依赖于肝脏的代谢，绝大部分经消化道清除，前者 80% 以原形随粪便排出。由于缬沙坦、依普罗沙坦和替米沙坦不经细胞色素 P_{450} 同工酶代谢，因而与经该酶系代谢的药物之间相互作用的可能性很小。

氯沙坦对肾功能具有保护作用，在伴有高血压的肾病患者，该药降压的同时能维持肾小球滤过率，增加肾血流量与排钠，减少尿蛋白。还可增加尿酸、尿素排泄，这一作用为氯沙坦所特有。氯沙坦无剂量依赖性血压下降，而依贝沙坦、坎地沙坦及缬沙坦在降压中存在随着剂量增加降压疗效增加的特点，临床治疗高血压时应当关注这种特性。

替米沙坦的 T/P 值可达 95% 以上,半衰期为 24 h,可有效平稳降压,因此,替米沙坦对清晨血压的控制较好。但较易发生低血压反应,对有明显靶器官损伤的高危患者发现易发生肾功能减退高钾血症(表2-4-6)。

表 2-4-6　常用 ARB 的药代学指标

药　物	达峰时间（小时）	半衰期（小时）	排泄途径		服药次数（次/天）	常用剂量（mg/d）
			粪便(%)	肾脏(%)		
氯沙坦	1(3～4)	2(4～6)	65	35	1～2	50～100
缬沙坦	2	7	83	13	1	80～160
厄贝沙坦	1～2	12～20	80	20	1	150～300
坎地沙坦	3～5	9～13	67	33	1～2	4～16
依普罗沙坦	2～6	5～7	90	10	1	400～800
替米沙坦	1	24	98	2	1	40～80

注:氯沙坦经过首过消除形成活性羧酸代谢物 EXP-3174,其较母体有更高的药理活性,而两者的半衰期分别为 2 h 和 4～6 h。

（三）适应证

血管紧张素Ⅱ受体拮抗剂(ARB)于 1994 年首先在瑞典应用于临床,虽然其临床应用历史较短,但在高血压治疗中的地位日益突出。ARB 作为糖尿病、老年高血压的首选一线降压药物,近年来在临床应用越来越广泛。ARB 与 ACEI 相比,虽然降压和心血管保护作用有许多相似,但其作用于 AngⅡ受体水平,因此,临床应用初步发现具有较 ACEI 好、且较长效的降压效果,极少有 ACEI 常见的干咳、血管紧张性水肿等副作用,患者治疗依从性更高。与 ACEI 都降低蛋白尿的作用类似。

ARB 降压药效呈剂量依赖性,但副作用并不随剂量增加而增加,适用于轻、中、重度高血压患者。ARB 除降压外,还具有心血管、肾脏保护及改善糖代谢的作用(表 2-4-7)。

表 2-4-7　ARB 的适应证

	优先选用的人群
高血压	合并左室肥厚
	合并心功能不全
	合并房颤
	合并冠心病
	合并糖尿病肾病
	合并微量白蛋白尿或蛋白尿
	合并代谢综合征
	不能耐受 ACEI

（四）禁忌证、副作用及注意事项

表 2-4-8　ARB 的禁忌证

禁用人群	副　作　用
妊娠高血压患者	可致畸
高血钾或双侧肾动脉狭窄患者	扩张肾小球出球小动脉,导致肾小球滤过率(GFR)下降,肌酐水平升高,血钾升高。

ARB类药物的副作用较少,多数患者对该类药物有良好的耐受性。常见的ARB类药物副作用包括晕眩、头痛、高钾血症。罕见的副作用有首剂直立性低血压、皮疹、腹泻、消化不良、肝功能异常、肌痉挛、肌痛、背痛、失眠、血红蛋白降低、肾功能损伤、咽炎和鼻塞等。

1. 因ARB扩张肾小球出球小动脉＞扩张肾小球入球小动脉,肾小球滤过压下降,肾功能减退,GFR下降,血肌酐和血钾水平升高。因此,对慢性肾脏病(CKD)4期或5期患者,ARB初始剂量减半并严密监测血钾、血肌酐水平及GFR的变化。血肌酐水平≥3 mg/dL者,慎用ARB。

2. 单侧肾动脉狭窄患者使用ARB,应注意患侧及健侧肾功能变化。

3. 急性冠状动脉综合征或心力衰竭患者,先从小剂量ARB起始(约常规剂量的1/2),避免首过低血压反应,逐渐增加剂量至患者能够耐受的靶剂量。

4. 对有高钾血症和肾损伤的患者,避免使用ARB＋ACEI,尤其是ARB＋ACEI＋盐皮质激素受体拮抗剂。

5. ARB致咳嗽的发生率远低于ACEI,仍有极少数患者出现咳嗽。

六、α受体阻滞剂

(一)分类及基本药理

表2-4-9　α受体阻滞剂的分类

根据作用特性与分布分类			
非选择性α受体阻滞剂	同时阻断α₁、α₂受体	酚苄明、酚妥拉明、妥拉唑林、吲哚拉明等	除用于嗜铬细胞瘤引起的高血压以外,一般不用于其他高血压患者
选择性α₁受体阻滞剂	主要作用于α₁受体	哌唑嗪、特拉唑嗪、多沙唑嗪、布那唑嗪、曲马唑嗪、乌拉地尔	
α₂受体阻滞剂	作用于α₂受体	育亨宾	主要用于功能性阴茎勃起障碍并不用于降压
根据药物作用持续时间分类			
短效α受体阻滞剂/竞争性α受体阻滞剂	与儿茶酚胺互相竞争受体而发挥α受体阻滞作用的药物,由于与α受体结合不甚牢固,起效快而维持作用时间短		酚妥拉明、妥拉唑啉
长效α受体阻滞剂/非竞争型α受体阻滞剂	与α受体以共价键结合,结合牢固,具有受体阻断作用强、作用时间长等特点		酚苄明、哌唑嗪

α受体阻滞剂的药理作用机制是通过选择性阻滞血管平滑肌突触后膜α_1受体,并不激动或减弱肾上腺素受体,却能阻滞相应的神经递质及药物与α受体结合,从而产生抗肾上腺素作用,继而扩张血管而产生降压效应。

(二)药代动力学特点

表2-4-10　α受体阻滞剂的药代动力学

药　物	达峰时间	半衰期	清　除　部　位
哌唑嗪	1~3 h	2~3 h	绝大部分经粪便和胆汁排泄,肾脏排泄不足1%
特拉唑嗪	1 h	12 h	60%经粪便排泄(原形药占20%),40%经肾脏排泄(原形药占10%)

（续表）

药　　物	达峰时间	半衰期	清　除　部　位
多沙唑嗪普通制剂	2～3 h	19～22 h	63%经粪便排泄（原型药占4.8%），9%原型药经肾脏排泄
多沙唑嗪缓释制剂	8～9 h	22 h	
乌拉地尔	4～6 h	口服：47 h 静注：2.7 h	50%～70%肾脏、胆道

（三）适应证

1. 一般作为联合用药，于一种降压药物治疗效果不佳时或难治性高血压、慢性肾脏病合并高血压。

2. 单药可用于高血压合并良性前列腺增生。联合5α-还原酶抑制剂，能降低前列腺增生、缩小前列腺体积、降低急性尿潴留风险、改善排尿期和储尿期症状；联合M受体拮抗剂，可改善排尿期症状及显著缓解储尿期症状，改善尿急、尿频、夜尿及减少急迫性尿失禁次数等，不增加急性尿潴留的发生率。

3. 可作为高血压合并糖脂代谢异常的联合用药。

4. 乌拉地尔是兼有中枢5-羟色胺受体激动作用的周围α_1受体阻滞剂，能通过血脑屏障，静脉注射后起效快，肾功能不全时不影响其药动学，有效治疗妇女子痫期高血压，副作用轻。用于高血压急症，如高血压脑病、颅内出血、急性脑梗死、主动脉夹层、急性心力衰竭、肾衰竭、围术期高血压等。

（四）禁忌证、副作用及注意事项

禁用于体位性低血压、主动脉峡部狭窄或动静脉分流者（血流动力学无效的透析分流除外）。

直立性低血压：指当从卧位站起时血压显著降低，同时可伴有眩晕或晕倒症状的低血压反应，收缩压降低超过20 mmHg或舒张压降低超过10 mmHg。多发生于初次使用，尤其在服后0.5～2 h，表现为严重直立性低血压、眩晕、晕厥等。更容易发生在老年、合并心血管疾病或同时服用血管活性药物的患者中。原因可能是阻断交感神经的缩血管效应，扩张容量血管，减少回心血量所致，使得直立时血液伴随重力作用而淤积在腹腔内脏及下肢血管，血液不易到达大脑，引起暂时性脑部缺血而易跌倒、眩晕。

防治方法：小剂量开始，缓慢增加剂量；初始用药时服半量，并且一定要最好于睡前服，起夜时，尤其老年人，注意避免突然改变体位发生跌倒，这种现象称为"首剂综合征"。目前临床上，常用的有特拉唑嗪及多沙唑嗪缓释片，偶有使用哌唑嗪。在服长效的多沙唑嗪时不需要首次服半量和睡前服，虽然剂量较大（4 mg/片）但由于是缓释片剂型，起效慢，维持作用长，无"首剂综合征"。但是值得注意的是，特拉唑嗪及哌唑嗪都会发生首剂低血压反应。第二天服药就不必睡前服。少数人服α_1受体阻滞剂会总有直立性低血压不适的症状，则应停服改选别种药。

在泌尿外科治疗前列腺肥大改善尿路刺激症状常用α_1受体阻滞剂，如特拉唑嗪、盐酸坦索罗辛等，特拉唑嗪有降压作用，盐酸坦索罗辛不能降压，要根据患者的具体选择用药。

七、中枢性降压药

（一）分类及基本药理

1. 第一代中枢性降压药：中枢α受体激动剂。是通过降低交感神经的紧张度而降压，但是由于镇静，显著的唾液分泌减少所致的口干发生率高，以及停药后的反跳现象使临床应用受限。国内外临床应用的中枢 α2 肾上腺素能受体激动剂有可乐定、甲基多巴、胍法辛等。可乐定是中枢肾上腺素能神经 α2 受体部分激活剂，通过作用于脑干的肾上腺素能神经 α2 受体，激活抑制性通路，从而抑制交感神经释放神经递质去甲肾上腺素（NA）。甲基多巴在脑内脱羧并氧化转变为 α-甲基肾上腺素，后者为 α2 受体激动剂，因而也一如可乐定能抑制 NA 的释放。

2. 第二代中枢性降压药：中枢咪唑啉受体激动剂。人脑延髓腹外侧头区（RVLM）是脑干控制交感神经紧张和松弛的关键部位。大量研究发现，在 RVLM 中存在大量咪唑啉结合部位和少量 α2 肾上腺能受体。这个新的非肾上腺素结合位点对于儿茶酚胺及其他肾上腺素能药物不敏感，但它对咪唑啉却是特异的，故称之为咪唑啉受体（IR）。这种咪唑啉结合位点不仅出现于 RVLM，而且存在于包括肾上腺髓质嗜铬细胞及颈动脉体在内的周围神经系统中。咪唑啉类中枢性降压药则作用于大脑的 RVLM。第二代中枢降压药代表药物利美尼定和莫索尼定，其对 α2 受体的亲和力下降，因此这类药物所致的镇静及其他中枢神经系统的副作用更少。

此外，广义上作用于中枢交感神经的降压药还有利血平等，虽然目前人们对利血平属于中枢还是周围的降压药说法尚不统一，但利血平具有中枢作用是不容置疑的，广义的仍可归入"中枢性降压药"。

中枢性降压药的作用机制是通过抑制延脑交感活性、减慢心率、减少外周阻力、降低血浆肾素活性，从而达到降压治疗目的。中枢对心血管张力和血压的调节是根据延髓自主神经系统对颈动脉主动脉弓压力感受器激活变化的反应，由颈动脉窦和主动脉弓压力感受器发出的传入纤维形成的孤立束终止于孤立束核（NTS），由孤立束核发出的轴突突入延髓腹正中（抑制）和侧室嘴（加压）地区。血压的任何变化均引起颈动脉窦和主动脉弓压力感受器的激发变化，从而导致交感输出或迷走冲动的增减以维持动脉血压（图2-4-1）。

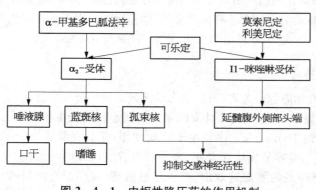

图 2-4-1 中枢性降压药的作用机制

（二）药代动力学特点

1. 可乐定：口服吸收快而完全，生物利用度 75%～95%，单次口服后 30～60 min 起效，口服 1～3 h 后血药浓度达峰，48～72 h 达到稳态血药浓度，降压疗效维持 6～8 h。稳态浓度与剂量呈正相关。血浆蛋白结合率约 20%，在体内很快分布到各组织中去，也很快分布到脑组织。消除半衰期 $t_{1/2}$ 的个体差异大（6～24 h，平均 12 h）。分布容积为 2.1 L/kg。口服吸收后 40%～60% 原形药从尿中排出，50% 从肝脏代谢。肾衰竭晚期 $t_{1/2}$ 可延长到 40 h，应根据肾小球清除率调整用药剂量。可乐定可进入乳汁和通过胎盘进入胎儿体内。

2. 甲基多巴：口服吸收有较大的个体差异（26%～74%），生物利用度平均为 25%，口服 2～3 h 达血药峰浓度，分布容积为 0.4 L/kg，$t_{1/2}$ 约 2 h。口服后约 6～8 h 降压作用高峰，作用可维持 24 h。可能与通过进入脑内的速率及在脑内的代谢，生成活性产物转运较慢有关。其代谢物和部分原形药经肾排出。肾功能不良者排泄延缓。能通过胎盘进入胎儿体内。

3. 利血平：口服易吸收，2～3 h 达血药峰浓度。迅速分布于脑、肾上腺、心脏等含有脂肪的组织，可通过胎盘进入胎儿体内，$t_{1/2}$ 为 45～128 h。在体内大部药物被血浆酯酶和肝脏代谢，其代谢物经胆汁和尿液排出。

4. 莫索尼定：口服吸收快而完全，生物利用度为 $80\%\sim90\%$，饮食不影响其吸收和生物利用度。血浆蛋白结合率为 7.2%，在体内清除快。$t_{1/2}$ 为 $2\sim3$ h，最大降压疗效在服药后 $3\sim4$ h，降压作用维持 12 h 以上。$58\%\sim69\%$ 原形药经肾排泄，肾功能不良患者，肾清除减慢，$t_{1/2}$ 延长。

5. 利美尼定：口服吸收快而完全，生物利用度为 100%。$t_{1/2}$ 为 8.5 h。$52\%\sim93\%$ 原形药经肾排泄，肾功能不良患者，肾清除减慢。

（三）适应证

很多原发性高血压患者交感神经活动的亢进可促进血压上升，所以中枢性 α_2 受体激动剂如果用于适当的病例是合理的降压药。实际上不管年龄、性别或人间的差别，它都显示广泛的降压作用，而且对收缩期高血压的患者也有效。除甲基多巴外，未见对代谢系统有不利影响。

当利尿剂、β 受体阻滞剂等并用未产生充分的降压效果时，中枢性 α_2 受体激动剂可作为追加药物使用。

最佳适应证是正在进行一定量的运动锻炼者、有心脏肥大但无心功能不全的患者及肾功能低下的患者。对妊娠期的降压治疗甲基多巴是有用的。

可乐定对嗜铬细胞瘤的筛选是有用的。可乐定 0.3 mg 口服后，因它抑制交感神经末梢的儿茶酚胺分泌，因此除嗜铬细胞瘤外，血中儿茶酚胺均减少。相反，嗜铬细胞瘤由于肿瘤自主地分泌儿茶酚胺，故不受可乐定的抑制。用这种方法比较安全，假阳性也少，如果与 CT、超声波检查并用，对嗜铬细胞瘤的诊断有用。

（四）禁忌证、副作用及注意事项

无绝对禁忌证，副作用及注意事项如下。

1. 可乐定、胍那苄和胍法辛：常见口渴、困倦，其他较常见的副作用有眩晕、便秘、阳痿、直立性低血压。甲基多巴除有困倦、口渴等与自身药理作用有关的副作用外，还常常引起肝损害和溶血性贫血。

2. 利美尼定和莫索尼定：主要选择性作用于咪唑啉受体，减少交感活性，降低血浆儿茶酚胺和肾素水平，而不像第一代药物主要作用于 α_2 受体。此选择性差别使第二代疗效与第一代相似，但中枢性副作用要少得多，且安全性也更高。像头晕、嗜睡、口干、易疲劳等副作用，在应用二代中枢降压药物的过程中很少发生，临床报告约为 10%，接近安慰剂。

3. 停药综合征：其发生的机制是第一代中枢降压药慢性刺激中枢的 α 受体，因而减弱了人体内源性的血管运动中枢抑制系统的作用，突然中止用药便造成交感神经活动异常亢进，最主要的反应血压急剧上升，甚至导致高血压危象。其他症状包括心悸、烦躁、心动过速、恶心、呕吐、心律失常等症状。相关研究报道，有因停用此类药物导致高血压脑出血的情况，以及停药后出现恶性心律失常的病例。停药综合征的发生亦与用药剂量有关。一旦出现停药反应，恢复规律服药是最好的缓解办法，维持血压、心率、卧床休息，也可以适当运用镇静剂，以便平稳降压。

中枢降压药由于容易产生水、钠潴留副作用，与小剂量利尿剂合用是非常有效的，能减少各自的用药量，副作用也小。和血管扩张剂合用也有相加的降压效果，且能抑制心动过速。可是与 α_1 受体阻断剂合用时，则不出现相加的降压效果。与 β 受体阻滞剂合用，有可能加重停药综合征，故应避免两者合用，如已合用时需要中止用药，应首先停用 β 受体阻滞剂。三环类抗抑郁药，有使中枢性 α_2 受体激动剂的降压效果减弱的可能性。

得到适宜的降压效果的"治疗量"和引起口渴、困倦等副作用的"中毒量"之间差别小，而且在较大量服用的患者突然中止用药,可出现各种程度不同的停药症状,成为广泛应用这类药物的障碍。另外,使用中枢性 α_2 受体激动剂进行长期降压治疗,能否减少心血管合并症的发生和由此引起的死亡,尚未进行大规模临床试验。

应注意对合并糖尿病患者的使用。对有糖尿病性自主神经损害的患者,应注意本药可能引起直立性低血压和阳痿或使之恶化。至少在临床上明确有植物神经损害的患者,应避免用中枢性受体激动剂。

八、常用的配伍方法介绍

(一)降压药联合应用的策略

从 19 世纪中叶,法国首先通过切开肱动脉插入 U 型水银测压计测到人体的血压起,人们开始发现临床上许多心脑血管(CV)事件的发生与血压升高有关,开始了高血压的病因及治疗用药的探索。中国早在 1958 年首次开展了全国性的高血压流行病普查(当时患病率为 5.5%),同年成立了我国第一个研究高血压的上海市高血压研究所,并开发了复方降压制剂——复方降压片(含小剂量利血平、肼苯哒嗪、氢噻嗪等),优点为降压疗效肯定、副作用少、价格低廉、用法固定易掌握,迄今仍在基层广泛使用。1978 年 WHO 推荐降压药的"阶梯疗法"方案:以首选噻嗪类利尿剂如氢氯噻嗪和 β 受体阻滞剂如普洛萘尔两种为第一阶梯的一线药物,按血压控制程度可加服血管扩张剂如肼苯哒嗪为第二阶梯,第三阶梯为加服抑制交感神经药如可乐定、利血平等,是一种固定的"上楼""下楼"的用药模式。

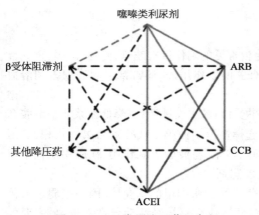

图 2 - 4 - 2　常用降压药组合

20 世纪 70 年代美国广泛使用 β 受体阻滞剂和噻嗪类利尿剂降压,对近 100 万高血压患者进行长期研究发现血压下降 5/10 mmHg,脑卒中减少 35%,冠心病减少 20%。80 至 90 年代起,多种新型的降压药逐步研发上市,如钙拮抗剂、ACEI、ARB、αβ 阻滞剂、多种利尿剂等,并在世界范围内做了大量多中心、随机双盲对照,大规模临床较长期的研究,发现僵化地按血压高度的"阶梯疗法"已过时,于 1988 年国际上推荐常用的 5 大类或 6 大类一线降压药治疗(图 2 - 4 - 2)。2003 年美国的 JMC7 和欧洲高血压治疗指南均提出主要按患者的血压及同存多种危险因素并发症及合并症进行危险分层综合考虑,合理选择首选或联合用药的"个体化"用药概念。

从 20 世纪末开始,不良生活方式、营养、心理、运动等非药物治疗在高血压防治中的重要性逐渐备受关注,成为与降压药物治疗同存的"两条腿走路"的治疗策略。

1992 年加拿大学者总结长期临床及流行病学实践,首先提出"循证医学"的新概念,就是以国际上公认的大规模临床科研结果为证据(RCT,"金标准"),结合临床医师的专业技能和经验,考虑患者的利益,三方面构成"循证医学"指导高血压治疗的新策略。世界各国组织大规模严谨的 3~5 年随访研究,硕果累累,但是对临床有指导的结果仍不多。按"金标准"及本国的国情纷纷写出自己的高血压防治指南及专家共识,使高血压治疗用药在"循证医学"思想指导下,更加科学完善地不断向前积累发展。

当前,世界性存在问题是降压控制率低(约 35%),随之而来的高 CV 事件发生率已成为高血压治疗领域的紧迫问题。从提高患者的依从性及早降压达标是目前广大医生的努力方向。低控制率的原因是医生及患者在用药上的惰性及医生的用药技能,使很多患者依从性差、服用单药、血压得不到控制。近 20 年国内外结合循证"金标准"试验结果研制了一些小剂量长效药物降压制剂新配方,如 ACEI(ARB)+噻嗪类利尿剂;CCB+ACEI(ARB)等,有利于提高患者服药的依从性,提高血压控制率,延缓或降低 CV 事件的发生。两药压成单片虽然服用方便,适用轻度高血压提高早期达标率。但固定剂量的组合存在不够灵活的问题,不适用于中重度高血压患者。

(二)初始降压的治疗策略

降压达标是根本。研究显示,早期达标能使患者有信心增加依从性,1 个月内达标预后比 3～6 个月后达标 CV 事件明显降低,所以初始的降压药物的选择很重要。

1. 轻度高血压的初始治疗策略

(1)"单药序贯"有局限性:21 世纪仍秉承了"阶梯治疗"的思路,1988 年起定 5 大类降压药为常用的一线治疗用药,仍然是这种"单药序贯"首选单一用药的习惯。近十余年,我国高血压患者群调查发现:单药治疗占 69.3%,联合用药仅 30.7%。这与国际公认的高血压患者群有 30%服单一用药,70%需联合用药才能有效降压差别很大。尤其对占高血压患者群约 70%的轻度高血压患者大多首选单药。此外,不少人服单药血压有下降但未达标时,医生会将剂量加倍,血压会下降,但副作用增大。目前主张加用从药理机制匹配的另一种小剂量的药使降压疗效强,副作用小,优于单药加倍。

2018 年欧洲高血压指南建议,对下列三种人初始治疗可选择单一用药:① 低危的一级高血压;② 多种危险因素但血压轻度升高;③ 老年人身体虚弱。首选单药具有的优点是:了解患者对每个药的降压疗效和副作用。鉴于当务之急是高血压控制率太低,所以除上述三种人外初始都建议两药合用或服单片复方制剂,力争尽早降压达标。

(2)首选复方降压制剂值得推广:研究发现,越来越多的证据表明每天服单片者依从性高达 90%,但每天服 2 片为 80%,每天服 3 片仅 60%,因此提高血压控制率最有效的治疗策略是联合用药,对轻型高血压一般单片复方降压制剂降压达标率比单药明显高。目前循证医学临床对比试验:利尿剂+CCB 组合与 β-B+利尿剂、ARB+利尿剂、CCB+β-B 比较的长期随访发现:降压是硬道理,各组间 CV 事件未见有差异。在中国,从 50 年代起开始推出"复降片",60 年代珍菊降压片(含中药珍珠粉、野菊花,抵消西药可乐定的头晕副作用)问世,直到 20 世纪 70 年代推出了与"复降片"相近的剂量增加 2 倍的利血平(降压 0 号)等,由于长效、价格较低,用法固定(一天 1 次或 3 次),降压疗效确切,已广泛用于基层。这些复方制剂虽属老药,但鉴于我国人多地广的国情,要迅速提高全民血压控制率是困难的,因此在基层推广使用这些"老药"有利于提高血压控制率。

2. 中重度高血压患者的初始用药策略:中重度高血压常同存多种危险因素并发症及合并症,处于高危状态,初始用药不主张单片复方降压制剂,提倡联合 2 种或多种降压药物治疗,观察疗效分析病情同时考虑患者经济承受能力,选择 2～3 种不同机制的合理药物组合,及时观察患者的反应,力争及早控制血压达标。这是对临床医生掌握用药知识及责任心的一种考验,及时采用"量体裁衣"的个体化治疗药物进行精准治疗,建立良好的医患关系,是中重度高血压降压达标的关键。

因此,高血压控制率最有效的循证治疗策略是,改变过去僵化地考虑一线、二线用药方案,医生应仔细了解病情,开始就进行个体化联合用药。在密切随访中不断调整用药,力争尽早降压达标,提高控制率。

(三)有循证医学证据的降压药物组合

"2018 年欧洲高血压指南"汇总了 12 项两两联合用药符合 RCT 标准的比较研究。大部分结

果是两组间 CV 事件均无差别,可能与随访时间不够长有关。其中有三项研究发现组间有差别,值得注意,还需在临床上验证:

1. LIFE 研究:20 世纪末比较了 9 193 例有左室肥厚性高血压患者服 ARB(氯沙坦)+利尿剂(噻嗪类)与 β-B(阿替洛尔)+利尿剂(噻嗪类),长达 5 年随访结果,新发糖尿病前组比后组降低 25%,脑卒中事件下降 26%,说明 β-B+利尿剂(噻嗪类)组合可能会引发糖尿病,而阻断 RAS 的药物无此作用;β-B(阿替洛尔)不能减少脑卒中事件的发生。

2. ACCOMPLISH 研究:21 世纪初,12 600 例高血压患者长达 5 年随访,比较 ACEI(见那普利)+CCB(氨氯地平)组合与 ACEI(见那普利)+利尿剂(噻嗪类),发现前组 CV 事件下降 21%,提示 ACEI 与 CCB 联用,优于 ACEI 与噻嗪类利尿剂联用。

3. ASCOT 研究:21 世纪初,19 357 例高血压患者长达 5 年随访,比较了 ACEI(培哚普利)+CCB(氨氯地平)"新药组"及 β-B(阿替洛尔)+利尿剂(噻嗪类)"老药组",发现"新药组"明显优于老药组,CV 事件下降 16%。

总之,虽然降压达标是非常重要的,但是选择不同的药物组合时,对 CV 事件可能会有明显差别。由于循证医学 RCT 资料较少,还需不断进行大规模人群对照研究继续进一步探索。医生还需在临床实践中分析每个个体病情,从药理机制上探索哪些药物可联合配伍。

(四)常用的降压药物组合

常选择以利尿剂和 CCB 为基础用药(图 2-4-2)。

1. 利尿剂常是多种降压药联合的基础用药。最早的组合是利尿剂与 β-B 的组合,由于高盐饮食可以升高血压,中国人群约 40% 对盐敏感,尤其老年人,利尿剂具有排钠排钾作用故成为联合用药的基础药物,利尿剂+ACEI(ARB)合用,由于利尿剂通过排钠,有激活交感及 RAAS 作用,再服用抑制交感或阻断 ARRS 系统的降压药可以提高后者的降压疗效。利尿剂的药理作用一般早期可以有利尿作用但长服后利尿作用减弱,扩血管作用会呈现抵消 β-B 使外周血管收缩的作用,此外,中青年人服利尿剂后常有交感激活,心悸、睡眠差的副作用,同服 β-B 可以有互补作用。因此,利尿剂是多种降压药联合的基础用药。同一类利尿剂可以合用排钾的噻嗪类利尿剂与保钾的阿米洛利等可以使降压疗效增强,低血钾反应减少。

2. 以 CCB 为基础的联合用药组合。中国人与西方人不同,对 CCB 有较强的降压作用。CCB 中的二氢吡啶类(地平类)降压疗效强,并能与各种降压药联合服用,同时其疗效不受吸烟饮酒、高钠饮食等不良生活方式所影响(俗称"百搭类")。

(1)CCB+ACEI(ARB):循证医学 RCT 结果已证实是个很好的组合。CCB 有直接扩张动脉作用,而阻断 ARRS 的 ACEI(ARB)能降低交感活性,扩张动静脉,因此两药合用不但降压作用增强,同时 ACEI(ARB)有扩静脉作用,抵消二氢吡啶类 CCB 常见的足部水肿副作用,并在血管壁、心、肾均有不同互补的保护作用。有循证依据证实,减少 CV 事件明显超过 ACEI(ARB)+二氢吡啶类利尿剂及 β-B+噻嗪类利尿剂的联合。在减少 CV 事件发生上循证的两个 RCT 已证实,ACCOMPLISH 研究证实 ACEI+CCB 优于 ACEI+利尿剂。ASOT 研究证实,ACEI+CCB 优于 β-B+利尿剂,因此,CCB 与 ACEI(ARB)是一个合理的组合。

(2)CCB+利尿剂联合:对老年高血压患者可以有选择地配伍,因为老年人多对盐敏感,对利尿剂降压反应较好,与二氢吡啶类如氨氯地平、硝酸甘油缓释片等有相同降压作用;对中青年高血压患者可选择抑制交感作用的二氢吡啶类降压药,如 SR 维拉帕米(异搏定)或 SR 地尔硫䓬(恬尔心)与小剂量利尿剂噻嗪类合用。

(3)CCB+αβ-B 联合:由于 CCB 和 αβ-B 有血管扩张作用,CCB 可轻度加快心率,激活交感作用,与 αβ-B(如缓释异搏定)与中效特拉唑嗪与长效多沙唑嗪缓释片有协同降压疗效,尤其对中青年高血压患者舒张压较好降压更明显。

(4) CCB+β-B 联合:二氢吡啶类 CCB 的扩血管作用及对某些青年人或更年期女性患者有心率加快的交感激活增加反应,可与 β-B 同服,抵消前者激活反应,及后者周围血管互补作用。

(五) 有循证证据及药理机制解释的不推荐的两两药物联用

1. 禁用的两类药物联合

(1) ARB+ACEI:因两药都是通过不同的途径阻断 RAAS,前者是通过抑制血管紧张素转化酶使 AⅡ 形成减少,同时抑制了缓激酶的降解使其在体内堆积,两方面都可使血管扩张,而 ARB 直接作用于 AⅡ 受体。最初临床观察两药合用时对减少尿蛋白有叠加作用,但通过一项循证临床 ON TAGET 研究,发现合用比单用会有过多的肾脏不良事件,及另一项糖尿病患者服用肾素制剂阿利吉仑与 ACEI 或 ARB 两药合用的发现不良事件增多,从而提出终止临床试验。

(2) β-B+非二氢吡啶类 CCB 地尔硫草及缓释维拉帕米(异搏定)联合:因两类药对心脏有抑制作用,一般禁用。

2. 慎用的两类药物合用

(1) α-β、β-B 合用:对中青年高血压处于交感激活状态,α-β 对周围血管扩张、无糖脂代谢的副作用,如哌唑嗪有放射性心动过速副作用,因此与 β-B 合用或选择 α-β 受体阻滞剂都有降压疗效加强、副作用减弱的相同作用。但是对老年人由于压力感受器调节功能下降,窦房结起转及传导功能较差,两药不能合用,以免发生直立性低血压及心动过缓。

(2) ACEI(ARB)+β-B 合用:临床应用发现 ACEI(ARB)+β-B 的降压疗效相同作用不强,只有 ALLHAT 研究提到 β-B+利尿剂与 ACEI(ARB)+β-B 比较降压前者稍强,但 CV 事件两组无差异,目前临床上还是常用此组合,因为高血压常合并冠心病、心绞痛心功能减退者。可能因降压作用相仿的两种机制互补作用较差。

(3) β-B+利尿剂:是目前循证资料最多的一个组合,与 CCB+利尿剂(ELSA 研究 convince 研究等)或 ARB+利尿剂(LIFE 研究)相比,两组降压幅度无差别,CV 事件也无差别,但前组新发糖尿病增加。由于经典的 β-B 如阿替洛尔以及噻嗪类利尿剂都会引起脂代谢异常的副作用,合用或单服经典的 β-B 均会引起糖尿病的发生,对肥胖及多种危险因素同存患者慎用。

(六) 关于 α-B

自从 20 世纪末开始的 ALLHAT 研究,对高危的高血压患者群服 ACEI、β-B、利尿剂及 α-β 比较研究,1 年后多沙唑嗪组发生心衰死亡率明显高于其他 3 组而中断退出试验,从此 α-B 被打出"一线治疗"的推荐。2003 年欧洲指南的六角形常用大类相互配伍图中提及的 α-B,到 2013 年欧洲指南与其他 5 大类之间因为均为虚线(图 2-4-2),虚线只表示无循证证据可以联用,但尚无循证大规模临床试验资料证实它不能用于个体化降压治疗。不少小样本研究对多沙唑嗪及兼有阻断作用的 α-β-B 如卡维地洛,兼有 α-B 阻滞作用和抗氧化作用,在治疗心衰优于单纯的 β-B (倍他乐克)的研究报道,并且 α-B 能与常见的五种降压药都有相同幅度的降压作用。

综上所述,由于高血压的发病是多种因素形成的,选择用药虽然存在一些共性,但每个患者对同一种降压疗效及副作用个体差异很大。医生在用药治疗中应及时总结经验,建立良好的医患关系,即使发表小样本临床文章,也有利于经验的交流来探讨临床用药,固然科学证据来自循证医学,但是需要非常长期积累的过程。

当前,高血压管理模式正在全世界提倡"联合用药,提高依从性,血压早达标",但是,当大部分患者能在短期内达标时,可能以后会提出新的向更"精准"的"个体化"诊断治疗转变。事实上,"个体化"血压管理模式是"精准医学"的重要方面,因此,对不同的患者能否进行"精准"的诊治是衡量每个临床医生医术是否合格的标准。

(郭冀珍)

第三节 特殊高血压患者联合使用降压药的配伍方法

一、老年高血压的合理用药

高血压是老年人最常见的慢性病之一,是心脑血管疾病的独立危险因素,也是老年人致死、致残的重要原因。研究表明,随着增龄,高血压导致的心、脑、肾及动脉等靶器官损害的风险显著增加,有效的降压治疗可以显著降低心脑血管事件的发生率及死亡率。老年人高血压具有独特的病理生理学特点,增龄所致的动脉硬化和顺应性降低、心脏结构改变以及压力感受器敏感性下降,使老年高血压具有和中青年人不同的临床表现。因此,在老年高血压的药物治疗中,应重视老年人群的特征,实施个体化治疗。

(一)老年高血压临床特点

1. 单纯收缩期高血压(ISH)多见,脉压增大。老年人收缩压水平随年龄增长而增高,舒张压亦随年龄增长平缓地升高,但经过平台期后在60岁左右呈缓慢下降趋势。研究显示,与舒张压相比,收缩压与高血压靶器官损害关系更为密切,是心脑血管事件的独立危险因素;60岁以上老年人的基线脉压水平与全因死亡、心血管死亡、脑卒中和冠心病发病呈显著正相关。

2. 血压波动大。老年高血压患者的血压易受情绪、季节、体位、进餐、气温等因素影响而出现波动,易发生直立性血压变化、餐后低血压、高血压晨峰等。血压急剧波动时,心脑血管事件及靶器官损害可显著增加;且血压波动增加降压治疗的难度,因此药物选择需特别谨慎。

3. 并发症多。老年高血压患者常伴有动脉粥样硬化性心血管病(ASCVD)及其他心脑血管疾病危险因素。高龄高血压合并糖尿病、高脂血症、冠心病、肾功能不全和脑血管病的检出率分别为39.8%、51.6%、52.7%、19.9% 和 48.4%,治疗时应进行综合评估并制定合理的治疗方案。

4. 假性高血压发生率高。当老年患者伴有严重动脉硬化时,可出现袖带加压时难以压缩肱动脉,导致测得血压值高于动脉内测压值的现象,称为假性高血压。假性高血压的发生可导致过度降压治疗,引起跌倒等不良事件的发生。

5. "白大衣高血压"较常见。对于诊室血压增高的老年患者应加强血压监测,应提倡家庭测压,必要时可行动态血压监测。

6. 难治性高血压常见。老年人难治性高血压可能存在以下几方面原因:药物依从性差;其他药物影响了降压药的作用;与年龄相关的血管重塑及交感兴奋性增加等。

7. 继发性高血压较常见。如肾血管性高血压、肾性高血压、原发性醛固酮增多症及嗜铬细胞瘤等。老年人睡眠呼吸暂停低通气综合征亦可导致血压升高和昼夜节律改变。

降压治疗的目的在于延缓高血压所致的靶器官损害,最大限度地降低心血管疾病发病率和死亡率。老年高血压降压治疗应强调收缩压达标。在治疗过程中,需注意监测血压变化,强调患者的耐受性,避免过度降压带来晕厥、跌倒、骨折和死亡的风险增加。

多项临床研究数据显示,合适的药物治疗可以给老年患者带来心脑血管保护作用。老年高血压患者通过降压治疗可以降低心脑血管事件的发生率及病死率,使患者获益。高龄老年高血压研究(HYVET)是目前唯一一项针对高龄高血压患者降压治疗的临床研究,该研究结果显示,高龄高血压患者通过降压治疗可以降低卒中事件达30%,使总死亡率降低21%;致死性卒中及心力衰竭分别减少39%、64%。SPRINT研究旨在探讨50岁以上高血压患者群强化降压是否带来更大获益;基于该项研究的结果,AHA/ACC2017版指南推荐更为严格的血压控制目标,建议65岁以上患者,如可自行活动,收缩压控制目标为<130 mmHg。但是ACCORD-BP等研究发现强化降压会导致心、脑、肾等脏器灌注不足,增加脑卒中、阿尔茨海默病等疾病的风险。

2016年欧洲高血压学会与欧洲老年医学联盟成立专家工作组,针对衰弱高龄患者的血压管理提出建议,工作组认为制定降压治疗方案时,除了考虑到血压水平外,还需对患者进行认知功能与衰弱程度评估。对于高血压伴衰弱综合征的老年人,有学者建议起始药物治疗的血压值为≥160/90 mmHg,血压控制目标值为140～150/70～90 mmHg,药物治疗后血压不宜低于130/60 mmHg,对于治疗前存在舒张压降低(单纯收缩期高血压、脉压差增大)的患者,药物治疗后舒张压不宜低于50 mmHg。

《中国老年高血压管理指南(2019)》推荐的起始药物治疗的血压值和降压目标值如下。

表2-4-11　推荐起始药物治疗的血压值和降压目标值

推 荐 方 案	推荐类别	证据水平
年龄≥65岁,血压≥140/90 mmHg, 　在生活方式干预的同时启动降压 　药物治疗,将血压降至<140/90 mmHg	Ⅰ类	A级
年龄≥80岁,血压≥150/90 mmHg, 　即启动降压药物治疗,首先应将血压 　降至<150/90 mmHg,若耐受性良好,则进一步将血压降至<140/90 mmHg	Ⅱa类	B级
经评估确定为衰弱的高龄高血压患者, 　血压≥160/90 mmHg,应考虑启动降压 　药物治疗,收缩压控制目标为<150 mmHg,但尽量不低于130 mmHg	Ⅱa类	C级
如果患者对降压治疗耐受性良好,不应 　停止降压治疗	Ⅲ类	A级

老年人降压药物应优先选择长效药物,从小剂量开始,缓慢滴定剂量;若单药疗效不满意,可采用两种或多种低剂量降压药物联合治疗;根据患者具体情况、耐受性选择适合的降压药物进行个体化治疗。

在治疗过程中需密切观察有无脑循环低灌注、直立性低血压及心肌缺血等相关症状。常用降压药物包括钙通道阻滞剂(CCB)、血管紧张素转化酶抑制剂(ACEI)、血管紧张素受体拮抗剂(ARB)、利尿剂和β受体阻滞剂,α受体阻滞剂可用于伴有前列腺增生和难治性高血压患者的辅助用药。

(二)常用降压药物的种类和作用特点 ----------------------------

1. CCB:长效二氢吡啶类CCB降压作用平稳,适用于低肾素、盐敏感的老年高血压患者。SystChina等临床试验证实,以CCB为基础的降压治疗方案可显著降低高血压患者脑卒中的发生率与死亡率。INSIGHT研究证实,硝苯地平控释片能够显著降低患者心脑血管事件风险。LEADER研究显示,马来酸左旋氨氯地平可有效降低我国高血压患者的心脑血管复合终点事件,下肢水肿等副作用较氨氯地平发生率更低。2018年中国高血压防治指南优先推荐二氢吡啶类CCB用于老年高血压和ISH患者。

2. 利尿剂：利尿剂降压效果确切,但由于利尿剂可能引起的电解质紊乱和对代谢的不良影响,使该类药物的应用受到一定限制。小剂量噻嗪类利尿剂对代谢影响小,适用于老年高血压或伴心力衰竭的患者,与ACEI或ARB联用在老年患者中的降压效果和临床获益显著。保钾利尿剂螺内酯、依普利酮和阿米洛利可用于难治性高血压的治疗,用药时应注意监测血钾。HYVET研究结果显示,收缩压160 mmHg以上的高龄老年高血压患者,采用缓释吲达帕胺将收缩压降低到150 mmHg,可降低脑卒中及全因死亡的风险达34%和28%。

3. ACEI和ARB:特别适用于合并糖尿病、心衰、心梗后或慢性肾病的老年高血压患者,应用时需排除双侧肾动脉狭窄,并监测肾功能和血钾变化。ACEI可有效减少尿白蛋白排泄量,延缓肾脏病变进展。PROGRESS研究显示,培哚普利加吲达帕胺或单药治疗可显著降低脑卒中再发危险达28%。多项研究显示,ARB可降低糖尿病或肾病患者的蛋白尿及微量白蛋白尿,尤其适用于伴左室肥厚、心力衰竭、糖尿病肾病、代谢综合征、微量白蛋白尿或蛋白尿患者以及不能耐受ACEI的患者。

4. β受体阻滞剂:β受体阻滞剂适用于特定合并症(如心衰、心绞痛、快速性心律失常和冠心病)的老年高血压患者。在与其他降压药物的比较研究中,对于降低脑卒中事件发生率,β受体阻滞剂并未显示出优势。

5. 固定复方制剂:多数老年高血压患者需要两种以上降压药物联合治疗才能达标,正确的联合方案可增强降压效果,减少副作用,提高患者依从性。目前推荐的联合治疗组合包括:ACEI或ARB联合CCB;ACEI或ARB联合噻嗪类利尿剂;CCB联合噻嗪类利尿剂;CCB联合β受体阻滞剂。现有单片固定复方制剂包括ACEI或ARB与小剂量噻嗪类利尿剂的联合,或RASI与CCB的联合。应避免联合应用作用机制相似的降压药物,如ACEI联合ARB。

(三) 特定老年人群的降压治疗

老年高血压患者常并发各种心脑血管疾病,包括冠心病、心功能不全、脑血管病、慢性肾脏病、糖尿病等,应根据个体特点选择降压治疗方案。老年高血压的诊断与治疗中国专家共识(2017版)中,对老年高血压合并疾病的降压目标及药物选择作出建议(表2-4-12)。

表2-4-12 老年高血压合并疾病的降压目标及药物选择

合并疾病种类	降压目标及推荐用药
卒中	1. 急性缺血性卒中发病1周内降压治疗应谨慎,一般先处理焦虑、疼痛、恶心、呕吐和颅压增高等情况。若血压持续升高≥200/110 mmHg,可使用降压药物缓慢降压(24 h降压幅度<15%),并严密观察血压变化 2. 急性缺血性卒中拟溶栓治疗时,血压应控制在180/100 mmHg以内 3. 急性缺血性卒中,如患者病情平稳,血压持续>140/90 mmHg,可于卒中发病数天后恢复发病前使用的降压药物或启动降压药物治疗 4. 缺血性卒中血压长期控制目标为<140/90 mmHg,近期腔隙性脑梗死患者的血压可控制至<130/80 mmHg 5. 急性脑出血早期积极降压可能改善预后,如无禁忌,血压可降至140/90 mmHg。当颅内压增高时,血压≥180/100 mmHg时给予降压治疗,目标血压为160/90 mmHg 6. 脑出血患者的血压长期控制目标<130/80 mmHg
冠心病	血压控制目标<140/90 mmHg,如能耐受降压治疗可降至130/80 mmHg。如无禁忌证,首选β受体阻滞剂、ACEI,ACEI不能耐受时使用ARB。血压或心绞痛难以控制时,可使用CCB。舒张压低于60 mmHg时降压应谨慎,在密切监测下逐步达到收缩压降压目标

（续表）

合并疾病种类	降压目标及推荐用药
慢性心力衰竭	血压控制目标<130/80 mmHg,高龄患者<140/90 mmHg。若无禁忌证,首选β受体阻滞剂、ACEI、利尿剂及醛固酮拮抗剂治疗。ACEI 不能耐受时使用 ARB 替代
肾功能不全	血压控制目标<130/80 mmHg,高龄患者<140/90 mmHg。若无禁忌证,首选 ACEI 或 ARB,从小剂量开始并监测肾功能和血钾变化。慢性肾脏病 4 期[eGFR<30 ml/(min·1.73 m²)]患者可使用 CCB、襻利尿剂、α 及 β 受体阻滞剂等,慎用 ACEI 或 ARB
糖尿病	血压控制目标<140/90 mmHg,若能耐受可降至 130/80 mmHg。首选 ACEI 或 ARB

老年高血压的病理生理和临床表现具有特殊性,药物治疗是老年高血压治疗的关键手段,合适的药物及良好的血压控制有利于减少心脑血管事件的发生率及死亡风险,给患者带来更大获益。

（方宁远）

二、中青年高血压的合理用药

（一）中青年高血压的主要特点

1. 流行病学特点:当前由于不健康的生活方式,肥胖、高血压、糖尿病等慢性病及相应的心脑血管事件的发病率呈年轻化逐年上升的趋势。我国 35～64 岁中青年高血压占 71%,成为"主力军"。其中 70% 以上具有两种以上危险因素,发生脑卒中及心源性猝死的增幅已远远超过老年患者。由此可见,中国高血压患病率高和控制率低等问题主要出在中青年人群,不健康的生活方式使高血压等慢病早早光顾自我保健意识差的中青年,由于高血压病大多无明显症状很多年轻人不看病、不体检,即使发现血压高不坚持服药,依从性差,血压控制率低,糊里糊涂地发生了心脑血管事件,致残甚至送命。保护中青年免受高血压及相关慢病的侵害非常重要。

2. 临床特点

（1）舒张压升高,压差缩小。这是中青年高血压患者早期的血压特点。由于精神压力大,尤其在长期繁忙工作一天后常伴心慌、胸闷、焦虑等症状。从病理生理变化看,交感神经兴奋性升高,心率加快,心排血量增加,但是由于年轻人主动脉及周围血管都还有弹性,可以承受心脏打血的压力作用而膨胀起缓冲作用。故出现舒张压高而收缩压不高,压差小的临床表现。长期高舒张压最易受损伤的是心肌、主动脉及冠状动脉,早期引起动脉血管收缩,管腔变窄、管壁变厚,称"重塑"现象,早期诊治,这种异常是可逆的。若不早期降压治疗,会发展到不可逆的动脉硬化,斑块形成,不知不觉,中年后会发生心衰、肾衰、脑卒中、冠心病、心源性猝死等。

（2）"工作时高血压"伴心率加快。24 h 动态血压监测发现,年轻人大多有昼夜节律,日间血压呈双峰,在早上及下午出现两个峰,中午为低谷的节律;中年人工作状态时常在下午到傍晚因过于疲劳,血压上升幅度常高于上午,而老年人多见早起血压骤升"晨峰"。

（3）肥胖。肥胖是中年人易患高血压的重要致病因素。营养过度、熬夜（加班或玩游戏）、运动少、吸烟,大量饮酒等不良的生活方式都与腹型肥胖有关。肥胖的高血压患者常伴高血脂、高血糖等代谢紊乱称为"代谢综合征"。胰岛素抵抗状态在"代谢综合征"发病起核心作用。不及时降压、降脂、降糖及改良生活方式、减重干预,将使全身动脉硬化、以死于心血管事件告终。

（二）中青年高血压如何合理用药

1. 合理使用降压药

对中青年病程较短的中重度高血压(160～180/100～110 mmHg),尤其是伴超重、肥胖患者就诊时,首先询问有无夜间"打鼾";应查尿常规,肾功能,肾及肾上腺及腹主动脉旁 B 超等。初步排除肾性高血压、肾上腺病变、肾血管或夜间呼吸睡眠综合征等常见的继发性高血压后,初步诊断为"原发性高血压"。在高血压的初始阶段,交感神经兴奋性升高,同时激活肾素-血管紧张素系统,两大系统产生互动作用,使细胞内钙离子内流增加,加重心肌血管收缩力增强等全身应激反应。在血压升高初期为单纯性舒张期高血压(如 120/95 mmHg),以后逐步进入舒张压和收缩压均升高的混合性高压(如 150/110 mmHg)。随着年龄增长,血压控制不达标,收缩压越来越高,舒张压越来越低。呈剪刀形改变。压差大是一种动脉硬化的表现。硬化的血管是不能靠吃鱼油、虫草等保健品变软的。只有在青中年早期高血压就积极采取"两条腿走路"的方法,改掉不健康的生活方式,长期养成自我测压的习惯,定期随访诊治,早期硬化的血管才会有所逆转。

对这类血压轻度升高的中青年低危患者应该怎样选择初始用药,2018 年欧洲指南已提出,与过去的单一服一线用药不同,可考虑初始治疗就选择两药联合。由于高血压诊断标准是血压≥140/90 mmHg,只要其中 DBP≥90 mmHg 就是高血压。常见的单纯舒张期高血压如 130/100 mmHg,由于中年人常同存一些危险因子,临床发现这种纯舒张压高的患者一种药血压常不能控制,需≥2 种降压药联用才能达标。

中青年高血压的降压药物选择虽然应酌情"个体化"治疗,但存在一定的"共性"。从高血压发病机制看,首先选择抑制交感神经、RAAS 拮抗剂及 CCB 等三条途径来选择降压药,常用的组合为:① 推荐 β-B+二氢吡啶类 CCB 两药联合。β-B 中以明显减慢心率的心脏高度选择性的 β_1-B 如比索洛尔及第三代全面阻断交感对糖脂代谢无副作用,降心率明显的 αβ-B,如阿罗洛尔。这两种 β-B 可与地平类 CCB 合用降压效果肯定。当舒张压未降到 80~90 mmHg,心率已降至 60~70 次/分时,可再加第三个药 α_1-B,如特拉唑嗪 1~2 mg,一日 2 次,与 αβ-B 阿罗洛尔同服,使阿罗洛尔 α_1-B 的扩血管作用加强有利于降舒张压。② 推荐上述两种阻断交感的 β_1-B 或 αβ-B+RAAS 拮抗剂如奥美沙坦、厄贝沙坦合用有协同作用。

2. 其他三种组合

第一种组合,α_1-B+非二氢吡啶类 CCB 联用:α_1-B 如特拉唑嗪、缓释多沙唑嗪等+非二氢吡啶类 CCB 如缓释维拉帕米(异搏定)。后者由于有心脏传导系统及心收缩力的抑制作用,并能抑制去甲肾上腺素释放轻度减慢心率作用。抵消 α_1 受体阻滞剂轻度加快心率作用,两药联用对降低舒张压有一定协同作用。

第二种组合,两种不同类的 CCB,二氢吡啶类(地平类)+非二氢吡啶类 CCB 可以联用。其中降压疗效最强的是第一代地平类硝苯地平普通片,尤其对降收缩压较明显,但由于血管扩张作用有较强引起反射性心动过速、面红、头痛等轻度正性肌力及下肢浮肿的副作用。剂型改为缓释片或控释片副作用减轻。非二氢吡啶类药物,如缓释异搏定、缓释恬尔心,有减慢心率负性肌力作用,与地平类联合服用副作用减轻,并有协同降压作用。

第三种组合,噻嗪样的利尿剂,吲达帕胺缓释片+ACEI(ARB):不同于噻嗪类利尿剂(如氢氯噻嗪)吲达帕胺对糖脂代谢无副作用,与 ACEI(ARB)合用适用于中青年高血压"代谢综合征"。对肥胖的中青年高血压由于肥胖患者肾小管排钠异常大多为盐敏感高血压,因此对利尿剂降压反应较好。利尿药有激活 RAAS 的作用,与拮抗 RAAS 的 ACEI(ARB)合用有协同降压作用。

对中青年高血压用药值得注意的有两点:① 两种"老药":经典的 β 受体阻滞剂,如阿替洛尔和利尿剂如氢氯噻嗪。虽然自 20 世纪 70 至 80 年代起这两大类药已成为世界卫生组织(WHO)规定的"阶梯"治疗的第一阶梯两种用药,但临床实践证明,虽然联用有协同降压作用,但较大剂量的经典的 β 受体阻滞剂及/或利尿剂有致糖脂代谢紊乱的副作用,长期服易引发糖尿病,因此中青年高血压患者尤其肥胖者,不主张经典的 β 受体阻滞剂与噻嗪类利尿剂合用。② 2018 年欧洲高血指南明确指出,目前主要的问题是世界性的血压控制率低,医生要选择适合于患者的降压药配伍,提倡起始用几种降压药争取短期"药到病除",并建立良好的医患关系,指导患者树立终身服药、与健康的生活方式并举的保健观念。只有尽快提高血压的控制率,才能降低 CV 事件。因此,对中青年高血压患者虽然血压只是舒张压轻中度升高,有时也不容易降到理想水平,降压药中抑交感的 β-B、α-B 及 αβ-B 都是首选药并在用药剂量上由小到大进行调整。其中 α_1-B 如多沙唑嗪缓释片,仅在 20 世纪末的一项循证多药高危患者对照 ALLHAT 试验(1 年后)发现,服 α_1-B 多沙唑嗪缓释片组心衰死亡率明显高于其他组,α_1-B 被美国"逐出""一线用药"。但是 21 世纪初的一项 ASCOT 试验中,在 3 种联合用药中 α_1-B 显示可有效地降压且心衰风险无增加。所以,循证医学是需要长期的积累,包括临床试验和经验的总结。对医生来说,降压药种类越多对个体化治疗选择越多。目前,基层正广泛用 α_1-B"唑嗪类"改善男性前列腺病变引起的尿路症状,全科医生完全可以用"唑嗪类"对青中年高血压进行个体化的降压治疗。但要注意有少数人首次服用后有直立性低血压反应,尤其是老年人。

3. 必须关注和治疗降压以外的影响 CV 预后的危险因素

血压越高 CV 风险越大,有效地降压可以明显减少 CV 事件,但是对中青年高血压患者必须注意其他的危险因素。2018 年中国高血压指南指出,中国人群研究相比非代谢综合征患者与代谢综合征患者后者 10 年心血管病风险增加 1.85 倍,缺血性和出血性脑卒中的风险分别增加 2.41 和 1.63倍。中国代谢综合征类型分析,以腹型肥胖合并高血压及低 HDL-C 者的心血管风险最高(增加 5.25 倍),如在上述组合基础上合并高血糖,则其脑血管病的发生风险增加 16.58 倍,因此在这些主要 CV 的危险因素中肥胖是"劣根",是"代谢综合征"的发病基础。流行病调查发现,20 岁以上的代谢综合征患病率为 23.9%,到 50 岁则高达 44%,因此中青年尤其是肥胖者的"代谢综合征"者是 CV 危险最大的人群。我国最近一项 19 878 例≥40 岁人群研究发现,青年期持续超重与青年期超重立即减重者比较,到老年发生糖尿病危险比为 1∶0.55,而中年期持续超重与中年才减重到老年时糖尿病危险比为 1∶1.07,因此中青年高血压患者要关注体重,及早在青年期减重才能终身受益,到中年时再减重为时已晚。

此外,中青年患者高血压的发病另一特点是很多与心理不平衡有关。一项对职业人群抑郁及焦虑量表调查,发现>50%上班族有焦虑与抑郁症状,焦虑常是抑郁症前期的主要症状,70%的抑郁症患者都伴有焦虑症状。因此医生应及时发现焦虑与抑郁症状,和患者做好沟通,关注症状变化。若症状持续 2 周,已影响生活和工作时,患者应尽早去医院接受药物治疗,配合心理疏导,才能平稳降压。目前心理健康已被公认是人类长寿的第一要素。

总之,医生要按"量体裁衣"不断"裁剪修改"的原则,对中青年肥胖的高血压患者进行动态的随访。因为中青年高血压患者随着年龄的增加,周围环境的改变,人体的生理病理改变较大,会逐步出现多种危险因素,降压药不能固定不变,必须每年定期体检,养成自我测压习惯,改良生活方式,维持正常平稳的血压控制,才能健康活到 100 岁。

(郭冀珍)

三、妊娠高血压及哺乳期降压药物的合理应用

妊娠高血压是妊娠期的常见并发症,其患病率约占孕妇的 6%～8%。妊娠期高血压明显增加孕产妇及围生期心脑血管事件及死亡风险,因此,合理有效治疗妊娠期高血压,将有助于降低孕产妇的心血管病及死亡风险。有研究证实,合理的药物控制血压,可防止进展为严重的高血压,既能减少孕产妇心血管并发症,又通过延长孕周以提高及改善胎儿的成熟度。

妊娠期高血压的治疗不同于一般高血压的处理:① 孕产妇在妊娠及围生期,经历一个复杂而

特殊的病理、生理过程；② 一切治疗或处理的措施，不仅要考虑到孕产妇的安全，而且还要顾忌胎儿、新生儿及婴儿的安全；③ 孕产妇作为一特殊人群，受伦理及法规的制约，临床药物治疗的循证证据非常有限，大多是一些小样本量的观察与经验积累。因此，孕产妇及其在哺乳期的抗高血压药物治疗证据少、经验有限，需谨慎。

根据临床应用经验及各妊娠期高血压管理指南，有几大类药物可以用于妊娠期高血压的治疗。其中，常用药物有 β 受体阻滞剂、α 受体阻滞剂、二氢吡啶类钙拮抗剂（CCB），以及二线用药的单纯血管扩张剂、部分情况下使用的噻嗪类利尿药等。作为妊娠特殊生理期，尽管有些降压药在效应上似乎可用，但缺少临床使用经验及循证医学证据，或同类药中个别药物不能使用，如 β 受体阻滞剂中的阿替洛尔。

（一）妊娠期高血压常用降压药物

1. β 受体阻滞剂：拉贝洛尔是国内妊娠期高血压治疗的首选降压药，它属于非选择性 β 受体阻滞剂，兼有 α₁ 受体阻滞作用，降压作用比较温和，患者耐受性好。在降压及降低外周阻力时，对静息心率影响不大。临床研究显示，与甲基多巴比较，两种药物都不会造成孕妇及胎儿的不良结局。它有口服和静脉用药两种剂型，可用于妊娠期高血压的常规治疗，亦可用于重度高血压的静脉用药。口服药物常用剂量，为 100 mg，2 次 /d，逐渐加至 200～400 mg/d，最大剂量 600 mg/d，分次口服。当血压重度升高，静脉给药方法：25～50 mg，稀释后静脉注射，15 min 后可重复给药或静脉滴注；开始以 2 mg/min，逐渐增加剂量，最大剂量 300 mg/d。当剂量较大时可见有直立性低血压，其他副作用主要有乏力、运动耐力下降、支气管痉挛、肝功能异常、心律失常等。患有严重窦性心动过缓、高度房室传导阻滞、病态窦房结综合征、支气管痉挛者禁用；有心功能不全、肝功能异常者慎用。

其他 β 受体阻滞剂，虽然理论上可以用于妊娠期高血压的治疗，但临床应用经验较少，尤其是阿替洛尔已被证明对子痫前期妇女收缩压的降压作用小，且还可能导致胎儿宫内发育迟缓，因此，有关指南已明确指出，阿替洛尔禁用于妊娠期高血压治疗。其他 β 受体阻滞剂，安全性的证据亦不多。

2. α 受体拮抗剂：甲基多巴是国外妊娠期高血压治疗的首选用药。甲基多巴主要通过降低交感神经张力而起到降压作用，属于中枢降压药。其作用机制是在脑内转化为甲基去甲肾上腺素及甲基肾上腺素，激动中枢突触后膜 α₂ 受体而扩张外周血管。有研究证明，甲基多巴治疗妊娠期高血压疾病，经对孕产妇及产后母婴的长期随访，其健康、认知等不良风险均无显著增加。因此，国外指南一直将甲基多巴推荐为妊娠期高血压患者的首选降压药。常用剂量 0.25 g，2～3 次 /d，每次调整剂量需 2 天以上，维持剂量 0.5～2.0 g/d，分 2～3 次口服，最大剂量 3 g/d。常见副作用有嗜睡、头痛、抑郁、乏力、直立性低血压、血小板或白细胞减少、肝功能损害。其引起的肝酶轻度升高等副作用，可能会干扰 HELLP 综合征的诊断；其次，要注意直立性低血压，以避免导致不良后果。因为甲基多巴的副作用相对较多，因此，已更多地选择拉贝洛尔替代甲基多巴作为首选药物。当甲基多巴与利尿剂联合，增加降压作用。

可乐定的作用机制与甲基多巴类似，但降血压作用更强，并有轻度的减慢心率及增加产后抑郁的风险；虽然，目前没有更多证据表明可乐定与孕妇胎儿、新生儿及婴儿的不良结局有关，但因临床应用安全证据不多，尚未与甲基多巴有同等或类似地位，临床应用时仍需谨慎。

3. 二氢吡啶类钙离子拮抗剂（CCB）：CCB 是另一类常用于妊娠期高血压降压治疗的一线药物。药理机制是通过阻滞钙通道，抑制细胞外的钙离子跨膜内流，主要作用血管平滑肌，包括全身小动脉，使其扩张而降压。同时，对冠状动脉、心肌、房室结等也有一定作用。硝苯地平是产科最常用的 CCB，使用的历史比较早，安全证据较多，以往常用普通片，现在已有硝苯地平缓释片或控释片,相对普通片,副作用更少,降压更平稳。常用剂量 30～60 mg/d,分次口服;可以与拉贝洛尔或甲基多巴联合应用,增加疗效,且能减轻其副作用。硝苯地平的主要副作用有面部潮红、心悸、头痛,亦有资料显示,其可能有抑制宫缩作用,但总体是安全的,可作为妊娠期血压控制一线用药。其他 CCB,包括非二氢吡啶类钙拮抗剂,理论上可以用于妊娠期高血压的降压治疗,但临床安全证据不多,经验有限,所以,应用时须谨慎,注意监测其副作用。

4. 利尿药:噻嗪类利尿药可用于妊娠期高血压疾病时的降压治疗。一般对于慢性高血压患者孕前正在服用噻嗪类利尿药者,妊娠后可继续服用,但利尿药由于缩容作用,对于先兆子痫患者可能激活肾素-血管紧张素-醛固酮系统,增加周围血管阻力,抵消部分降压作用,并增加血凝。因此,利尿药不是妊娠期高血压的降压治疗的一线用药,尤其不适合先兆子痫患者的降压治疗。螺内酯具有胎儿抗雄激素作用,禁用于妊娠期降压治疗。

5. 单纯血管扩张剂:代表药物为肼苯哒嗪,为妊娠期高血压降压治疗的二线药物。该药可口服,也可静脉用药,因此能用于高血压的急症治疗,以往国外应用相对较多。但由于肼苯哒嗪副作用较大,如狼疮样综合征和周围神经病变。且有报道,可能与低血压、少尿和胎儿窘迫有关,因此,该药早已被拉贝洛尔、硝苯地平所取代,仅用于其他有多种降压药治疗血压尚不能达标情况下使用。且国内无肼苯哒嗪单药制剂,故其在妊娠期高血压降压治疗中的重要性不大。

(二)妊娠期禁忌的降压药物

肾素-血管紧张素系统(RAS)抑制剂,包括血管紧张素转化酶抑制剂(ACEI)和血管紧张素 II 受体拮抗剂(ARB),是普通高血压患者常用的抗高血压药物,但已有明确证据表明 RAS 抑制剂与胎儿、新生儿的不良结局有关,主要包括羊水过少或过多、胎儿生长受限、肾功能不全、呼吸窘迫、骨骼缺陷和胎儿或新生儿死亡等,因此已绝对禁止 RAS 抑制剂用于妊娠期高血压的降压治疗。

启动妊娠期抗高血压的治疗时机以往更趋于保守,但 CHIPS 研究提供证据,表明妊娠期积极地控制血压,即便使用很简单的治疗方法,也可以减少孕妇发展为重度高血压的风险;而且当舒张压控制目标为 85 mmHg 时,孕产妇可改善预后,减少严重的高血压及其相关的精神障碍风险,亦不增加胎儿、新生儿或婴儿的不良预后,但不建议舒张压降至 80 mmHg 以下。

(三)哺乳期降压药物的应用

母乳是婴儿最佳的营养来源,有促进生长和神经发育、提高免疫力、预防感染的功效,还有降低母亲患乳腺癌风险等益处,故对于患有高血压的产妇最理想是服降压药与哺乳兼容。为此,需更多地筛选在乳汁中含量低,且不影响乳汁分泌过程的降压药。药物在乳汁中的含量取决于药物的一些特性,如药物分子量、血浆蛋白结合率、脂溶性等,如果药物的分子量小、血浆蛋白结合率低、脂溶性高的药物,母乳中含量高,对婴儿影响大。其重要评价指标有母乳/血浆比值(M/P)及婴儿相对剂量(RID)。不过,目前一些研究及指南,对哺乳期药物的评价存在分歧。总的来看,β 受体阻滞剂如拉贝洛尔(M/P:0.2～1.5,RID:0.57%)、美托洛尔(M/P:3～3.72,RID:1.4%)在母乳中及婴儿体内含量较低,因此,对母乳喂养的婴儿无明显的不良影响。CCB 被广泛研究,尤其是维拉帕米(M/P:0.2～0.94,RID:015～0.98%)与硝苯地平(M/P:13,RID:1.83%),对婴儿影响很小。甲基多巴亦很安全。但同类的可乐定,因可能影响泌乳素,减少母乳分泌,因此不适合哺乳期使用。利尿药,包括氢氯噻嗪、吲达帕胺,临床应用资料与证据较少,且在较大剂量时减少乳汁分泌故应慎用。还有依那普利、卡托普利,有研究证明在乳汁中的含量极低,因此,有些指南提示哺乳期可用,但考虑到该类药在孕期对子代有肾毒性,且产后应用的安全证据有限,尤其对于早产儿应慎用。

(初少莉)

四、儿童及青少年高血压的合理用药

美国儿科学会于 2017 年 9 月发布了新版儿童高血压诊断标准,即《儿童青少年高血压筛查和管理的临床实践指南》,该新指南更新了 2004 年美国儿童青少年血压控制工作组制定的《儿童青少年高血压诊断、评估和治疗的第四次报告》,对儿童的高血压诊断标准和诊疗有了更新的认识。

指南对于儿童青少年(1~18 岁)高血压的定义仍是基于健康儿童青少年血压的参考范围,但是 1 级和 2 级高血压的分级标准已做出修订(表 2-4-13)。对于≥13 岁的青少年,该分级标准与 2017 年 AHA 和 ACC 成人高血压指南直接衔接,并无明显区别。新指南根据正常体重的儿童青少年制定了新的标准血压表,根据儿童青少年的性别、年龄、身高(及身高百分位)来分析血压水平(包含收缩压和舒张压)。但新的标准血压表的血压不包括超重和肥胖的儿童青少年(即 BMI>第 85 百分位),主要是因为超重和肥胖与血压升高、高血压之间强烈相关,加入超重和肥胖患者会产生偏倚。同时,指南新制定了一个简化表格用于筛查需进一步评估血压的儿童青少年(表 2-4-14)。值得注意的是,该简化表格是一种筛查工具,仅用于识别需要重复测量血压以进一步评估其血压情况的儿童青少年,不能单独用来诊断血压升高或高血压。

表 2-4-13 儿童青少年血压分类和分级的定义更新

	1~<13 岁	≥13 岁
正常血压	<第 90 百分位	<120/<80 mmHg
血压升高	第 90~95 百分位或 120/80 mmHg 至第 95 百分位(取较低者)	120/<80~129/<80 mmHg
1 级高血压	≥第 95 百分位~第 95 百分位+12 mmHg 或 130/80~139/89 mmHg(取较低者)	130/80~139/89 mmHg
2 级高血压	≥第 95 百分位+12 mmHg 或≥140/90 mmHg(取较低者)	≥140/90 mmHg

注:1 mmHg=0.133 kPa

表 2-4-14 需进一步评估血压的儿童青少年简化表格

年龄(岁)	血压(mmHg)			
	男 童		女 童	
	收缩压	舒张压	收缩压	舒张压
1	98	52	98	54
2	100	55	101	58
3	101	58	102	60
4	102	60	103	62
5	103	63	104	64
6	105	66	105	67
7	106	68	106	68
8	107	69	107	69
9	107	70	108	71
10	108	72	109	72
11	110	74	111	74
12	113	75	114	75
≥13	120	80	120	80

自 1988 至今,美国全国健康和营养检查调查的研究分析发现,男童高血压患病率(15%~19%)高于女童(7%~12%),西班牙裔及非洲裔儿童高血压患病率高于白裔儿童,且儿童青少年高血压患病率高于幼儿。高血压与肥胖、缺乏运动、不健康饮食习惯、代谢综合征、吸烟、阻塞性睡眠呼吸暂停综合征、慢性肾功能不全、早产和低出生体重等多种因素以及慢性疾病密切相关。一项队列研究显示,儿童期血压偏高与成年后血压偏高及青年期高血压密切相关。儿童期血压升高增加了成人高血压和代谢综合征的风险,儿童期血压越高成年后患有持续高血压的可能性越大。

在我国,高血压有年轻化趋势,其中青少年高血压发病率呈上升趋势,这与生活饮食习惯改变、青少年超重肥胖率升高、学习压力大、精神紧张、缺乏运动等有关。青少年高血压的发生与家族史、体重指数(BMI)、胰岛素抵抗、行为方式、心身因素等有关。

随着不良生活方式及超重、肥胖在儿童青少年中越来越普遍,儿童高血压患病率也逐年升高,男性高于女性,北方高于南方。根据 2010 年全国学生体质调研报告,我国中小学生的高血压患病率为 14.5%,患病儿童中男生高于女生。据中国心血管病报告 2015 年的报道,发现儿童及青少年高血压患病率为 18.4%,患病率与 2010 年相比存在明显的上升趋势。儿童青少年期高血压能影响成年期,增加成年期高血压的患病率和严重程度,所以儿童青少年高血压必须引起重视,采取有效的预防和控制措施。

如果儿童青少年出现血压升高,建议进行生活方式干预(即健康饮食、睡眠和体育活动),酌情考虑营养和/或体重管理咨询。儿童青少年高血压治疗的总体目标是控制血压水平,这不仅是为了降低儿童青少年期靶器官损害的风险,也为了降低成年后高血压及其相关心血管疾病的风险,即减少"高血压轨迹现象"。但是,如果儿童和青少年高血压对生活方式的改变没有反应,则需要进行药物治疗。

对儿童高血压的评估包括下述四方面:高血压病因、血压水平的真实性、靶器官损害及程度、其他心血管病及并发症,在评估基础上制定合理的治疗计划。

儿童青少年高血压治疗和管理主要包括生活方式改变和药物治疗。

（一）生活方式和非药物干预

高血压治疗饮食策略(DASH)具体内容包括:多吃蔬菜、水果、低脂奶制品、全谷物、鱼、家禽、坚果和瘦肉,限制糖和甜品、钠的摄入量。维持标准体重、合理饮食结构、坚持运动、避免刺激性饮料、调整情绪等生活方式的改变。进行高血压相关科学知识的宣传教育,引导儿童保持积极、乐观向上的生活态度,避免精神紧张和不良情绪的刺激。

（二）药物治疗

建议对于生活方式干预无效的持续性高血压或症状性高血压、无明确可改变因素(如肥胖)的2级高血压或慢性肾脏疾病、糖尿病治疗中伴随的高血压(不论级别),均应单药开始治疗。儿童高血压药物治疗原则一般采用升阶梯疗法,由单药最小剂量开始,逐渐增大剂量直至达到满意的血压控制水平,如已达到最大剂量,但疗效仍不满意或出现不能耐受的副作用,则应考虑联合用药或换用另一类药物。根据血压监测情况,可每 2~4 周增加 1 次药物剂量,直到血压得到控制或达到最大药物剂量(最大剂量接近成人常用量),或出现副作用。加用药物治疗后,患儿可在家中每 2~4 周评估 1 次血压,同时应每 4~6 周就诊 1 次,直到血压恢复正常。如果单药不能控制血压,则可以加用第二类药物,血压监测方法同前。

儿童青少年高血压的首选药物包括:血管紧张素转化酶抑制剂(ACEI):卡托普利、福辛普利、依那普利等;血管紧张素受体拮抗剂(ARBs):厄贝沙坦、缬沙坦、坎地沙坦、氯沙坦等;钙离子通道阻滞剂(CCB)：氨氯地平、非洛地平、硝苯地平等或噻嗪类利尿剂。与其他药物相比,ACEI/ARB和CCB在标准剂量下较少发生副作用,通常作为首选的儿童抗高血压药物;β受体阻滞剂副作用相对较多,且缺乏改善预后的证据,因此不推荐作为儿童高血压的初始治疗药物,多用于严重高血压和联合用药,一般β受体阻滞剂选用阿替洛尔、美托洛尔等。由于许多降压药有水钠潴留作用,噻嗪类利尿剂通常是优先选择的第二类药物,是二线抗高血压药物或与其他类型药物联合使用,解决水钠潴留及用于肾脏病引起的继发性高血压。

值得注意的是ACEI和ARBs禁用于孕妇,会伤害胎儿甚至引起死亡。但是对于合并慢性肾脏病、蛋白尿或糖尿病的儿童青少年,除非有绝对禁忌证,建议首先使用ACEI或ARBs。对于2种或更多推荐药物无效的高血压患儿,可以考虑其他降压药(如α受体阻滞剂,β受体阻滞剂,α、β受体阻滞剂,中枢性作用药物,保钾利尿剂和直接血管舒张药物)。

治疗儿童青少年高血压需要持续监测血压水平,最初应更频繁(每4~6周)进行剂量调整和/或添加第2或第3种药物,直至达到目标血压。此后,随访频率可为3~4个月一次。在每次随访中应评估患者是否按照已定的治疗方案用药,并注意降压药物的副作用,包括对实验室检查结果的影响(如患者服用利尿剂则应监测电解质水平),并根据影像学检查、超声心动图等对已知高血压靶器官损害情况(如左心室肥厚)进行重新评估。建议经常行家庭血压测量来监测血压控制情况。但是当临床和/或家庭血压监测显示治疗效果欠佳时,可采用重复动态血压监测(ABPM)评估高血压患儿的治疗效果。

此外还需注意,药物治疗的儿童青少年应继续接受改变生活方式的非药物干预。无论是原发性还是继发性高血压,降压药物治疗的目标是控制血压,对合并肾脏病、糖尿病或出现高血压靶器官损害时需要进一步控制血压,以减少对靶器官的损害,降低远期心血管病发病率。

总的来说,对于高血压前期患儿注重生活方式调整,合并糖尿病或靶器官损害者行药物治疗;儿童青少年高血压如合并下述一种及以上情况,则需开始药物治疗:出现高血压临床症状,出现高血压靶器官损害、糖尿病、继发性高血压,非药物治疗6个月后无效。

由于儿童的主要心血管事件极其罕见,有限的证据是基于靶器官损害情况(左室肥厚、尿微量白蛋白排泄率、慢性肾病进展、血管内膜增加)作为研究终点。研究证实,针对儿童的降压治疗可以逆转左室肥厚、改善心脏结构和功能。ESCAPE研究证实,严格的血压控制可使慢性肾功能不全患儿获得长期的肾脏保护;ACEI治疗可以改善慢性肾脏疾病患儿的血压控制、心脏结构及收缩功能。

儿童高血压治疗特别强调个体化,在选择降压药物时需结合患儿的病情、病理生理改变、有无并发症、降压药物药理作用、冠心病危险因素、费用等综合考虑。为既能达到疗效又尽量减少药物副作用,最好使用药效持续时间长(可持续24h作用)的药物。

经治疗血压控制满意后可逐步减少降压药物剂量直至停药,不可骤停,并注意治疗过程中定期监测血压及评价治疗效果。

对于肾动脉狭窄、主动脉缩窄等原因引起的继发性高血压,经皮球囊导管扩张术和(或)血管内支架置入术治疗可取得良好疗效;对于肾胚胎瘤、肾上腺肿瘤、嗜铬细胞瘤、颅内肿瘤、神经母细胞瘤等原因引起的高血压可行手术治疗。

(李雯妮　刘建平)

五、"白大衣高血压"的早期诊断及用药特点

白大衣高血压(WCH)是指患者诊所血压升高而诊所外血压正常的现象,又称诊所高血压。当患者脱离医院的环境,血压即会恢复正常。一些学者认为,白大衣高血压可能是持续高血压的前

期表现,部分白大衣高血压患者可进展为临床高血压。另一部分患者可以表现为持续的白大衣高血压甚至恢复正常血压。关于白大衣高血压是否对靶器官产生损害以及是否需要治疗的相关研究报道较多见,但结论不一致。近年来,随着对白大衣高血压研究的深入,白大衣高血压也越来越受到关注和重视,许多学者对白大衣高血压的诊断标准、发病机制、靶器官损害及治疗原则提出了新的观点。但部分观点还有待今后的临床研究证实。

（一）定义和诊断标准 --

白大衣高血压是指患者仅在诊所内血压升高而在诊所外血压正常的现象,这个概念最早由Pickering 在 1988 年提出,后来被大多数学者所认可。近年来有些学者以"单纯诊所内高血压"代替白大衣高血压,究其原因可能是因为患者血压升高不仅与测血压的医生或护士有关,还与诊室中患者精神紧张、环境等因素相关。

尽管白大衣高血压的概念早已提出,但至今对白大衣高血压的诊断尚无统一标准。24 h 动态血压监测目前广泛应用于高血压病的诊断和治疗,也是白大衣高血压最常用的诊断手段和方法。在临床工作中,国内学者推荐用以下标准诊断白大衣高血压:在未服药状态下患者在诊所收缩压≥140 mmHg 和(或)舒张压≥90 mmHg,并且白昼动态血压<135/85 mmHg 或全天动态血压<130/80 mmHg。目前这一标准已被大多数学者接受。2014 年欧洲高血压学会动态血压监测指南中建议用诊室血压和 24 h 血压平均值来诊断 WCH,即患者未服用任何抗高血压药物情况下诊室血压≥140/90 mmHg、动态血压全天平均血压<130/80 mmHg、日间平均血压<135/85 mmHg、夜间平均血压<120/70 mmHg 或诊室血压≥140/90 mmHg、家庭自测血压均值<135/85 mmHg。

家庭血压也用于白大衣高血压的诊断,家庭血压正常值上限为 135/85 mmHg,但由于仪器本身以及测量误差较大,准确性较差,难以有统一的诊断标准,也不如 24 h 动态血压客观,可以在长期随访以及疗效评价中作为辅助的检测手段。

（二）白大衣效应和白大衣高血压 --

患者进入诊所测量血压时,因过度警觉而血压升高,这种诊所测压时发生的短暂血压升高现象称为白大衣效应或"白大衣现象"。白大衣效应不同于白大衣高血压。白大衣效应是一个量的概念,可以发生在白大衣高血压患者,也可以发生在血压正常人群和持续高血压患者。而白大衣高血压是一个质的概念,是指诊所外日间血压或 24 h 血压正常,而诊所血压始终增高的情况。

白大衣效应的检测至关重要,如果忽略可能造成误诊和对高血压病的过度治疗。白大衣效应的检测通常以诊所血压与诊所外血压的差值来表示,也可通过手臂血压监测和血管内持续测压的方法测量,但由于后者为有创检查,且费用昂贵,故未能在临床上广泛应用。Mancia 等应用血管内动态血压监测方法对白大衣效应进行量化研究,发现诊所血压比诊所外血压高 27/14 mmHg,血压高峰出现在入诊室的前 4 min,一般在 10 min 内消失。有学者提出,白大衣效应也可由诊所血压值减去 24 h 动态血压监测的白昼平均血压值表示。但是,诸多研究者对此提出质疑,认为动态血压结果受多种因素影响,这种计算方法所得的差值不能可靠地反映白大衣效应。1999 年,Owens 提出了"动态白大衣效应"的概念,即用 24 h 动态血压的第 1 个小时或最后 1 个小时内的最大血压值减去 24 h 动态血压的白昼平均血压所得的差值来表示白大衣效应的大小。

（三）流行病学研究 --

由于不同国家和地区所采用的白大衣高血压的诊断标准不一致,其研究报道的白大衣高血压患病率有所差异,一般认为人群患病率为 12%～34%。较一致看法是高血压患者中约 20% 为白大衣高血压。在根据诊所血压值诊断为轻中度高血压的患者中,20％～30％为白大衣高血压,在老年人中甚至可达 40％。2013 年欧洲高血压管理指南数据显示,在一般人群中白大衣高血压的患病率为 9％～16％。我国目前缺乏大型的流行病学数据,少数调查显示,我国白大衣高血压的患病率为 10.3％左右,慢性肾脏病和糖尿病患者中白大衣高血压患病率分别达到 14.9％和 18.3％。在女性轻度血压升高患者、老年高血压患者、非吸烟高血压患者以及新发生的高血压患者中白大衣高血压的发生率较高。多数研究报道,白大衣高血压发病存在性别差异,女性多于男性。但亦有研究认为白大衣高血压男性较女性多见,并与年龄、体重指数相关,与高血压家族史无显著相关。

（四）发病机制

白大衣高血压的发病原因及机制尚未明了,可能与神经心理和代谢因素有关。一般认为,患者对医院环境和医务人员产生应激和警觉反应,易出现过度紧张,引起交感神经的过度活跃。有研究测得白大衣高血压患者在门诊的肾上腺素浓度、肾素活性、醛固酮浓度及皮质醇浓度均较血压正常者高。另有研究证明心理因素与白大衣高血压的发生有相关关系。近期的许多研究提示了白大衣高血压与胰岛素抵抗、代谢综合征、糖耐量异常等代谢紊乱的相关性。基于白大衣高血压的分布特点,多数学者认为白大衣高血压发病与下列因素有关:① 交感神经的过度活跃;② 精神压力增加与情绪抑郁;③ 下丘脑垂体肾上腺的过激反应,但也有部分学者对此持怀疑态度;④ 氧化应激提高。LDL－C 氧化作用增强,抗氧化作用减低,增加动脉粥样硬化的危险。但氧化应激与白大衣高血压之间因果关系尚不清楚;⑤ 血压变异性增加。另外,有学者发现 N 型钙通道阻滞药可降低白大衣效应,从而推测白大衣高血压的产生可能与 N 型钙离子通道有关。

（五）与靶器官损害的关系

靶器官损害的发生率和程度是评价白大衣高血压预后的重要指标。诸多临床试验和研究探讨了白大衣高血压对心脏、血管、肾脏等靶器官的影响,但研究结果不尽相同。多数研究发现,白大衣高血压与靶器官损害有关,其损害程度介于正常人群和持续性高血压患者之间。亦有研究提示白大衣高血压是一种良性状态,对靶器官无明显损害。研究结果的不一致性部分是由于诊断标准的不同所致。

近十年来,有较多文献报道了白大衣高血压对心脏结构、功能的影响,多数研究显示白大衣高血压与左心室重量指数相关。有学者提出白大衣高血压合并代谢综合征患者存在更严重的心脏结构、功能改变。但亦有研究结果证实白大衣高血压不会引起靶器官损害,反映心脏结构和功能的超声波检查指标(包括室间壁厚度、左心室后壁厚度、外周血管阻力等)与正常组之间无统计学差异。近期研究通过二维超声以及三维超声观察心脏应力形变发现,左心室纵向和环向应变能力从正常血压、白大衣高血压到持续性高血压逐渐减少,主要表现在心内膜和心肌中层的左心室纵向和环向应变能力降低而心外膜层没有差异。

颈动脉内中膜厚度、管腔直径和动脉粥样斑块的发生率是评价高血压靶器官损害非常有意义的指标。多数文献报道,白大衣高血压患者颈动脉内膜中膜厚度介于正常血压和持续性高血压之间。说明白大衣高血压患者存在动脉结构或功能异常。

大多数研究未发现白大衣高血压对肾脏(尿白蛋白、血清肌酐)有明显影响。但有学者发现,白大衣高血压患者的慢性肾病风险明显高于正常人。可见白大衣高血压患者已经有了较高的慢性肾病风险。此外,白大衣高血压患者尿中免疫球蛋白 G(IgG)、转铁蛋白含量显著高于正常人。白大衣高血压患者具有与高血压患者相似的近端肾小管对钠的重吸收率增高。白大衣高血压患者存在选择性的肾小球功能受损,而肾小管功能受损只存在于高血压患者。Flores 等对糖尿病合并白大衣高血压患者进行 5 年随访,发现白大衣高血压患者易出现尿微量白蛋白,并建议加强对该类患者的随访。较少文献报道,白大衣高血压对视网膜病变的影响,一般认为白大衣高血压患者视网膜血管病变介于正常血压和持续性高血压患者之间。

白大衣高血压患者可有不同程度的糖代谢紊乱,如患者可表现为糖耐量异常、胰岛素敏感指数下降、空腹及餐后 2 h 血糖升高。

也有研究发现,白大衣高血压对免疫功能有一定影响。白大衣高血压患者白介素(IL-6)和肿瘤坏死因子(TNF-α)水平均明显高于血压正常者,且患者 T 细胞亚群出现紊乱。

(六)与心血管事件的关系

多数学者认为,白大衣高血压增加内皮氧化应激,损害血管内皮功能,从而引起动脉硬化。但也有学者认为,单纯白大衣高血压不会增加动脉硬化的危险,但若合并血糖、血脂异常增高则可能促进动脉硬化,导致心血管事件发生率升高。

许多研究发现,白大衣高血压的心血管事件发生率和病死率明显高于正常人群;心血管危险因子的存在及其严重程度,可能对白大衣高血压本身所引起的危险性起决定性作用。2016 年发表的一项荟萃分析显示,和正常血压者相比,白大衣高血压患者具有较高的心血管事件发生率和死亡率,但全因死亡率和卒中发生率经比较差异无显著性。持续性高血压患者的心血管事件发生率、死亡率、全因死亡率和卒中率均高于白大衣高血压。而在关于心血管结局的动态血压国际数据库研究中,没有证据表明白大衣高血压患者的心血管事件发生风险增加。

(七)治疗

对于白大衣高血压生活方式的干预已经是共识,药物干预的时机及方式还无明确建议。多数学者认为,白大衣高血压患者靶器官损害和心血管危险介于正常人和高血压患者之间,治疗上尤其是药物治疗应该慎重。然而,近几年来越来越多的学者认为白大衣高血压对靶器官有不良影响,它与血管阻力的改变、左心室舒张功能不全、高脂血症、胰岛素抵抗等其他代谢异常有关,故主张予以治疗。

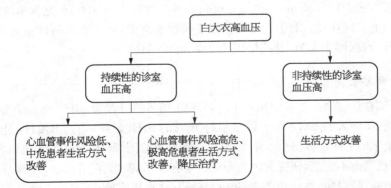

图 2-4-3 2013 年欧洲高血压管理指南推荐的白大衣高血压处理流程

在临床实际工作中,对白大衣高血压处理应考虑下列问题。

1. 药物治疗能否同时降低诊所血压和 24 h 动态血压值? 大多数临床试验提示,药物治疗对降低诊所血压无明显作用,而白大衣高血压患者诊所外血压本身就在正常范围。只有少数研究认为,药物治疗在不影响诊所外血压的基础上显著降低诊所血压。有学者认为目前推荐使用的降压药物多为长效制剂,降低诊所血压的可能性不大;且降压药物逆转左心室肥厚的机制主要与降低动态血压有关,而非诊所血压。一些临床试验比较了血管紧张素转化酶抑制药(ACEI)和钙拮抗药

(CCB)的降压作用,发现在基础动态血压较低的情况下,ACEI 降压作用优于 CCB。亦有研究认为,CCB 和 β 受体阻滞剂对白大衣高血压无效。

2. 降压药物能否降低心血管风险？目前对白大衣高血压患者心血管风险还有一定争议,而且在这方面尚无前瞻性研究。Syst-Eur 试验研究的亚组分析发现,尼群地平降低白大衣高血压患者诊所血压,但不能降低卒中的发生率。2014 年的 ELSA 研究中,采用拉西地平或阿替洛尔治疗可使白大衣高血压患者诊室血压降低,但对于 24 h 动态血压或诊室外血压的降低并不明显,这种结果是否影响远期事件发生率还需要设计相关研究来回答。

因此,在白大衣高血压药物治疗方面还期待大规模、前瞻性、安慰剂和随机双盲对照的临床试验,验证其在降压、延缓靶器官损害、降低心血管事件中的作用。大多数学者认为,单纯白大衣高血压不需要药物治疗,可进行生活方式的干预,包括限盐、减肥、运动锻炼、戒烟、心理治疗以及纠正血糖、血脂代谢异常,并且采用 24 h 动态血压进行半年一次或一年一次的随访。对合并其他危险因子的白大衣高血压,则应对危险因子进行相应的干预和治疗。因此在诊断白大衣高血压的同时,应该检测患者是否存在代谢异常以及靶器官损害,对存在靶器官损害及心血管病高危人群应给予药物治疗。但是所有的白大衣高血压患者即使不进行药物治疗也应改变生活方式及进行密切随访,在考虑药物治疗时,要针对白大衣高血压产生的机制,根据患者的具体情况选用适当药物,如 β 受体阻滞药、血管紧张素转化酶抑制剂和钙拮抗剂。

（方宁远）

六、隐蔽性高血压的合理用药

隐蔽性高血压(MH)是一种特殊类型的高血压,指未服用降压药物的情况下,诊室血压(OBP)测量正常但诊室外血压升高的现象。诊室外血压包括家庭血压监测(HBPM)及 24 h 动态血压监测(ABPM)。目前临床采用的隐蔽性高血压的诊断标准是诊室血压<140/90 mmHg,而家庭血压≥135/85 mmHg 或 24 h 动态血压≥130/80 mmHg。如果 24 h 动态血压监测显示平均白天血压≥135/85 mmHg,但是夜间血压<120/70 mmHg,称之为单纯日间高血压;而 24 h 动态血压监测显示平均白天血压<135/85 mmHg,但是夜间血压≥120/70 mmHg,称之为单纯夜间高血压,同属隐蔽性高血压的特殊亚型。对于正在服用降压药物的患者,诊室血压测量正常,而 HBPM 或者 ABPM 显示血压升高,则定义为未控制的隐蔽性高血压(MUCH)。

（一）流行病学研究

有资料显示,在诊室血压正常的患者中可发现约 15% 的患者为 MH。近期有学者对 257 个研究进行荟萃分析,所纳入的 103 802 个体显示约 10% 的 MH 及 13% 的 MUCH。上海市高血压研究所曾对浙江景宁的 694 个体进行诊室及 24 h 动态血压监测,显示 MH 患者比例为 10.8%。MH 多见于男性,其机制尚不清楚,研究发现和环境因素有关,如吸烟、经常运动、饮酒、焦虑及工作压力大的人群。在肥胖、糖尿病、血脂异常、呼吸睡眠障碍、高血压家族史、血压正常高值的患者中,MH 的患病率明显增高。研究显示,MH 患者较正常血压者有更多的左室肥厚、颈动脉内中膜增厚等靶器官损害。因此,MH 患者靶器官损伤增加,有更高的心血管疾病风险,是正常血压者的近 2 倍,接近甚至超过持续性高血压患者。尤其在那些以夜间血压升高为主的单纯夜间高血压患者中,夜间血压是心血管风险的独立危险因素,但常常因被忽视而未得到及时治疗。

（二）治疗策略

MH 是否需要启动药物治疗,学术界仍有争议。目前尚缺乏 MH 治疗直接获益及管理的证据,只能给予一些临床建议。2018 欧洲高血压指南推荐首先通过改善生活方式以降低心血管风险,包括适量运动、减重、戒烟、限酒、减盐、放松情绪等。同时建议规律随访,定期测量血压,尤其注意需行 HBPM 及 ABPM。对于 MH 的患者,更需要严格评估心血管危险因素及靶器官损害情况。虽然目前尚无关于 MH 的随机临床研究结果,但对于经常在诊室外测量血压升高的患者,合并有高心血管风险的患者均建议启动药物治疗。而对于已经在药物治疗的 MUCH 患者,需要调整降压药物的类型以达到全天的血压均得到良好控制。

对于如何选择降压药,研究证据不多,几乎没有关于 MH 的药理学干预研究。多项研究证实,长效的降压药以及联合治疗在控制血压方面更有效,有学者发现,加用血管紧张素受体抑制剂奥美沙坦,可以通过改善血压晨峰现象,使 MUCH 患者血压降低到正常水平。日本学者研究发现,阿折地平(一种长效的钙离子拮抗剂)单独或联合可以改善 MUCH 患者的脉压和晨峰血压。也有专家建议,可根据 24 hABPM 的血压升高的不同时段选用不同类型的药物。如果是单纯夜间血压升高,建议在睡前服用短效的 α 受体阻滞剂;如果是睡眠障碍导致的血压升高,相关助眠药物的应用则相当重要。如果患者因为白天工作压力及紧张的情绪导致单纯日间高血压,建议可服用短效或中效的 ACEI 或者 β 受体阻滞剂。

隐蔽性高血压常伴有靶器官损伤,如左室肥厚或蛋白尿,这一现象从隐蔽性转变为持续性高血压之前会长期存在。可根据不同的靶器官损害情况选择不同类型药物。若患者有左室肥厚,建议首选 ACEI/ARB;若患者有微量白蛋白尿,同样建议以 ACEI/ARB 为基础,可选用 CCB 作为联合治疗方案;若患者有动脉粥样硬化则建议多重危险因素干预,以联合治疗方案达到干预目的。

(三) 展望

总之,MH 不易被发现,故经常被忽视,而相当部分的隐蔽性高血压患者可发展为持续性高血压,因此加强隐蔽性高血压的筛查十分必要,以便早期诊断及早期治疗。进行诊室外血压监测是筛查隐蔽性高血压的积极措施,特别是在高危人群中筛查是目前防治的重点,如冠心病、脑卒中、肾病和糖尿病患者等。另外,对一过性血压升高者及诊所血压已经在高值者,也应进行动态血压和家庭自测血压监测,警惕隐蔽性高血压存在。

至于 MH 的药物治疗是否获益,尚有待正在进行的多中心、前瞻性的随机对照研究结果。目前国内外研究者正在积极进行隐蔽性高血压干预治疗的随机对照临床试验。如以意大利 Parati 教授为主要研究者的"MASTER"研究,计划在 30 个中心招募 1 240 名参与者,旨在为解决临床问题:"治疗隐蔽性未控制性高血压是否可减轻靶器官损伤"及"隐蔽性未控制性高血压诊室血压和诊室外血压降压目标值"等提供依据。上海市高血压研究所近期已完成一项单中心、单盲、随机、安慰剂对照的"天麻钩藤饮颗粒治疗隐蔽性高血压的随机对照临床试验",探讨了中成药治疗隐蔽性高血压的有效性和安全性(资料待发表)。在这一研究工作的基础上,近期上海市高血压研究所在国内十余家医院启动了随机、双盲、安慰剂对照的"隐蔽性高血压降压治疗保护靶器官临床试验"研究,旨在探讨与安慰剂相比,阿利沙坦酯为基础的降压治疗是否可以改善隐蔽性高血压患者的血压和靶器官损伤。我们期待着这些多中心、前瞻性的随机对照研究,能对隐蔽性高血压患者的治疗获益给出满意的答案。

(许建忠　高平进)

七、难治性高血压的合理用药

难治性高血压(RH)的定义为在改善生活方式的基础上,至少应用了 3 种合理可耐受的足剂量降压药物(包括利尿剂)治疗 1 个月以上血压仍未达标,或服用 4 种及以上降压药物血压才能达标。

研究显示,与一般原发性高血压相比,RH 患者全因死亡、心血管事件、脑卒中、慢性肾脏病等显著增加,故对于这部分人群须给予更多关注以改善预后。

（一）流行病学研究

目前,RH 患病率并不十分清楚,我国还没有准确的流行病学数据。据 2018 年美国心脏协会关于 RH 诊断、评估和治疗的科学声明中所述,基于人群研究患病率约占高血压的 12%～15%,而基于临床数据 RH 约占 15%～18%。RH 患者多合并有肥胖、左室肥厚、糖尿病、慢性肾脏病、蛋白尿、睡眠呼吸暂停综合征（OSA）等,其中合并 OSA 的患者约占 60%～84%。导致 RH 的病理生理机制是多方面的包括内皮功能不全、肾素-血管紧张素系统激活、交感神经过度兴奋、炎症、胰岛素抵抗、醛固酮分泌过多等。

（二）RH 诊断

准确血压测量是 RH 的主要诊断手段。除了诊室测压外,建议进行家庭血压监测（HBPM）及 24 h 动态血压监测（ABPM）,以排除白大衣高血压及其他假性高血压。高血压的诊断标准:诊室血压≥140/90 mmHg,HBPM≥135/85 mmHg,ABPM 全天≥130/80 mmHg,白昼≥135/85 mmHg,夜间≥120/70 mmHg。

诊断 RH 时要充分考虑影响血压控制不良的因素,如治疗依从性;药物的合理配伍及是否足剂量;是否服用影响血压的药物,如甘草、非甾体消炎药物及避孕药等;是否存在不良的生活方式,如高盐饮食、焦虑、肥胖等。

继发性高血压是导致血压难以控制的重要原因,因此对 RH 患者要积极地进行病因筛查,如睡眠呼吸暂停综合征、肾性高血压（包括肾实质性及肾血管性）、肾上腺源性高血压等。可以根据 RH 患者的临床特征,必要的生化检测及影像学检查等做出诊断。

（三）RH 治疗

RH 的治疗是难点,包括非药物治疗及药物治疗。非药物治疗有减重、限盐、限酒、增加运动等,而药物治疗是重点。

1. RH 药物治疗的原则:① 理想的药物治疗要先排除假性难治性高血压、白大衣高血压、隐蔽性高血压和继发性高血压;② 尽可能停止使用影响血压的药物,比如非甾体消炎药、避孕药、环孢霉素、促红细胞生成素（EPO）、拟交感胺类药物、甘草等;③ 尽量使用作用机制互补的药物以最大程度增加协调作用,减少副作用;④ 在药物治疗中应尽量应用长效制剂,以有效控制夜间血压、晨峰血压以及清晨高血压;⑤ 使用可耐受的最大剂量;⑥ 个体化原则。

2. RH 药物的选择及治疗方法:中美专家共识一致建议,RH 的治疗以长效钙拮抗剂联合 RAS 抑制剂（ACEI 或者 ARB）再联合噻嗪类利尿剂作为基础的治疗方案。在这基础上若血压仍不能达标,中国难治性高血压专家共识建议根据患者是高交感还是高容量负荷,分别选择 RAS 抑制剂加量及加用 β 受体阻滞剂或者 CCB 及利尿剂加量。

换用不同的 ARB 也是一种可以尝试的方法。有研究显示,足剂量阿奇沙坦较足剂量的缬沙坦或者奥美沙坦可下降收缩压 4～8 mmHg,提示在难治性高血压中换用阿奇沙坦可能是一种选择。

长效钙拮抗剂中,氨氯地平和硝苯地平控释片是研究最多的药物。有研究显示,硝苯地平控释片似乎在降压方面优于氨氯地平,但有更多的下肢浮肿发生。其他的 CCB 如尼卡地平,每日 2～3 次服用,但并未显示其更优的效果。非二氢吡啶类药物,比如维拉帕米可能是一种有效的药物,但缺少循证医学证据。

由于容量负荷过重及对低钠饮食的依从性差是导致 RH 发生的重要原因,故合理的使用利尿剂在 RH 治疗中至关重要。一般可以通过增加利尿剂剂量或者改用更有效的利尿剂。研究显示,若将氢氯噻嗪换为氯塞酮,可以使收缩压再降低 7~8 mmHg;与噻嗪型利尿剂相比,噻嗪样利尿剂(氯塞酮、吲达帕胺)能更有效降低心血管事件。若慢性肾脏病患者的 eGFR<30 ml/(min·1.73 m²),则需要将噻嗪类利尿剂改为袢利尿剂。

如果应用这三种药物血压仍不能达标,关于第四种药物该如何选择,PATHWAY2 研究给出了答案。该研究分析 314 例 RH 患者,在基础降压(ACEI/ARB+CCB+利尿剂)治疗基础上,顺序接受螺内酯(25~50 mg)、比索洛尔(5~10 mg)、多沙唑嗪(4~8 mg)或安慰剂治疗。结果显示,与安慰剂组相比,螺内酯组患者家庭自测收缩压进一步降低 8.70 mmHg($P<0.001$);与比索洛尔/多沙唑嗪相比,进一步使家庭自测收缩压降低 4.26 mmHg($P<0.001$)。家庭自测血压控制(<135 mmHg)率方面,螺内酯、比索洛尔、多沙唑嗪及安慰剂组的控制率分别为:57.8%、41.7%、43.6%、24.4%,螺内酯组的血压控制率显著高于其他三组($P<0.001$)。四组副作用发生率无显著差异。该研究显示,螺内酯在 RH 治疗中相对于其他药物有无可匹敌的优势。当然,螺内酯也有一定的局限性,对于慢性肾脏病 eGFR<45 ml/(min·1.73 m²)或者高钾的患者不建议使用;而且螺内酯会导致女性经期紊乱,男性乳房发育,这部分患者建议可换用伊普利酮。

增加服药次数也是治疗难治性高血压的一种手段。将药物分次服用,即使是半衰期长达 24 h 及以上的药物,分为一日 2~3 次服用,或者在夜间加服一顿,这都对难治性高血压的达标有所帮助。

如果以上方法还是不能达标,对于第五种药物的选择可以通过心率来判断交感神经活性是否过度激活。有研究显示,心率>80 次/分有较高的心血管死亡率。专家共识推荐如果心率不低于70 次/分,建议加用 β 受体阻滞剂。如果有禁忌,建议加用中枢性的 $α_2$ 受体激动剂可乐定,但可乐定需要 3~4 次服用,且停药后有血压反弹的风险,建议谨慎使用。若心率低于 70 次/分,建议可加用 α 受体阻滞剂。若上述方法还是不能达标,第六种药物建议血管扩张剂肼苯达嗪或者硝酸酯类药物。若还是不达标,最后可尝试使用米诺地尔,但这个药物很多患者不能耐受。在女性可导致多毛症,还是米诺地尔可导致交感神经兴奋及水钠潴留,需要与袢利尿剂及 β 受体阻滞剂同时使用。在这种情况下,大多的 RH 患者血压均可达标。

高血压的器械治疗是近年来用于治疗 RH 的一种新的尝试,如去肾神经术为 RH 治疗提供了一种新的选择,目前国内外研究也认为该疗法具有良好的安全性,但其长期疗效仍存在争议。

(许建忠　高平进)

八、肾实质性高血压的合理用药

积极治疗肾实质性高血压对预防心脑血管并发症及延缓肾损害具有重要意义。合理的治疗应包括对慢性肾脏病患者的生活方式调整以及降压药物治疗,关于生活方式调整的原则在相关章节已有阐述,本节将主要聚焦于药物治疗。

(一)降压靶目标值

为了有效地保护靶器官,必须将血压降至目标值。该数值必须通过大样本、前瞻、随机对照临床循证医学试验来确定。由于研究人群和方法不同结论有较大异质性,目前尚无法形成统一意见,各指南推荐的肾实质性高血压降压目标值也不尽相同(表 2-4-15)。

表 2-4-15 不同指南的慢性肾脏病(CKD)患者目标血压

指　　南	无白蛋白尿或蛋白尿的 CKD 人群	有白蛋白尿或蛋白尿的 CKD 人群	糖尿病患者群	老 年 人 群
2003 年美国国家联合委员会(JNC7)	血压<130/80 mmHg	血压<130/80 mmHg	血压<130/80 mmHg	无特异性目标
2012 年改善全球肾脏病预后组织(KDIGO)	血压≤140/90 mmHg	血压≤130/80 mmHg	与非糖尿病患者群相同	无具体目标
2013 年欧洲心脏病协会/欧洲高血压学会(ESC/ESH)	收缩压<140 mmHg	收缩压<130 mmHg	血压<140/85 mmHg	年龄≥80 岁:血压<150/90 mmHg
2014 年美国国家联合委员会(JNC8)	血压<140/90 mmHg	血压<140/90 mmHg	血压<140/90 mmHg	年龄≥80 岁:血压<150/90 mmHg 在糖尿病 CKD 或单纯 CKD 人群中,血压<140/90 mmHg
2014 年国际高血压学会/美国高血压学会(ISH/ASH)	血压<140/90 mmHg	血压<140/90 mmHg	血压<140/90 mmHg	年龄≥80 岁:血压<150/90 mmHg 在糖尿病 CKD 或单纯 CKD 人群中,血压<140/90 mmHg
2016 年中国肾性高血压管理指南	血压≤140/90 mmHg	血压≤130/80 mmHg	与非糖尿病患者群相同	血压<150/90 mmHg,若能耐受血压<140/90 mmHg
2018 年欧洲心脏病协会/欧洲高血压学会(ESC/ESH)	血压<130~140/70~80 mmHg	血压<130~140/70~80 mmHg	<65 岁:血压<120～130/70~80 mmHg ≥65 岁:血压<130～140/70~80 mmHg	血压<140/90 mmHg
2020 年国际高血压学会(ISH)	<65 岁:血压<130/80 mmHg ≥65 岁:血压<140/90 mmHg	<65 岁:血压<130/80 mmHg ≥65 岁:血压<140/90 mmHg	<65 岁:血压<130/80 mmHg ≥65 岁:血压<140/90 mmHg	血压<140/90 mmHg,但不应<120/70 mmHg

尽管 MDRD、SPRINT 研究结果显示,强化降压组较标准降压组可降低全因死亡率和心血管事件风险。但强化降压也会带来相应风险,比如急性肾损伤、高钾血症、晕厥、直立性低血压风险增加,并非所有人群都适合。首先,对于非糖尿病无蛋白尿 CKD 患者和低度心血管疾病风险患者,强化降压未带来明显获益。此外,存在以下情况应实施相对保守降压目标值:① 高龄≥75 岁且共存疾病多易发生直立性低血压的患者;② 单纯收缩期高血压伴舒张压<60 mmHg 的老年患者,以免影响冠脉灌注;③ 急性缺血性脑卒中伴颅内或颅外动脉严重狭窄或闭塞未纠正患者;④ CKD 合并妊娠高血压患者,以免影响胎盘血流。

目前尚无随机前瞻性试验来评估透析高血压患者的靶目标值。采用透析前或透析后血压值评估高血压的研究发现,45 岁以上患者严格控制血压(透析前<140/90 mmHg,透析后<130/80 mmHg)增加死亡风险(即所谓的 U 形曲线),还与血管通路血栓形成、心脑血管事件风险升高相关。而透析前血压偏高(140~160 mmHg)患者往往更能耐受超滤,保持容量平衡和目标干体重达标,生存率更好。一项纳入 150 例血液透析患者的前瞻性队列研究显示,家庭自测收缩压为 125~145 mmHg 时,死亡率最低。因此建议维持透析间期家庭自测血压小于 135/85 mmHg,与美国心脏协会对高血压的定义数值相同。

（二）常用降压药物

肾性高血压患者仅仅通过改变生活方式来控制血压的做法往往是不够的，必须给予积极的降压药物治疗。目前常用的降压药物包括血管紧张素转化酶抑制剂（ACEI）、血管紧张素受体拮抗剂（ARB）、钙通道阻滞剂（CCB）、利尿剂、β受体阻滞剂、α受体阻滞剂等。这些不同类别的降压药物通过不同的作用机制，阻断引起血压升高的不同环节，都可以达到降低血压的目的。在将血压降低达到目标值的前提下，不同降压药物在肾脏保护作用上存在一定差异，此时宜首选肾脏保护作用最强的药物。

1. ACEI/ARB类

近年来，国内外许多循证医学的试验已经证实，阻断肾素-血管紧张素-醛固酮系统的ACEI/ARB类药物肾脏保护作用最强，现已成为慢性肾脏病合并高血压患者的首选降压药物。在血压正常的慢性肾脏病患者也能减少蛋白尿，延缓肾损害的进展。ACEI/ARB类药物在降低全身高血压的同时，还能降低肾小球内的高血压、高灌注和高滤过，从而减少蛋白尿、减轻肾小球硬化及肾间质纤维化，延缓肾脏病进展。一般宜首选长效药物治疗，保证平稳降压。若非血压极高需要迅速降压，可从小剂量开始应用，逐渐增加至最大可耐受剂量。

ACEI/ARB类药物应用过程中可能会出现以下副作用：① 咳嗽。是ACEI最常见的副作用，发生率约为10％～30％。咳嗽主要为无痰干咳，夜间为重，常影响患者睡眠。严重者需停用，改用ARB类药物。② 血清肌酐升高。用药后头两个月血清肌酐可能轻度升高（升幅≤30％），这是正常反应，患者可不必过分担心而停药，但如果血清肌酐上升过高，超过30％，则为异常现象，提示可能存在肾缺血，应暂停ACEI/ARB类药物，并配合医生积极寻找病因并去除。如果能纠正相关的原因，而且血清肌酐能恢复至用药前水平，就可再用ACEI/ARB类药物。③ 血钾升高。血钾过高要立即停药，并及时治疗，因为严重的高血钾可引起心律失常。④ 其他。偶有过敏反应，表现为血管神经性水肿、皮疹等，出现时应停药。

2. 钙通道阻滞剂

钙通道阻滞剂（CCB）是临床上最常用的降压药物之一。CCB能扩张周围小动脉，降低外周血管阻力，从而使全身血压下降。早年研究发现，非二氢吡啶类钙通道阻滞剂（地尔硫䓬、维拉帕米）具有显著的降蛋白尿作用，但由于有负性肌力和减慢心率作用，目前很少用于高血压治疗。二氢吡啶类药物（氨氯地平、硝苯地平）没有减少蛋白尿的作用，但降压安全有效，也具有一定的延缓肾脏病进展的作用，因此在临床上被广泛应用，首选其长效制剂。CCB副作用小，常见的有踝部水肿、面部潮红、头痛、心跳加快等，一般都能够耐受。

3. 利尿剂

利尿剂主要作用于肾脏促进钠水排泄，从而达到利尿消肿、降低血压的目的。根据作用部位和机制不同，可将其分为袢利尿剂、噻嗪类利尿剂、保钾利尿剂、渗透性利尿剂、加压素受体拮抗剂等。对有明显水肿的患者应该使用利尿剂，肾功能正常或轻度不全的患者可选用噻嗪类利尿剂（氢氯噻嗪），一般认为该药对GFR<30 ml/(min·1.73 m²)的患者无效。然而，数项干预性研究显示，噻嗪类利尿剂对非终末期CKD-4期患者仍有效，与袢利尿剂合用可优化降压效果。噻嗪样利尿剂（氯噻酮、美托拉宗、吲达帕胺）半衰期较噻嗪类利尿剂长，具有更好的心肾获益。严重肾功能不全的患者宜选用袢利尿剂，如呋塞米、托拉塞米及布美他尼。口服给药时托拉塞米的生物利用度明显优于呋塞米。静脉使用袢利尿剂可在给予首剂后采用反复间断输注或连续输注，两种方法肾功能、症状改善和液体丢失程度无差异。另外，CKD患者往往容易发生高钾血症，应避免单独使用保钾利尿剂，如螺内酯（安体舒通）、氨苯蝶啶、阿米洛利等，可与其他利尿剂合用。加压素受体拮

抗剂托伐普坦可用于常规利尿剂治疗效果不佳、有低钠血症或有肾功能损害倾向的患者，与襻利尿剂合用有协同利尿效果。使用利尿剂期间要注意电解质紊乱、高凝状态、高尿酸血症、增高血脂和血糖水平等副作用。

4. β受体阻滞剂

此类药物能减慢心率、降低心排血量、抑制肾素的释放和血管紧张素Ⅱ的产生，减少交感神经末梢释放去甲肾上腺素。由于本药减慢心率的特点，更适合用于高交感兴奋的中青年高血压及心率偏快、冠心病和心力衰竭患者。服药期间必须注意监测心率，如出现心动过缓（心率低于60次/分），应减量或停药。对合并房室传导阻滞、心动过缓、血脂异常、高尿酸血症、糖尿病或哮喘的患者需在医生的指导下谨慎使用。目前临床上常用的药物包括美托洛尔（倍他乐克）、阿罗洛尔（阿尔马尔）、比索洛尔（康忻）、卡维地洛（金络）等。

5. α受体阻滞剂

该类药物能够选择性地作用于交感神经末梢的α受体，扩张小动脉和小静脉，不影响肾血流量和肾功能，因此也适用于严重肾功能不全的患者。常见的副作用为直立性低血压，如从平卧位突然转为直立位，或长时间站立时发生低血压。尤其是第一次服药的时候容易发生，因此首次服药最好在临睡前，药量减半服用，并尽量避免夜间起床；从小剂量开始逐渐增至治疗剂量。临床上常用的药物有哌唑嗪、特拉唑嗪（如高特灵、马沙尼）。

6. 中枢性降压药

中枢性降压药作用于中枢神经系统，激活延脑中枢α_2受体，抑制中枢神经系统发放交感神经冲动，致使心率减慢，心排出量减少，外周血管阻力降低，从而达到降压的目的。本药不降低肾血流量和肾小球滤过率，适用于伴肾功能不全的高血压患者。常见的副作用有口干、倦怠、眩晕、便秘等，少数患者可能出现头晕、性功能减退、直立性低血压、恶心、呕吐等症状。临床上常用的药物有可乐定、甲基多巴。

7. 其他

（1）钠-葡萄糖共转运蛋白2（SGLT2）抑制剂。此类新型糖尿病治疗药物通过抑制近曲小管重吸收葡萄糖，增加尿糖排泄，减少钠吸收，具有渗透性利尿、排钠、排水作用，可轻度降低血压和体重。最新CREDENCE研究结果显示，SGLT2抑制剂联合ACEI/ARB可有效延缓糖尿病肾病进展，显著降低心肾事件，改善长期预后。代表性药物有恩格列净、达格列净、坎格列净。

（2）血管紧张素受体脑啡肽酶抑制剂（ARNI）。同时抑制RAAS中的血管紧张素Ⅱ受体和脑啡肽酶，脑啡肽酶抑制剂可阻断内源性利钠肽等的降解，从而升高内源性ANP、BNP水平。因此，ANRI可利钠利尿，抑制RAS系统和交感神经激活，降低血压，逆转左心室重构，在急慢性心力衰竭中具有重要价值。目前指南推荐在有症状的射血分数降低心力衰竭（HFrEF）患者，应用ARNI代替ACEI或ARB。代表性药物有沙库巴曲缬沙坦钠（诺欣妥）。

（三）降压治疗策略

1. 联合用药，晚间用药：要把高血压降达目标值常需联合应用降压药，肾实质性高血压常需3种以上降压药并用才能有效降压。初始单药治疗未达标首选ACEI/ARB联合CCB，或ACEI/ARB联合利尿剂，无法应用ACEI/ARB时也可采用CCB联合利尿剂治疗。目前所有指南均不推荐ACEI联合ARB治疗。如果上面2种降压药不能将血压下降达标，可采用ACEI/ARB＋CCB＋利尿剂3药联合，仍控制不佳时可根据患者具体情况及合并症在此前基础上加用β受体阻滞剂、α受体阻滞剂、中枢性降压药或醛固酮抑制剂螺内酯等。由于很多CKD患者都是非杓型高血压，有研究表明将至少1种降压药（长效ACEI、ARB或CCB）从早上调整到睡前服用即可降低夜间血压值,非杓型患者的比例也显著下降,重大心血管事件(心肌梗死、脑卒中或心血管性死亡)显著降低。因此,推荐在无禁忌情况下睡前服用至少1种长效降压药。

2. 透析高血压的处理:容量超负荷是透析高血压最重要的原因,因此在使用降压药同时应科学评估降低目标干体重以使血容量正常,延长透析时间、增加透析频次、降低透析液的钠浓度均可改善透析高血压。对红细胞比容上升过快的透析高血压患者应当减少促红细胞生成素(EPO)的用量,下调血红蛋白靶目标值并改为皮下注射EPO。

3. 其他:对于药物难以控制的顽固性高血压可以在透析的基础上考虑双肾切除,但该方法易引起难治性低血压,应尽量避免使用。其他疗法包括经肾动脉射频消融去神经术、电刺激颈动脉窦压力感受器和建立中央动静脉吻合也显示出了良好的降压效果。

(戴 兵 梅长林)

九、原发性醛固酮增多症(原醛症)的合理用药

原醛症的治疗有手术和药物两种方法。在原醛症的诊疗中需要多学科团队协作,内科医生和外科医生应该展开密切的合作,合作应该贯穿原醛症从筛查、确诊、分型、治疗、随诊的整个过程。

(一)手术治疗

在确诊醛固酮瘤或单侧肾上腺增生时,患者行腹腔镜下单侧肾上腺切除术(ASS)。目前腹腔镜手术已广泛用于原醛症治疗,其具有手术时间短、创伤小、术后恢复快,手术并发症少等特点。ASS包括肾上腺肿瘤切除术、肾上腺肿瘤切除+肾上腺部分切除术。原醛症患者患侧肾上腺往往存在多发性病灶,而单纯肿瘤切除可能存在遗留肿瘤部分包膜,导致术后复发。若在手术过程中高度怀疑多发性醛固酮瘤或伴有结节样增生可能,应尽量行患侧肾上腺全切除术。

(二)药物治疗

特发性醛固酮增多症(特醛症)以往曾做手术治疗,但长期随访资料显示,切除单侧或双侧肾上腺治疗仅19%的高血压可治愈,因而建议药物治疗为首选螺内酯(安体舒通)作为一线用药,依普利酮为二线药物。家族性醛固酮增多症Ⅰ型(GRA)选用小剂量糖皮质激素作为首选治疗方案。

1. 螺内酯:为非选择性醛固酮受体拮抗剂,长期服用可产生副作用,常见男性乳房女性化发育、女性月经紊乱,为尽可能减少其副作用,开始时应采用小剂量,根据病情需要酌情增减剂量,同时随访血钾。必要时联合应用其他类型降血压药。

2. 依普利酮:为选择性醛固酮受体拮抗剂,无抗雄激素和孕激素作用。相对于安体舒通,使用此药可以减少内分泌副作用。因依普利酮和雄激素受体、孕酮受体的亲和力低,男性乳房女性化发育的发生率仅为0.5%,但降压效果弱于安体舒通。

3. 阿米洛利:作用机制为抑制肾远曲小管钠重吸收,同样具有排钠潴钾作用。安体舒通、依普利酮不能耐受的患者可选择阿米洛利。但此药不能拮抗过多醛固酮对器官的损害效应,且对原醛症的降压作用也弱于安体舒通。

4. 氨苯蝶啶:与阿米洛利作用类似,也可用于治疗原醛症。多与噻嗪类利尿剂联合应用。

5. 钙拮抗剂:钙拮抗剂分为二氢吡啶类和非二氢吡啶类。研究证明,二氢吡啶类钙拮抗剂中,双通道贝尼地平可抑制血管紧张素Ⅱ以及氯化钾(KCl)诱导的醛固酮的生物合成,效果明显强于硝苯地平及氨氯地平,并且可通过抑制醛固酮的合成而延缓高血压患者各器官的疾病进展。对于不能耐受RAS抑制剂与醛固酮受体阻断剂联合应用的患者,二氢吡啶类CCB类药物与RAS抑制剂联合应用是克服醛固酮逃逸和醛固酮相关性高血压的降压选择。

6. 血管紧张素转化酶抑制剂(ACEI)及血管紧张素Ⅱ受体阻断剂(ARB)：特醛症对血管紧张素敏感性较强，ACEI 可减少特醛症的醛固酮产生，但对醛固酮瘤(APA)作用不明显。理论上，ARB 亦具有治疗原醛症的作用。

7. 醛固酮合成酶抑制剂：醛固酮合成酶抑制剂是一种特异性阻断醛固酮合成酶，直接减少醛固酮生成，从而降低高醛固酮血症对机体造成的影响。但长期使用疗效和副作用不确切。

8. 糖皮质激素：主要针对 FHⅠ(GRA)类型，通过抑制垂体 ACTH 分泌以减少醛固酮作用，建议服用长效或中效糖皮质激素。值得注意的是，过量糖皮质激素治疗会导致医源性库欣综合征，建议使用最小剂量糖皮质激素使患者血压或血钾维持在正常范围。

(龚艳春)

十、肾动脉狭窄所致高血压的用药选择

肾血管性高血压经典的病理生理学基础为肾动脉狭窄导致肾脏缺血，导致球旁细胞分泌过多肾素，激活肾素-血管紧张素-醛固酮及交感神经系统，由此产生高血压。研究发现，单侧肾动脉狭窄与双肾动脉狭窄或独肾的肾动脉狭窄，其病理机制还是有些不同。单侧肾动脉狭窄动物模型(两肾一夹)实验显示血压升高是肾素依赖型的；而双肾动脉狭窄动脉模型(一肾一夹)的肾素是下降的，更多表现为盐敏感型(容量依赖型)。所以双侧还是单侧肾动脉狭窄其降压药物的选择应有所不同。

由于肾血管性高血压相关的临床研究较少，没有明确的循证医学证据，故目前指南中仍无肾血管性高血压降压起始及目标值推荐。在 CORAL 研究中，肾血管性高血压的降压目标值为＜140/90 mmHg；如果合并有糖尿病或者慢性肾病，目标值为＜130/80 mmHg。目前临床实践中肾血管性高血压的降压起始值及目标值同普通高血压患者群一样，根据患者的年龄及有无临床合并症确定不同的降压起始值及目标值。

药物降压是肾血管性高血压的治疗基础。对于单侧肾动脉狭窄，2018 中国高血压指南，2017 欧洲外周血管疾病及 2011 美国外周血管诊治指南推荐常用的 5 大类一线降压药物，血管紧张素转化酶抑制剂(ACEI)、血管紧张素受体拮抗剂(ARB)、钙通道阻滞剂(CCB)、利尿剂、β 受体阻滞剂等都可以在肾血管性高血压中使用，优先使用 ACEI/ARB；而对于双肾动脉狭窄，ACEI/ARB 仍是相对禁忌证，建议可以使用 CCB、利尿剂、β 受体阻滞剂等。

20 世纪 80 年代，就有研究发现 ACEI 较其他传统降压药物能更有效降低肾动脉狭窄所致的高血压。包括 2018 年中国高血压指南，2018 年欧洲高血压指南在内的多项指南认为，双肾动脉狭窄是 ACEI/ARB 的禁忌证。但有研究对此结论提出挑战，一项前瞻性观察性研究总共纳入 620 例肾动脉狭窄患者，其中有 78.3% 的双肾动脉狭窄，结果发现双肾动脉狭窄的患者大多服用 ACEI/ARB 耐受良好，且有更低的全因死亡率，故建议可谨慎使用。

与众多指南均推荐 ACEI/ARB 为首选的肾血管性高血压的降压药物相比，钙通道阻滞剂的证据相对较少。最近一项回顾性人群队列研究共纳入 579 例肾血管疾病患者，结果发现，在单肾动脉狭窄人群中，CCB 而非 ACEI 能降低全因死亡及心血管死亡；在双肾动脉狭窄，CCB 与 ACEI 均能降低全因死亡，但不能降低心血管死亡。作者认为，CCB 比 ACEI 更能降低肾血管疾病患者心血管事件，而且对于肾功能更安全。国内阜外医院蒋雄京主任团队研究发现，乐卡地平能改善肾动脉狭窄支架术后患者的肾功能。这些都为 CCB 在肾血管性高血压中的应用提供了证据。而在临床实践中，由于 CCB 对肾功能的中性影响，各指南均推荐在肾血管性应用，可以单用或者联合其他种类的药物。

肾血管性高血压多为难治性高血压，往往需要多种药物联系治疗。在 CORAL 研究中，肾动

介入治疗组与药物治疗组均使用相同的固定处方(坎地沙坦＋氢氯噻嗪＋氨氯地平),结果显示,药物治疗组血压下降了 15.6±25.8 mmHg,肾动脉介入联合药物治疗组血压下降 16.6±21.2 mmHg,证实 A＋D＋C 联合治疗在肾血管性高血压中的有效性。同时也证实,利尿剂可以作为肾血管性高血压的降压药物之一。而在另一项大型 RCT 研究 ASTRAL 中,无论是药物治疗组还是肾动脉介入联合药物治疗组,均有 80％患者使用 ACEI/ARB,70％使用利尿剂,65％使用 CCB还有近 50％患者使用 β受体阻滞剂。同样发现,上述五大类药物均能有效降低肾动脉狭窄导致的高血压。

(许建忠)

第五章
高血压的循证医学研究

第一节　循证医学的定义

　　循证医学,又称实证医学、证据医学,强调努力获取和运用最佳的科学研究证据来指导临床实践,包括规范医疗服务、制定卫生政策、提供经济高效的医疗手段等。证据是循证医学的核心,遵循证据是循证医学的本质,与之相对的是经验医学。

　　很多教训告诉我们,如果医疗仅仅以经验和推论为基础,很可能会造成一些真正有效的疗法因不为公众所了解而长期未被临床采用,而一些无效甚至有害的疗法被长期广泛使用,甚至造成严重的后果。比如经临床观察,短效硝苯地平能有效降低血压,又无对肝、肾、骨髓等脏器的副作用,大多患者可以耐受,因此短效硝苯地平便被认为是安全有效的降压药而广泛应用,甚至被毫无根据地推广用于治疗急性心肌梗死、不稳定心绞痛和心力衰竭。到了 20 世纪 90 年代中期,人们才利用循证医学的方法,从病例对照研究和荟萃分析中发现与利尿剂和 β 受体阻滞剂对比,短效硝苯地平等虽可降低血压,但可能增加心肌梗死和死亡的危险,剂量越大,这种危险越明显。循证医学是一个庞大的理论体系,具有非常丰富的内涵,与临床医生关系最密切的是随机化临床试验以及各种临床诊疗指南。循证医学弥补了长期以来统治临床医学领域的经验医学模式的不足,推翻了经验医学时代太多的推断、直觉与假设,带来了医学实践的巨大变革,在很大程度上影响并改变着我们的行为。

　　有人认为循证医学否定了直觉、经验和假设,正在用证据和指南"绑架"医学实践。其实,恰恰相反,循证医学创始人 Dr.David L. Sackett 将循证医学定义为:"慎重、准确和明智地应用当前所能获得的最佳研究证据,结合临床医生专业技能和多年临床经验,考虑患者的价值和愿望,将三者完美地结合,制定患者的治疗措施"。循证医学的精髓,是将最佳的外部证据、医生自身的经验和患者的意图结合起来进行临床医学决策,三者同等重要。随机对照试验和荟萃分析不等于循证医学,而只是外部证据的体现,循证医学虽打破了经验医学的桎梏,但重视临床医生的经验,临床医生是实践循证医学的主体,对疾病的诊治和任何处理都是通过医生去实施的,因此实践循证医学要求临床医生具有丰富的医学理论知识以及临床经验,并不断更新。此外,医生任何诊治策略的实施,都必须通过患者的接受和合作才会取得相应的效果,因此,考量患者的实际情况,尊重患者的意愿是也实践循证医学的关键。

第二节　高血压领域的循证医学证据

　　随机对照的降压治疗临床试验为高血压的治疗与管理建立了理论基础,正是通过这些临床试验,人们逐渐认识了高血压这个"沉默的杀手",并积累了通过降压来降低心脑血管疾病风险的科学证据,为临床高血压防治提供了科学依据,也推动了各国和地区高血压指南的制定和更新。

本节将总结几十年来高血压领域进行的临床试验带给临床的启示。

一、确立降压的必要性和重要性

人类对于高血压的认识是一个漫长的过程。直至 20 世纪 70 年代,医学界还是普遍认为高血压是一种不该予以干预的代偿机制,是一种有益的保护性反应,以至于雅尔塔会议的三巨头:美国总统罗斯福、苏联领导人斯大林、英国首相丘吉尔都没能得到应有的治疗,而先后死于脑出血,导致这一切的正是"无声的杀手"——高血压,以及当时人们对于高血压的无知。

高血压的危害最初甚至不是医生发现的,《希氏内科学》这样描述:"当医生还在拍着患者肩膀告诉他血压高没有问题的时候,保险公司已经对血压高的、肥胖的、尿里有蛋白的人加钱了"。1914年,美国的保险公司发现,血压值 140/90 mmHg 的人在 20 年后比血压值 120/80 mmHg 的人死亡率高 1 倍,而血压值 160/95 mmHg 的人比血压值 120/80 mmHg 的人死亡率高 2.5 倍,因此对高血压患者人保的标准和赔付都制订了相应的标准。

1948 年,杜鲁门总统签署了美国国家心脏法案,成立了美国国家心脏肺和血液研究所(NHLBI),启动了 Framingham 心脏研究,9 年后,Framingham 研究结果发布,为表达对罗斯福总统的祭奠,发布的第一篇主要研究结果与高血压相关:在定义高血压为血压≥160/95 mmHg 的情况下,发现高血压患者群冠心病发生率升高近 3 倍,几年后,又发现卒中也是高血压的主要结局之一。直到 Framingham 研究结果公布,高血压才被作为疾病对待,但之后的很长一段时间里,尽管流行病学研究证实血压升高和心血管事件及死亡密切相关,降压治疗能否带来心血管获益仍然缺乏临床试验证据。

外科医生首先进行了探索性研究。1953 年,美国医学会杂志发表了一项外科交感神经切除术对高血压患者影响的研究,在 1 266 例行交感神经切除术的患者中,外科切除交感神经不仅降低血压,而且降低了患者的死亡率,尤其是严重高血压患者。这是第一项证实降压治疗获益的临床研究,但因为外科治疗的多种风险、并发症和副作用,该项手术已经不再使用。

20 世纪 50 年代以后,全世界范围内先后开展了许多随机对照的降压治疗临床试验(RCT)。早期,降压治疗试验主要是研究积极降压治疗与安慰剂或不治疗对比是否能够显著降低心脑血管并发症的风险,这些研究一致显示,通过降低血压可以显著降低各种类型的高血压患者发生心脑血管并发症的风险。

最早的降压临床试验(VA1)始于 1963 年,由美国退伍军人管理局(VA)合作研究组开展,共纳入 143 名男性,入选标准为舒张压在 115~129 mmHg 范围内,通过 3 药联合治疗,试验组研究相较于安慰剂组,心血管事件发生率明显降低。随后同一个研究团队将研究样本扩大到 380 名,入选舒张压在 90~114 mmHg 范围内的研究对象(VA2),验证了之前的研究结果,两次临床试验提示了降压治疗的重要性,但是两次 VA 试验都是小样本的研究,许多医疗机构的医生并不完全信服,对于无症状的血压升高者是否需要进行降压治疗还存在争议。为此,研究者又开展了大样本的 HDFP 研究,纳入了 11 000 名研究对象,同时纳入了男性和女性,舒张压标准为大于 90 mmHg。试验组要求研究对象到规定的地点进行降压干预,且有降压目标;对照组保持研究对象原有降压治疗状态(有干预或者无干预),无预设的干预地点和降压目标。随访 5 年之后,试验组 56.7% 的人舒张压降至 90 mmHg 以下,而对照组中只有 33.7% 的人舒张压降至 90 mmHg 以下,试验组相对于对照组,死亡率下降 17%。

在美国开始进行 HDFP 研究的不久,世界范围内还进行了其他一些安慰剂对照的临床试验,包括欧洲工作组试验研究、英国医学研究委员会研究、澳大利亚治疗试验等，前两项试验的研究对象舒张压≥90 mmHg，第三项试验的研究对象舒张压≥95 mmHg，这些开始于 20 世纪 70 年代的研究均以安慰剂作对照，也说明了当时对于这种血压水平的患者是否需要治疗并不确定。但这些试验的结果无一例外，都证实血压控制得越好，心血管事件的发生率越低，降压的重要性被进一步夯实。

降压重要性一旦明确，从伦理上讲，临床试验就不宜再对高血压患者受试者单纯给予安慰剂治疗。20 世纪 90 年代中期进行的 HOT 研究是循证医学的典型范例，从研究设计上就可以看出，当时的研究者观念已经转变，已经认识到对于舒张压升高的患者降压药物治疗可以有效减少心血管事件，因此，该研究对于 18 790 名舒张压 100～115 mmHg 的研究对象全部给予降压治疗，并根据目标血压分为 3 组：≤90 mmHg 组、≤85 mmHg 组和≤80 mmHg 组。治疗后平均舒张压82.6 mmHg 和平均收缩压 138.5 mmHg 时主要心血管事件的危险性很低，但血压降至此水平以下时，未见在高血压患者（包括缺血性心脏病的患者）有主要心血管事件增多，因此在 HOT 试验中合理显著降血压的范围中未见有 J 曲线。目标血压组≤85 mmHg 和≤80 mmHg 组较目标血压≤90 mmHg组分别减少主要心血管事件 25％和 28％。在满意控制血压后患者生活质量改善，在舒张压降至≤80 mmHg 组生活质量改善程度最显著，优于其他两个目标舒张压组。

纳入了几十万高血压患者的 RCT 研究 Meta 分析表明，收缩压每降低 10 mmHg 或舒张压每降低5 mmHg，所有主要心血管事件降低约 20％、全因死亡率降低 10％～15％、卒中降低 35％、冠脉事件降低约 20％、心衰降低约 40％；而且，无论高血压患者基线血压水平、心血管风险水平、是否合并糖尿病和冠心病、年龄、性别和种族，这些降压治疗带来的相对风险降低都是一致的。

二、老年收缩期高血压的降压获益

高血压是老年人（年龄大于 60～65 岁）中的常见问题，过去人们认为血压随年龄增长而升高是生理现象，担心老年人耐受性差，降压干预会带来有害影响，多年来，高龄一直是高血压治疗的障碍。

1933 年，罗斯福就任总统时血压是 140/100 mmHg，在美国卷入第二次世界大战时，60 岁的罗斯福血压上升到 188/105 mmHg，但他的医生认为这一变化"在他这个年龄是正常的"。我国1959、1964、1974 年全国心血管病会议拟定的高血压诊断标准也都是与年龄相联系的，100 mmHg加上年龄，长期以来被认为是一个人正常的收缩压水平。但目前，世界各国的成人高血压的诊断标准已均不再与年龄相关，而且老年人群同样可以从降压治疗中获益，年龄本身不能成为治疗的障碍，已成为人们的共识，这一认知的转变也归功于大量 RCT 研究证据的积累。

老年高血压相关的降压试验研究很多，比如 SHEP、英国医学研究理事会研究（MRC）、老年人认知功能和预后研究（SCOPE）亚组分析、高龄老年高血压患者降压治疗试验（HYVET）、机构养老的超高龄人群中血压和动脉僵硬度的预测价值研究（PARTAGE）、收缩期血压干预试验（SPRINT）、皮层下小卒中二级预防研究（SPS3）、瑞典老年高血压试验（STOP）、日本老年高血压患者 SBP 评估试验（JATOS）、老年患者单纯收缩期高血压治疗的目标血压研究（VALISH）等，均提供了老年患者可以从高血压治疗中获益的明确证据，在老年人（包括年龄大于 80 岁的患者）中，降压治疗不仅可显著降低心脑血管死亡和全因死亡率，而且耐受性良好。

SHEP 试验纳入的是基线平均血压为 170/77 mmHg 的老年患者（平均年龄 72 岁），随机分配至降压治疗组或安慰剂组，治疗组最终的血压为 143/68 mmHg，而安慰剂组为 155/72 mmHg，治疗组 4～5 年时的脑卒中发生率与安慰剂组相比显著降低，心脏事件发生率也有降低的趋势，这些获益在男性和女性以及所有年龄组中均可观察到。MRC 试验纳入年龄为 65～74 岁、伴或不伴舒张期高血压的收缩期高血压患者，平均血压为 185/91 mmHg，平均随访 5.8 年，与安慰剂组相比，利尿剂治疗能显著降低脑卒中、冠脉事件以及所有心血管事件的发生率，分别下降 31％、44％和

35％,但阿替洛尔并不能显著减少这些终点事件。HYVET 是老老年高血压患者降压治疗研究的里程碑,是目前国际上唯一针对老老年(80 岁以上)患者降压治疗的大型临床研究,既往关于老老年高血压患者的临床研究汇总分析显示,降压治疗降低脑卒中危险,但增加总死亡率,HYVET 研究推翻了降压治疗会增加死亡的说法,为 80 岁以上老老年高血压患者进行降压治疗提供了循证证据。该研究治疗组患者最终血压为 144/78 mmHg,显著低于对照组(161/84 mmHg)。结果证实,高龄高血压患者降压治疗可以使主要终点事件卒中发生率降低 30％,总病死率降低 21％,致死性卒中及心力衰竭分别减少 39％、64％,且 HYVET 研究因治疗组患者总死亡率显著降低而提前结束,显示以 150/80 mmHg 为目标血压值,疗效显著,长期治疗安全性好。

在老年患者中,单纯收缩期高血压(ISH)占高血压病例的 60％～80％。Syst-Eur 和 Syst-China 是两项老年单纯收缩期高血压降压治疗临床试验,分别在欧洲及中国人群中进行,患者年龄大于等于 60 岁,坐位收缩压在 160～219 mmHg 之间,舒张压小于 95 mmHg,分为积极降压治疗组和安慰剂对照组:Syst-Eur 试验中,中位数随访 2 年后,强化治疗组脑卒中下降 42％,所有致死及非致死性心血管事件也下降了 31％;Syst-China 试验平均随访 2 年,积极降压治疗组脑卒中、致死及非致死性心血管事件、心血管死亡以及全因死亡发生风险均显著下降。

汇总分析发现老年高血压患者人群中,与非药物治疗比较,降压药物治疗组全因死亡、心血管死亡、脑卒中、心力衰竭发生率均明显下降;老年患者的 SBP 降至<140 mmHg,可减少 29％ 主要心血管事件、33％心血管死亡及 37％ 的心力衰竭;80 岁以上老老年汇总分析显示,收缩压降至<150 mmHg,患者卒中、主要心血管事件及心力衰竭发生率均降低。

老年患者的心血管风险较高,因此,其即使相对短期的轻度血压下降获得的绝对益处也大于年轻患者。但老年高血压患者的确更容易合并多种靶器官损害,如果血压下降速度、幅度掌握不好,很容易造成患者不耐受,甚至导致降压相关副作用的发生。关于老年高血压是否应进行强化降压,临床试验的结果不一致,现有的指南推荐也不统一。

对 HYVET 研究数据分析发现,老年患者虚弱指数与降压风险无关,虚弱和健康老人均能从治疗中获益,但该研究中仅纳入了一般状况良好的患者,并未观察非常虚弱、并存多种疾病及存在认知障碍的患者。SPRINT 试验研究了老年人的目标血压,该试验纳入了 2 600 多例大于等于 75 岁、基线血压为 142/71 mmHg 的门诊老年人,根据经过验证的虚弱指数,其中 349 例被归类为健康状况良好,1 456 例被归类为健康状况较差,815 例被归类为虚弱。在 3.1 年时,强化降压组(目标值<120 mmHg)与常规降压组(目标值<140 mmHg)相比,患者主要心血管终点事件的发生率和全因死亡率均显著更低。在健康老年人和体弱老年人中均可见强化降压的获益,两个治疗组的严重不良事件类似,并且不依赖于体弱。

2017 美国 AHA 高血压指南对于老年高血压的降压目标值(<130/80 mmHg)争议较大,争议焦点在于目前除了 SPRINT 研究以外,没有其他真正可靠的证据来支持这种做法,无收缩压目标值<130 mmHg 的随机对照的临床研究,反而严格控制血压对于老年人无更多获益的证据很多,有代表性的比如日本的 JATOS 研究和 VALISH 研究,这些研究都发现,老年人的血压降到 140 mmHg 或者更低水平并不能带来更多益处。来自 PARTAGE 试验的数据表明,正在应用≥2 种降压药物治疗高血压的≥80 岁的体弱老年人中,收缩压不应该<130 mmHg,在这一人群中对高血压的过度治疗可导致不良的临床转归。

此外,治疗 ISH 老年患者时,关于患者可耐受的最低舒张压,目前没有明确数据可提供相关指导意见。有关舒张压老年患者结局较差的观察结果主要来自人群研究,或者来自临床试验的基线血压,而不是临床试验治疗后的血压水平。比如上文提及的 SHEP 试验,尽管治疗组试验后的舒张压较低(68 mmHg),但治疗组的结局显著更佳,包括冠状动脉性心脏病事件更少。但 SHEP 的一项分析也发现,当舒张压小于等于 60 mmHg 时,治疗组的心血管事件显著增加。荷兰一项观察性研究的报告显示,当舒张压低于 65 mmHg 时,发生脑卒中的风险开始增加;INVEST 试验显示,当舒张压为 61～70 mmHg 时,合并冠状动脉疾病的高血压患者心肌梗死的风险开始增加,而当舒张压小于等于 60 mmHg 时,其风险进一步增加至约 2.5 倍。

临床实际工作中,对于老年高血压患者的治疗,特别是高龄老年高血压患者的治疗,个体化非常重要,降压很重要,但又不能片面追求血压降低,而应全面评价老年患者的并发症、合并症以及耐受性,个体化制定降压方案,并确定合适的目标血压。

三、不同降压药物之间的对比研究

在 140/90 mmHg 成为高血压的诊断标准以后,在全球范围内,开展了若干比较不同降压药物治疗方案的较大样本的随机对照临床试验。

一些大规模 RCT 证实,血压控制水平相同时,大多数降压药物对心血管的保护程度相同。例如:卡托普利预防计划(CAPPP)、老年高血压患者瑞典试验-2(STOP-Hypertension-2)、北欧地尔硫䓬研究(NORDIL)、英国前瞻性糖尿病研究(UKPDS)及国际拜新同抗高血压干预研究(INSIGHT)等发现,应用老降压药(如利尿剂和 β 受体阻滞剂)和较新的降压药(如 ACEI 和 CCB)后的总体结局几乎没有差异;CAMELOT 试验发现应用 CCB 和 ACEI 治疗的结局差异无统计学意义;ARB 作为最后崛起的一类新药,上市后对 ACEI 进行了多次挑战,试图证明优于 ACEI,比如替米沙坦单用或与雷米普利联用全球终点研究(ONTARGET)、科素亚心肌梗死后生存研究(OPTIMAAL)、缬沙坦急性心肌梗死试验(VALIANT)、左室功能障碍治疗策略的随机评估研究(RESOLVD)等,结果均以失败而告终,仅有少数研究证实其疗效不劣于 ACEI。

而在比较不同降压药物的试验中,如果发现结局有差异,往往结局较好的药物组血压控制得也更好。例如盎格鲁-斯堪的纳维亚心脏终点研究(ASCOT)试验发现,与 β 受体阻滞剂(阿替洛尔)相比,CCB(氨氯地平)治疗组心血管疾病发病率和死亡率更低。然而,研究结束时,氨氯地平组患者的平均血压显著低于阿替洛尔组(3/2 mmHg);缬沙坦抗高血压长期应用评价(VALUE)试验纳入15 000多例先前有动脉粥样硬化性心血管疾病或至少有 1 个心血管危险因素的患者,氨氯地平治疗组结局比缬沙坦治疗组更好,但血压下降也更明显,自基线的下降幅度两组相差 2.1/1.6 mmHg,而对于 SBP 和其他危险因素完全匹配的 5 000 对患者,这两个组的心血管事件发生率几乎相同。

2009 年曾有一篇 Meta 分析关注了 7 项对左室收缩功能保留的缺血性心脏病患者只使用血管紧张素抑制剂治疗的试验,在其中 6 项试验中,ACEI 治疗(包括 HOPE、EUROPA、CAMELOT 和 PEACE)显著降低了总体死亡和非致死性心肌梗死,但该 Meta 分析并未区分抑制血管紧张素与达到更低血压之间哪个是获益的根本。2011 年一篇 Meta 分析纳入了 25 项安慰剂对照试验、超过63 000例患者,试验组包含所有主要类别的降压药,包括 ACEI、ARB、β 受体阻滞剂、钙通道阻滞剂、利尿剂或联合治疗,药物治疗显著降低了全因死亡风险和心肌梗死风险,程度与之前的 Meta 分析相近,血管紧张素抑制剂治疗相较于其他降压药治疗并无特定好处,相反,所见获益可能是源自血压降低。

迄今最大的汇总分析,共纳入 147 项临床研究,958 000 例患者,除 β 受体阻滞剂在心肌梗死后以及 CCB 预防卒中有额外的益处,其他类降压药物在同等降压的情况下预防冠心病和卒中的作用相似。

2007 年 ESC/ESH 高血压防治指南中,首次对降压药物降压之外的特殊保护作用做了量化描述:与降压带来的保护作用相比较,降压外的特殊保护作用所起到的作用很小,约 5%～10%。因此,控制血压可减少心血管疾病发生风险,是防治心血管疾病的基础,积极地长期有效地将高血压患者的血压控制在目标水平是目前主要的治疗策略。不同降压药物的作用机制存在很大差异,可能存在单纯降压作用之外的药理作用,但它们降低心血管并发症的主要机制仍然是以血压的下降为主。假设患者没有选择特定药物的指征,年轻和老年高血压患者心血管风险降低的主要决定因素均是血压下降程度,而不是降压药物的选择。

当然,所有类别的抗高血压药物都会具有其优势,也有其禁忌证。但高血压防治指南给出了各类降压药物的适应证,依据的事实是:某些类别的药物已被优先用于特殊疾病状况下的临床试验,或者已显示在特殊类型的器官损害中疗效较好。

表 2-5-1　常用降压药物强适应证的临床试验依据

强适应证	药物推荐					临 床 试 验 依 据
	CCB	ACEI	ARB	利尿剂	β受体阻滞剂	
左室肥厚	+	+	+	±	±	ELVERA,PRESERVE,FOAM,ELSA,CATCH,LIVE
稳定性冠心病	+	+a	+a	−	+	CAPE, CAPARES, TIBET, CAMELOT / NORMALISE,ACTION,JMIC−B,ALLHAT,HOPE, EUROPA,ANBP2,LIFE,CONVINCE,PEACE,TIBBS
心肌梗死后	−b	+	+	+c	+	AIRE, ISIS, GISSI−3, CCS, BHAT, SAVE, SMILE, EPHESUS,TRACE,VALIANT
心力衰竭	−d	+	+	+	+	PRAISE, V−HeFT Ⅲ, CONSENSUS, COPERNICUS, CIBIS, SOLVD, PEP−CHF, Val−HeFT, RALES, CHARM,TRACE,AIRE,EPHESUS,MERIT−HF
预防房颤	−	+	+	−	−	LIFE,VALUE,CAPPP,STOP−2,TRACE,SOLVED
脑血管病	+	+	+	+	±	PROGRESS, MOSES, SCOPE, LIFE, JIKEI HEART,ACCESS,PATS,HOPE
颈动脉内中膜增厚	+	±	±	−	−	VHAS, INSIGHT, PREVENT, ELSA, HOPE−SECURE,PHYLLIS
蛋白尿/微量蛋白尿	−	+	+	−	−	CALM, REIN, MICRO−HOPE, RENAAL, IDNT, AASK,LIFE
肾功能不全	±	+	+	+e	−	AIPRI, ESBARI, RENAAL, IDNT, AASK, IRMA−2,MARVAL,DETAIL
糖尿病	±	+	+	±	−	IDNT, RENAAL, UKPDS, ALLHAT, ADVANCE, J−MIND

注:+,适用;−,证据不足或不适用;±,可能适用;a,冠心病二级预防;b,对伴心肌梗死病史者可用长效 CCB 控制高血压;c,螺内酯;d,氨氯地平和非洛地平可用;e,eGFR<30 ml/(min·1.73 m²)时应选用襻利尿剂;AASK,非洲裔美国人肾病和高血压研究;ACC/AHA,美国心脏病学会/美国心脏协会;ACE,血管紧张素转化酶;ACCESS,评估坎地沙坦对卒中早期疗效的临床研究;ACTION,硝苯地平控释片治疗冠脉疾病转归研究;ADVANCE,降压降糖治疗 2 型糖尿病预防血管事件的研究;AIPRI,ACEI 治疗进行性肾功能不全患者研究;AIRE,雷米普利治疗急性心肌梗死疗效研究;ALLHAT,降压和降脂治疗预防心脏病发作试验;ANBP2,第 2 次澳大利亚国家高血压研究;ARB,血管紧张素受体拮抗剂;ASCOT,盎格鲁-斯堪的那维亚心脏终点试验;BHAT,β受体阻滞剂心脏病发作试验;CALM,ARB 和 ACEI 治疗微量白蛋白尿研究;CAMELOT/NORMALISE 氨氯地平与依那普利限制血栓发生的比较研究/血管内超声评价络活喜逆转明显动脉粥样硬化病变;CAPARES,冠脉成形术氨氯地平再狭窄研究;CAPE,欧洲昼夜节律抗缺血研究;CAPPP,卡托普利预防性研究;CCB,钙拮抗剂;CCS,中国心脏研究;CIBIS,比索洛尔治疗心功能不全研究;CONSENSU,北斯堪地那维亚依那普利生存协作研究;COPERNICUS,卡维地洛累积生存的前瞻性随机试验;CONVINCE,开始应用维拉帕米控制心血管终点事件;DETAIL,替米沙坦和依那普利治疗糖尿病试验;ESBARI,ACEI 治疗重度肾功能不全患者研究;GISSI-3,第三次意大利急性心肌梗死研究;HOPE,心脏预后预防评估研究;IDNT,厄贝沙坦糖尿病肾病试验;IRMA-2,厄贝沙坦微量白蛋白尿研究 2;ISIS,心肌梗死生存率国际研究;JIKEI HEART,缬沙坦用于日本高血压及其他心脏疾病研究;JMIC-B,日本多中心心血管疾病研究-B;J-MIND,日本 2 型糖尿病高血压研究;LIFE,氯沙坦干预减少高血压终点事件研究;MERIT-HF,美托洛尔治疗充血性心力衰竭的随机试验;MOSES 卒中后病死率和残疾率、依普沙坦和尼群地平的二级预防比较;MAPHY,美托洛尔预防高血压患者粥样硬化临床试验;NKF-ADA,美国肾病基金会-美国糖尿病协会;PATS,卒中后降压治疗研究;PEP-CHF,老年心力衰竭患者培哚普利研究;PREVENT,评估氨氯地平对血管性疾病疗效的前瞻性随机试验;PROGRESS,培哚普利预防脑卒中复发研究;RALES,螺内酯评估随机研究;REIN,雷米普利肾病疗效研究;RENAAL,血管紧张素受体拮抗剂氯沙坦减少非胰岛素依赖性糖尿病终点事件研究;SAVE,存活率与心室扩大研究;SMIL,心肌梗死后生存率长期评价;SCOPE,老年人认知和预后研究;SOLVD,左室功能不全研究;TIBET,总缺血负荷欧洲试验;TIBBS,总体缺血负担比索洛尔研究;TRACE,群多普利心脏评价研究;UKPDS,英国前瞻性糖尿病研究;Val-HeFT,缬沙坦心力衰竭试验;VALIANT,缬沙坦治疗急性心肌梗死研究;V-HeFTⅢ,血管扩张剂-心衰试验Ⅲ。

总之,尽管降压药物有很多种,但降压的获益主要来自血压下降本身,不同作用机制的降压药物只在特定人群中,或对特定靶器官损害或并发症具有独特的治疗作用,有更多获益。

四、目标血压的确定

2016 年,《新英格兰医学杂志》上发表了一篇综述,记录了高血压治疗的临床试验发展史,总结了高血压领域里程碑式的临床试验(图 2-5-1)。由图可以看出,伴随着临床研究的进展,指南中启动高血压药物治疗的阈值有逐渐下调的趋势。此篇综述发表之后,尚无新的高血压大型临床试验结果出炉,但受 SPRINT 研究及一些重要的荟萃分析的影响,2017 年美国心脏病学学会(ACC)/心脏协会(AHA)高血压指南下调了高血压的诊断标准,从收缩压/舒张压≥140/90 mmHg 下降到≥130/80 mmHg,与之相应,启动降压药物治疗的阈值也有所下调:对于无心血管病且 10 年心血管病风险<10%的患者,平均血压≥140/90 mmHg 启动药物治疗;已发生心血管疾病的患者或 10 年心血管病风险≥10%的患者,平均血压≥130/80 mmHg 即应启动药物治疗。

伴随启动降压药物治疗阈值的下调,血压控制的目标也相应地更为严格。数十年来,人们一直试图通过对比强化与非强化的血压管理,寻找最佳降压目标;通过探究降压治疗过程中的 J 型曲线现象来确定降压目标的下限。尽管已有众多的循证医学的研究结果,但到底什么样的血压值能给患者带来最大的心血管保护,证据仍不够充分。

目前,国内外多数指南推荐对于一般人群血压应降至 140/90 mmHg 以下,这与大量临床研究已证实血压值≥140/90 mmHg 的高血压患者群发生心血管病的风险显著增加有关,也有足够证据证明血压降至<140/90 mmHg 的获益是显著的。而有部分证据证明血压降至<130/80 mmHg 可能会获益,特别是在高危患者中有助于加强血压控制从而获益。

完成于 20 世纪末的高血压最佳治疗研究(HOT)研究证实,与目标舒张压≤90 mmHg 相比,舒张压≤80 mmHg 的伴糖尿病高血压患者主要心血管事件降低 51%,提示糖尿病合并高血压患者中降低舒张压至≤80 mmHg 具有显著心血管获益。21 世纪有众多临床研究,如 ADVANCE 研究(对糖尿病和血管疾病的干预)、CAMELOT 研究(限制血栓形成时氨氯地平和依那普利的比较)、PROGRESS 研究(培哚普利预防卒中复发)、IDNT 研究(伊贝沙坦治疗 2 型糖尿病肾病)以及 CASE-J 研究(日本坎地沙坦降压生存评价试验)等,均证实糖尿病、冠心病、脑卒中以及肾病的高血压患者采用更低的降压目标会获得更大的益处。ADVANCE 结果显示,与常规降压治疗相比,将伴糖尿病患者血压降低到平均 135/75 mmHg,可降低大血管和微血管联合终点事件 9%;CAMELOT 显示将冠心病患者的收缩压降至<125 mmHg,冠状动脉粥样硬化斑块增长速度最慢;PROGRESS 研究提示,当收缩压从 170 mmHg 至 110 mmHg 时,脑卒中,尤其是出血性脑卒中,再发风险呈现直线下降;IDNT 研究对合并糖尿病肾病患者的事后分析发现,收缩压 120 mmHg、舒张压 85 mmHg 能达到最优的心血管保护效益;CASE-J 研究显示,当血压≥130/80 mmHg 时,高危患者心血管事件风险显著升高,存在 2 型糖尿病、慢性肾病或左室肥厚的高危患者的目标血压应严格控制在 130/80 mmHg 以下。

将收缩压进一步降低到 120 mmHg 以下,可能仍有进一步获益,但各种副作用会明显增加,因此,需要在平衡获益与风险的情况下做出临床判断。近期,一项重量级的 RCT 研究——SPRINT 在超过 9 000 例存在心血管高风险的患者中比较了 2 个不同的收缩压目标值(<140 mmHg 或<120 mmHg),但排除了糖尿病和既往卒中的患者,更强的降压治疗(达到收缩压 121 mmHg 与 136 mmHg)使主要心血管事件降低 25%,全因死亡降低 27%。毫无疑问,这一结果为高危患者强化与非强化降压治疗策略的获益作用提供了强烈的支持。然而,SPRINT 研究使用的诊室血压测量方法(无人值守的自动测量),在任何既往的 RCT 中均未使用过,相对于传统的诊室血压测量,无

人值守的自动诊室血压测量,由于没有白大衣效应使血压值较低。因此,有人提出在 SPRINT 报告的血压值可能分别对应于强化降压组的 130～140 mmHg 和非强化降压组的 140～150 mmHg。另一项较大样本的临床试验,在糖尿病患者中进行了 ACCORD 研究,也探讨了相较于目标收缩压<140 mmHg,强化降压治疗(目标收缩压<120 mmHg)的心血管获益,在强化降压治疗组,次要观测终点脑卒中发生率显著下降 41%,但主要复合终点(心梗、脑卒中以及心血管死亡)风险仅下降 11%,组间差异不显著。SPRINT 研究因强化降压组获益显著而提早结束,但如果其主要终点不包括心力衰竭,风险下降的幅度与 ACCORD 试验相似。

　　一项未纳入 SPRINT 试验结果的汇总分析中,SBP 分为 3 个目标范围:149～140 mmHg、139～130 mmHg和<130 mmHg,发现收缩压降到<140 mmHg,可降低所有主要心血管终点事件(包括死亡率)的相对风险;当收缩压降到<130 mmHg(平均 126 mmHg)时,可见到相似的获益。但在这项汇总分析中,随着目标值的降低,降压对事件的获益增量进行性减弱,而且由同一研究小组进行的另一项汇总分析发现,在目标血压值更低的患者中,因为治疗相关的副作用,永久性停药率显著增高。因此,对所有人都提倡更强的降压目标值必须要考虑由于不良事件导致停药的风险增高的情况,充分权衡利与弊。

　　在探讨目标血压时,J 形曲线现象不容忽视。病理生理学常识告诉我们,一定存在一个血压的阈值,低于这个阈值则患者的生存质量受损。1979 年,Stewart 在对 169 例高血压患者平均 6 年的治疗随访分析中发现,舒张压控制过低将增加心肌梗死的风险,首先观察到 J 形曲线现象。但对于J 型曲线的正确研究至少需要对 3 个预设的血压目标值进行随机比较,这仅在极少数的研究,如HOT 研究中进行了尝试,大量研究是基于对试验后获得的血压与转归之间进行的间接观察分析,一些试验分析得出了 J 型曲线不存在的结论,而另一些则支持存在 J 型曲线,还有一些分析认为,J型曲线可能存在于冠脉事件而非卒中。总之,目前研究 J 型曲线的方法存在局限性,结论也尚不统一,但这依然是一个很重要的问题,血压降到一定水平后必须考虑患者潜在的高风险比过度的血压下降重要。2018 年的欧洲高血压防治指南首次对降压目标范围的下限进行了规定:对于所有高血压患者,推荐的舒张压的靶目标值为 70～80 mmHg,并强调不可将血压降至过低的水平。

　　综上所述,血压降低到 140/90 mmHg 以下普遍获益;降低到 130/80 mmHg 以下仍有进一步获益;将收缩压进一步降低到 120 mmHg 以下,可能仍有进一步获益,但各种副作用会明显增加,因此,需要在平衡获益与风险的情况下做出临床判断。

　　2017 年的美国高血治疗目标由一般患者<140/90 mmHg 以及高危患者<130/80 mmHg,统一改为<130/80 mmHg,而欧洲和我国的 2018 版高血压防治指南并未跟从,正如 2018 欧洲高血压指南指出的,在考虑血压目标时承认这样的事实是很重要的,即在当前治疗高血压的患者中,达到诊室血压<140 mmHg 的人<50%,这是世界上数百万人一个错失预防心脑血管疾病的一个重要机会。因此,现阶段,对于包括我国在内的世界上大多数国家和地区来说,积极提高高血压的控制率可能比制定更严格的降压目标更重要。但可预期不远的将来,待我们高血压的知晓率、治疗率、控制率迎头赶上之后,或者有必要在指南中更新降压目标。

五、优化联合治疗

　　早期的研究证实,高血压患者采用药物治疗可以获益,而随着抗高血压药物增多,如何正确使用这些药物呢?临床上先后出现过阶梯疗法、单药序贯治疗和联合治疗等治疗策略。

　　1977 年,阶梯治疗方案在美国高血压国家联合委员会第一次报告(JNC1)中首次被正式提出来,是指从小剂量的单一药物开始,逐渐增加至可耐受的最大剂量,若血压没有达标,则加用第二、第三或更多种药物,阶梯治疗的原则是开始用有效而副作用较小的单一药物,以适度降低血压;用小剂量逐渐增量的方法；如疗效不佳时，可晋级联合用药；当血压得到控制后，可考虑降级用药。在 JNC1 的阶梯疗法中，第一步推荐的是噻嗪类利尿剂，如血压未达标建议查找治疗失败的原因；第二步可加用 β 受体阻断剂，如普萘洛尔、甲基多巴或利血平；第三步可加用血管扩张剂，如肼苯哒嗪；第四步可加用胍乙啶或使用胍乙啶、可乐定、哌唑嗪替代第二步中的药物。1984 年制定的 JNC3，起始治疗药物除了利尿剂之外，还有 β 受体阻断剂，因为这期间进行的多项 β 受体阻滞剂临床研究促进了这种改变。20 世纪 80 年代初期，ACEI 和 CCB 降压治疗的临床研究陆续发表，显示了良好的降压疗效，并降低主要心血管事件的风险，与此同时老药如直接血管扩张剂的副作用逐渐明显，因而 1988 年 JNC4 首次建议药物治疗宜个体化，1993 年 JNC5 对个体化治疗有了更明确的定义，指出首选降压药物应根据患者的血压水平，合并的靶器官损害以及危险因素，到 2003 年 JNC7 再没有出现"阶梯疗法"这个词。

单药序贯治疗方案采用不同降压机制的药物先后轮换治疗，试图根据具体患者的升压机制寻找一种药物进行针对性治疗。单药序贯治疗一个重要的假设：大多数单一降压药物的有效率大概为 30%～60%，然而不是每种药物都对同样的 30%～60% 的患者有效。假定单药序贯治疗能转变 30% 对第一种药物无反应的患者，那么，单药序贯治疗的总的有效率就大概为 70%～80%。在 JNC4 和 JNC5 中，对于起始治疗血压不达标的患者，可以有三个选择：一是增加药物至推荐的最大剂量；二是换用另一种不同类型的降压药物；三是加上另一种不同类型的药物。这第二种高血压的治疗方法就是所谓的单药序贯治疗。但事实上，单药序贯治疗方案被实践证明疗效甚低，也耗费时间，理论上有严重缺陷，因为在个体高血压患者中常有多种升压机制共同导致血压的增高，单药和单种机制的药物（尽管增加剂量）常不能满足对抗多种升压机制的需要。在 JNC6 之后的指南中再也没有出现单药序贯治疗。

包括 ALLHAT、CONVINCE 等诸多临床研究表明，70% 以上的高血压患者都需要采用联合治疗方可使血压达标。近十余年，临床药物研究重点逐渐从安慰剂或单药对照试验转向研究联合降压方案的疗效及心脑血管获益。一项包括 40 项研究的汇总分析显示，任何两类抗高血压药物两药联用，均可增加血压的降低幅度，并远大于增加一种药物剂量所增加的降压幅度。合理的联合用药可以抵消彼此的副作用，起始治疗两药联合是安全的且耐受性良好，低血压发作风险没有或仅小幅增高，HOPE-3 试验证明，即使对于低中危的 1 级高血压患者用两种降压药启动低剂量联合不仅可获得心血管事件降低，而且少见导致停药的不良事件。

起始联合治疗是指没有进行单药治疗的过程就使用的联合治疗。早在 JNC1 中，起始联合治疗就是重度高血压患者的治疗策略之一；而在 JNCV1 中，起始联合治疗针对的就不仅是重度高血压的患者，但是在该指南中起始联合治疗并没有得到肯定的推荐，只是提示"低剂量的起始联合治疗可能合适"；在 JNC7 中，对血压高于目标值 20/10 mmHg 的患者，明确推荐起始联合治疗。现如今，在目标血压逐渐下调的背景下，单药治疗对于更多的患者将会是不充分的治疗，因此，最新的高血压防治指南指出，对血压≥140/90 mmHg 的患者，也可起始小剂量联合治疗。

虽然在初始联合治疗与单药治疗之间，还没有比较主要心血管结局的 RCT，但观察性证据表明，达到血压控制所花的时间是临床结局的一项重要决定因素，尤其是对高风险患者，达标时间越短，风险越低。低剂量药物联合应用可提高疗效，助力早期达标。VALUE 研究显示，6 个月内降压达标的患者较未达标的患者的主要心血管事件的发生风险显著降低，不同类型的药物联合的降压效果 5 倍于单药加倍剂量。

在比较不同方案的临床试验中，与安慰剂相比，联合用药的临床获益非常显著，但不同联合方案获益之间的差别大多未有显著意义（表 2-5-2）。但也有例外，比如 β 受体阻滞剂与利尿剂的联合，SHEP 及 STOP 研究显示这一联合用药比安慰剂有效得多，ALLHAT 显示这一联合用药与

ACEI＋β受体阻滞剂的方案获益相当,甚至CAPPP、NORDIL研究显示这一联合用药与ACEI＋利尿剂、ACEI＋CCB的方案获益相当,但LIFE、ASCOT研究分别显示ARB＋利尿剂以及ACEI＋CCB的联合用药方案较β受体阻滞剂＋利尿剂获益更大。

表2－5－2　联合用药改善心血管预后的临床试验证据

试　　验	对　照　组	受试者特征	两组间SBP差值（mmHg）	预后（相对风险）
ACEI＋利尿剂				
PROGRESS	安慰剂	既往卒中或TIA	−9	卒中−28%($P<0.001$)
ADVANCE	安慰剂	糖尿病	−5.6	微血管/大血管事件−9%($P=0.04$)
HYVET	安慰剂	高血压;≥80岁	−15	心血管事件−34%($P<0.001$)
CAPPP	BB＋利尿剂	高血压	＋3	CV事件 NS
ARB＋利尿剂				
SCOPE	利尿剂＋安慰剂	高血压;≥70岁	−3.2	非致命卒中−28%($P=0.04$)
LIFE	β−B＋利尿剂	高血压并LVH	−1	卒中−26%
VALUE	CCB＋利尿剂	高风险高血压	＋2.2	CV事件或卒中 NS
ACEI＋CCB				
Syst-Eur	安慰剂	老年ISH	−10	心血管事件−31%($P<0.001$)
Syst-China	安慰剂	老年ISH	−9	心血管事件−37%($P<0.004$)
ACCOMPLISH	ACEI＋利尿剂	高血压并危险因素	−1	CV事件−21%($P<0.001$)
NORDIL	β−B＋利尿剂	高血压	＋3	CV事件 NS
INVEST	β−B＋利尿剂	高血压并CAD	0	CV事件 NS
ASCOT	β−B＋利尿剂	高血压并危险因素	−3	CV事件−16%($P<0.001$)
ARB＋CCB				
COPE	CCB＋利尿剂	高血压	−0.7	CV事件或卒中 NS
COPE	CCB＋β−B	高血压	＋0.8	CV事件或卒中 NS
COLM	ARB＋利尿剂	老年高血压	0	CV事件 NS
CCB＋利尿剂				
FEVER	利尿剂＋安慰剂	高血压	−4	心血管事件−27%($P<0.001$)
ELSA	β−B＋利尿剂	高血压	0	CV事件 NS
CONVINCE	β−B＋利尿剂	高血压并危险因素	0	CV事件 NS
CCB＋β−B				
ALLHAT	β−B＋利尿剂	高血压并危险因素	＋1	CV事件 NS
COPE	CCB＋利尿剂	高血压	−0.1	CV事件 NS
BB＋利尿剂				
SHEP	安慰剂	老年ISH	−13	卒中−36%($P<0.001$)
STOP−H	安慰剂	老年高血压	−23	心血管事件−40%($P=0.003$)
STOP−2	ACEI、常规降压	高血压	0	心血管事件 NS
ACEI＋BB				
ALLHAT	β−B＋利尿剂	高血压并危险因素	＋2	CV事件 NS
2种RAS抑制剂联合/ACEI＋ARB或ACEI＋肾素抑制剂				
ONTARGET	ACEI或ARB	高危患者		更多肾脏事件
ALTITUDE	ACEI或ARB	高危糖尿病		更多肾脏事件

注:ACEI,血管紧张素转化酶抑制剂;β−B,β受体阻滞剂;CAD,冠心病;CCB,钙通道阻滞剂;NS,无统计学意义;SBP,收缩压。

现有证据认为，对于大多数患者，ACEI/ARB 联合利尿剂，ACEI/ARB 联合 CCB 较为合理。从表 2-5-2 可以看出，LIFE、HYVET、PROGRESS、ADVANCE 等研究证实了 ACEI/ARB 联合利尿剂是最有效的联合方案之一。ASCOT-BPLA 研究证明 ACEI 联合 CCB 是一种优选的方案。ACCOMPLISH 研究比较了 ACEI 联合 CCB 与 ACEI 联合利尿剂的差异，两者的血压达标接近，前者的心血管事件进一步下降 20％，再次验证了 ACEI 联合 CCB 的巨大优势。研究也否定了一些联合用药方案，比如 ONTARGET 研究比较了替米沙坦、雷米普利以及两者联合在高危心血管病或高危糖尿病患者中的作用，发现 ACEI 与 ARB 联合对这类患者并无特别优势，且有更多肾脏事件。

研究表明，两药联合治疗会控制约 2/3 患者的血压。对于经两种药物联合治疗血压不达标的患者，可选择的方案是换用另一种两药联合方法，或增加治疗到 3 药联合治疗，通常根据高血压发病的病理生理机制，3 药联合推荐一种 RAS 抑制剂、一种 CCB 和一种利尿剂，研究表明 3 药联合应能控制 80％以上患者的血压。但没有随机对照研究比较任何 3 种降压药物联合应用降低心血管终点事件的效果。ADVANCE 研究的事后分析显示，ACEI 和利尿剂联合 CCB 为降低 2 型糖尿病患者的死亡率提供进一步的保护作用。

综上所述，如今的高血压治疗主张起始联合用药，使血压早期达标；优化联合治疗，长期稳定控制血压。仅对于数量有限的、基线血压较低接近其推荐目标值的患者，用单药可能达到目标值，或者对于体弱的老人或高龄老年，较温和地降低血压是可取的。联合治疗时，应高度重视患者的依从性，因降压药物的片数与对药物的依从性差有直接关系，单片复方制剂可提高治疗依从性，通过单片药物就能控制大多数患者的高血压，提高血压控制率，是联合治疗的新趋势。

（李　华　王继光）

第三篇

糖尿病

第一章
认 识 糖 尿 病

第一节 糖尿病的基本概念

一、什么是糖尿病

糖尿病是一组以血葡萄糖水平增高为特征的代谢性疾病群,它的完整定义可以概括为三个"等于"。

(一) 糖尿病"等于"高血糖 --

顾名思义,糖尿病是用高血糖来诊断的。空腹血糖$\geqslant 7.0\,mmol/L$,餐后$2\,h$血糖$\geqslant 11.1\,mmol/L$,糖化血红蛋白($HbA1C\geqslant 6.5\%$)。

(二) 糖尿病"等于"胰岛素分泌缺乏、肠促胰素糖调节功能不足和胰岛素抵抗 --------------

1型糖尿病高血糖的原因是自身免疫相关的胰岛素分泌缺乏;2型糖尿病高血糖的原因以后两种为主、前者为辅;3型(特殊类型)糖尿病各有原发疾病如胰腺疾病,有些内分泌疾患是升高血糖的原因。

(三) 糖尿病是心血管疾病的"等危症" --

得了糖尿病之后,60%的患者死亡原因是心脑血管疾病,这个"等危症"提醒医患双方都要重视糖尿病的心脑血管疾病预防,一切以终身降低患者的心血管疾病风险为宗旨,而不仅仅是控制血糖。医患双方都要尽力做好心血管健康7要素:① 不吸烟;② 理想的体重指数;③ 达标的增肌运动;④ 健康饮食;⑤ 理想的总胆固醇水平;⑥ 理想的血压;⑦ 理想的空腹血糖和糖化血红蛋白水平。

糖尿病的危害之大,已被称为"甜蜜的杀手"。我国糖尿病患者群体已达1.14亿,总数居世界之首。然而患者的知晓率约(36%)、治疗率约(33%)、达标率约(31%)均不理想,而糖尿病和高血压常常如影随形,更加重了对健康的损害。

二、发现与认识糖尿病的历程

(一) 古代埃及和中国关于糖尿病的描述 --

最早见于约公元前1500年古埃及莎纸上,就有关于"多尿"的描述。公元前中国殷墟甲骨文中所记录的16种病症中,也呈现了关于"尿病"的相关记叙。公元前500年至公元前400年的

《黄帝内经·奇病论》中对于"消渴"更是进行了较为细致的描述,指出"此肥美之所发也,此人必数食甘美多肥也,肥者令人内热,甘者令人中满,故其气上溢,转为消渴",首次将肥胖与烦渴、多尿联系起来。公元 7 世纪,唐代孙思邈在其所著《千金方》中指出"其所慎者三:一饮酒,二房事,三咸食及面。能慎此者,虽不服药而自可无他;不如此者,纵有金丹亦不可救,深思慎之!"首次将饮食疗法列为治疗消渴病的重要手段;而在大约 1 000 年后,欧洲的 John Rollo 才提出针对糖尿病的饮食治疗方法,包括多食肉,少食碳水化合物等。公元前 5 世纪,印度医生描述到糖尿病患者的尿液"有黏稠感,且对蚂蚁有很强的吸引力",因而发现患者的尿液具有甜味。17 世纪,Thomas Sydenham 首次描述糖尿病不仅仅是尿中糖类物质增多,而更是一种全身性疾病,他假设是由于血液中的"乳糜"未能被完全消化,其残余部分即被释放到血液中,从而引发了糖尿病的发生。18 世纪,"Diabetes Mellitus"(拉丁文中即尿液中有蜂蜜的味道)被作为糖尿病的专有名词而得到广泛的使用。

(二)当代对糖尿病的认识

近一个世纪以来,随着生物化学、免疫学、病理生理学等多项学科的迅速发展,对于糖尿病的认识也逐步深入。目前认为,糖尿病是一组由于胰岛素分泌缺陷及(或)其生物学作用障碍(胰岛素抵抗)引起的以高血糖为特征的代谢性疾病;慢性高血糖导致各种脏器损伤,最后导致眼、肾、神经及心血管的长期损害、功能不全以及衰竭。

三、糖与糖尿病的基本概念

糖,即碳水化合物,是人体主要的能源和碳源,其化学本质为多羟醛或多羟酮类及其衍生物或多聚物,根据水解产物情况可分为单糖、寡糖、多糖及结合糖。糖原,包括肝糖原、肌糖原,是机体内糖的贮存形式之一,是机体内可被迅速动用的重要热量贮备。葡萄糖,是自然界分布最广泛且最为重要的一种单糖,是糖在血液中的运输形式,在机体糖代谢中占据主要地位。

血糖即血中葡萄糖的浓度。体内的各组织细胞尤其是重要组织器官包括脑、骨骼、神经等活动所需的热量大部分均来源于葡萄糖,血糖必须保持在一个相对平稳的区间之内才能维持体内各器官和组织的需要。正常情况下,人体中葡萄糖的浓度在多种机制的共同作用下维持着相对稳定状态,空腹血糖处于 3.9 mmol/L 至 6.1 mmol/L 之间。目前认为,血糖的来源主要包括食物的消化和吸收、非糖物质如乳酸、氨基酸等转化为糖(糖异生)以及体内糖原的分解。食物中的淀粉经唾液及胰液中的淀粉酶分解为单糖,主要是葡萄糖,被小肠黏膜细胞吸收并经门静脉进入血循环,供机体各组织器官利用。

糖异生,是指非糖化合物转变为葡萄糖或糖原的过程,主要发生在肝细胞及肾细胞的胞浆及线粒体中,是机体在空腹及饥饿状态下维持血糖水平稳定的重要机制。通常血糖的去路包括氧化供能和转化为肝糖原、肌糖原等形式贮存,或转变为脂类、氨基酸等其他物质。机体内包括胰岛 B 细胞及 α 细胞、肝脏、脂肪、肌肉、下丘脑、线粒体、胃肠道、肾脏乃至骨骼等多种组织器官都参与了糖代谢稳态的调控。当血糖较高时,肝脏通过抑制糖异生、促进糖原合成及增加葡萄糖消耗来降低血糖;反之,当血糖偏低时,肝脏的糖原合成被抑制,同时糖异生及糖原分解明显增加以升高血糖,维持血糖稳态。此时,当一种或多种参与调控机制发生异常时,则会出现血糖过高或过低的失衡状态。

四、胰腺与糖尿病的研究历程

(一)提出胰岛假设

19 世纪 60 年代,德国医生首次发现在胰脏中存在着不同于胰腺外分泌细胞和导管组织的细胞集落。以后有人提出,胰腺中存在的此类细胞集落可能为胰腺内分泌组织,其所分泌的物质可能具有降低血糖的作用。1889 年 Mering 等对狗进行全胰腺切除术并发现手术狗出现多饮、多尿、多食、消瘦等症状,证实手术狗的血糖及尿糖明显升高,并首次提出了胰脏中含有某种降糖物质的概念。此后,发现胰腺中可能存在胰岛细胞产生具有降低血糖能力的激素,并将之命名为"胰岛素"(insulin),即拉丁语中"insula"和"island"的组合。20 世纪初期,随着对糖尿病和胰岛素认识的逐步深入,多学科的学者都试图寻找"胰岛素"这一有神奇降糖作用的物质。

（二）班廷发现胰岛素

1920 年 10 月,在大学做兼职教员的加拿大外科医师班廷(Frederick Banting)在阅读一篇发表在外科及妇产科杂志上的文章时发现,其中提到"由胰腺结石看朗氏小岛与糖尿病的关系",一个崭新的思路跃然而生:既往胰腺提取物降糖效果的不稳定性,很大程度上与胰腺内分泌物质被其外分泌物中的胰酶所破坏有关;而如果结扎狗的胰管,促使狗的胰腺腺泡萎缩,使得胰腺外分泌大幅减少甚至消失,从而只留下具有内分泌能力的胰岛,可以大大提高其提取物中内分泌物质的纯度和降糖能力。1921 年 7 月,在历经了反复多次的艰辛实验之后,班廷和 Best 将冻存的萎缩胰腺的盐水提取液注入切除胰腺的糖尿病狗体内,观察到稳定的血糖降低。同时,生化学者也加入到了班廷的研究团队之中,帮助小组实现了胰腺提取液的进一步提纯。1922 年,多伦多一名 14 岁的患有严重糖尿病的男孩首次接受了胰腺提取液的治疗,患者的血糖迅速降至正常,尿糖完全消失,成为历史上第一例采用胰岛素成功治疗糖尿病的典范,也为广大糖尿病患者开启了治疗这个曾被认为是不治之症疾病的大门。

（陈 月）

第二节 糖尿病前期的筛查与干预

一、糖尿病前期的定义

葡萄糖代谢异常除了糖尿病以外,还包括单纯空腹血糖受损(IFG)、单纯糖耐量受损(IGT)及IFG 合并 IGT,以上统称为"糖调节受损(IGR)"。IGR 在临床医学上统一定义为"糖尿病前期",其血糖范围为 6.1 mmol/L≤空腹血糖<7.0 mmol/L,和(或)7.8 mmol/L≤口服糖耐量试验 2 h 血糖<11.1 mmol/L。糖尿病前期是患者从正常血糖状态步入 2 型糖尿病的必由之路,是可逆阶段。

二、糖尿病前期的转归

糖尿病前期在很多时候无明显症状,但一旦发展成为 2 型糖尿病,将会严重影响患者的生活质量。近年来,人们工作繁忙、精神压力大,未能有效控制饮食、坚持运动,且国人对糖尿病前期认识不够,如体检时空腹血糖≥6.1 mmol/L,未达到糖尿病诊断标准,即使体检报告单上写着"建议内分泌科就诊"也不去医院复查等,依从性和主动性较差,从而导致糖尿病前期干预效果不佳,糖尿病发病率逐年上升。因此,针对糖尿病前期采取强力有效的干预措施、扭转糖尿病前期状态,具有十分重要的作用。

三、糖尿病前期的干预目标

糖尿病前期患者应通过饮食控制和运动以降低糖尿病的发生风险,并定期随访及给予社会心理支持,以确保患者的生活方式改变能够长期坚持下来;定期检查血糖;同时密切关注其他心血管疾病危险因素(如吸烟、高血压、血脂异常等),并给予适当的干预措施。具体目标为:① 使超重或肥胖者 BMI 达到或接近 24 kg/m²,或体重至少下降 7%;② 每日饮食总热量至少减少 400~500 kcal(1 kcal≈4.184 kJ);③ 饱和脂肪酸摄入占总脂肪酸摄入的 30% 以下;④ 中等强度体力活动至少保持在 150 min/周。

四、糖尿病前期的干预措施

当前针对糖尿病前期人群的主要干预手段有非药物干预手段,主要包括饮食干预、运动干预、健康教育等。药物干预手段,包括常用降糖药物及中药。

(一)患者教育

有研究者将美国糖尿病学会提出的"7 项糖尿病自我照护行为"融入患者教育中,不同形式的健康教育也在如火如荼地开展,并且始终强调个体化健康教育的重要性。由于糖尿病前期人群更加庞大,针对该部分患者的教育,在提倡个体化指导的同时,更应该在资源有限的情况下关注群体的指导,使患者明确糖尿病前期的危害性及逆转的重要性,选择更加有效的干预方式,无疑对糖尿病前期人群的干预更有意义。

(二)生活方式干预

1. 中国大庆研究:生活方式干预组推荐患者增加蔬菜摄入量、减少酒精和单糖的摄入量,鼓励超重或肥胖患者(BMI>25 kg/m²)减轻体重,增加日常活动量,每天进行至少 20 min 的中等强度活动;生活方式干预 6 年,可使以后 14 年的 2 型糖尿病累计发生风险下降 43%。

2. 芬兰糖尿病预防研究(DPS):生活方式干预组推荐个体化饮食和运动指导,每天至少进行 30 min 有氧运动和阻力锻炼,目标是体重减少 5%,脂肪摄入量<总热量的 30%;该研究平均随访 7 年,可使 2 型糖尿病发生风险下降 43%。

3. 美国预防糖尿病计划(DPP)研究:生活方式干预组推荐患者摄入脂肪热量<25% 的低脂饮食,如果体重减轻未达到标准,则进行热量限制;生活方式干预组中 50% 的患者体重减轻了 7%,74% 的患者可以坚持每周至少 150 min 中等强度的运动;生活方式干预 3 年可使糖尿病前期进展为 2 型糖尿病的风险下降 58%。随访累计达 10 年后,生活方式干预组体重虽然有所回升,但其预防 2 型糖尿病的益处仍然存在。

4. 其他研究:在其他国家的糖尿病前期患者中开展的生活方式干预研究,也同样证实了生活方式干预预防 2 型糖尿病发生的有效性。适度体力活动(150 min/周),如快走,已对糖尿病前期患者显示出有益的效果,可以改善儿童和年轻人的胰岛素敏感性,还可以减少腹部脂肪。还应鼓励糖尿病前期患者避免长时间的久坐,可以适度降低餐后血糖水平。

5. 行为减肥疗法:包括减少热量的膳食计划和体育锻炼,对那些超重或肥胖的 2 型糖尿病高危人群至关重要。根据以往的干预性研究,可能有助于糖尿病前期患者的饮食模式包括地中海饮食和低热量、低脂肪饮食。关于低碳水化合物饮食是否有益于糖尿病前期患者,还需要进一步的研究。此外,有证据表明,食物的整体质量(以健康饮食替代指数衡量)也很重要,食物的重点是全谷物、豆类、坚果、水果和蔬菜,以及最低限度的精制和加工食品。

6. 特定的饮食成分:会影响糖尿病的发生风险,如坚果、浆果、酸奶、咖啡和茶的摄入量越高,糖尿病风险越低;相反,红肉和含糖饮料的摄入量增加与 2 型糖尿病患病风险增加相关。与糖尿病患者一样,个体化的医学营养疗法可以有效降低糖尿病前期患者的糖化血红蛋白水平。

（三）辅助性药物干预

在糖尿病前期人群中进行药物干预的临床试验显示，降糖药物如二甲双胍、α-糖苷酶抑制剂、噻唑烷二酮类药物（TZDs）、胰高血糖素样肽1（GLP-1）受体激动剂以及减肥药奥利司他等药物治疗，可以降低糖尿病前期人群发生糖尿病的风险。

1. 二甲双胍：二甲双胍作为糖尿病预防药物治疗的长期安全性具有最强的循证基础。二甲双胍可考虑用于那些 BMI≥35 kg/m² 和（或）年龄＜60 岁或（和）曾有妊娠糖尿病（GDM）的妇女。在 DPP 和 DPP OS 研究中，二甲双胍虽然总体上不如生活方式改善有效，但随着时间的推移，组间差异有所下降，并且在 10 年内二甲双胍可能节省成本。对于 BMI≥35 kg/m² 的受试者来说，它和改变生活方式一样有效，但对于 60 岁以上的受试者来说，它并没有明显优势。在 DPP 研究中，对于有 GDM 病史的妇女，二甲双胍和强化生活方式改变可使糖尿病风险降低 50%，且在 10 年的随访期内，两种干预措施均保持高效。

2. 阿卡波糖：阿卡波糖心血管评价（ACE）研究发现，在生活方式干预的基础上，阿卡波糖治疗能显著降低合并冠心病的 IGT 患者新发糖尿病风险。ACE 研究表明，阿卡波糖可阻止 IGT 向糖尿病的转化。鉴于中国目前迅速增长的糖尿病前期人群，ACE 研究提出阿卡波糖的使用可进一步遏制糖尿病的暴发性增长。ACE 研究也支持了此前国外另一项阿卡波糖基于 IGT 人群的研究（STOP-NIDDM 研究），阿卡波糖可以预防 IGT 人群进展为糖尿病这一结果，并将这一结果扩展至冠心病患者。

3. 药物干预的地位评价：目前尚无充分的证据表明，药物干预具有长期疗效和卫生经济学益处，故国内外相关指南尚未广泛推荐药物干预作为预防糖尿病的主要手段。对于糖尿病前期个体，只有在强化生活方式干预 6 个月效果不佳，且合并有其他危险因素者，方可考虑药物干预，但必须充分评估效益风险比和效益费用比，并且做好充分的医患沟通和随访。需要指出的是，目前已经完成的药物预防糖尿病的临床研究并未采用生活方式干预失败的患者作为研究对象，因此对生活方式干预无效的糖尿病前期患者是否对药物干预敏感尚无临床证据。

此外，部分糖尿病前期患者同时具备其他心血管疾病危险因素，包括高血压、血脂异常和吸烟等。尽管糖尿病前期患者的治疗目标与普通人群相同，但有必要对这些危险因素提高警惕，并对其进行适当干预。

（四）糖尿病前期：代谢手术治疗

适应证：BMI≥32.5 kg/m²，年龄在 18～60 岁，有或无合并症的糖尿病前期可行代谢手术，能完全阻止糖尿病前期向糖尿病的转化。

（毕宇芳　宁　光）

第三节　糖尿病的三级预防

糖尿病的有效防治必须重视三级预防工作：一级预防的目标是在人群中筛查糖尿病前期，预防糖尿病的发生；二级预防的目标是预防已诊断的糖尿病不得并发症；三级预防的目标是使已有糖尿病并发症的患者病情稳定，改善患者的生活质量，延长预期寿命。

一、1型糖尿病的三级预防

（一）一级预防

1型糖尿病是由遗传和环境感染等多种危险因素导致的自身免疫性疾病,表现为渐进性胰岛炎症破坏。临床上常不易早期发现,当胰岛B细胞破坏90％以上时才被发现。目前预防1型糖尿病尚未有明显有效的措施控制各种危险因素,只能对易感人群及时测定胰岛自身抗体(谷氨酸脱羧酶)力争早期发现,如单卵双胎儿童;对儿童还应尽量避免早期接触牛乳蛋白;妊娠第三期补充n-3(ω-3)脂肪酸及维生素D_3;减少婴儿早期摄入谷物蛋白等,可能有助于减少1型糖尿病的发生。

（二）二级预防

阻滞自身免疫反应进展,防止发生并发症。口服胰岛素和皮下注射小剂量胰岛素并不能延缓与预防1型糖尿病。高剂量烟碱也未能奏效,尚需要发现新的方案以有效阻滞免疫反应,预防1型糖尿病发病。

（三）三级预防

加强血糖控制,保护残存的B细胞功能。患者应该在严密监护下使用胰岛素强化治疗方案,确保血糖控制目标在尽可能安全的情况下接近正常,可降低致残率和死亡率。

二、2型糖尿病的三级预防

（一）一级预防（详见本章第二节）

1. 加强糖尿病前期的筛查与干预,使血糖逆转为正常,预防其转化为糖尿病。

2. 关注肥胖的中青年2型糖尿病高危人群筛查,从肥胖的中青年2型糖尿病高危人群中鉴别糖尿病前期并积极干预。

3. 关注肥胖的儿童和青少年高危人群筛查,在肥胖的儿童和青少年高危人群中筛查出糖尿病前期与代谢综合征。重点对象:① 年龄<18岁;② 超重(BMI>相应年龄、性别的第85百分位)或肥胖(BMI>相应年龄、性别的第95百分位);③ 一级或二级亲属中有2型糖尿病家族史;④ 存在胰岛素抵抗相关的临床情况之一(包括黑棘皮病、高血压、血脂异常、多囊卵巢综合征);⑤ 母亲怀孕时有糖尿病病史或被诊断为妊娠糖尿病。

（二）二级预防

已确诊2型糖尿病要及早防止心脑血管并发症的发生发展。

1. 血糖管理:尽可能使用二甲双胍、钠-葡萄糖协同转运蛋白2抑制剂(SGLT-2抑制剂)和胰高血糖素样肽1(GLP-1)受体激动剂,对并发症预防作用大。在血糖管理中要尽量避免低血糖和体重增加。

2. 强化体重控制:对超重或肥胖的2型糖尿病患者,如能使体重下降15 kg以上,86％的患者可以完全逆转为正常血糖。

3. 强化调脂治疗及降压达标。

4. 选择合适的抗血小板治疗。

（三）三级预防 --

合理治疗糖尿病的心脑血管并发症，延缓病程，延长健康寿命，提高患者的生活质量。

1. 制定合适的血糖控制目标：如有动脉粥样硬化性心血管疾病（ASCVD），首选 SGLT－2 抑制剂和 GLP－1 受体激动剂；如有慢性肾脏疾病，首选 SGLT－2 抑制剂。

2. 强化体重管理。

3. 血压、血脂控制和抗血小板治疗。

4. 并发症的专科合理治疗。

（张　征）

第二章
诊 断 糖 尿 病

第一节　糖尿病的诊断标准

约有一半以上的糖尿病患者并没有明显的症状，因此单纯依赖症状来诊断糖尿病是极不可靠的。尿糖的测定，在很大程度上也受到了肾糖阈等多种因素的影响而容易出现假阳性和假阴性，因此也不能作为诊断之用。到目前为止，血糖测定仍是诊断糖尿病最可靠的关键指标。目前推荐4种糖尿病诊断测试，包括空腹血浆葡萄糖、75 g 口服葡萄糖耐量试验（OGTT）后 2 h 血浆葡萄糖、糖化血红蛋白（HbA1c）以及存在糖尿病体征和症状时的随机血糖。

（一）糖尿病诊断标准的变更

1985 年世界卫生组织（WHO）基于大规模流行病学研究中血糖与血管并发症发生风险的关系，将空腹血糖（FPG）≥7.8 mmol/L 或 2hPG≥11.1 mmol/L 作为诊断糖尿病的切割点。其后，多个国家和地区的流行病学研究显示，采用 2hPG≥11.1 mmol/L 作为诊断糖尿病的切割点具有较高的特异性和敏感性，而 FPG≥7.8 mmol/L 反映高血糖及其危险性的敏感性则较低。不同国家的研究发现，与 2hPG≥11.1 mmol/L 相关性最好的 FPG 分别为 6.8 mmol/L、7.0 mmol/L 和 7.2 mmol/L。我国的研究显示，FPG≥6.7 mmol/L 与 2hPG≥11.1 mmol/L 相关性最好。

（二）新的糖尿病诊断标准

1999 年 WHO 制定的标准是凡有典型糖尿病症状（烦渴多饮、多尿、多食、不明原因的体重下降），随机静脉血浆葡萄糖≥11.1 mmol/L 或加上空腹（禁食 8 小时）血糖≥7.0 mmol/L 或葡萄糖负荷后 2 h 血糖≥11.1 mmol/L。对无典型糖尿病症状者需改日复查确认。

该标准将诊断糖尿病的 FPG 切割点由原来的 7.8 mmol/L（140 mg/dl）降至 7.0 mmol/L（126 mg/dl）；并增加了"空腹血糖受损"（IFG）即 FPG≥6.1 mmol/L（110 mg/dl）但<7.0 mmol/L（126 mg/dl），"糖耐量异常"（IGT）即 2hPG>7.8 mmol/L（140 mg/dl）但<11.1 mmol/L（200 mg/dl）。IFG 和 IGT 分别反映了基础状态和糖负荷状态的糖代谢异常，二者与糖尿病的发生风险及致动脉粥样硬化的风险均具有较强相关性。1998 年美国糖尿病学会（ADA）将二者统称为葡萄糖调节受损（IGR）。ADA 的新标准不仅提高了糖尿病诊断敏感性，同时特异性高，经济、方便且重复性好，1999 年被 WHO 正式认定为糖尿病诊断标准并在国际上广泛通用至今。

（三）糖化血红蛋白用于糖尿病的诊断标准

2011 年，WHO 建议在条件具备的国家和地区可采用糖化血红蛋白（HbA1c）作为糖尿病的诊断指标，诊断切点为 HbA1c≥6.5％。因我国的 HbA1c 检测标准化程度尚不完善，虽然我国从

2010 年开始开展全国范围的"中国糖化血红蛋白教育计划",随后国家食品药品监督管理局(SFDA)发布了糖化血红蛋白分析仪的行业标准、《糖化血红蛋白实验室检测指南》,全国范围 HbA1c 检测标准化已经取得重大进展。因此,2020 年版中国 2 型糖尿病防治指南将 HbA1c≥6.5% 作为我国糖尿病的诊断指标。

（四）妊娠糖尿病独特类型的诊断标准 --

作为糖尿病中的一种,妊娠糖尿病(GDM)是指妊娠期间发生或首次发现的不同程度糖代谢异常,但与非妊娠的糖尿病诊断标准比,血糖未达标已可以诊断为妊娠糖尿病。占孕期糖尿病的80%～90%。根据 2008 年高血糖与不良妊娠结局研究,以围生期不良结局增加 75% 的界值作为切点,国际妊娠合并糖尿病共识小组制定了新的 GDM 诊断切点,并于全球普遍应用。2020 年版中国 2 型糖尿病防治指南中亦采用该标准,即孕期任何时间行 75 g 葡萄糖 OGTT:① 空腹血糖≥5.1 mmol/L;② 1 h 血糖≥10.0 mmol/L;③ OGTT 2 h 血糖≥8.5 mmol/L。上述血糖之一超过上述标准即诊断 GDM。

需要注意的是,在急性感染、创伤或其他应激情况下可出现暂时性血糖增高,若患者没有明确的糖尿病病史,则不能以应激状况下的血糖值来诊断糖尿病,须在应激消除后复查再确定糖代谢状态。

（陈　月）

第二节　糖尿病的诊断分型

（一）糖尿病分型的变更 --

近半个世纪以来,关于糖尿病分型的争论始终持续。1965 年 WHO 将糖尿病分为原发性和继发性两大类别,其中绝大多数为原发性,指发病原因不明的糖尿病;临床中还有学者根据患者糖尿病病情的严重程度分为轻、中、重三型;也有根据血糖的波动情况分为稳定型和不稳定型(脆性)糖尿病;20 世纪 70 年代又有根据糖尿病患者葡萄糖刺激后胰岛素分泌的变化分为胰岛素缺乏、增多或正常及延迟释放型。这些分型可以相互转化,后者更进一步反映了患者的胰岛功能状态,对于临床降糖治疗方案的制定有一定的指导意义,但无论哪种分型均未能反映糖尿病的病因及发病机制。

20 世纪 80 年代,WHO 糖尿病专家委员会将原发性糖尿病分为Ⅰ型(胰岛素依赖型 IDDM)和Ⅱ型(非胰岛素依赖型 NIDDM),区分了以胰岛素绝对缺乏且必须依赖外源性胰岛素降糖为主要特征的糖尿病及以胰岛素抵抗为主要特征可采用多种降糖手段的糖尿病。然而,该分型方法仍未能清晰反映Ⅰ型和Ⅱ型糖尿病的异质性。此外,20 世纪 60 年代在南亚和非洲贫困地区发现的"热带糖尿病",可能属于继发性糖尿病,但又兼具了Ⅰ型和Ⅱ型糖尿病的特点,一方面需要大量胰岛素治疗,另一方面又不易发生酮症酸中毒。为此,1985 年 WHO 糖尿病专家委员会将之列为Ⅲ型,属"营养不良相关性糖尿病"(MRDM)。

此后,关于糖尿病的研究尤其是分子生物学研究有了突破性的进展,1997 年美国 ADA 正式公布了新的诊断标准和分型建议,将糖尿病分为 4 种类型,1 型(即Ⅰ型)、2 型(即Ⅱ型)、特殊类型及妊娠糖尿病。随后,世界各国对于这一分型予以确认。

（二）糖尿病病因学分型 ---

1 型糖尿病（T1DM）：是由于免疫系统发育不良或免疫应激引发的糖尿病。① 免疫介导性；② 特发性。③ 极少数患者为暴发性。

2 型糖尿病（T2DM）：最常见。

3 型糖尿病（特殊病因类型）：① 胰岛 B 细胞功能遗传性缺陷；② 胰岛素作用遗传性缺陷；③ 胰腺外分泌疾病：胰腺炎、创伤/胰腺切除术后、胰腺肿瘤、胰腺囊性纤维化、血色病、纤维钙化性胰腺病等；④ 内分泌疾病：肢端肥大症、库欣综合征、胰高糖素瘤、嗜铬细胞瘤、甲状腺功能亢进症、生长抑素瘤、醛固酮瘤等；⑤ 药物或化学品所致的糖尿病：烟酸、糖皮质激素、甲状腺激素、二氮嗪、β 肾上腺素能激动剂、噻嗪类利尿剂等；⑥ 感染：病毒感染等；⑦ 不常见的免疫介导性糖尿病：胰岛素自身免疫综合征、胰岛素受体抗体等；⑧ 其他与糖尿病相关的遗传综合征：Down 综合征、Turner 综合征、Wolfram 综合征、Friedreich 共济失调、Huntington 舞蹈病、Laurence-Moon-Beidel 综合征、强直性肌营养不良、卟啉病、Prader-Willi 综合征等。

4 型糖尿病：即妊娠期糖尿病。

此外，该病因学分型将"营养不良相关性糖尿病"归类为特殊类型糖尿病中的胰腺外分泌病。既往 2 型糖尿病中青年人中的成人发病型糖尿病（MODY）及胰岛素分子病等单基因突变糖尿病归属于病因明确的特殊类型糖尿病。

总之，新的分型仍存在明显的局限性。1 型和 2 型糖尿病是否为截然不同的两类糖尿病？二者之间是否存在中间过渡类型？是否存在二者重叠的双重糖尿病？糖尿病个体表型的差异是本质的区别还是仅仅为连续变量的改变？

（三）WHO 2019 糖尿病最新分型 ---

2019 年 WHO 发布了更新的糖尿病分类，将临床诊治放在了优先地位，以更好地指导医务人员在诊断糖尿病时选择适当的治疗方法。

1 型糖尿病：胰岛 B 细胞破坏（多为免疫介导）及胰岛素绝对缺乏，多发于儿童及成年早期。极少数为暴发性。

2 型糖尿病：最常见类型。不同程度胰岛 B 细胞功能缺陷及胰岛素抵抗，与超重与肥胖相关。

1.5 型混合型糖尿病：类似于成人中缓慢进展的 1 型糖尿病，常合并免疫介导糖尿病、代谢综合征的相关特征，有单一的 GAD 抗体阳性，保留相当的胰岛 B 细胞功能。

酮症倾向 2 型糖尿病：表现为酮症和胰岛素缺乏，但后期可不需要外源性胰岛素，可见酮症的反复发生，非免疫介导。可以归类为 2 型糖尿病。

3 型糖尿病（其他特殊类型）单基因糖尿病：如① B 细胞功能的单基因缺陷，由特定基因突变引起，可表现为多种临床症状并需要不同治疗方案；可发生于新生儿期或成年早期；② 胰岛素作用中的单基因缺陷由特定基因突变引起，有严重胰岛素抵抗而无肥胖；当胰岛 B 细胞无法代偿胰岛素抵抗时，则发生糖尿病等与遗传相关的疾病。

未分类糖尿病：当没有明确的诊断类别，特别是初诊糖尿病时暂时使用该类别。

4 型糖尿病：妊娠期间首次发现高血糖。

妊娠期合并糖尿病：妊娠期间首次诊断的 1 型或 2 型糖尿病，相当于 2020 中国 2 型糖尿病指南中的妊娠期显性糖尿病。

妊娠糖尿病（GDM）：妊娠期间发生或首次发现的不同程度糖代谢异常，但血糖未达到显性糖尿病的水平。

新的分型方法除保留原有的 4 种糖尿病类型外,另外增加了"混合型糖尿病"和"未分类糖尿病"两种类型。为某类的糖尿病患者提供一个暂时的类别,并建议在后续临床工作中应继续对糖尿病进行分类尝试,以支持适当的管理决策。

（陈　月）

第三节　糖尿病的分型路径

一、注意排查 3 型(特殊类型)糖尿病

当临床检查确定为糖尿病,除常见的 1 型糖尿病和 2 型糖尿病外,首先应注意排查 3 型(特殊类型)糖尿病。

(一)其他疾病和药物引起的糖尿病

警惕胰腺疾病、内分泌疾病和药物所致的糖尿病:遇有年龄＞55 岁新诊断糖尿病,伴有腹部不适、体重下降迅速,须查 CA199、CEA 和胰腺 CT,以免漏诊胰腺癌相关糖尿病;对于向心性肥胖、紫纹伴高血压的糖尿病,要排除皮质醇增多症;难治性糖尿病伴舌炎、双下肢湿疹是胰高糖素瘤的"三联征";有多发性神经炎、肝脾肿大、糖尿病(其他内分泌病)、尿蛋白阳性(M 蛋白)、皮肤色素沉着等五大特征,要考虑 POEMS 综合征。此外,要详细询问并记录患者的用药病史。

(二)筛查最常见的单基因突变糖尿病

青年人中成年发病型糖尿病(MODY)的特征表现为:发病早,无酮症倾向,常染色体显性遗传(有三代或三代以上糖尿病家族史)存在胰岛 B 细胞功能缺陷,但有一定的胰岛素分泌能力,易误诊为 1 型或 2 型糖尿病。

二、1 型和 2 型糖尿病的鉴别诊断

表 3-2-1　1 型和 2 型糖尿病的主要特征

鉴　别　要　点	1 型糖尿病	2 型糖尿病
年龄　＜30 岁 　　　＞50 岁	常见 少见	少见 常见
诊断时体重	正常偏瘦	多数超重、肥胖
临床症状	"三多一少"明显	症状不明显
起病缓急	起病急骤	缓慢起病
尿酮体	明显增加	很少出现
2 型糖尿病家族史	很少	较多
空腹和餐后 2 h C 肽	常常＜0.1 ng/ml	基本正常
谷氨酸脱羧酶抗体	多阳性	较少阳性
口服降糖药疗效	基本无效	早、中期有效
胰岛素治疗	必须	非必须

三、2 型糖尿病亚型分类

根据空腹 C 肽水平测定值,可以对 2 型糖尿病进一步细分亚型,用于指导临床医生正确选择治

疗方案。健康成人空腹 C 肽水平的正常值为 1.1～4.0 ng/ml。

表 3-2-2　2 型糖尿病的亚型分类

空腹 C 肽（ng/ml）	亚型分类	占比	临床特征
＜1.0	胰岛素减少型	15％～20％	体型正常，病程较长，血糖波动大，血糖对碳水化合物进食量敏感
1.1～4.0	GLP-1 减少型	60％	食欲较强，超重或肥胖，年龄＞50 岁，伴血脂异常
≥4.1	胰岛素抵抗型	20％～25％	肥胖伴脂肪肝、高血压，发病年龄以中青年多见，可有肌肉萎缩

（陈　月　邹大进）

第四节　糖尿病的病因诊断

不少糖尿病患者想不通，为什么自己会得糖尿病？因此，糖尿病诊断分型之后还需要追根溯源，探寻糖尿病的病因，有助于源头治理，尽快逆转糖尿病，回归正常糖代谢。

一、为什么会得 1 型糖尿病（T1DM）

（一）遗传因素

遗传在 1 型糖尿病的发病中有一定作用。对 1 型糖尿病同卵双胎长期追踪的结果表明，发生 1 型糖尿病的患病率可达 50％；然而从父母到子女的垂直传递率却很低，如双亲中 1 人患 1 型糖尿病，其子女患病的风险仅为 2％～5％。

（二）病毒感染

一些 1 型糖尿病患者常常在感冒、腹泻等病毒感染后发病。据研究报告，目前报告的某些病毒如柯萨奇、风疹和腮腺病毒与胰岛 B 细胞有抗原结构的相似性，免疫系统在攻击病毒的同时，也攻击自身的胰岛 B 细胞。

（三）自身免疫

自身免疫性 B 细胞凋亡是引起 1 型糖尿病的关键机制。少数是非自身免疫、B 细胞不明原因凋亡。凋亡的 B 细胞表面存在自身免疫反应抗原；可活化树突状细胞引发组织特异性细胞毒 T 细胞产生；诱导自身抗体的生成。当胰岛 B 细胞作为自身抗原，选择性 B 细胞凋亡 80％～90％时，就会出现临床 1 型糖尿病。

（四）病理病变

1 型糖尿病胰腺病理变化是以自身免疫反应性胰岛素导致胰岛素和 B 细胞缺乏为特征。

二、为什么会得 2 型糖尿病（T2DM）

（一）与多基因遗传有一定关系

2 型糖尿病是一种与多基因遗传有一定关系的复杂疾病，遗传的是容易发生肥胖、胰岛素抵抗、GLP-1分泌减少和胰岛素分泌不足的基因。遗传度约30%。

（二）大多与不良的生活方式有关

2型糖尿病是一种主要由不良生活方式导致的疾病，占2型糖尿病病因的60%以上。① 肥胖：肥胖是2型糖尿病最重要的危险因素，肥胖持续时间越长，得糖尿病的风险越大；肥胖越严重，患病率越高。中度肥胖糖尿病患病率增加5倍，重度肥胖更增加21倍。肥胖使胰岛素降血糖效应减低了50%，是胰岛素抵抗的主要诱因；② 熬夜：睡眠剥夺导致生物钟异常，容易发生代谢紊乱；③ 压力：长期处于应激压力之下，使下丘脑-垂体-肾上腺轴发生异常，经常以进食来缓解压力，由此促发得病；④ 暴食：长期高热量饮食，经常吃夜宵、吃高热量的零食，使胰岛B细胞不堪重负进而罢工；⑤ 暴饮：大量饮酒、酒精需要胰岛素处理和代谢，它会代替一部分葡萄糖分解供能，延长葡萄糖清除时间，长此以往诱发糖尿病。长期大量饮用含糖饮料，每瓶含糖饮料大约含15块方糖，如此高浓度的糖喝下去，不仅容易肥胖，更加速了胰岛功能的衰竭；⑥ 不动：肌肉的糖代谢处理能力是脂肪的20倍。30岁之后肌肉量以每年1.5%的速度衰减，唯有增肌锻炼才能抑制肌肉量的减少。体力活动不足，静坐的生活方式是糖尿病的重要诱因。

（三）增龄因素

2型糖尿病是一种随年龄增加而发病率增加的疾病。胰岛B细胞功能随增龄而进行性下降。中国已经进入老龄化社会，老年人预防糖尿病的工作要进一步加强。

（四）病理生理变化

① 胰岛素抵抗：是指机体对一定浓度胰岛素的生物效应下降，即胰岛素介导的葡萄糖摄取和代谢能力减弱。胰岛素抵抗多由于肝脏、肌肉组织沉积了大量的脂肪所致，脂肪组织释放大量的游离脂肪酸和脂肪细胞炎症因子，抑制胰岛素的信号传导通路。经常伴发血脂异常和脂肪肝；② 胰岛素分泌不足和胰高糖素分泌增多：胰岛细胞沉积大量脂肪，影响餐时胰岛素分泌，产生脂毒性，促进B细胞凋亡加速，数量减少。胰岛α细胞数量增加、比例增加，胰高糖素餐时分泌量增多。在高血糖作用下胰岛B细胞处于去分化状态，不能正常分泌胰岛素。胰岛沉积了大量的胰淀粉样多肽，占据了大量的B细胞生存空间，长病程之后B细胞功能衰竭；③ GLP-1分泌轴功能异常：肠道L细胞在高热量饮食和增龄影响下，数量减少、功能下降，加之破坏GLP-1的二肽基肽酶DPP-4活性升高，血中活性GLP-1水平下降，不能正常发挥增强餐时胰岛素分泌、抑制餐时胰高糖素的双相作用。进一步研究发现，GLP-1受体信号也不敏感，致使GLP-1生物效应下降；④ 肾脏重吸收葡萄糖增加：当尿糖排出增多时，机体为了减少葡萄糖排出，肾小管更多表达钠-葡萄糖协同转运蛋白2（SGLT-2），重吸收葡萄糖入血，并伴随钠盐的重吸收，加重了高血糖、水钠潴留和心肾负担。

三、为什么会得3型（特殊类型）糖尿病

3型糖尿病都有明确的基因突变、感染免疫、疾病继发、药物诱发和遗传疾病等，治疗上以处理原发病为主，兼顾血糖管理。

四、什么会得4型（妊娠）糖尿病

（一）危险因素

① 孕前肥胖：常伴有明显的胰岛素抵抗；② 有糖尿病的家族史；③ 高龄（≥35岁）孕妇；④ 曾

分娩过巨大儿或有不明原因的死胎或流产史。

（二）妊娠因素

妊娠中晚期，孕妇体内拮抗胰岛素的物质增加，如胎盘生乳素、雌激素、孕酮、皮质醇和胎盘胰岛素酶等。胰岛素敏感性随孕期进程而进行性下降。

（三）胰岛代偿

为了保证孕期正常糖代谢，胰岛素分泌量需代偿性增加，一旦胰岛代偿分泌不足就会使血糖升高，从而出现妊娠期糖尿病。

（陈　月　邹大进）

第三章
监 测 糖 尿 病

糖尿病患者的病情各不相同,病情变化也会影响治疗策略的选择,做好病情监测,为战胜糖尿病创造必要的条件。及时病情监测包括做好糖代谢监测、胰岛功能监测、心血管疾病危险因素监测、并发症和合并症的监测等。

第一节 糖 代 谢 监 测

一、静脉血浆血糖测定

（一）静脉血浆血糖测定三种形式

包括空腹血糖(FPG)、餐后血糖(PPG)和随机血糖。

1. 空腹血糖：禁食过夜 8 h 采集血,标本采集时注意以下几点：① 如查 FPG,空腹至少 8 h；② 抽血前一天不吃油腻或高蛋白食物,不大量饮酒；③ 血标本尽快送检,放置过久血糖值会降低；④ 应排除应激状态致一过性的高血糖,必要时复查血糖。

2. 餐后血糖：从吃第一口餐起,2 h 后采集血标本测得的血糖为餐后 2 h 血糖。也可口服 75 g 葡萄糖负荷后 2 h 测得血糖值,是诊断糖尿病、进行人群筛查的重要标准之一。

3. 随机血糖：指一天中任何时间采集的血标本测得的血糖值。

（二）糖耐量试验

全称"葡萄糖耐量试验",是诊断糖尿病的一种实验室检查方法。主要有静脉和口服两种,临床上通常用口服法(简称 OGTT),静脉法(简称 IVGTT)只用于评价葡萄糖利用的临床研究手段,或胃切除后吸收不良综合征等特殊患者。

1. OGTT

(1) OGTT 试验的步骤：被试者清晨空腹静脉采血测血糖后,一次口服 75 g 无水葡萄糖,溶于 300 ml 温开水,5 min 内服完。之后的 1/2 h、1 h、2 h(必要时可在 3 h)各取血测血糖一次,多点血糖做出糖耐量曲线。正常人服糖后 1/2 h～1 h 达到高峰,然后逐渐降低,一般在 2 h 左右恢复正常值；糖尿病患者空腹血糖高于正常值,服糖后血糖浓度急剧升高,2 h 后仍可高于正常。

(2) OGTT 试验前的准备：① 试验前 3 天,每天进的碳水化合物不能少于 200～300 g,否则可使糖耐量减低而出现假阳性。对有营养不良者,上述饮食应延长 1～2 周后才能做试验；② 试验前应禁食 10～16 h,可以喝水,但试验前一天起及试验时禁止喝咖啡、喝茶、饮酒和吸烟；③ 试验前避免剧烈体力活动和精神刺激,取血前至少应静坐半小时；④ 如遇急性心肌梗死、脑血管意外、外科手术等应激状态,或有感冒、肺炎等急性病时禁做,因为可使糖耐量减低;⑤ 试验前应至少停用水杨酸钠、烟酸、口服避孕药、口服降糖药等,3~4 d,因为这些药物可使糖耐量降低;⑥ 应停用可能影响血糖的药物,如利尿剂、糖类皮质激素(可的松类药物)以及口服避孕药等;⑦ 试验前一天必须进晚餐,但入睡后就应禁食。

(3) OGTT 适应证:① 临床疑有糖尿病,空腹血糖化验结果不能确定者;② 已确诊糖尿病,出于科研目的,需要签署知情书对患者血糖分泌峰值、胰岛素分泌功能、C 肽等做全面了解,否则一律用馒头餐替代;③ 确定其他原因引起的糖尿鉴别,如肾性糖尿、滋养性糖尿等。

(4) OGTT 诊断标准:① 正常人空腹血糖<6.1 mmol/L,OGTT 2 h 血糖<7.8 mmol/L;② 确诊糖尿病:空腹血糖≥7.0 mmol/L 或 OGTT 2 h 血糖≥11.1 mmol/L;③ 糖耐量减低:空腹血糖<7.0 mmol/L,OGTT 2 h 血糖介于 7.8~11 mmol/L 之间;④ 空腹血糖受损:空腹血糖 6.1~6.9 mmol/L,OGTT 2 h 血糖≤7.8 mmol/L。

(5) OGTT 禁忌证:① 已确诊为糖尿病,特别是空腹血糖较高(超过 10 mmol/L)患者口服糖水会使患者血糖进一步升高,不适合做糖耐量试验。空腹血糖较高的患者,受试者存在高糖毒性抑制作用,此时的数据不能真实反映而且可能损害受试者的胰岛功能;② 严重的肝病患者,如急性肝炎、严重肝硬化等,肝细胞不能迅速摄取葡萄糖并在胰岛素的参与下转化为糖原贮存,所以服糖后血糖往往超过诊断标准,但不可据此误诊为糖尿病;③ 已行胃切除或胃大部切除手术者,口服葡萄糖后会快速进入小肠而被迅速吸收,血糖在短时间内会急剧升高。但这是由于患者本身的病理生理条件导致的葡萄糖吸收异常,对诊断糖尿病并无价值。已经明确诊断的糖尿病禁止进行 OGTT,改为馒头餐试验。

2. OGTT 和馒头餐试验 B 细胞功能测定,在做 OGTT 和馒头餐试验同步取血后做:① 胰岛素释放试验测定空腹及餐后各个时段的血浆胰岛素水平;② C 肽测定:C 肽与胰岛素系从胰岛素原分裂而成的等分子肽类物,不受肝脏酶的灭能,仅受肾脏作用而排泄,且其半衰期为 10~11 min,故血中浓度可更好地反映胰岛 β 细胞贮备功能。

二、动态血糖监测

动态血糖监测系统一般由葡萄糖感应器、线缆、血糖记录器、信息提取器和分析软件共 5 个部分组成。最新上市的动态监测仪仅由带有发射功能的葡萄糖感应器与分析软件这两部分构成。置于皮下的葡萄糖感应器中含有的葡萄糖氧化酶,与皮下组织间液的葡萄糖发生化学反应,所产生的电信号,由葡萄糖感应器发射到分析软件,再转换成血糖值。该技术具有实时血糖监测和历史回顾的双重特点(3 h、6 h、12 h 和 24 h 血糖曲线图),可预设高低血糖报警,并可显示血糖快速变化的趋势。适用于所有非住院的 1 型糖尿病患者及血糖控制不佳的 2 型糖尿病患者,特别适用于:① 反复低血糖或无法解释的严重低血糖、隐形低血糖及夜间低血糖患者;② 有隐匿性高血糖的患者;③ 血糖波动大的患者;④ 2 型初发患者;⑤ 糖尿病合并妊娠及妊娠糖尿病患者;⑥ 需要评价或改变糖尿病治疗方案、进行精细化调整血糖的患者。

三、实时瞬感血糖监测

实时瞬感血糖监测仪传感器的电极部分进入人体的皮下组织后,通过半透膜过滤,使得组织液内葡萄糖与电极片上的葡萄糖氧化酶经过一系列反应,最终通过组织液内电化学反应得出血液中的血糖值。较传统的动态血糖监测而言,瞬感血糖监测系统的优势如下:① 无须多次指尖血糖校准,且佩戴期间可以洗澡、游泳,减少了患者痛苦,增加了便利性;② 可按需随时扫描血糖数据,了解血糖波动趋势,及时干预避免血糖波动;③ 实时瞬感血糖监测可进行长达 14 天的血糖监测,并且最长可实现 90 天的血糖值贮存。

四、毛细血管血糖测定

一般使用毛细血管血糖仪进行患者自测血糖,可反映实时的血糖水平,只用于监测病情,不可用于诊断。所测血糖值与静脉血浆血糖结果有差异,但误差应不超过 15%。测量步骤有 6 步:开机待测、调节编码、皮肤消毒、采血止血、测值显示、关机结束。

五、糖化血红蛋白测定

(一)糖化血红蛋白(HbA1c)概念

进入人体血液中的葡萄糖在代谢中与红细胞内的血红蛋白 A(HbA)中的 2 条氨基酸通过缩合形成的不可逆产物为糖化血红蛋白(HbA1c)。因 HbA1c 与血糖浓度呈正相关,而人体内红细胞的平均寿命为 90~120 天,所以 HbA1c 能反映既往 2~3 个月的平均血糖水平。一般糖化血红蛋白与 3 个月相应的平均血浆血糖水平比值:HbA1c 5.5% 相当于平均血糖 5.6 mmol/L;6.0% 相当于 7.0 mmol/L;6.5% 相当于 7.8 mmol/L;上述 HbA1c 从 5.5%~6.5% 均表示近 3 个月血糖控制"良好"。

当 HbA1c 7%~7.5% 相当于平均血糖 8.6~9.4 mmol/L,8%~8.5% 相当于 10.2~10.9 mmol/L,则表示血糖近 3 个月控制程度"升高"。当 HbA1c 9%~15% 相当于平均血糖 11.8~21.3 mmol/L,则表示血糖在近 3 个月"严重升高"。

(二)HbA1c 检测方法

临床实验室常用的 HbA1c 检测方法分为两大类。

1. 基于糖基化血红蛋白所带电荷不同:有包括阳离子交换层析法、电泳法和高效液相色谱法。

2. 基于糖基化血红蛋白基团结构不同:有包括层析法和免疫法。目前所用的检测方法均会受到一定因素的影响。如溶血性贫血、活动性出血、尿毒症透析状态时,一些影响红细胞寿命的疾病可影响其结果的可靠性。

3. 测定 HbA1c 的优势和缺陷:HbA1c 不受饮食和活动的影响,且具有比较高稳定性、采血方便、耗时短等优点。此外,在急性感染、创伤或者其他应激情况下可出现暂时性血糖升高,若没有明确的糖尿病病史,就不能依据当时的空腹以及 OGTT 2 h 血糖结果就此诊断为糖尿病。因此监测 HbA1c 更有助于提高诊断的精确性。其次,HbA1c 检测还受性别、种族、水杨酸等药物的影响,尚需提高临床诊断准确率。

(三)测定 HbA1c 的临床价值

1. HbA1c 很好地反映过去 2~3 个月血糖控制情况,对于糖尿病患者能评估其并发症的发生。

2. 采用 HbA1c 可诊断糖尿病:2010 年后美国糖尿病协会(ADA)和世界卫生组织(WHO)将 HbA1c≥6.5% 作为糖尿病诊断的切点,并建议在条件具备的国家和地区采用 HbA1c 诊断糖尿病。但测定方法必须经过国家相关部门的认证审批。根据中国 2 型糖尿病防治指南(2020 版),HbA1c≥6.5% 已纳入糖尿病诊断标准。

3. HbA1c 长期血糖控制参考标准:美国糖尿病协会(ADA)2020 版指出:① 一般成年 1 型、2 型糖尿病患者,合理的 HbA1c 控制目标为 <7%;② 若病程较短、预期寿命较长、无低血糖发生、无并发症、未合并心血管疾病的患者,控制目标:HbA1c<6.5% 或者尽可能接近正常;③ 对有严重低血糖史、预期寿命较短、有显著的微血管或者大血管并发症、或有严重并发症、糖尿病病程很长,经

较大剂量的多种降糖药物包括胰岛素治疗,血糖很难达标的患者,则相对宽松的 HbA1c 目标,即 HbA1c<8.0%;④ 健康状况较差,如慢性疾病终末期<8.5%;⑤ 妊娠期糖尿病患者<5.5%,孕前糖尿病的女性<6.0%(即孕前已确诊糖尿病),备孕中非胰岛素治疗的女性患者<6.5%;备孕中使用胰岛素治疗的女性患者<7%。

六、糖化血清蛋白

糖化血清蛋白是血清中以白蛋白(也称清蛋白)为主的蛋白质与葡萄糖和糖类反应,形成酮胺化合物,其结构类似果糖胺。果糖胺与糖化血清蛋白之间有良好的相关性,故常测定果糖胺来反映糖化血清蛋白水平。用液态酶法测定,其参考值常为 11%~17%。由于血浆中白蛋白占 70% 左右,其半衰期为 17~19 天,糖化血清蛋白可较稳定地反映近 2~3 周内血糖的平均水平。

糖化血清蛋白反映 2~3 周内的血糖变化比反映近 2~3 月内血糖水平变化的糖化血红蛋白更敏感,是评价糖尿病患者短期糖代谢控制的良好指标。更适用于糖尿病酮症酸中毒等急性代谢紊乱、胰岛素强化治疗以及糖尿病合并妊娠等;可辅助鉴别急性应激如外伤、感染等所导致的应激性高血糖;还可用于糖尿病患者治疗方案调整后的疗效评价及糖尿病筛查等。

(陆洁莉　刘连勇)

第二节　胰岛功能监测

一、胰岛素测定在疾病不同阶段的临床意义

(一)基本概念

胰岛 B 细胞是独一无二有分泌胰岛素功能的细胞。胰岛素的生物合成包括:由胰岛素基因 mRNA 转录、前胰岛素原多肽翻译、前胰岛素原处理等合成。胰岛素原经激素原转换酶,由 C 肽将多肽连接分别形成等比例的胰岛素和 C 肽。从胰岛 B 细胞释放入循环内,其中胰岛素占 99%。

胰岛素分泌检测,一般采用周围静脉血清或血浆标本进行胰岛素测定,但胰岛 B 细胞分泌的胰岛素有 50%~60% 为肝脏所摄取而未进入周围循环。血浆胰岛素的检测方法主要包括:放射免疫法和酶联吸附法等。据估计,人体胰岛素每天 1/2 总量胰岛素是基础胰岛素,1/2 总量胰岛素是进餐后分泌的餐时胰岛素。

(二)胰岛素测定的临床价值

1. 正常人:正常空腹血浆胰岛素浓度为 5~20 μU/ml,口服 75 g 葡萄糖后 30~60 min 达到最高峰,约 8~10 倍于基值,3 h 逐渐恢复至原来水平。

2. 肥胖非糖尿病患者:血糖反应正常,空腹血浆胰岛素水平常高于正常对照者,口服 75 g 葡萄糖后胰岛素水平明显升高,约 45 min 后达最高峰,胰岛素浓度为 250 μU/ml,3 h 后未恢复正常。

3. 肥胖 2 型糖尿病患者:多存在胰岛素抵抗,空腹血浆胰岛素高于正常,服糖后 2 h 才达高峰,较正常者明显增高,出现胰岛素高峰比正常血糖者延迟,但胰岛素分泌量较相应肥胖而非糖尿病者为低。

4. 2 型糖尿病患者:糖负荷后胰岛素释放缓慢,胰岛素分泌呈现不同程度的升高,但是与血糖

的升高不成比例,表明患者的外周组织对胰岛素不敏感并存在相对性胰岛素缺乏,葡萄糖利用障碍。

5. 1型糖尿病:存在明显胰岛素缺乏,其B细胞对葡萄糖及非葡萄糖刺激因子无反应。1型糖尿病在葡萄糖负荷后血糖明显上升,但胰岛素分泌很少或不对血糖刺激发生反应,胰岛素水平仍基本处于空腹时的状态,提示胰岛素分泌不足,幼年型和消瘦者胰岛素分泌更少。

二、C肽的基本概念及临床价值

(一)C肽的基本概念

C肽是胰岛B细胞的分泌产物,由于在胰岛素原转换为胰岛素时,C肽与胰岛素等分子产生,故测定C肽水平能了解机体胰腺的分泌能力。

人的胰岛素原包含了一个完整的胰岛素分子和一个连接肽。1分子的胰岛素原在B细胞的分泌颗粒中受特殊的蛋白酶裂解,形成1分子的胰岛素和1分子的C肽,然后由B细胞将胰岛素和C肽以等分子数分泌入血。C肽有重要作用,形成和维持胰岛素分子的稳定性和完整性。目前,测定血C肽浓度一般采用放射免疫法或酶联免疫吸附法。

(二)C肽的临床价值

1. 评价内源性胰岛素分泌能力:测定C肽值可用于评价内源性胰岛素分泌能力较胰岛素测定更准确。用于评估糖尿病患者残存的B细胞功能。区分1型和2型糖尿病:C肽水平缺乏提示1型糖尿病,1型糖尿病患者血和尿中C肽含量很低,甚至测不出,因此,基础C肽值<0.2 pmol/L,刺激后90 min<0.51 pmol/L作为标准,可用于鉴别1型糖尿病。

2. 正常人和2型糖尿病的空腹C肽水平可能重叠:测定糖刺激后的C肽水平水平可有助于鉴别。正常人空腹C肽水平为0.3~1.3 pmol/L(1.1~4.0 ng/ml),胰高糖素刺激后可增加0.16 pmol/L。一般服糖后1 h可增加4~5倍,约3 h逐渐恢复至正常。

3. C肽测定不受胰岛素的干扰:血浆C肽水平完全可以反映内源性胰岛素的水平。胰岛素可被肝和肾组织中的胰岛素酶灭活,其半衰期仅为5~8 min,而肝脏对C肽几乎无摄取,外源性胰岛素中不含C肽,故C肽测定的特异性高,能反应用胰岛素治疗患者B细胞合成和分泌胰岛素的能力。同时,70%的C肽可由肾脏摄取,24 h尿中C肽的排出量为36±5 μg,因此也可测定尿C肽排出量来反映肾功能正常者的胰岛B细胞功能。测定了C肽,无须同时测定胰岛素的水平。

4. 评价2型糖尿病患者是否需要胰岛素治疗:如果C肽水平较低,葡萄糖刺激后反应差,则表明立即或最终需要胰岛素治疗。C肽测定用于各种低血糖病因的鉴别及监测胰腺移植物的内分泌功能。

(刘连勇)

第三节　心血管疾病危险因素和并发症监测

糖尿病患者有不同的危险因素,病情各不相同,会发生各种并发症与合并症,病情变化也会影响治疗策略的选择。对同存的心血管疾病危险因素进行监测,可以做到知己知彼,对糖尿病特有的并发症及心血管并发症做到早发现及早治疗,以提高患者的生活质量(表3-3-1)。

表 3 - 3 - 1　糖尿病心血管疾病危险因素及并发症监测

检 查 项 目	频 率	针对并发症	针对合并疾病
体重/身高	1次/月		超重/肥胖
腰围	1次/月		超重/肥胖
血压	1次/月		高血压
糖化血红蛋白	在治疗初：1次/3个月 达标稳定后：1次/6个月		
尿常规	1次/6个月	糖尿病肾病	
总胆固醇、高密度脂蛋白、低密度 脂蛋白、甘油三酯	1次/年		高脂血症
尿白蛋白/尿肌酐	1次/年	糖尿病肾病	
血肌酐/尿素氮	1次/年	糖尿病肾病	
肝功能	1次/年		肝功能异常
心电图/动脉超声	1次/年	心脏/大血管并发症	
视力及眼底	1次/年	糖尿病视网膜病变	
足背动脉搏动	4次/年	糖尿病足	
神经病变相关检查	1次/年	周围神经病变	

（邹大进）

第四章
治疗糖尿病

国外一项涉及 27 万人的糖尿病患者对照研究表明,HbA1c 升高(大于 6.5％)是预测脑卒中和急性心肌梗死最重要的危险因素,其危险程度远远超过高血压和胆固醇升高。

低血糖和体重增加是管理血糖需要警惕的两个重要方面,否则会抵消控制血糖达标的所有获益。一个 10 项临床汇总研究,随访平均 2.6 年,使用不致低血糖的降糖药物使 HbA1c 每降低 1％,主要心血管事件风险下降 30％,风险下降与糖化血红蛋白下降完全一致。

由于高血糖者有不良代谢"记忆效应",不会恢复到完全正常人状态。因此,及早纠正代谢异常,血糖早正常达标,这种不良代谢"记忆效应"就越轻,预后越好。近来,"血糖可以放松管理"的谬论盛行。通过对使用无低血糖风险的降糖药研究发现,HbA1c 越接近 6％,全因死亡率越低。但如果使用有低血糖风险的降糖药治疗,HbA1c 的最佳目标是 7.5％,无论 HbA1c 高于或低于 7.5％,全因死亡率都增加。因此,放宽绝大多数患者血糖控制目标,弊大于利。尽量使用无低血糖风险的降糖药,若服用磺脲类、格列奈类和胰岛素等易发生低血糖的药,尤其对老年人,糖化血红蛋白的目标应该宽松管理。

因此,理想的降糖药物必须符合既杜绝低血糖和体重增加又使血糖波动小、平稳达标,同时副作用少。如果糖化血红蛋白大于个体化目标的 1.5％,应该直接起始联合降糖治疗。

第一节　不易发生低血糖的降糖药

临床上不易发生低血糖的降糖药物,包括二甲双胍、SGLT－2 抑制剂(如达格列净)、DPP－4抑制剂(如西格列汀等)、α-糖苷酶抑制剂(如阿卡波糖等)、GLP－1 受体激动剂(如利拉鲁肽)、噻唑烷二酮类(如比格列酮等)等,故上述各种组合的联合用药,控制目标应从严一些。

一、二甲双胍

(一)历史及作用机制

1957 年,法国通过临床试验证实,从山羊豆的牧草中发现的主要成分——二甲双胍的降血糖功效,首先上市,对此后世界范围内糖尿病的防治有深远的影响。二甲双胍应用于临床60 余年来,是目前全球应用最广泛的口服降糖药之一,成为全球防控糖尿病的核心首选用药物。1998 年,英国著名医学杂志《柳叶刀》(*Lancet*)上发表了英国糖尿病前瞻性研究 UKPDS研究结果,通过大量的临床试验充分肯定了二甲双胍的降血糖作用,同时有可能降低糖尿病患者心肌梗死发生风险,为此后世界范围内糖尿病的防治规范和指南的制定带来了深远的影响。具有可靠的短期和长期降糖疗效,是治疗 T2DM 的全程药物。对超重或肥胖 T2DM 患者及体重正常患者均有效。T1DM 患者如需控制血糖,也可在胰岛素治疗基础上加用二甲双胍。二甲双胍还能够减少糖尿病前期人群发生糖尿病的风险,被誉为降糖药治疗的"老牌基石"。

二甲双胍是一种胰岛素增敏剂。主要是减少肝糖输出,抑制糖异生,作用于肌肉、脂肪等外周组织,改善肌肉糖原合成,可提高胰岛素敏感性、降低游离脂肪酸、增加葡萄糖的摄取和利用,此外,还作用于肠道,抑制肠壁细胞摄取葡萄糖,提高 GLP－1 水平,激活 AMP 依赖的蛋白激酶,改善肌肉、脂肪、肝脏的热量代谢而降低血糖。

(二) 临床应用及不良反应

1. 临床应用:最小使用量 500 mg/d,最佳有效剂量 2 000 mg/d,成人普通片可用的最大剂量为 2 550 mg/d,缓释剂型推荐最大用量为 2 000 mg/d。二甲双胍的疗效具有剂量依赖效应,在 500～2 000 mg/d 的剂量范围内,二甲双胍的降糖效果与剂量呈正相关。由于有少数患者有胃肠道反应,通常开始时"小剂量、逐渐加量"。可先服 250 mg,无明显反应可加到 500～1 000 mg/d,1～2 周后加量至最佳有效剂量 2 000 mg/d 或最大耐受剂量。

2. 剂型:二甲双胍有普通片、缓释片或肠溶片 3 种。相对于普通片 2～3 次/d,缓释制剂一天 1 次,晚餐时或餐后服,可能具有更好的胃肠道耐受性。有部分患者早期服有腹泻、恶心、呕吐、胃胀、乏力、消化不良等胃肠道反应,随着治疗时间的延长,多数副作用可基本消失。

3. 年龄影响:二甲双胍不推荐用于 10 岁以下儿童。在老年人群中没有具体年龄限制,但需要每隔 3～6 个月定期监测肾功能,并根据肾小球滤过率(eGFR)调整二甲双胍的剂量。

4. 孕期及哺乳:由于二甲双胍能够通过胎盘屏障,我国尚未批准将二甲双胍应用于孕期;哺乳期妇女应慎用二甲双胍,必须使用时应停止哺乳。

除了糖尿病,二甲双胍还在脂代谢紊乱、非酒精性脂肪性肝病(NAFLD)、多囊卵巢综合征等疾病领域发挥治疗作用。

5. 不良反应:除胃肠反应,二甲双胍对肝肾无明显毒性,但在已有损伤的肾肝病变患者则应注意:二甲双胍通过胃肠道吸收进入血液循环,几乎不与血浆白蛋白结合,不经过肝脏代谢,不竞争肝脏 P_{450} 酶,在体内也不降解,而是直接作用于肝脏和肌肉,减少肝糖异生,增加肌肉葡萄糖酵解。因此,二甲双胍无肝毒性,肝功能受损会明显限制二甲双胍对乳酸盐的清除能力,肝功能受损者 GPT≥3 倍正常上限应避免使用。二甲双胍主要以原形经肾小管从尿中排出,对肾脏没有损害,肾功能不全患者,eGFR≥60 ml/(min · 1.73 m²)时无须调整剂量,eGFR 为 45～59 ml/(min · 1.73 m²)应调整二甲双胍剂量,当二甲双胍的肾脏清除率下降,乳酸性酸中毒风险增加。二甲双胍本身不会导致心力衰竭,但禁用于急性和不稳定性心力衰竭患者。

此外,长期服用二甲双胍后,竞争性抑制维生素 B_{12} 吸收,因此长期使用二甲双胍者可每年测定 1 次维生素 B_{12} 水平,如有缺乏应适当补充维生素 B_{12}。

二、钠-葡萄糖协同转运蛋白 2 抑制剂

(一) 研发历史

20 世纪 80 年代末,科学家们发现了钠-葡萄糖协同转运蛋白(SGLT)在尿糖重吸收中的作用。90 年代后期,又确定了钠-葡萄糖协同转运蛋白与糖尿病的关联,在体内通过竞争葡萄糖对钠-葡萄糖转运蛋白的亲和力,抑制 SGLT－2 的活性起到了减少尿糖吸收,降低血糖的作用。2012 年,第一个钠-葡萄糖协同转运蛋白 2 抑制剂(SGLT－2 抑制剂)达格列净在欧洲上市,2014 年 1 月被

美国食品药品管理局(FDA)批准上市,标志着 SGLT－2 抑制剂的正式诞生,被认为是有应用前景的降糖药。

(二)降糖机制

正常生理情况下,肾脏每天经过肾小球滤过近 $160\sim180$ g 葡萄糖到肾小管中,但滤过的葡萄糖全部被小管重吸收,主要通过分布在近段肾小管的管腔侧细胞膜上的钠-葡萄糖协同转运蛋白(SGLT)重吸收回到血液循环中。其中 SGLT－2 主要负责肾小管中 90% 葡萄糖的重吸收,另外 10% 的葡萄糖通过分布在远端肾小管的 SGLT－1 通道重吸收。

(三)临床应用

近几年,在全球范围内多项对 SGLT－2 抑制剂的临床研究发现,具有好而全面的作用:降低 HbA1c 幅度大约 $0.5\%\sim1.0\%$,减轻体重 $1.5\sim3.5$ kg,降低收缩压(SBP)$3\sim5$ mmHg。与胰岛素联合使用时,还可减少每日胰岛素用量 $5.9\sim8.7$ U/d。同时,SGLT－2 抑制剂与常用的口服降糖药物比较,其降糖疗效与二甲双胍相当,有更明显的减重效果。

另外,SGLT－2 抑制剂还可降低血压、尿酸水平,减少尿蛋白排泄,降低 TG,同时升高 HDL－C 和 LDL－C,但不增加 LDL/HDL 比值等多方面的效果。因并非刺激胰岛素分泌而降糖,因而不会引起低血糖风险,从而实现快速安全降糖。

此外,SGLT－2 抑制剂抑制了葡萄糖进入肾小管细胞,肾小管的尿糖浓度增高产生渗透性利尿作用,使肾小球滤过率降低并恢复正常,减少对肾小球的损伤,减少糖毒性,发挥肾脏保护作用。还能够降低心脏前后负荷,降低氧耗,渗透性利尿、改善心肌细胞能力代谢,增加心肌细胞 ATP 热量贮存,抑制心肌纤维化,改善心肌重构有益作用。因此,被誉为有应用前景的"未来之星"。

(四)不良反应

1. 低血糖:SGLT－2 抑制剂单独使用时不增加低血糖发生的风险,但联合胰岛素或磺酰脲类药物时,会出现低血糖风险。

2. 泌尿生殖系统感染:SGLT－2 抑制剂主要的副作用为生殖泌尿道感染,由于 SGLT－2 抑制剂阻止了葡萄糖在肾脏的重吸收,增加了泌尿生殖道局部的葡萄糖浓度,导致发生细菌和霉菌感染的机会增加,有慢性泌尿生殖感染的患者不推荐使用;使用过程中,如果发生感染应暂停用药,进行抗感染治疗。

3. 酮症酸中毒:非常少见,但 SGLT－2 抑制剂仍有诱发糖尿病酮症酸中毒及酮症的可能。临床上部分病例为 T1DM,多数患者存在手术、过度运动、心肌梗死、卒中、严重感染、长时间极低碳水化合物摄入量等诱因,部分联合使用胰岛素的患者胰岛素减量过快。SGLT－2 抑制剂引起酮症时血糖水平较低,容易漏诊。用药期间若出现相关症状如腹痛、恶心、呕吐、乏力、呼吸困难等症状,需及时检测血酮。明确诊断立即停药。

4. 皮肤症状:皮肤症状如瘙痒、皮疹和红斑,大多发生在用药后的 2 周内,大多症状轻微。任何与黏膜相关(结膜、嘴唇、外生殖器)的皮疹(发红或糜烂),应考虑为严重药疹(如 Stevens Johnson 综合征),应立即到皮肤科就医。

目前,SGLT－2 抑制剂在中国上市的代表药物有达格列净、卡格列净、恩格列净、艾托格列净等。

表 3-4-1　SGLT-2 抑制剂家族成员

通 用 名	商 品 名	规 格 包 装	用 法 用 量
达格列净	安达唐	10 mg×14	10 mg 1/d
卡格列净	怡可安	100 mg×10	100 mg 1/d
恩格列净	欧糖静	25 mg×10	25 mg 1/d
艾托格列净	捷诺妥	5 mg×14	5 mg 1/d

三、GLP-1 受体激动剂

（一）研发历史

20 世纪初,人们发现肠黏膜内含有一种可刺激胰岛素分泌的激素,可降血糖,命名为肠促胰素。60 年代,研究发现在相同的血糖变化水平下,与静脉注射葡萄糖相比,口服葡萄糖可引起更多的胰岛素分泌,这种差异被称为"肠促胰素效应",肠促胰素引起的胰岛素分泌能力约占全部胰岛素分泌量的 50%～70%。随后,先后分离和发现了两种主要的肠促胰素:葡萄糖依赖性胰岛素释放肽(GIP)和胰高血糖素样肽 1(GLP-1),分别由肠道 K 细胞和 L 细胞所分泌。T2DM 患者主要表现为 GLP-1 分泌减少或作用减弱,但 B 细胞对 GLP-1 的反应性仍然存在,应增强 GLP-1 活性。由于 GLP-1 释放后可被二肽基肽酶 4(DPP-4)快速降解,因此只能肌内注射,不能口服。

（二）作用机制

由于 GLP-1 受体广泛分布于全身多个器官或组织,包括胰腺、胃肠道、心脏、血管内皮、中枢神经系统等,故 GLP-1 具有多重的生物学效应。包括促进胰岛素分泌、增加胰岛素合成、抑制胰高血糖素的分泌、刺激胰岛 B 细胞增殖和分化和抑制 B 细胞凋亡、抑制胃排空和抑制食欲、改善胰岛素的敏感性。因此,GLP-1 受体激动剂除了降糖,还发现具有降压、减重、调脂、心血管保护等疗效。一项 GLP-1 受体激动剂的心血管结局研究(CVOT)证实,此类药具有心血管获益。目前认为对肥胖(向心性)高血糖的糖尿病患者效果好,已被誉为新一代通过肠促胰素作用"减重降糖"的良药。

（三）常见副作用及处理原则

1. 胃肠道反应:大多数为轻至中度胃肠道反应,包括一过性恶心、呕吐、腹泻、腹痛、消化不良、食欲下降等,很少会导致治疗停止。从小剂量起始,逐渐加量,尽量避免停药。

2. 低血糖:GLP-1 受体激动剂单独使用不会导致低血糖,但与胰岛素和磺酰脲类降糖药物联合应用时,会发生低血糖的风险。应减少可导致低血糖药物的剂量。

3. 特殊人群应用注意事项:GLP-1 受体激动剂类药物的对于生活方式联合二甲双胍单药治疗效果欠佳的患者,考虑二联治疗,但应先进行 ASCVD 评估。

（1）对肾功能受损患者:艾塞那肽主要经肾小球滤过清除,不推荐用于终末期肾病或严重肾功能不全[肌酐清除率<30 ml/(min·1.73 m²)]的患者。利拉鲁肽不经肾脏代谢,轻、中、重度肾功能受损患者使用均无须调整剂量,但也不推荐用于终末期肾病患者。长效艾塞那肽周制剂在中度肾功能不全[肌酐清除率 30～50 ml/(min·1.73 m²)]患者中慎用,禁用于重度肾功能不全的患者。

（2）肝功能受损患者:艾塞那肽尚未在急性或慢性肝功能不全患者中进行药代动力学研究,

轻、中度肝功能受损的患者使用利拉鲁肽无须调整剂量,但不推荐用于重度肝功能受损患者。有临床研究显示,利拉鲁肽可降低非酒精性脂肪性肝病(NAFLD)患者肝脏脂肪含量,延缓甚至逆转NAFLD进展。

(3)有胰腺炎病史的患者:出于安全性考虑,如果怀疑发生了胰腺炎,应立即停用该类药物;对确诊但未确定由其他原因引起的胰腺炎,不推荐恢复使用该类药物。

(4)有严重胃肠道疾病患者:GLP-1受体激动剂有延缓胃排空的作用,可能加重严重胃肠道疾病,如炎症性肠病或胃轻瘫患者的胃肠道不适,因而在此类患者中应慎用。

GLP-1受体激动剂虽是肠黏膜内含有一种可刺激胰岛素分泌的激素,但是不可替代胰岛素,不适用于 T1DM 或糖尿病酮症酸中毒(DKA)的治疗。

目前,GLP-1受体激动剂的代表药物有利拉鲁肽、艾塞那肽、利司那肽、司美格鲁肽、度拉糖肽、洛塞那肽等。

表 3-4-2　GLP-1受体激动剂注射液家族成员

通 用 名	商 品 名	规 格 包 装	用 法 用 量
利拉鲁肽	诺和力	3 ml:18 mg	0.6~1.8 mg 1/d
艾塞那肽	百泌达	2.4 ml:10 μg	10 μg 2/d
利司那肽	利时敏	3 ml:0.3 mg	20 μg 1/d
贝那鲁肽	谊生泰	2.1 ml:4.2 mg	0.2 mg 3/d
艾塞那肽微球	百达扬	2 mg/盒	2 mg 1/周
度拉糖肽	度易达	0.5 ml:1.5 mg/支	1.5 mg 1/周
聚乙二醇洛塞那肽	孚来美	0.5 ml:0.2 mg/支	0.2 mg 1/周
司美格鲁肽	诺和泰	1.5 ml:2 mg/支 1.5 ml:4 mg/支	2 mg 1/周

四、DPP-4 抑制剂

是目前国内市场最多见的与肠促胰素 GLP-1 代谢相关的一种新型口服降糖药。由于其良好的餐前及餐后降糖作用,血糖越高降糖幅度越大,低糖摄入时并不刺激胰岛素分泌,不易发生低血糖不良反应,被誉为"双相调糖"的降糖新药。

(一)作用机制

T2DM 患者中有约 65% 主要表现为肠道细胞产生的 GLP-1 分泌减少或作用减弱,引起血糖升高。这就是为什么口服葡萄糖比静脉注射葡萄糖可引起更多的胰岛素分泌,当葡萄糖进入肠道后发生"肠促胰素效应"。天然 GLP-1 释放后可被二肽基肽酶 4(DPP-4)快速降解,因此,活性GLP-1 在体内存留的时间极短,GLP-1 受体激动剂只能肌内注射,不能口服。然而,另一种新药DPP-4 抑制剂,通过抑制 DPP-4 酶进而增强 GLP-1 的肠促胰岛素效应,可使内源性活性GLP-1水平升高 2~3 倍,从而增强胰岛 B 细胞和 α 细胞对葡萄糖的敏感性,增加葡萄糖刺激的胰岛素分泌并增强葡萄糖对胰升糖素分泌的抑制作用,发挥降糖作用。DPP-4 抑制剂刺激胰岛素分泌的作用具有葡萄糖依赖性,即在低糖摄入时并不刺激胰岛素分泌,不易发生低血糖。

(二)临床应用

DPP-4 抑制剂既可降低餐后血糖,又可降低空腹血糖。去除安慰剂效应后,DPP-4 抑制剂约能使 HbA1c 降低 0.5%~0.9%,平均降低 0.7%,视基线 HbA1c 水平越高,DPP-4 抑制剂降低血糖和 HbA1c 的绝对幅度越大。DPP-4 抑制剂可单药治疗 2 型糖尿病,也可与其他多种降糖药(如二甲双胍、SGLT-2 抑制剂)联用。DPP-4 抑制剂可能还有降糖外获益,如对体重没有明显的影响,可改善胰岛 B 细胞功能、促进伤口愈合、减少骨折风险等。

（三）特殊人群用药方法

1. 老年糖尿病患者:DPP-4 抑制剂可用于老年人,无须随年龄调整剂量。现有临床显示,DPP-4 抑制剂对于老年糖尿病患者疗效更好。

2. 肝、肾功能不全者:利格列汀、沙格列汀、西格列汀在轻、中度肝功能不全时无须调整剂量。阿格列汀、维格列汀肝病患者应慎用。肌酐清除率(CrCI)＜30 ml/min 时,西格列汀剂量减为正常的 1/4,即 25 mg,qd。利格列汀在轻、中、重度肾功能不全均可使用,且无须调整剂量。

（四）副作用

DPP-4 抑制剂对胃肠道反应轻微,具有良好的耐受性。主要副作用有鼻咽炎、头痛、上呼吸道感染等,少见的有超敏反应、肝酶升高、腹泻、咳嗽、淋巴细胞绝对计数降低等。部分研究显示,心衰住院的发生率升高。

表 3-4-3　DPP-4 抑制剂类药物的家族成员

通 用 名	商 品 名	规 格 包 装	用 法 用 量
西格列汀片	捷诺维	100 mg×7 片/板/盒	10 mg 1/d
利格列汀片	欧唐宁	5 mg×7 片/盒	5 mg 1/d
沙格列汀片	安立泽	5 mg×7 片/盒	5 mg 1/d
阿格列汀片	尼欣那	25 mg×10 片/盒	25 mg 1/d
维格列汀片	佳维乐	50 mg×14 片/盒	25 mg 1/d
二甲双胍/西格列汀	捷诺达	0.85 g/50 mg×14 0.5 g/50 mg×14	1 片 2/d
二甲双胍/维格列汀	宜合瑞	0.85 g/50 mg×14	1 片 2/d
二甲双胍/利格列汀	欧双宁	0.85 g/2.5 mg×14	1 片 2/d
二甲双胍缓释片/沙格列汀	安立格	1 g/2.5 mg×14 片 1 g/5 mg×14 片	2 片 1/早 1 片 1/早

五、噻唑烷二酮类药物

噻唑烷二酮类药物属胰岛素增敏剂,如吡格列酮和罗格列酮。1999 年批准上市的罗格列酮,2007 年被曝会增加心脏病的发生。虽然现在认为罗格列酮没有增加心脏病的发生,但国内使用较少。吡格列酮是第三个噻唑烷二酮类的药物,临床使用中似乎罗格列酮作用稍强于吡格列酮,尚需观察。

（一）作用机制

糖尿病患者血糖高主要是身体里的胰岛素缺乏或高胰岛素血症,即有量无质的"胰岛素抵抗状态"。噻唑烷二酮类药物能让"有量无质"的胰岛素有可能重新振作起来,降低血糖。降低高胰岛素血症有一定的作用,被称为"直击胰岛素抵抗的有效药"。单用时降糖效果和二甲双胍相当,与其他的降糖药联用,强强联合协同增效。

（二）临床应用

通过饮食调整、体育锻炼后，血糖仍不能控制的患者可加用本药。此药只有在体内存在胰岛素时才能发挥作用，故 1 型糖尿病患者不用；不推荐 18 岁以下患者服用；有心力衰竭或可能发生心力衰竭，冠心病，骨质疏松或发生过非外伤导致骨折，严重高血脂，糖尿病酮症酸中毒，有活动性肝病、血清转氨酶高于正常上限 2.5 倍者，妊娠和哺乳期，都不建议使用。

（三）副作用

噻唑烷二酮类降糖药也存在副作用，如水肿较常见，主要表现在眼睑、下肢或脚踝水肿，尤其是药量较大或与胰岛素联用时水肿发生率增加；体重增加，这与用药后导致脂肪增多及水肿有关，常出现在用药的前半年；心力衰竭，因水肿引起心脏负担加重，多发生于首次用药、药量增加时；老年女性会导致骨质疏松、易骨折，与药物增加骨钙丢失有关；适当注意监测肝功能，尤其肝功能有过损伤史者。

表 3 - 4 - 4　噻唑烷二酮类药物家族成员

通　用　名	商 品 名	规 格 包 装	用 法 用 量
罗格列酮钠片	太　罗	4 mg×15 片/盒	4～8 mg 1/d
盐酸吡格列酮片	艾可拓	15 mg×7 片/盒	15～30 mg 1/d
盐酸吡格列酮片	卡司平	15 mg×7 片/盒	15～30 mg 1/d
二甲双胍/吡格列酮	卡双平	0.5 g/15 mg	2 片 1/早,1 片 1/晚

六、α-糖苷酶抑制剂

α-糖苷酶抑制剂 1995 年上市使用至今 25 年，它的"魅力"不减，被誉为"老药新机制"。

（一）作用机制

从机制上看，降餐后血糖是很重要的。不少 2 型糖尿病患者，尤其老年人空腹血糖正常但饭后血糖特别高，易漏诊糖尿病。进一步机制研究，目前最常用的 α-糖苷酶抑制剂有阿卡波糖（如拜唐苹、卡博平、贝希等），伏格列波糖（如倍欣等）此类药主要作用部位在小肠，延缓肠道对食物吸收，这使食物在小肠内分解及吸收时间变长从而降低餐后血糖。同时，也有改善空腹血糖的作用。但此类药只对碳水化合物起作用，如食物主要是以肉类食品为主，碳水化合物比较少则降糖效果较差。

（二）临床应用

α-糖苷酶抑制剂是老药，但最近研究发现它有降糖外的优势作用，有助于稳定糖尿病患者血糖、减少并发症、提高生活质量。人体肠道菌群与健康、血糖、体重、代谢等关系密切。研究证实，阿卡波糖可以改变肠道菌群失调，益生菌显著增加，还能改变肠道胆汁酸的代谢、改变肠道的内分泌激素的分泌等，这些慢慢被发现出来的新机制，决定了这类药物在平稳血糖的同时，还兼有减轻体重、调控血脂、改善胰岛素抵抗、减慢糖尿病及其并发症的进展，甚至在一定程度上还有减少肠癌发生的作用。

α-糖苷酶抑制剂对大多糖尿病患者都可以使用，既可以用于 2 型糖尿病，也可以辅助用于 1 型糖尿病，用以帮助控制餐后血糖，对于以餐后血糖升高为主的糖尿病前期患者也可以服用。

（三）副作用

α-糖苷酶抑制剂主要在肠道局部发挥作用，很少量（1%～2%）被肠道吸收入血，一般对肝肾功能无影响,已合并轻、中度肝肾功能不全者可以服用。在肠道内停留时间相应延长,导致食物在肠道细菌酵解的作用下产气增多的反应,30%左右出现肠道排气增多,腹胀、腹痛、腹泻等,可初次从小剂量开始逐渐增量,以尽量减轻肠道不适症状。少见副作用有乏力、头痛、眩晕、皮肤瘙痒或皮疹等。不适合使用本药物的有消化吸收障碍的慢性肠功能紊乱者、炎性肠病(如溃疡性结肠炎),肠道器质性病变(如疝气、肠梗阻等);服用助消化药,如淀粉酶、胰酶时不宜用。严重感染、手术前后的患者或孕妇、哺乳期妇女患者不用。单用这类药一般不会出现低血糖,但与其他降糖药或胰岛素联合使用时仍会发生低血糖,出现低血糖时要直接喝葡萄糖水,吃饼干不能缓解低血糖症状。

α-糖苷酶抑制剂的代表药物有阿卡波糖、伏格列波糖、米格列醇。这类药物中只有阿卡波糖需要在吃第一口饭时嚼碎服用,其余无须嚼碎。

表 3-4-5 α-糖苷酶抑制剂药物的家族成员

通用名	商品名	规格包装	用法用量
阿卡波糖片	拜唐苹	50 mg×30 片/盒	50~100 mg 3/d
阿卡波糖胶囊	贝希	50 mg×15 粒/板×2 板/盒	50~100 mg 3/d
伏格列波糖胶囊	惜康	0.2 mg×50 粒/盒	0.2 mg 3/d
伏格列波糖胶囊	介容	0.2 mg×45 粒/盒	0.2 mg 3/d
米格列醇片	奥恬苹	50 mg×10 片×2 板/盒	50 mg 3/d
米格列醇片	来平	50 mg×30 片/盒	50 mg 3/d

(田建卿)

第二节　低血糖风险较高的降糖药

单用低血糖风险较高的降糖药,有直接刺激胰岛素释放的格列奈类、磺酰脲类药物和胰岛素。

一、格列奈类药物

一天里的血糖随着进餐有三起三落变化,餐后血糖升高,体内会迅速产生胰岛素降血糖,这是正常的波动。糖尿病患者面对餐后高血糖,产生胰岛素的能力就会"打折扣"或是"慢半拍",可以服用格列奈类。

(一)作用机制

格列奈类与磺酰脲类药物的降糖作用有相似之处,都是通过刺激胰岛 B 细胞分泌胰岛素来降糖,但它与磺酰脲类药物的区别在于:二者在促进胰岛素分泌的方式和速度上各有特点。格列奈类药物分泌胰岛素的模式是"快开快闭"型,使用这个药物后促进胰岛素分泌的速度起效很快,远远快于磺酰脲类降糖药物,快速降糖就意味着越快降低餐后高血糖;并且,服药物后对胰岛 B 细胞的刺激作用消失也很快,防止药物长时间作用使 B 细胞过于劳累而容易"衰竭",从而保护 B 细胞的功能。格列奈类药物速战速决的"个性",为其谋得了一个"餐时血糖调节剂"的称号。

(二)格列奈类药物的"家庭成员"

主要有瑞格列奈(如诺和龙、孚来迪等),那格列奈(如唐力、唐瑞等),米格列奈(如快如妥、法迪)等。这类药物的服用方法是一定要进餐前服药。瑞格列奈的排泄主要是从胆管经粪便排出体外,可用于肾功不全的患者;那格列奈和米格列奈,这两种药物则主要通过肾脏排出体外,如果肾功能受损时应注意调整剂量。

(三)适应证及禁忌证

格列奈类药物的作用是促进体内胰岛素快速分泌,对于不能分泌胰岛素的 1 型糖尿病无效。格列奈类药物仅适用于体内还存有一定的胰岛素分泌功能的 2 型糖尿病患者,尤其适用于那些以餐后血糖升高者。本类药可与除磺酰脲类药物之外的其他口服降药物联合使用,或是与长效胰岛素联用,对控制血糖有协同作用。本类药物对肥胖和非肥胖的 2 型糖尿病患者有同等疗效。

存在有下列情况之一者禁服:严重肝肾功能不全、妊娠或哺乳期的女性、12 岁以下的儿童,发生了重度感染、发热、外伤手术时以及出现糖尿病酮症酸中毒、糖尿病高渗性昏迷、1 型糖尿病以及对本类药物过敏者。

(四)格列奈类药物与磺酰脲类有何不同

格列奈类药比磺酰脲类在糖负荷后胰岛素更快速释放,饭后血糖控制更好;格列奈类药可以减少或是避免发生低血糖,比磺酰脲类药物发生率会更少一些,程度会轻更一些,及时补充一些碳水化合物很快就可以被纠正;服药时间需要注意应在餐前即刻服用,进餐服药,不进餐不服药,如果额外进餐需要根据具体情况来决定是否需要额外服药。

格列奈类与磺酰脲类相比,这类药物作用维持时间短,对空腹血糖的改善是此类药物的短板,如果空腹血糖控制不理想,增加此类药物剂量不但无效,相反可能还会增加餐后低血糖的发生,所以如果使用本药物空腹血糖控制不理想时,需要联合其他的药物或长效胰岛素来帮助控制全天候的血糖。瑞格列奈类虽有一些副作用,但均较磺酰脲类为少见,比如消化道反应常较轻微,偶尔发生腹痛、腹泻、恶心、呕吐和便秘;过敏反应,偶尔出现的皮肤瘙痒、发红、荨麻疹;肝功能异常,极个别患者可出现肝功能转氨酶升高,但多为轻度和短暂性的,如果用药前有肝脏损害,应避免使用此类药物。

表 3-4-6 部分格列奈类药物的家族成员

通 用 名	商 品 名	规 格 包 装	用 法 用 量
瑞格列奈片	诺和龙	2 mg×30 片/盒	0.5～2 mg 3/d
瑞格列奈片	孚来迪	0.5 mg×30 片/盒	0.5～2 mg 3/d
那格列奈片	唐 力	120 mg×12 片/盒	120 mg 3/d
那格列奈胶囊	易克亚欣	30 mg×100 粒/盒	120 mg 3/d
米格列奈钙片	法 迪	5 mg×12 片×3 板/盒	5 mg 3/d

二、磺酰脲类药物

1954 年,科学家再次研制磺胺类药物时发现了这类药物可以使血糖降低,甚至出现低血糖,这次发现引起了科学家的极大兴趣和关注,科学家们抓住了这第二次机会,在两年以后成功合成了治疗 2 型糖尿病的第一代磺脲类降糖药物——甲苯磺丁脲,又称之为 D-860。此后通过不断改进和研发,陆续研制出以格列本脲(优降糖)、格列吡嗪、格列齐特、格列喹酮等为代表的第二代磺酰脲类药物,以及以格列美脲为代表的第三代磺酰脲类降糖药物。

磺酰脲类药物的发现开创了口服降糖药物治疗糖尿病的新时代,通过半个多世纪的"摔打和磨炼",已经变得很"成熟"了,树立了降糖强的形象,似乎成了"主力军",但是随着 21 世纪降糖"新生力量"的不断涌现,磺脲类药物能否守住曾经的辉煌,唯有实践能给出最终的答案。

（一）磺酰脲类药物大家族成员及作用机制

磺酰脲类药物是一个"三世同堂"大家族。第一代磺酰脲类药物,已被第二代和第三代磺酰脲类药物所取代。第二代磺酰脲类降糖药物,主要有格列本脲(又称优降糖)、格列吡嗪(又称美吡达)、格列喹酮(又称糖适平)、格列齐特(又称达美康)。这些二代药物中格列本脲("消渴丸"所含的主要降糖成分)虽然其降糖作用最强,持续降糖作用时间也最长,但因有致命的低血糖严重不良反应,已很少使用。其他的第二代药物中的格列吡嗪,它的药物作用时间短,属于短效的磺酰脲类药物,低血糖发生的概率小,老年人使用相对安全。格列喹酮最大的特点是它通过胆汁排出体外,极少部分通过肾脏排泄,因此对于轻度、中度肾脏损害的糖尿病患者是可以使用的。第二代药物中的格列齐特,除了降低血糖以外,它还有降低血黏度,可能防治糖尿病血管并发症。这些都是短效药片。随着药物剂型的改进,二代磺酰脲类降糖药物大多制成了缓释片或控释片,比如格列吡嗪控释片(瑞易宁)、格列齐特缓释片(达美康缓释片)等,这些药物 24 h 服用一次就可,提高了患者用药依从性,减少血糖波动性。但一般不能将药片掰开服用,否则短期之内释放过大药量,引发低血糖。

第三代的磺脲类主要是格列美脲,这个药物降糖有它的独到之处,降糖作用与血糖水平相关,血糖不高时降糖效果也随之降低,血糖升高时降糖作用也随之加强,称为"葡萄糖依赖式的降血糖作用",减少低血糖发生,增加了用药的安全性。此外,格列美脲在促进胰岛素分泌的同时,还有增加胰岛素的敏感性作用,这是其他磺脲类药物所没有的。

总之,磺酰脲类药物主要通过刺激胰岛 B 细胞分泌胰岛素来发挥降糖作用。新型磺脲类药物格列美脲在促进胰岛素分泌的同时,还能增加外周组织对胰岛素的敏感性,这一点是其他磺酰脲类药物所没有的,也称之为"胰外降糖作用"。这类药物还是新生儿糖尿病和某些 MODY 亚型的首选治疗。

（二）适应证与禁忌证

磺酰脲类药物主要适用于尚保留部分胰岛功能的 2 型糖尿病患者,对 1 型糖尿病患者以及病程较长、病情较重的 2 型糖尿病患者无效,因为这些患者的胰岛功能已经基本完全衰竭,胰岛素分泌不出来了。相反即使血糖有下降,长期使用不利于保护胰岛 B 细胞功能,控糖达标维持时间短暂。对妊娠及哺乳期妇女,有严重急、慢性并发症的患者,有严重感染、手术等应激状态的患者,以及对磺胺类药物过敏的患者不适合使用。

（三）副作用

严重的低血糖可致命或导致大脑的永久损伤。因此在老年糖尿病患者和肝、肾功能不全者中,磺酰脲类药物导致低血糖的危险性也相应增加,应尽量注意血糖监测。对有肾功能不全者,在磺酰脲类药物中可以选择格列喹酮。磺酰脲类药物服用 1~2 h(平均 1.5 h)后药效才能达到高峰,因此,这类药物最好在饭前半小时服用,这样才能使药物刺激的胰岛素分泌高峰与餐后血糖高峰达到同步,从而最大限度减少低血糖发生,取得最佳降糖效果。刚开始服用磺酰脲类药物宜从小剂量开始,逐渐调整药物使用剂量。中药制剂消渴丸中含有格列本脲(优降糖),每 10 粒消渴丸含 2.5 mg 格列本脲,服用本药期间特别要在医生指导下服用,避免发生低血糖。此外,磺酰脲类药物和许多直接作用的胰岛素促泌剂、胰岛素都有增加体重的副作用。

表 3－4－7 部分磺脲类药物的家族成员

通 用 名	商品名	规 格 包 装	用 法 用 量
格列美脲片	亚莫利	2 mg×15 片/盒	2～6 mg 1/d
格列美脲片	圣 平	2 mg×90 片/盒	2～6 mg 1/d
格列齐特缓释片	达美康	30 mg×30 片/盒	30～120 mg 1/d
格列齐特分散片	弘旭阳	40 mg×60 片/盒	40～80 mg 2/d
格列喹酮片	糖适平	30 mg×30 片/瓶	30 mg 3/d
格列喹酮片	捷 适	30 mg×10×5 板/盒	30 mg 3/d
格列吡嗪控释片	瑞易宁	5 mg×7 片×2 板/盒	5～10 mg 1/d
格列吡嗪缓释胶囊	唐贝克	10 mg×7×3 板/盒	5～10 mg 1/d

三、胰岛素和胰岛素泵

长期以来,胰岛素占据了降糖治疗的"半壁江山",成为治疗糖尿病的一张"王牌"。

(一) 胰岛素的发展

最早的胰岛素是从猪或牛的胰腺中提取或者通过人工合成的办法生产出来的普通胰岛素,是第一代胰岛素。此后,通过生物工程技术的方法出现了合成人胰岛素,这类生物合成的胰岛素,比如诺和灵 R、优泌林 R、甘舒霖 R,称为第二代胰岛素。后来人们通过改变人胰岛素中的部分结构就可以大大改变胰岛素的作用特点,因此又被称为胰岛素类似物,也就是现在的第三代胰岛素。常见的有门冬胰岛素(诺和锐)、赖脯胰岛素(优泌乐,速秀霖)、谷赖胰岛素(艾倍得)、甘精胰岛素(来得时,长秀霖)、地特胰岛素(诺和平)、德谷胰岛素(诺和达)等。

(二) 胰岛素"短枪""长炮"各有所长

胰岛素根据作用时间的长短,分为短效或速效胰岛素、中效或长效胰岛素,分别应对不同的血糖问题。"短枪"主要是指短效或速效胰岛素,这类胰岛素作用来得快、去得也快,因此针对餐后高血糖效果比较好,比如速效的胰岛素有门冬胰岛素、赖脯胰岛素等,短效的胰岛素有普通胰岛素、诺和灵 R、优泌林 R、甘舒霖 R。"长炮"主要指的是中效和长效胰岛素。这类胰岛素作用时间比较持久,因此针对非进餐时的高血糖(比如空腹、餐前、睡前时段的血糖)效果比较好,中效的胰岛素有诺和灵 N、优泌林 N;长效的胰岛素有甘精胰岛素、地特胰岛素、德谷胰岛素。

目前也有把短效或速效胰岛素与中效或长效胰岛素混合在一起的预先混合的胰岛素,简称为预混胰岛素,这种剂型的胰岛素"长短结合",既可以管理吃饭后的血糖,同时也可以管理不吃饭时的血糖,实现"一针双雕"的效果。但是由于预混胰岛素中的两种胰岛素的比例是固定的,不能够满足所有糖尿病患者的降糖需要,具体使用需遵医嘱。预混胰岛素常用的有诺和灵 30R、诺和灵 50R、优泌林 30/70、优泌林 50/50;预混胰岛素类似物有 30R 门冬胰岛素、50R 门冬胰岛素、赖脯胰岛素 25R,赖普胰岛素 50R 等。德谷门冬胰岛素又称为双胰岛素,一天一次同时控制主餐后血糖和空腹血糖。

(三) 存在的认识误区

糖尿病患者对胰岛素常带有偏见和误解,实际上,胰岛素具有"该用就用,可上可下"特点。有些患者需要终身使用胰岛素的,用上了就撤不下来,比如 1 型糖尿病患者及病程长、服多种口服药物血糖控制不佳的 2 型糖尿病患者,有肝功能和肾功能损害的患者等。但是也有不少患者经暂时使用胰岛素,过一段时间还是完全可以撤下来的,比如处于糖尿病急性并发症阶段的患者,还有一些准备手术或者是合并严重感染的糖尿病患者、妊娠期的糖尿病患者,在这个特殊时间必须要用胰岛素来帮助糖尿病患者渡过难关。因此,这种情况下使用胰岛素不能犹豫,该用就用,等这个难关过去了大多数情况下是可以停用胰岛素或换回原来的口服降糖药的。

对于一些"新诊断"的2型糖尿病患者,高血糖不算太严重,为及时控制血糖加用胰岛素把血糖尽快恢复到正常,保护了胰岛B细胞,处于"蜜月期",有机会重返健康。按临床病情需要,医生可以较早期就使用胰岛素,也未必就是坏事。但糖尿病患者仍需长期坚持健康的饮食和锻炼,必要时口服少量降糖药,否则糖尿病很快就会再度"卷土重来"。

(四)副作用

胰岛素有它的两大不足之处:就是低血糖及体重增加问题。此外,皮下注射胰岛素方法不灵活,特别是胰岛素剂量比较大的时候,身体发生一点小变化,比如吃得少一点、饭吃得晚了一点、多走了些路等,就有可能出现低血糖。此外,糖尿病如果血糖控制不好就会出现体重减轻,这是因为体内胰岛素的作用不足,血糖的"流失"带走了热量,带走了体重,皮下注射胰岛素大大提升了身体内的胰岛素数量,保住了血糖的同时也保住了体重,体重的增加会进一步加重糖尿病的病情,病情加重势必增加胰岛素剂量,胰岛素剂量越大,体重增加就越为明显,出现令人头痛的"恶性循环"。因此,及早在医生的指导下长期或间断地使用胰岛素,同时配合健康的生活方式极其重要。此外,胰岛素与口服降糖药物通过不同的机制发挥降低血糖的作用,二者各有优势,联合口服药物可以使胰岛素更好地发挥作用,这样胰岛素的剂量可减少了,低血糖、增加体重的问题也就不那么明显了。有的2型糖尿病患者认为只需要用胰岛素控糖,这是错误的。使用胰岛素以后,原来用的口服降糖药能不丢就不要丢!

(五)胰岛素泵,糖尿病患者的"贴身卫士"

胰岛素泵,简单地说就是把胰岛素送入人体的机器,所以只有需要胰岛素控制血糖的糖尿病患者才考虑使用这个机器。1型糖尿病必须使用胰岛素治疗,胰岛素泵是最佳的选择,特别是通过使用胰岛素笔打针的方法不能很好地控制血糖时,尤其需要考虑胰岛素泵的治疗。此外,在妊娠期间通过注射胰岛素,血糖控制不是特别理想的,糖尿病并发急性并发症或者合并严重感染的患者,在有条件的情况下可以选择使用胰岛素泵治疗。如果是单单为提高生活质量,省却注射麻烦的糖尿病患者胰岛素泵并非必须;用胰岛素泵治疗之前,还要考虑自己能否经常进行血糖自我监测,带上胰岛素泵以后每天至少监测4次血糖;是否有一定文化知识和理解能力,在医生或是专业人士的指导下能学会胰岛素泵的基本操作。

表3-4-8　胰岛素注射液家族成员

通　用　名	商　品　名	规 格 包 装
生物合成人胰岛素	诺和灵 R	400 U/10 ml/支
重组人胰岛素(常规型)	优泌林 R	300 U/3 ml
门冬胰岛素	诺和锐	300 U/3 ml(笔芯)/支
赖脯胰岛素	优泌乐	3 ml:300 U/支/瓶
谷赖胰岛素	艾倍得	3 ml:300 U/支
精蛋白生物合成人胰岛素	诺和灵 N	300 U/3 ml(笔芯)/支
精蛋白锌重组人胰岛素(中效型)	优泌林 NPH	300 U/3 ml(笔芯)/支
地特胰岛素	诺和平	300 U/3 ml/支(笔芯)
甘精胰岛素	来得时	3 ml:300 U/预填充
甘精胰岛素	长秀林	3 ml:300 U/(笔芯)/支

（续表）

通 用 名	商 品 名	规 格 包 装
德谷胰岛素	诺和达	3 ml：300 U（畅充）
德谷门冬胰岛素	诺和佳	300 U/3 ml（笔芯）/支
精蛋白生物合成人胰岛素（预混 30R）	诺和灵 30R（笔芯）	300 U/3 ml（笔芯）/支
精蛋白锌重组人胰岛素（混合型）	优泌林 70/30	300 U/3 ml（笔芯）/支
精蛋白锌重组赖脯胰岛素预混合（25R）	优泌乐 25（笔芯）	300 U/3 ml（笔芯）/支
门冬胰岛素 30	诺和锐 30 笔芯	300 U/3 ml（笔芯）/支

（张 征 田建卿 张丽娟）

第三节 基层医生降糖药物联合应用技能

一、设定血糖、血压、血脂控制目标

（一）设定合适的血糖、血压、血脂管理目标

单纯生活方式不能使血糖控制达标时，应开始药物治疗。要根据患者的年龄、病程、预期寿命、并发症或合并症病情严重程度，设定合适的代谢控制目标。对于大多数非妊娠成年 2 型糖尿病患者，合理的糖化血红蛋白控制目标是<7%；更严格的糖化血红蛋白控制目标（如<6.5%）适合于病程较短、预期寿命较长、无并发症、未合并心血管疾病的 2 型糖尿病患者，前提是无低血糖或其他副作用；而相对宽松的糖化血红蛋白目标（如<8.0%）更适合于有严重低血糖史、预期寿命较短、有显著的微血管或大血管并发症，或有严重合并症、糖尿病病程很长，在建立健康的生活方式、适当的血糖监测、接受有效剂量的多种降糖药物使用再加胰岛素治疗，如仍很难达到常规治疗目标的患者可以设定相对宽松的糖化血红蛋白目标。

糖尿病合并高血压的情况在临床非常常见，对于较年轻和病程较短的患者，建议将血压控制在 130/80 mmHg 以下，老年患者血压目标值可适当放宽至 150/90 mmHg。另外，还建议将 LDL-C<2.6 mmol/L（未合并动脉粥样硬化性心血管疾病），或<1.8 mmol/L（合并动脉粥样硬化性心血管疾病）；BMI<24.0 kg/m^2。

2 型糖尿病理想的综合控制目标视患者的年龄、合并症、并发症等不同而异。治疗未能达标不应视为治疗失败，控制指标的任何改善对患者都将有益，将会降低相关危险因素引发并发症的风险。

（二）合理联合使用降糖药

1. 降糖药使用原则

（1）首选二甲双胍：若无禁忌证，绝大多数新诊断 2 型糖尿病患者应起始二甲双胍单药治疗，而且二甲双胍应一直保留在糖尿病的全程治疗方案中。对于合并心血管疾病和高风险的 2 型糖尿病患者，SGLT-2 抑制剂、GLP-1 受体激动剂可以被推荐为一线治疗药物。在基层医疗卫生机构，二甲双胍治疗有胃肠道不适不能耐受者可选择 α-糖苷酶抑制剂或胰岛素促泌剂如格列奈类。如单独使用二甲双胍治疗血糖仍未达标则可进行二联治疗，加用胰岛素促泌剂、α-糖苷酶抑制剂、DPP-4 抑制剂、TZDs、SGLT-2 抑制剂、GLP-1 受体激动剂或胰岛素等。

（2）胰岛素：安全简便的起始方案是给予每日 10 U 或 0.1 U～0.2 U/kg 的基础胰岛素,每次增加 10%～15% 或 2 U～4 U,每周 1～2 次,直至空腹血糖达标。含有固定比例的基础及餐时胰岛素同时针对空腹及餐后血糖,是另一种调整简便的方案,不足之处是需要相对固定的进餐安排及食物碳水化合物含量。上述不同机制的降糖药物可以三种药物联合使用,如果三联治疗控制血糖仍不达标,则应将治疗方案调整为多次胰岛素治疗（基础胰岛素加餐时胰岛素或每日多次预混胰岛素）。采用多次胰岛素治疗时应停用口服胰岛素促分泌剂。

（3）肥胖的糖尿病患者降糖药物选择：首选可以减轻体重的降糖药物。对必须使用胰岛素治疗的患者,应至少联用一种可降低体重的其他口服降糖药物,从而减轻因胰岛素使用引起的体重增加作用。给予静脉或者口服胰岛素分泌刺激物负荷后,胰岛 B 细胞分泌胰岛素可呈一快一慢两个时相,通常称为第 1 时相和第 2 时相,格列奈类比磺脲类对第 1 时相作用更好,低血糖较少,餐后血糖更好控制。降糖新药 GLP-1 受体激动剂可显著减轻患者体重;SGLT-2 抑制剂、二甲双胍和 α-糖苷酶抑制剂也能轻度减轻体重。增加体重的降糖药物还有噻唑烷二酮类、磺脲类和格列奈类药物。

（4）高胰岛素血症的降糖用药选择：胰岛素增敏剂 TZDs、二甲双胍、SGLT-2 抑制剂、GLP-1 受体激动剂。

2. 抗糖尿病药物合理的治疗路径

（1）综合管理心血管危险因素：2 型糖尿病患者常合并代谢综合征的一个或多个组分的临床表现,如高血压、血脂异常、肥胖症等。伴随着血糖、血压、血脂等水平的升高及体重的增加,2 型糖尿病并发症的发生风险、发展速度及其危害等将显著增加。因此,对于 2 型糖尿病的合理治疗策略应该是综合性的,包括降血糖、降血压、调节血脂、抗血小板、控制体重和改善生活方式（医学营养治疗及运动治疗等）等治疗措施。

（2）评估并发症与合并症情况：明确诊断,排除 1 型糖尿病和特殊类型糖尿病,明确是否为 2 型糖尿病。对于诊断、分型明确的糖尿病患者,要通过胰岛素、C 肽释放试验等检查评估胰岛功能。另外,还要评估并发症与合并症情况,降低心血管疾病危险因素。

（张　征　田建卿　张丽娟）

二、如何使用最常用的两大类降糖药

（一）目前社区常用的降糖药 ──

二甲双胍及磺脲类是基层医疗卫生机构最常用的两大类降糖药。

我国幅员辽阔,各地经济发展不平衡,近几年上海地区社区卫生服务中心最多用的医保降糖用药,包括磺脲类（格列本脲、格列吡嗪、格列美脲、格列齐特）;格列奈类（瑞格列奈）;二甲双胍;α-糖苷酶抑制剂;TZD 类胰岛素增敏剂（吡格列酮）;及少数基础胰岛素注射液。有的社区中心还有二肽基肽酶（DPP-4）抑制剂。此外,还有复方降糖制剂,国产的磺脲类＋二甲双胍,因用法简单,降糖疗效较好,较多用于轻中度 2 型糖尿病患者。

（二）灵活掌握联合使用降糖药的技巧 ──────────────────────────────────

1. 二甲双胍为基础的联合用药：二甲双胍是全球控制糖尿病的核心药物,各种新老降糖药的最佳"拍档"。基层医疗卫生机构常用的联合用药组合有以下几种。

（1）二甲双胍＋胰岛素促泌剂：二甲双胍与胰岛素促泌剂（格列奈类及磺脲类）联合应用,仍然是目前基层社区最常见,也是最有效的组合方式。适用于各种类型的 2 型糖尿病患者。应注意防范低血糖。

（2）二甲双胍＋α-糖苷酶抑制剂：适用于餐后血糖偏高及易于发生低血糖的患者,但消化道的副作用可能会增加。

（3）二甲双胍＋DPP-4抑制剂或者必要时加用SGLT2抑制剂：二者合用降糖作用协同，二肽基肽酶4(DPP-4)抑制剂其优势是不增加低血糖及体重风险，适用于老年及体重偏重的患者，部分此类药物已进入基药，从作用机制及临床优势看，将会被基层广泛使用。

（4）二甲双胍或α-糖苷酶抑制剂＋噻唑烷二酮类：适用于胰岛素抵抗明显，单药降糖效果不良者。

（5）二甲双胍＋SGLT2抑制剂＋GLP-1受体激动剂：是当前最有效的联合。

2. 以促泌剂为基础的两药联合：磺脲类和格列奈类都是促进胰岛素分泌的药物。磺脲类使用年代较久，但因降糖作用强，不亚于后起的新药，价格低廉，虽说"曾经辉煌"的磺脲类降糖药目前在社区基层卫生机构仍广泛应用，可用于胰岛功能尚可的各年龄段2型糖尿病患者。但是，临床已见胰岛素与促使胰岛素分泌的磺脲类及增敏剂(噻唑烷二酮类)等药物都有体重增加、易发低血糖等不良反应，尤其是磺脲类。长期刺激胰岛素分泌，对保护胰岛B细胞功能的益与弊尚需长期研究。在促泌剂中磺脲类和格列奈类作用不完全相同，格列奈类有促进胰岛素早期分泌，早期保护胰岛B细胞的有益作用，发生低血糖事件相对较少。总之，糖尿病的发病机制复杂，各种药物的作用机制也不同，从目前研究的新药看，新一代的降糖药更有应用前景。

（1）磺脲类药＋二甲双胍联合：二甲双胍可改善胰岛素抵抗，降低肝糖输出；磺脲类可促进胰岛素分泌，两大类降糖药联合作用机制互补，降糖效果增强。中国一项研究显示，二甲双胍联合格列喹酮糖化血红蛋白降幅显著高于二甲双胍联合阿卡波糖。

（2）格列奈类＋二甲双胍联合：那格列奈联用二甲双胍与格列齐特联用二甲双胍比降糖效果相近，无统计学意义。但后组低血糖较多。所以，在二甲双胍＋磺脲类出现低血糖时可试用二甲双胍联合格列奈类药物。

（3）格列奈类＋α-糖苷酶抑制剂：格列奈类对空腹及餐后血糖均高的2型糖尿病都有良效，α-糖苷酶抑制剂主要适用于餐后血糖偏高、喜爱主食及面食的糖尿病患者。α-糖苷酶抑制剂剂量可达一日3次，每次50～100 mg。

（4）磺脲类＋α-糖苷酶抑制剂：适用于不宜使用二甲双胍的患者。

3. 胰岛素的应用：2型糖尿病患者在联合2～3种口服药物治疗后血糖仍不达标，或口服药有严重副作用及肝肾功能不全时，应启动胰岛素治疗。对口服降糖药失效的2型糖尿病患者，短期胰岛素强化治疗可使胰岛细胞功能恢复，甚至无须用药维持数周之久（"蜜月期"），因此，在口服药降糖效果不佳时应及早改用胰岛素强化治疗，使血糖达标。其中，约20%胰岛功能试验恢复正常，50%以上恢复了对口服降糖药的敏感性，约20%患者改为小剂量中效胰岛素"一针一片"的简单治疗就可得到血糖控制满意，仅不足10%需长期服用胰岛素。因此，社区糖尿病患者不必对早期使用胰岛素有疑虑。胰岛素起始治疗一般使用基础胰岛素＋口服降糖药。基础胰岛素起始剂量为0.2 U/(kg·d)。根据空腹血糖调整剂量，3～5天1次，每次1 U～4 U。若使用预混胰岛素，起始剂量为0.2 U～0.4 U/(kg·d)，按1：1比例分配到早、晚餐前注射。一般停用胰岛素促泌剂口服降糖药。

（尤传一）

第四节　伴有特殊情况糖尿病治疗应区别对待

一、青少年糖尿病

青少年糖尿病是指6～18岁儿童及青少年的2型糖尿病。

（一）诊断标准

采用美国糖尿病学会制定的标准：① HbA1c≥6.5%；或② 空腹血浆葡萄糖≥7.0 mmol/L；或③ 口服 75 g 葡萄糖耐量试验 2 h 葡萄糖≥11.1 mmol/L；或④ 随机血糖≥11.1 mmol/L，且伴有高血糖症状（无明确高血糖症状的情况，应对 1～3 进行重复测试）。

儿童及青少年常见 1 型糖尿病，但随着生活方式的变化，2 型糖尿病发病呈上升趋势，临床表现有以下特点：糖尿病自身抗体阴性；超重或肥胖；2 型糖尿病家族史；存在胰岛素抵抗表现，包括多囊卵巢综合征及黑棘皮病；易同时伴有高血压或血脂异常。

（二）生活方式指导

1. 营养治疗：当儿童或青少年确诊为 2 型糖尿病后，均应改变生活方式，包括营养治疗及体育活动。营养治疗及饮食方式：① 规律进食；② 减少进食量；③ 选择无热量型饮料，除牛奶外；④ 每日饮用橙汁不超过 1 杯；⑤ 多食用低热量水果与蔬菜；⑥ 每日食用 3～4 份低脂乳制品；⑦ 限制高脂食物摄入；⑧ 限制零食摄入量及频率；⑨ 限制快餐类食物摄入量。

2. 体育活动：儿童及青少年 2 型糖尿病患者每日参加中高强度体育锻炼至少 60 min。"中至高强度体育锻炼"定义为使个体费力呼吸、出汗及心率增快的体育锻炼。体力活动是预防和治疗儿童及青少年 2 型糖尿病、控制体重的基本组分之一。患者每天进行至少 60 min 的中高强度体育锻炼以减小体重指数（BMI）及改善血糖控制。应注意体育锻炼时可能需要调整药物的使用剂量，特别是患者在接受胰岛素治疗而进行强度渐进型体力活动项目时。减少屏幕时间，每日非学术型屏幕时间限制至 2 h 以内。

（三）药物治疗

1. 将二甲双胍作为一线疗法：10 岁以上儿童和青少年 2 型糖尿病患者依靠单纯运动控制血糖的成功率低，应在其开始改变生活方式的同时开始药物治疗，必要时，无显著高血糖或酮症酸中毒的情况下，可考虑用胰岛素逆转葡萄糖毒性。二甲双胍治疗与成年人相近，以低剂量起始治疗，每 1～2 周增加剂量 500 mg，直至达到 2 000 mg/d 的理想最大剂量，分 2 次服用。

2. 噻唑烷二酮类药物及 GLP-1 受体激动剂：少数情况下亦可用于 12 岁以上的青少年糖尿病患者。

3. 胰岛素治疗：① 10 岁以下的儿童 2 型糖尿病患者需要药物治疗，仅胰岛素可用；② 发生酮症或酮症中毒时需立即开始胰岛素治疗；③ 下列情况应考虑使用胰岛素治疗：任何时候检查随机血浆葡萄糖浓度≥13.9 mmol/L 或 HbA1c＞9%。已接受二甲双胍治疗的患者每 3 个月行 HbA1c 检查一次，未达控制目标，应采用胰岛素治疗。

（四）血糖控制目标和监测

加强血糖监测有利于治疗方案的调整和血糖尽快达标。儿童及青少年 2 型糖尿病患者应每 3 个月行 HbA1c 检查，理想的 HbA1c 控制目标为 7%。关于指尖血糖监测：① 单纯生活方式或口服药的患者糖化血红蛋白控制良好的情况下不强调指尖血糖监测；② 长效胰岛素每日 1 次皮下注射的患者，建议监测空腹及餐后指尖血糖；③ 胰岛素每日多次皮下注射的患者建议监测三餐前及睡前指尖血糖；④ 血糖控制不佳的患者，应加强指尖血糖监测，建议监测三餐前后和 0 点血糖。

（五）青少年的成人起病型遗传相关糖尿病的诊断与治疗

1999 年，世界卫生组织提出将糖尿病分为 1 型糖尿病（T1DM）、2 型糖尿病（T2DM）、特殊类型糖尿病和妊娠期糖尿病(GDM)。其中青少年的成人起病型糖尿病(MODY)是一种常染色体显性遗传的单基因型糖尿病,其主要特征为胰岛 B 细胞功能遗传缺陷,典型病例发病年龄通常小于 25 岁,这组疾病较少见,仅占全部糖尿病的 1%～2%,经常被误诊为 1 型或 2 型糖尿病。基层医生有怀疑时,应建议患者到上级医院做相关基因检测。

(黄　珊)

二、糖尿病合并妊娠和妊娠期糖尿病

妊娠合并糖尿病,包含糖尿病合并妊娠(PGDM)和妊娠期糖尿病(GDM)。前者指妊娠前已患糖尿病,或妊娠后首次检查血糖异常已达普通人群糖尿病诊断标准;后者指妊娠前无糖尿病,妊娠后发现血糖异常达到妊娠糖尿病标准,但比普通人群糖尿病诊断标准低一些。

妊娠合并糖尿病会增加母胎相关疾病的发生风险,如自发性流产、胎儿畸形、子痫前期、新生儿脑病、巨大儿、新生儿低血糖、新生儿高胆红素血症等,同时还会增加新生儿远期肥胖及 2 型糖尿病的发生风险。

(一)诊断

1. 糖尿病合并妊娠:① 孕前已诊断糖尿病;② 妊娠后首次检查血糖达到普通人群糖尿病诊断标准:包括空腹血糖≥7.0 mmol/L,或 75 g 口服葡萄糖耐量 2 h 血糖≥11.1 mmol/L,或糖化血红蛋白>6.5%,或随机血糖≥11.1 mmol/L 且有症状者。

2. 妊娠期糖尿病:孕前无糖尿病,妊娠后首次发现血糖异常达以下标准,但未达普通人群糖尿病诊断标准:空腹血糖≥5.1 mmol/L,75 g OGTT 试验 1 h 血糖≥10.0 mmol/L,2 h 血糖≥8.5 mmol/L,任何一项血糖值达到异常界值即可确诊。

孕早期检查血糖正常者,孕 24～28 周需进行 75 g OGTT 试验再次评估。

(二)血糖控制目标

GDM 控制目标:空腹血糖应控制在<5.3 mmol/L,餐后 1 h 血糖水平<7.8 mmol/L,餐后 2 h 血糖水平<6.7 mmol/L,HbA1c 控制在 5.5%,同时血糖不应低于 3.3 mmol/L。

PGDM 控制目标:空腹血糖应控制在<5.6 mmol/L,餐后 2 h 血糖水平<7.1 mmol/L,HbA1c 控制在 6%。同时血糖不应低于 3.3 mmol/L。

值得注意的是,HbA1c 能反映一段时间内血糖控制的平均水平,但它仍不能确切反映点血糖水平、血糖的波动幅度以及低血糖。因此,HbA1c 仅推荐作为血糖控制的次要参考,孕妇应更加注重血糖的自我监测。

(三)治疗

GDM 通过改变生活方式 70%～85%可达到理想的血糖控制范围,积极运动、调整饮食对妊娠合并糖尿病患者的血糖控制起着十分重要的作用。患者的饮食调整需要制定个体化的方案,饮食方案应提供足够的热量来保证母胎健康,维持孕期正常的体重增长。孕期推荐最低摄入量为每日 175 g 碳水化合物,71 g 蛋白质,28 g 膳食纤维。

对于通过改变生活方式,血糖控制仍未达标的患者,胰岛素应作为首选药物,不推荐口服药物。目前被批准用于妊娠期的胰岛素,包括人胰岛素、门冬胰岛素类似物和地特胰岛素类似物。每日多次皮下注射胰岛素和连续皮下注射均可采用,两种方式的效果无明显差异。

在早孕期,胰岛素的需求量随孕周进展不断升高,在 9～16 周时降低;而在 16 周后胰岛素抵抗逐渐升高,应每周提高5％的胰岛素用量,直至晚孕期,胰岛素用量相比于孕早期约提高1倍。因此在使用胰岛素降糖时,应相对频繁的进行血糖自我监测,尤其是合并1型糖尿病者,应积极预防低血糖的发生。针对妊娠合并糖尿病者胰岛素的使用剂量,不推荐笼统的单一方案,应根据孕妇个体的实际情况进行设定和调整。

（四）孕前及产后准备

无低血糖风险患者,孕前HbA1c应控制在6％以内;有低血糖风险的,可适当放宽至7％以内。坚持母乳喂养有利于改善母婴的代谢水平。妊娠合并糖尿病患者应在产后第4～12周进行第1次OGTT试验,诊断标准参照非孕人群。OGTT对于诊断糖耐量受损更加敏感,因HbA1c在此期间波动较大,产后随访首选OGTT试验。GDM患者在产后发生糖尿病风险较高,在产后15～25年内50％～70％患者发生糖尿病,因此,应每1～3年进行1次75g OGTT试验,该检测频率应根据产后第1次OGTT试验的结果、家族史、孕前BMI、是否用药控制血糖等因素进行适时调整。

（黄　珊）

三、老年糖尿病

老年人群是糖尿病高发人群,也是心脑血管疾病高危人群。老年糖尿病患病率迅速上升,已达20.4％,另有数量相近的糖耐量减退人群。积极防治老年糖尿病及其并发症具有重要的临床和社会意义。随着人口老龄化,界定老年的标准并不统一,世界卫生组织(WHO)提出:60～74岁的人群称为年轻老年人,75岁以上的才称为老年人,把90岁以上的人群称为长寿老人。目前发达国家将≥65岁视为老年人。

（一）老年糖尿病临床特点

1. 临床症状不典型:起病隐匿,常由于体检或其他疾病查血糖或尿糖发现,易误诊、漏诊。

2. 2型糖尿病是老年人的主要类型:异质性大,其发病年龄、病程、脏器功能、并发症、合并用药、经济状况、治疗意愿、预期寿命等差异较大。

3. 餐后高血糖是诊断老年糖尿病的重要依据:很多患者空腹血糖正常,因餐后血糖升高才诊断糖尿病。

4. 低血糖风险增加:对低血糖耐受性差,更易发生无意识低血糖、夜间低血糖和严重低血糖,出现痴呆甚至死亡等严重不良后果。

5. 并发症多且较重:主要的急性并发症为糖尿病非酮症高渗综合征。

6. 常多病共存:伴发多种其他疾病如高血压、血脂异常、高尿酸血症、肥胖及其他系统疾病。

（二）老年糖尿病治疗原则

采取非药物改良生活方式及药物治疗两方面并举的方针,药物治疗从小剂量开始。

1. 目标个体化:老年糖尿病患者常有多种脏器功能减退,耐受力较年轻人差,药物起始剂量宜小,避免药物副作用。胰岛素治疗应微调加减量。HbA1c目标应根据患者病情个体化设定。

2. 控制目标设定:应考虑个人体能状态、预期寿命、病程、认知能力、伴发病和并发症、患者依从性等综合评估,制定个体化控制目标。

《中国2型糖尿病防治指南(2020年版)》建议如下3个分层:对于较长的预期寿命、合并较少慢性疾病、有完整的认知功能状态的患者,HbA1c控制目标为<7.5％;对于中等长度的预期寿命、

合并多种慢性疾病或轻到中度认知功能状态的患者,HbA1c 控制目标为<8.0%;对于有限的预期寿命、治疗获益不确定、需长期护理、慢性疾病终末期健康状况较差的患者,HbA1c 控制目标为<8.5%。国际糖尿病联盟也做了类似的推荐,以 HbA1c 值为参考,功能独立类老年人为7.0%~7.5%,功能依赖类老年人为 7.0%~8.0%,对虚弱的患者可进一步放宽至 8.5%。

3. 低血糖风险:低血糖是药物治疗中最危险、最严重的副作用。老年糖尿病患者对低血糖调节能力差,胰岛素分泌第一时相减弱或消失,高峰延迟,当餐后血糖下降时,胰岛素高峰犹存,血糖反应与胰岛素分泌高峰不匹配,极易发生低血糖。少数患者未及时处理,将留下痴呆等永久性脑损伤。在治疗过程中,当出现严重低血糖或反复发作低血糖,应加强与患者及家属沟通,增强医护联系,重新评估治疗方案,及时调整治疗药物及剂量,杜绝低血糖发生。空腹 C 肽≥1.1 ng/ml 正常时,尽量避免使用格列奈类、磺酰脲类和胰岛素。

4. 防治餐后高血糖:餐后高血糖是心血管事件的独立危险因素。餐后血糖预测全因及心血管死亡能力优于空腹血糖,餐后血糖对 HbA1c 达标贡献更大。很多老年糖尿病患者空腹血糖正常,就认为血糖已控制了,但测定餐后血糖及 HbA1c 仍然升高,表明血糖控制并未达标。因此必须关注餐后高血糖的监测和防治。

5. 警惕药物相互作用:老年糖尿病患者常合并多种慢性疾病,服用多种药物,治疗中应注意药物间的相互作用:糖皮质激素、胰高血糖素、一些抗抑郁药可引起血糖升高;双香豆素类抗凝药、吲哚美辛水杨酸类、丙磺舒及 β 受体阻滞剂等可增强磺脲类降糖作用;环丙沙星与格列本脲合用影响肝功能,增强低血糖风险;噻嗪类利尿剂长期应用对糖代谢有不良影响;β 受体阻滞剂可掩盖心悸、出汗等低血糖反应。

6. 避免血糖波动:一些研究表明,老年糖尿病患者虽然血糖控制达标,但血糖经常波动,仍将加速动脉粥样硬化进程,促进斑块形成,增加糖尿病并发症。因此,应加强血糖监测,减少血糖波动,防止并发症发生。

(三)老年糖尿病的药物应用 --

1. 很少发生低血糖的降糖药

(1)二甲双胍:目前临床上使用最广泛的二甲双胍,国内外各种指南均将其列为基础治疗的首选药物,二甲双胍禁用于肾功能不全〔肾小球滤过率<45 ml/(min · 1.73 m²)〕患者,二甲双胍尚有不少降糖外作用。二甲双胍改善胰岛素抵抗,降低血浆 TG、LDL - C 及 TC 水平,对非酒精性脂肪性肝病的脂肪变性和纤维化均有显著改善。多项荟萃分析结果显示,二甲双胍治疗与肺癌、直肠癌等癌症风险降低相关。

(2)二肽基肽酶 4(DPP - 4)抑制剂及钠-葡萄糖协同转运蛋白 2(SGLT - 2)抑制剂:是近年使用的新降糖药,单独使用不增加低血糖风险,适合老年患者使用。

(3)GLP - 1 受体激动剂:单独使用不会导致低血糖,对于合并 ASCVD 的老年 T2DM 患者,优先推荐 GLP - 1 受体激动剂,已证实可降低主要心血管不良事件风险。GLP - 1 受体激动剂可减轻体重和改善中心性肥胖。

(4)α-糖苷酶抑制剂、噻唑烷二酮类药物(TZD):单独使用不会导致低血糖:① α-糖苷酶抑制剂除了降糖还有这些优势:阿卡波糖能改变肠道胆汁酸的代谢,改变肠道内分泌激素的分泌,还兼有减轻体重、调控血脂、改善胰岛素抵抗;② TZD 就是督促体内的胰岛素提高干活效率:细胞该开门的时候赶快把门打开,不让血糖在血管里长期停留。已知对本品或其中成分过敏者、有心力衰竭或可能发生心力衰竭者、冠心病、骨质疏松或发生过非外伤导致骨折、严重血脂异常、糖尿病酮症酸中毒、有活动性肝病血清转氨酶高于正常上限 2.5 倍者不要使用。

2. 低血糖风险较高的降糖药

(1) 胰岛素促泌剂：也是常用药物，但单用磺脲类，或磺脲类与二甲双胍合用，仍是目前基层卫生机构最常见的用药方式，解决了部分基层老年糖尿病患者的需求，但要警惕低血糖风险。老年糖尿病不应首选。

(2) 胰岛素：2 型糖尿病患者应用多种降糖药血糖仍未达标，应该使用胰岛素治疗。基础胰岛素起始剂量为 0.1 U～0.3 U/(kg·d)，预混胰岛素起始剂量为 0.2 U/(kg·d)。极少数老年患者需多次胰岛素治疗，包括餐时＋基础胰岛素治疗，每日 2～3 次预混胰岛素治疗及胰岛素泵。鉴于老年人低血糖风险较年轻人高，推荐老年患者选用基础胰岛素联合很少产生低血糖的口服降糖药。

(四) 老年糖尿病治疗中的临床实际问题

1. 如何预防低血糖

(1) 老年糖尿病低血糖症临床特点：① 临床症状不典型。常见的低血糖症主要表现为神经源性，如出汗、饥饿感、心悸、肌肉震颤，以及中枢神经症状如乏力、认知障碍、意识模糊、抽搐等，在老年患者中常缺如。② 老年患者重度低血糖若不及时治疗后果严重，易致昏迷、痴呆，甚至死亡。③ 老年患者因神经感知功能减退，低血糖发生时常无任何症状，给诊治带来极大困难。

(2) 老年糖尿病低血糖症的诱发因素：① 生理因素。老年患者机体各种功能减退，使降糖药分解及排泄速度减慢，易体内积聚引发低血糖。② 饮食因素。老年人进食量少，或过度控制饮食，导致低血糖。③ 运动因素。老年患者如运动过度，葡萄糖代谢加快，使血糖含量明显降低，导致低血糖症。④ 药物因素。降糖药物过量，特别是服用胰岛素促泌剂或注射胰岛素患者，易致低血糖。

(3) 老年糖尿病低血糖症的防治：① 加强对患者及家属进行有关糖尿病低血糖症防治的教育，提高自我管理能力；② 老年糖尿病患者应常规随身备用碳水化合物类食品，一旦发生低血糖立即食用；③ 按时进食，若进食量少，相应减少降糖药物剂量；④ 运动量适宜，若增加运动量，应增加额外的碳水化合物摄入；⑤ 老年患者因记忆减退易忘服药或多服药，应严格遵照处方，不能擅自更改降糖药物剂量或种类。胰岛素或胰岛素促泌剂应从小剂量开始逐渐增加剂量，及时调整剂量；⑥ 酒精能直接导致低血糖，应避免酗酒和空腹饮酒；⑦ 反复发生低血糖或严重低血糖，应调整糖尿病防治方案，并适当调整血糖控制目标。

老年糖尿病低血糖症具有极大的危害性，必须加强预防措施，尤其高龄患者，血糖控制水平宁高勿低，以防低血糖发生，避免出现严重后果。

2. 药物相互作用的潜在危害及处置

(1) 二甲双胍：二甲双胍在体内无须肝脏 CYP450 代谢，直接以原形经肾脏排泄。西咪替丁可与二甲双胍竞争有机阳离子转运体及毒物外排转运体，合用能减慢二甲双胍排泄，可能造成血药浓度升高。血管内注射含碘对比剂可能诱发急性肾损害：肾功能正常者在接受含碘对比剂检查当天暂停二甲双胍即可；中度肾功能不全患者[eGFR 45～60 ml/(min·1.73 m²)]在静脉接受碘化造影剂 48 h 前停用二甲双胍；造影完成至少 48 h 后，肾功能无恶化即可恢复二甲双胍应用。

(2) α-糖苷酶抑制剂：伏格列波糖在胃肠几乎不吸收入血，以原形经肠道排泄，目前尚无与其他药物相互作用风险的报道。

阿卡波糖原形药物在肠道内极少吸收，其在肠道内代谢物产物 35% 吸收入血。阿卡波糖引起的腹泻可减少地高辛的吸收，口服生物利用度减少；阿卡波糖与华法林合用出血风险增加，需及时调整剂量；与考来烯胺等肠道吸附剂和消化酶类制剂合用，可能影响阿卡波糖疗效，应避免同时服用。

(3) 磺脲类：磺脲类药物在体内主要经 CYP2C9 代谢，合并使用 CYP2C9 抑制剂(如氟康唑、胺碘酮)可能减慢其代谢，增加低血糖风险；合用 CYP2C9 诱导剂如卡马西平、利福平、苯巴比妥，可能加快磺脲类药物代谢,导致血糖升高。

(4)格列奈类:瑞格列奈经 CYP2C8 和 CYP3A4 代谢;那格列奈主要经 CYP2C9 和 CYP3A4 代谢;氯吡格雷的代谢产物能显著抑制 CYP2C8,导致瑞格列奈血浓度升高 3.9～5.1 倍,显著增加严重低血糖风险,应避免合用。

(5)DPP-4 抑制剂:西格列汀少量经 CYP3A4 和 CYP2C8 代谢,临床意义的药物相互作用少见;西格列汀与地高辛合用可升高地高辛的达峰浓度,合用时需谨慎。

沙格列汀主要通过 CYP3A4/5 代谢,与 CYP3A4/5 强抑制剂,如酮康唑、克拉霉素、伊曲康唑、阿扎那韦、利托那韦和泰利霉素合用时,能显著升高沙格列汀血浆浓度,合用时沙格列汀每日剂量应≤2.5 mg;沙格列汀与卡马西平合用时,可通过加快沙格列汀的代谢,显著降低其降糖活性。

阿格列汀、利格列汀和维格列汀在人体内基本不经 CYP450 代谢,无药物代谢酶相关的相互作用。

(6)TZDs:罗格列酮、吡格列酮主要经 CYP2C8 代谢;CYP2C8 抑制剂如吉非罗齐、氯吡格雷等能显著减慢此类药物的代谢,升高其血药浓度;CYP2C8 强诱导剂(如利福平)能加快药物代谢,降低疗效。

(7)SGLT-2 抑制剂:达格列净和恩格列净与其他药物相互作用报告罕见;利福平可能加快卡格列净代谢,建议谨慎合用。

3. 个体化治疗措施

(1)根据糖尿病不同阶段个体化选择药物:① 糖尿病早期胰岛素分泌不足,在二甲双胍基础上联合应用胰岛素促泌剂,和/或其他口服降糖药物、基础胰岛素;② 糖尿病合并各种并发症,胰岛素分泌缺乏,以胰岛素治疗为主,辅以口服药;③ 对于伴有动脉硬化性心血管疾病的 2 型糖尿病患者,推荐 SGLT-2 抑制剂或 GLP-1 受体激动剂作为血糖管理的一部分。这类患者如同时合并心衰或需对心衰特别关注时,推荐 SGLT-2 抑制剂治疗;对于合并慢性肾脏病(CKD)的 2 型糖尿病患者,无论是否伴有心血管疾病,考虑应用 SGLT-2 抑制剂。

(2)根据患者实际情况个体化选药:① 肥胖,二甲双胍、SGLT-2 抑制剂、α-糖苷酶抑制剂、DPP-4 抑制剂、GLP-1 受体激动剂;② 高胰岛素血症,胰岛素增敏剂 TZDs、二甲双胍、SGLT-2 抑制剂、GLP-1 受体激动剂;③ 偏瘦者,胰岛素促泌剂、胰岛素增敏剂 TZDs、胰岛素;④ 胰岛素分泌不足,胰岛素促泌剂、胰岛素。

(3)控制空腹高血糖:宜减少晚餐前及睡前药物或睡前加餐,同时注意晚餐后的运动量不宜过大。

(4)控制餐后高血糖:分析餐后血糖升高的原因,采用不同方法:① 进食量太多。一些老年患者平时餐后血糖控制尚好,但朋友聚餐后血糖易升高,宜适当减少进食量;② 餐后不活动或活动量减少。不少老年患者有餐后半小时后适当运动的习惯,有利餐后血糖的控制;③ 餐后胰岛素分泌不足。可应用胰岛素促泌剂、α-糖苷酶抑制剂、DPP-4 抑制剂或胰岛素;④ 胰岛素抵抗,可用二甲双胍、胰岛素增敏剂。

(五)中医药应用

消渴丸是中西药复方制剂,疗效优于格列本脲。中药成分有葛根、地黄、黄芪、天花粉、玉米须、南五味子,西药成分每 10 丸中含 2.5 mg 格列本脲,使用中应注意低血糖反应。应按照格列本脲的用药注意事项进行。

综上所述,老年糖尿病患病率不断增加,老年糖尿病有其独特的临床特点,治疗原则应采取个体化的治疗措施,对伴有糖尿病各种并发症及多种器官功能受损的患者,血糖控制目标可适当放宽,注意期望寿命与生活质量的平衡。降糖药的选择需考虑疗效与安全性,避免低血糖风险,谨防治过头。

(尤传一)

第五节　糖尿病治疗新技术进展

一、代谢手术治疗糖尿病

（一）代谢手术的由来

肥胖是很多慢性疾病如高血糖、高血压、血脂异常等的核心病因，被称为"万恶之源"。2型糖尿病（T2DM）是常见的内分泌代谢疾病，占所有类型的糖尿病（DM）的90%，而肥胖是T2DM的主要危险因素。传统治疗糖尿病的"五驾马车"（饮食、运动、药物、自我监测、糖尿病教育），仅可以使13%左右的肥胖合并T2DM患者血糖达标。减重代谢手术因其确切的疗效，已经成为控制血糖的"第六驾马车"。

早在1925年，《柳叶刀》（Lancet）杂志中一篇文章描述了1例消化性溃疡患者进行胃肠手术的病例，医生发现胃肠手术对糖尿病有治疗效果，随后类似的相关报道层出不穷。1982年，美国北卡罗来纳大学外科医师Pories WJ偶然发现，减肥手术在有效减重的同时可以治疗T2DM。1995年，Pories WJ经过14年临床跟踪观察后发表研究结果，减重手术对肥胖T2DM治愈率高达83%，从而开创了外科手术治疗T2DM的新途径。

2016年5月，全球首部由多个国际糖尿病组织参与制定的《代谢手术治疗2型糖尿病联合指南》正式发布，提出将代谢手术作为合适患者的标准治疗选择之一。《自然》（Nature）杂志同步发表了相关评论，这一里程碑性的"指南"将对全球糖尿病的治疗产生重大影响。

（二）代谢手术的术式与选择

代谢手术方式主要有4种，其中以下2种较成熟，推荐采用腹腔镜手术方式。

1. 胃袖状切除术：需要切除约80%的胃，留下"袖管"样的长管状胃通道，限制食物摄取，去除胃部抗胃促胰素物质，2年内减重60%～70%，2型糖尿病的缓解率为70%。手术不改变人体消化道结构，不产生营养物质缺乏，手术操作相对简单，术后并发症较少，其并发症及再次手术率是所有代谢手术中最低的。目前，此手术被公认为是中重度肥胖伴2型糖尿病的首选术式。胃袖状切除术后，还可根据效果转化为2期胃旁路术。

2. 胃旁路术：这一手术旷置了远端胃大部、十二指肠和部分空肠，既限制胃容量又减少营养吸收，使肠胰岛轴功能恢复正常。随访5年，2型糖尿病缓解率达到83%。由于操作较为复杂，创伤大，并发症发生率高，所以术后需要营养物质监测与补充。用于2型糖尿病病程相对较长，需要减重更多的患者。

（三）代谢手术的适应证

年龄在18～60岁，一般状况较好，经生活方式干预和各种药物治疗难以控制的2型糖尿病（HbA1c＞7.0%），或伴发疾病并符合以下条件的2型糖尿病患者可考虑代谢手术治疗。可选适应证：BMI≥32.5 kg/m²，有或无合并症的2型糖尿病可行代谢手术。

任何一种手术都有风险。在进行减重手术之后，短期体重下降，但是一旦患者依从性差，不能管住嘴，会导致体重反弹。在一些研究中发现，接受代谢手术治疗的肥胖糖尿病患者的存活率提高了，最重要的因素是代谢手术降低了肥胖症合并T2DM的并发症。虽然代谢手术目前被学术界广泛认可，但不能取代内科治疗，手术治疗不应该被认为是最后的手段，应该综合运用外科手术、内科药物辅助和行为干预等多学科协作模式来治疗患有 T2DM 的肥胖患者。

二、干细胞治疗

（一）干细胞治疗糖尿病原理

干细胞是人体内一类具有自我更新能力和能产生分化细胞能力的原始细胞，在适合的环境下可以自我复制产生大量的和自己相同的细胞，也可以分化成各种功能细胞，产生人体内各系统所需要的各类细胞、组织、器官等，医学界称为"万用细胞"。

临床上通过提取干细胞，在培养室适当的条件下进行培养、扩增和诱导分化成需要的干细胞，然后提取高数量和质量的干细胞回输给患者。利用干细胞的自我复制和分化潜能来修复受损的细胞，恢复受损器官、组织的正常功能。另外干细胞植入体内后，分化生成所需的各类细胞，从而达到修复人体系统固有细胞，恢复系统功能，改善患者病症。干细胞治疗糖尿病一方面可以对患者的胰岛功能进行恢复，另一方面也可以对胰岛素抵抗进行调整，从而达到治疗的目的。自身干细胞治疗糖尿病后不会产生任何并发症和副作用，且可以提高身体免疫力、可能摆脱糖尿病终身使用药物的困扰。若能不断地完善和突破，干细胞治疗将会在多种疗法中取得最显著的治疗效果。

（二）干细胞治疗 1 型糖尿病的研究进展

众所周知，干细胞可以转化为生产胰岛素的细胞，但是存在一个重大的挑战——这些细胞产生胰岛素的量很难控制。华盛顿大学圣路易斯医学院的科研人员宣布，他们通过调整人类干细胞诱导生成分泌胰岛素的 B 细胞方法，新的胰岛素生成细胞在遇到葡萄糖时反应更加快、更准确。更加令人兴奋的是，当将这些细胞移植到免疫系统受到抑制的糖尿病小鼠身上时，不仅不会对体细胞产生排斥，还能有效控制血糖。

可以畅想，将来能够利用干细胞生产更加高效和安全的胰岛素生成细胞，就意味着干细胞治愈 1 型糖尿病离临床应用更近了一步。

（三）干细胞疗法治疗 2 型糖尿病的研究进展

T2DM 主要特征是胰岛 B 细胞功能障碍和不同程度胰岛素抵抗，导致无法维持血糖稳态。目前，T2DM 传统干预方法包括口服和注射抗糖尿病药物，可以减轻高血糖症或暂时改善目标组织中胰岛素敏感性，但药物既不能逆转胰岛素抵抗，也不能逆转进展性和必然性胰岛 B 细胞功能障碍。因此，研发出能够逆转胰岛素抵抗和改善胰岛 B 细胞功能障碍新方法，是糖尿病干预研究的关键所在。

干细胞疗法能通过提供由旁分泌因子分泌或细胞外基质沉积驱动的支持性微环境，促进胰岛 B 细胞再生，保护内源性胰岛 B 细胞免于凋亡，并改善外周组织的胰岛素抵抗，降低血糖及糖尿病副作用发生的风险，为 2 型糖尿病治疗提供了新思路。

2017 年，解放军总医院在使用干细胞治疗糖尿病的动物实验中研究发现，使用干细胞注射，小鼠的血糖水平较治疗前出现了下降的情况，而且许多器官的病变都有了明显的改善。干细胞治疗糖尿病并发症的可能原理尚在研究中。

此后，一项 100 位糖尿病患者参与的糖尿病临床试验研究发现，经过干细胞治疗之后，大部分糖尿病患者的脂肪肝、视力及心绞痛等病情都有了明显的改善。因此，使用干细胞疗法治疗糖尿病及其并发症已经成为充满前景的方法之一。

三、胰岛移植与胰腺移植

胰岛是胰腺的内分泌部分,它是胰腺中数以万计的由多个细胞组成的细胞团,散布在胰腺的各处,镜下观察犹如汪洋大海中的小岛,因此被命名为胰岛。胰岛中有两类功能对立的细胞——α细胞和 B 细胞。B 细胞分泌胰岛素,其生理功能是当血糖升高时促进血糖向糖原和脂肪转化,从而降低血糖;α细胞分泌胰高血糖素,其生理功能是血糖水平下降时,动员身体内的糖原分解成葡萄糖进入循环系统,促进血糖上升。在两个激素的共同作用下,人体的血糖浓度维持在动态稳定的状态。

胰岛移植分为两大步骤:胰岛分离与胰岛注射手术。

(一)胰岛分离

胰岛分离是胰岛移植的核心技术。一个正常人的胰腺大约有 100 万当量的胰岛细胞,占整个胰腺总细胞量的 1%,如何在保留胰岛细胞活性的前提下、提取尽可能多的胰岛细胞,是分离的关键。按照国际经验,一般能提取并纯化出二三十万个胰岛就可以用于移植,胰岛细胞提取技术的优劣直接决定了手术成功率和远期疗效。胰岛细胞提取的数量越多,那么手术成功率也会提高,由于每次提纯的胰岛数量有限,所以弥补这个问题最好的办法是增加移植的次数,胰岛移植两次或三次后,患者脱离胰岛素注射的机会大幅度增加。

(二)胰岛注射手术

胰岛注射手术完全不同于创伤较大的实体器官移植(如肝移植、肾移植)。手术过程中通过门静脉穿刺后将胰岛细胞回输至肝脏,胰岛细胞可以在肝窦内生长并分泌胰岛素。手术创伤极小、风险低,手术时间一般在半小时左右。患者只需进行局部麻醉,第二天就可下地活动。2018 年日本理化学研究所和福冈大学宣布一项最新研究成果,研究人员通过动物实验发现,大腿根部皮下脂肪组织是一个很适合胰岛皮下移植的部位,这将使胰岛移植术更加便捷,有望成为治疗糖尿病的新方法。

(三)胰岛移植

胰岛移植是一种治疗糖尿病的终极手段。具体来说,适应证包括:① 经过严格的正规治疗血糖控制仍不稳定,甚至出现酮症酸中毒;② 一年内发生过 2 次及以上低血糖(脆性糖尿病);③ 其他器官出现功能损伤,如视网膜及眼部其他病变、糖尿病肾病、糖尿病足、心脑血管疾病、糖尿病神经病变等;④ 器官移植后糖尿病。

截止至 2016 年底,全球超过 1 500 位糖尿病患者接受了胰岛移植治疗,1 年有效率超过 90%,移植 5 年后仍然有超过 60% 的患者不需要注射胰岛素,所有患者均不再出现明显的低血糖发作。胰岛移植也显著减少了其他脏器的并发症。美国一项多中心研究发现,在接受肾脏移植的糖尿病肾病患者中,术后使用胰岛素控制血糖者的移植肾 7 年存活率不到 50%,而胰岛肾脏联合移植患者 7 年移植肾存活率超过 80%。因此胰岛联合肾脏移植,可在不增加药物及手术风险的前提下,显著延长移植肾的存活时间。

胰岛移植的费用高,术后需要长期进行抗免疫排斥治疗。国内能做的医院极少,还不能作为糖尿病治疗的常规手术。但是通过对胰岛移植手术的了解,可以清晰地看到,虽然糖尿病现在还不能够完全被治愈,但是在将来随着胰岛移植技术的不断发展与完善,也许糖尿病就真的有被治愈的前景。胰岛移植与胰腺移植最大的困难是供体太少。

(张 征)

第五章
管理糖尿病

管理糖尿病是一项长期的艰苦的工作，要强调患者"自己是健康第一责任人"的意识，医生需要扎扎实实地对患者做好"三件要事"，包括：① 健康教育（特别是疾病知识教育，认识糖尿病患者存在的误区，坚定战胜疾病的信心）；② 健康生活方式的教育及指导（医学营养治疗、运动锻炼疗法、戒烟限酒、体重管理达标）；③ 做好病情监测，合理控制血糖；④ 全面管控心血管的危险因素。

第一节　健 康 教 育

健康教育特别是糖尿病疾病知识教育，被喻为是一种"治疗教育"，因为它发挥了糖尿病防治的巨大作用，能使患者早期发现糖尿病，帮助患者正确面对患病的现实；建立良好的心理状态，才能纠正不良的生活方式，掌握控制糖尿病的基本技能，达到逆转糖尿病或与糖尿病"和平共处"的目标。

一、学习掌握糖尿病的防治知识

明确糖尿病从何而来，又要走向何方。在战略上藐视糖尿病，明白80%的糖尿病和60%的糖尿病并发症是可防可治的，无须害怕。在战术上重视糖尿病，重视每一个防治细节，补齐每一个健康"短板"，能够做到"四早"（早发现、早诊断、早治疗、早达标）。能够依靠自己承担起促进健康的责任，防治工作从"要我做"转变为"我要做"。

1. 注意以下底线不要突破。

糖化血红蛋白：$\leqslant 7\%$；

血压：$\leqslant 130/80$ mmHg；

保持健康体重（BMI）：$20\sim24$ kg/m²；

胆固醇：低密度脂蛋白胆固醇（LDL-C）<2.6 mmol/L，最好<1.8 mmol/L；

戒烟：必须戒烟；

病情随访：每3个月去医疗机构做复查，每年至少1次并发症全面筛查；

血糖波动：应保持血糖平稳，多数时间应保持在正常范围，国际上常用 TIR 表示，以 24 h 血糖在 $4.0\sim10$ mmol/L 之间为正常；妊娠妇女 TIR 为 $4.0\sim7.8$ mmol/L，避免低血糖。

2. 心理健康的重要性：心情愉悦（Happiness），保持心情舒畅，尽量避免压力和熬夜，因为压力和熬夜会升高你的血压和血糖。要有信心、恒心、有高度的自控力，全面进行生活方式干预，才能合理控制血糖及危险因素，取得成功，可以无须任何药物治疗。

3. 掌握糖尿病缓解的新概念：糖尿病是不可能根治的！力争使糖尿病达到长期缓解。

"缓解"，强调主要靠生活方式干预，达到无须药物治疗。

"长期完全缓解"包括：① HbA1c＜5.7％,空腹血糖＜5.5 mmol/L;② 维持≥5 年。

"完全缓解"包括：① HbA1c＜5.7％,空腹血糖＜5.5 mmol/L;② 维持≥1 年。

"部分缓解"包括：① HbA1c＜6.5％,空腹血糖＜6.1 mmol/L;② 维持至少 1 年。

二、识别各种误区,树立战胜疾病的信念

建立良好的医患关系非常重要,要取得患者"健康信任感"(言语、态度、神情、行为);促进患者间良好情绪的交流;合理安排患者的生活;争取家属的配合;让患者学习参与自我管理;组织社区自我管理小组,开展科普讲座、病友间座谈交流讨论,相互鼓励,做好心理疏导工作。

糖尿病患者常见的消极心理类型：

1. 悲观型：这种患者性格内向,性情孤僻,善悲哀,被确诊为糖尿病后悲观失望,对治疗疾病缺乏信心,不愿与医护人员合作,易使病情进一步恶化。

2. 愤怒型：这种患者性情急躁,容易激动,自制力差,烦躁善怒。治疗上也缺乏耐心,常常不能配合医护人员治疗。

3. 思虑型：这种患者平时谨小慎微,多愁善感,经不起不良精神因素刺激,每当病情反复或病情加重,就思虑重重,不能排解。

4. 抑郁型：这种患者胆小多疑,又偏内向,心情郁闷,无法消除。

战胜糖尿病,长寿不是梦。要坚定康复信心,保障健康长寿,听糖尿病专家的话,教你战胜糖尿病,得了糖尿病也能活到 100 岁!

(李　玲)

第二节　强化生活方式管理

一、医学营养治疗

与其他慢病比,医学营养治疗对糖尿病是一种更为重要的治疗手段。营养治疗是在平衡膳食的基础上,通过调整饮食总热量、结构、进餐方式及各类营养素的摄入量,合理选择食物,达到降低血糖波动,调整糖脂代谢水平,预防糖尿病并发症的发生。超重肥胖人群应通过减少热量的摄入,增加热量的消耗,降低内脏脂肪及体脂的含量,达到改善胰岛素抵抗的目的。

(一)医学营养治疗原则

中国营养学会颁布的《中国 2 型糖尿病膳食指南》推荐：① 合理饮食,吃动平衡,控制血糖;② 主食定量,粗细搭配,提倡低血糖指数主食;③ 多吃蔬菜,水果适量,种类、颜色要多样;④ 常吃鱼、禽,适量吃畜肉,减少肥肉摄入;⑤ 奶类豆类天天有,零食加餐合理选择;⑥ 清淡饮食,足量饮水,限制饮酒;⑦ 定时定量,细嚼慢咽,注意进餐顺序;⑧ 注重自我管理,定期接受个体化营养指导。

(二)营养成分

1. 碳水化合物：也就是人们俗称的糖,可分为单糖、双糖和多糖。碳水化合物是影响餐后血糖最重要的因素,但如果碳水化合物摄入过少则会引起不良后果,如果每日碳水化合物摄入量不足125 克,则会引起体内脂肪分解从而导致饥饿性酮症。故不推荐采用极低碳水化合物饮食

（＜130 g/d）来控制糖尿病患者的超重或肥胖。推荐每日碳水化合物供能比占 45％～60％,尽量选择低升糖指数食物。除摄入总量是餐后血糖的主要决定因素,食物种类、淀粉类型、食物烹饪方式使吸收快慢（如尽量少喝粥,易吸收,应以干食为主等）也是影响餐后血糖水平的因素。

1984 年,Jenkins 首次提出了"升糖指数"（GI）的概念。GI 是衡量食物摄入后引起血糖反应的一项指标。高 GI 食物进入胃肠后消化快,吸收完全,如口服葡萄糖迅速进入血液;低 GI 食物在胃肠停留时间长,释放缓慢,如主食中的藜麦（GI 仅为 35,而葡萄糖为 100）进入血液后峰值低,下降速度慢。升糖指数＜55 为低 GI 食物,＞70 为高 GI 食物,主管医生及患者应参考《中国 2 型糖尿病膳食指南》尽量选择 GI 值低的食物,避免引起餐后高血糖。

表 3-5-1 常见食物的升糖指数

食 物 品 种	升糖指数（GI）
淡豆浆	19
淡牛奶	26
木糖醇	7
豆类	18～20
花生	14
混合坚果	21
苹果	36
柑子	43

此外,魔芋、粟米、白菜、青椒及鸡胸肉等 GI 都较低,可以适量食用。总之,应尽量选升糖指数低的食物,不需要忌口,什么都能吃,但必须控制摄入总量和种类的搭配。

2. 蛋白质:糖尿病患者每日摄入蛋白质必需足够,占总热量的 15％～20％,其中优质蛋白质应占总蛋白质摄入量的 40％～50％。长期低碳水化合物,适量蛋白高一些的饮食、维持一定的热量摄入对糖尿病患者有益,应以优质蛋白（牛奶、鱼肉及鸡蛋白等）为主,但并不能过量,尤其对已患糖尿病肾病的患者,过量摄入蛋白质对控制病情不利。

3. 脂肪:糖尿病患者膳食总脂肪的摄入以占总热量的 25％～35％为宜,烹调油及多种食品中所含的脂肪均应计算在内。动物性脂肪含饱和脂肪酸（鱼油除外）,熔点高,摄入过多可导致血清胆固醇增高而引起动脉粥样硬化,应严格限制摄入。植物性脂肪如多种植物油富含不饱和脂肪酸,在体内能与胆固醇结合成酯,可促进胆固醇的代谢,故植物性脂肪应占脂肪总摄入量的 40％以上。但无论何种脂肪过多都有害。

4. 膳食纤维:膳食纤维在胃肠道遇水后与葡萄糖形成黏胶而减慢糖的吸收,使餐后血糖和胰岛素的水平降低,并具有降低胆固醇的作用,且增加饱腹感并软化粪便。糖尿病患者的膳食纤维摄入量应超过健康人群的推荐量。

5. 微量营养素:维生素作为机体物质代谢的辅酶和（或）抗氧化剂,其失衡会促使糖尿病及其并发症的发生、发展,维生素和微量元素的平衡有利于糖尿病患者纠正代谢紊乱防治并发症。1 型糖尿病患者常存在维生素 A、维生素 B_1、维生素 B_2、维生素 B_6、维生素 C、维生素 D、维生素 E 等的相对缺乏,2 型糖尿病患者则以 B 族维生素、β 胡萝卜素及维生素 C 缺乏最为常见。糖尿病患者由于代谢障碍,加之饮食控制,常会引起无机盐和微量元素的代谢紊乱,对胰岛素的合成、分泌、贮存、活性及其热量代谢功能起着重要作用。其中锌与胰岛素的合成、分泌、贮存、降解、生物活性及抗原性有关,缺锌时胰腺和 B 细胞内锌浓度下降,胰岛素合成减少;镁是多种糖代谢酶的辅助因子;钙、磷代谢异常可诱发骨代谢病理生理改变,如糖尿病患者易并发骨量减少和骨质疏松症。

（三）糖尿病患者食谱设计 --

1. 成年糖尿病患者每日需要热量推荐量

（1）标准体重不是按患者实际体重来计算，在临床工作可用以下方法：① 标准体重＝身高（cm）−100（适用于身高＜155 cm 者）。标准体重＝身高（cm）−105（更适用亚洲国家）；② 标准体重＝[身高（cm）−100]×0.9（适用于身高＞155 cm 者）；③ BMI＝体重（kg）/[身高（m）]^2（按 WHO 标准 BMI 18.5～23.9 为正常体重）。

（2）根据不同的体力劳动强度，确定每日每千克（kg）标准体重所需能量[kcal/（kg·d）]。

表 3-5-2　不同体力劳动强度每日每千克体重所需能量

体重/体力劳动	卧床休息	轻体力劳动	中体力劳动	重体力劳动
体重正常	15～20	30	35	40
超重/肥胖	＜15	20～25	30	35
消瘦	20～25	35	40	45～50

注：每日每千克体重所需热量[kcal/（kg·d）]。

2. 食谱设计

（1）烹调油：摄入过多会导致膳食总热量过高，从而引起超重及肥胖的发生，对血糖、血脂、血压等代谢指标不利，因此糖尿病患者应注意选择少油的烹调方式，每日烹调油使用量宜控制在 30 g 以内。烹调方法宜多采用蒸、煮、烧、烤、凉拌的方法，避免食用油炸的食物。

（2）调料：尽少用调味料，高盐饮食增加糖尿病发病风险，因此培养清淡口味，食盐用量每日不超过 6 g。限制酱油、鸡精、味精、咸菜、咸肉、酱菜等摄入。

（3）饮食计算方法：餐餐都应该有碳水化合物、蛋白质和脂肪。每天主食 250 g～350 g 以内；以瘦肉为主，多食优质蛋白（牛奶、鸡蛋白、鱼），多品种蔬菜 500 g 以上（含绿叶菜）。

（4）"主食固定法"配合"食物交换份法"：同类食物在一定重量内所含的蛋白质、脂肪、碳水化合物和热量相近，不同类食物间所提供的热量也是相同的。用每天碳水化合物计数从而使糖尿病患者较容易达到血糖控制目标，同时又可增加食物的选择性。平均分配一天碳水化合物的总量，在三餐外的加餐每顿点心减少摄入用量，尽量不用相似的碳水化合物，注意食物品多样化。注射胰岛素或易发生低血糖者，要求在三餐之间加餐，加餐量应从正餐的总量中扣除，做到加餐不加量。

（四）糖尿病患者常见的营养误区 --

1. "日子好过了，应该吃得好一些"：为什么体重指数比较西方人低，但中国人糖尿病发病率并不低于西方？尤其近 40 年改革开放后，我国糖尿病发病率呈直线上升的趋势？说到底，还是吃出来的！这是因为虽然现在生活富裕了，但长期的贫困锻炼了中国人很"抗饿"，一顿饱饭可以两天挨饿，饿不死。所以活着传代的人都有这样的本事，经得住饿，有长期具有的"吃糠咽菜的基因""饿不死的基因"。这种基因在贫困时期是一个非常好的基因，没这种基因人就会死了，有这种基因才能活下来了。中国人富裕起来了吃大鱼大肉，这种"饿不死的基因"还在那在积攒热量，所以没吃几天饱饭，人可能就变胖了，血压就高了，血糖就高了，糖尿病高血压就来了。所以这个节约基因就从一个好的基因变成了一个坏的基因，使人容易发胖，发胖以后就会出现胰岛素抵抗、代谢综合征，就容易得糖尿病。

生活富裕了一定要有"自我保健意识"，吃得好，高油、高糖、浓油赤酱大鱼大肉过"好日子"，最后还是以糖尿病告终，生活质量大大降低。因此，还是得吃"穷"一点，饿着点！

2. "大鱼大肉最有营养"：糖尿病患者应该怎么吃呢？有种说法叫，"吃四条腿的，不如吃两条腿的;吃两条腿的,不如吃没有腿的;吃没有腿的,不如吃一条腿的","四条腿"指猪、牛、羊肉(含饱和脂肪酸);"两条腿"指鸡、鸭(不饱和脂肪酸的含量比较多);"一条腿"指鱼(富含优质蛋白质)及蘑菇(含蛋白质、氨基酸多,脂肪少)。

3. "不吃早餐,或晚饭基本不吃,血糖就会好了":关于怎么吃,除了上面这个原则,还有一个原则就是"少量多餐"! 少量,可以让这顿饭以后的血糖不太高。多餐,下顿饭前没饿的时候就开始吃东西,不至于引起下顿餐前的低血糖。这样血糖是比较稳定的,对身体是比较有利的。有的糖尿病患者血糖控制不好,分餐了以后,血糖就好了。

4. "治糖尿病光吃药控制血糖到正常就行了!":现在糖尿病防治的最大误区是药物依赖,很多患者就觉得吃药、打针就够了,就可以不控制饮食、不进行锻炼了。其实这么多糖尿病患者血糖控制不好,导致并发症死亡,很大原因在于患者不明白糖尿病的根源在哪里? 糖尿病是个生活方式病,不注重生活方式的管理,管不住嘴、迈不开腿,光依靠药物是远远不够的! 除了吃药,应该注意多锻炼,合理饮食。

总之,得了糖尿病要正确面对现实,需要调整两种极端——一种是满不在乎不当回事,另一种是特别紧张、心情焦虑。这两种极端都不行,正确的做法是既要在战略上藐视它,战术上也要重视它,才能成功战胜糖尿病!

二、坚持适量运动

营养和运动是保持健康体重的两个主要因素,也是糖尿主要的治疗方法。食物提供人体热量,运动消耗热量。如果进食量过大而运动量不足,多余的热量就会在体内以脂肪的形式贮存下来,增加体重,造成超重或肥胖,应保持进食量和运动量的平衡。与普通成人一样,糖尿病患者体重指数(BMI)应在 $18.5 \sim 23.9\ kg/m^2$ 之间。但是只关注 BMI 在正常范围是不够全面的。因为糖尿病患者肌肉的增减直接影响血糖的波动,尤其是骨骼肌是人体最大的存糖"仓库"及利用糖的"工厂"。肌肉对血糖起的平衡作用,是目前降糖药所达不到的。所以,糖尿病患者要想使肌肉在降糖中发挥更好的作用,必须坚持做增强肌肉的运动,将有氧运动和适量的阻抗运动相结合。

尤其老年糖尿病患者因胰岛素分泌不足,蛋白分解较快肌肉流失更早更易萎缩,要预防肌肉衰减,必须多做适当的运动,使血液中多余的葡萄糖以肌糖原形式贮存。运动使肌肉细胞消耗多余的能量降血糖,促使肝脏不断将糖输送入血,以肌糖原形式贮存葡萄糖,在降低血液中葡萄糖的同时使骨骼肌对胰岛素更敏感,腹部脂肪减少,全身体脂分布健康。

(一)合适的运动频率

糖尿病患者在血糖峰值时间前 30 min 开始运动,以中等强度持续运动 40 min,可使 2 型糖尿病患者餐后峰值血糖显著降低。运动频率一般以 1 周 3～7 d 为宜,每天坚持运动 1 次最为理想。

(二)合适的运动方式

建议 2 型糖尿病患者的最佳运动方式为有氧运动与抗阻训练相结合。每周最好进行 2 次肌肉运动如抗阻训练,训练时阻力为轻或中度。有氧运动项目以中低强度的有节奏的节律性运动为好,可选择散步、慢跑、骑自行车、游泳,以及全身肌肉都参与活动的中等强度的有氧体操运动。

(三)合适的运动强度

糖尿病患者需要控制有效的运动强度。

1. 轻运动强度:步行是一种很好的身体活动,最好每天走 6 000 步;每天多做家务大约消耗热量相当于 2 000 步。

2. 中运动强度：活动时轻松地讲话。如快速步行、跳舞、休闲游戏、打高尔夫球、做家务等。

3. 高运动强度：指需要更多的用力，心跳更快，呼吸急促，如慢跑，适合健康的成年人。

4. 运动时注意以下事项。

(1) 运动强度不可过大：中老年糖尿病患者由于并发症较多，为了安全，原则上要求年龄大于 40 岁、病程超过 10 年、有心血管疾病症状与体征的糖尿病患者，应通过运动试验获得靶心率。每次运动应有运动前 5～10 min 的准备活动及运动后至少 5 min 的放松活动。运动中有效心率的保持时间必须达到 10～30 min。运动量过大，刺激机体的应激反应，甚至诱发糖尿病酮症酸中毒。糖尿病患者运动时最好随身携带糖果，当出现低血糖先兆时可应急处理。

(2) "吃动平衡"：糖尿病患者运动时应该注意"吃动平衡"，发现体重持续增加和减轻，就应引起重视。

(3) 注意并发症：高血压、心脏病、周围神经病变、足病、肾病、下肢动脉闭塞性病，要从轻运动强度开始，不宜运动过度引发意外。平时运动时或出门在外应随身携带急救卡、血糖仪、糖果和急救用药等。

（李　娟）

第三节　烟 酒 管 理

一、香烟是"慢性杀手"

（一）吸烟影响糖尿病患者血糖控制

烟草中含有的烟碱会刺激肾上腺素分泌，使人精神兴奋，血管收缩，使机体处于一种应激状态，导致血糖升高，破坏血糖稳定。另外，烟草中含有的尼古丁、一氧化碳等有害化学物质能破坏胰腺分泌胰岛素的功能就会减弱，吸烟使胰岛素抵抗增加，还可使胰岛素吸收降低，使用胰岛素治疗的患者，吸烟比不吸烟者所需胰岛素量多约 20%，血糖难以控制。

（二）吸烟加重糖尿病患者心血管损害

吸烟可以加剧糖尿病患者微血管和大血管并发症风险；促使微量蛋白尿与糖尿病视网膜病变；吸烟会使高密度脂蛋白"好胆固醇"降低，低密度脂蛋白"坏胆固醇"升高，使糖尿病患者原本就容易发生损伤的血管进一步收缩，造成血栓堵塞血管，导致脑卒中、心绞痛、心肌梗死及下肢缺血甚至坏死等危险。所以，戒烟与降低胆固醇、控制高血压同等重要。

（三）吸烟增加患"糖尿病足"的风险

吸烟使末梢血管循环不畅，增加末梢神经炎、脉管炎、足部溃疡等慢性并发症的发生概率。糖尿病患者足坏疽的发生率是非糖尿病患者的 10 倍，而糖尿病患者吸烟则风险增加到 40 倍。戒烟 24 h 后对心脏和血液系统带来的益处就能显现出来，戒烟 1 年后冠心病发生风险可降低一半。

（四）戒烟，非一蹴而就之事

有的"糖友"可以不吃甜食不饮酒，但就是戒不了烟。烟瘾越大，戒烟越难。戒烟过程实际上是一次综合的多方面的行为矫正,既要对抗尼古丁的药物依赖性,又要克服吸烟的心理依赖性,还要抵御环境中的各种诱惑因素,实非易事。如果烟瘾较大的话,逐渐减少吸烟量,如减少吸烟的频率及每次吸入的烟量。找戒烟专业的医生寻求帮助,家人和朋友的支持和监督对成功戒烟也至关重要。

二、为什么要限酒

(一)长期大量饮酒会引发糖尿病

1. 饮酒与 2 型糖尿病呈"U"型关系:研究证实,少量饮酒与不饮酒者相比发生糖尿病的风险有所降低,但过量饮酒却大大增加了糖尿病发生的危险性。世界卫生组织建议"酒,越少越好"。

酒是一种能源物质,主要成分是乙醇,乙醇经肝脏代谢会转化成热量。1 克酒精提供约 7 千卡的热量。1 份标准量(含 10 克酒精)饮酒提供的热量与 20 克大米或面粉所含热量大致相当。如果饮酒 1 份标准量,就要相应减少 20 克主食(干重),如果饮酒 2 份标准量,就要减少 40 克主食。但是酒精不含营养素,如蛋白质和维生素等。酒精所提供的热量转变为脂肪在体内贮存。

2. 酒精直接损害胰腺:很多人只知道饮酒伤肝,实际上酒精也能直接损害胰腺,使胰岛素分泌减少,导致血糖难以控制,加快进展成糖尿病。

(二)糖尿病患者为什么要严格限制饮酒

1. 空腹饮酒容易发生低血糖:酒精可以抑制肝脏的糖原异生及肝糖原分解,使血糖自动调节机制受损。假如已患有糖尿病饮酒,特别是空腹大量饮酒,会刺激胰岛细胞大量分泌胰岛素,导致细胞内的血糖代谢加速,而同时又会阻碍体内贮存糖原进一步转化,如果此时没有得到及时的糖分补充,就很容易出现低血糖,尤其是口服磺脲类降糖药或注射胰岛素治疗的患者更是如此。急性低血糖可能会引起心悸、乏力、虚汗、四肢震颤,甚至休克等症状,还有可能引起心血管疾病的急性发作。

2. 饮酒会打乱"糖友"的正常饮食以及用药:从而导致血糖波动和失控。例如饮酒的时候往往食物摄入过多,而酒精本身含有较高的热量,这势必造成总热量摄入过多,致使血糖升高。长期大量饮酒可使血脂升高,加快肝脏中的脂肪合成和堆积,导致脂肪肝,严重甚至形成酒精性肝硬化。另外,血脂升高还能促进血管壁发生动脉粥样硬化。

3. 糖尿病患者常伴有高尿酸血症:饮酒可使血尿酸进一步升高,容易诱发或加重痛风。

4. 哪些"糖友"应绝对忌酒:① 血糖控制较差,忽高忽低;② 近期内经常发生低血糖;③ 有严重的糖尿病急、慢性并发症;④ 伴有脂肪肝或肝肾功能异常;⑤ 伴有高尿酸血症或痛风。

5. 糖尿病患者饮酒的注意事项:"糖友"如果遇到必须饮酒的场合,一定要注意以下几点:① 尽量选择度数低的葡萄酒或啤酒,高度白酒应当禁饮,同时也要控制量,每次饮酒以一个"酒精单位"为限,每周不宜超过 2 次。一个"酒精单位"大约含 90 千卡的热量,相当于啤酒(含 4%酒精)400 毫升,或葡萄酒(约含 10%酒精)150 毫升,或低度白酒(30°)50 毫升;② 在饮酒前一定要吃主食,切忌空腹大量饮酒,尤其是使用胰岛素或磺酰脲类降糖药物的患者,以免夜间发生严重低血糖;③ 酒后勿用镇静、安眠药,否则会加强药物的镇静作用;④ 饮酒时饮食要均衡,避免进食不足或过量,酒精提供的热量应在碳水化合物提供的热量中减去;⑤ 饮酒前后应当监测血糖,一旦确认饮酒导致糖尿病病情控制不佳甚至恶化者,要及时忌酒,并调整治疗方案。

总之,饮酒对糖尿病患者来说弊大于利,而且喜欢饮酒的人很难把控这个量,"少量"和"适度"对他们来说可能只是"润润喉咙的量",难以满足饮酒的乐趣,稍不注意就会饮酒过量,对身体造成伤害。所以,对"糖友"来说,尽量不要饮酒,以免"一发不可收拾",得不偿失。

(杨 茜)

第四节 体 重 管 理

糖尿病患者最佳体重指数应为 BMI20～24 kg/m²,过瘦或过胖都不利于健康。当 BMI 低于 18.5 kg/m² 时,要积极恢复体重至正常。2 型糖尿病 65％以上都合并超重/肥胖,此时,肥胖就成为控制糖尿病的主要矛盾,必须积极"少吃,多动"争取体重达标。针对肥胖的糖尿病,降糖药物用得再多也比不上减重缓解胰岛素抵抗的效果好。

一、什么是"糖胖病"

"糖胖病",是一种俗称,顾名思义就是糖尿病合并肥胖。肥胖与 2 型糖尿病关系十分密切。我国超重与肥胖人群的糖尿病患病率分别为 12.8％和 8.5％,在糖尿病患者中超重比例高达 41％,肥胖比例是 24.3％,而腹型肥胖患者比例高达 45.5％。

2 型糖尿病和肥胖常合并有高血压、心脑血管疾病、血脂异常、高尿酸血症等代谢疾病。肥胖能进一步加剧 2 型糖尿病患者慢性并发症的发生。2 型糖尿病患者随着体重增加发生冠心病、脑卒中的风险及总体死亡率明显增加,肥胖是糖尿病肾脏病变的独立危险因素。由此可见,"糖胖病"危害远大于单纯的糖尿病或者肥胖。肥胖的 2 型糖尿病患者减轻体重除能够有效控制血糖外,同时还能带来血压、血脂等多重获益。因此,体重管理可能是大多数肥胖 2 型糖尿病患者最重要的治疗任务。

二、"糖胖病"的诊断标准

T2DM 的诊断和分类参考 WHO 1999 年标准,肥胖诊断标准参考《中国成人肥胖症防治专家共识》,符合两种疾病诊断的患者即可诊断(表 3-5-3)。

表 3-5-3　肥胖的诊断标准

评分指标	分 值
BMI(kg/m²)	
超重	≥24
肥胖	≥28
或腰围(cm)	
男性	≥90
女性	≥85

三、体重管理策略

目前体重管理策略多样,包括饮食干预、运动疗法、药物、外科手术、心理及行为干预等生活方式干预。临床医生应根据患者具体情况给予糖胖病患者更个性化的指导。

(一)低碳生酮饮食减重干预

近年来,饮食干预 2 型糖尿病的研究越来越多,低碳饮食、低脂饮食、低热量饮食都能够减轻体重。但基于低热量饮食的干预往往存在患者依从性差,患者会有比较强的饥饿感和进食的愿望,短期内能够坚持,难以长期坚持等问题,从而导致干预效果差。低碳水饮食不会刺激胰岛素的过度释放,因此患者不会有很强的饥饿感,相对容易长期坚持。低碳饮食法每天碳水化合物供能比要少于30%。

生酮饮食是一种更为严格的低碳饮食,碳水化合物供能占5%～10%,同时,增加脂肪的摄入,配合适量蛋白质和其他营养素的饮食方式。生酮饮食通过刺激神经递质γ-氨基丁酸生成,可减轻压力与焦虑。但必须在医生的指导下进行干预,其有效性已获得不少临床研究的验证。多项临床试验发现,生酮饮食可明显降低2型糖尿病患者糖化血红蛋白、甘油三酯及体质量水平,且具有良好的安全性和耐受性。

生酮饮食适应证:年龄18～65周岁,超重或肥胖(BMI>24 kg/m²),体脂率高于同龄正常标准,肝、肾功能正常,无严重糖尿病慢性并发症的2型糖尿病患者。

生酮饮食禁忌证:排除一般状况禁忌,如心、肝、肺、肾等功能严重障碍患者,胰腺炎病史、活动性胆囊疾病等,还有代谢禁忌证,如1型糖尿病、妊娠糖尿病等。

生酮饮食的结构:碳水化合物小于100 g/d;蛋白质1 g/(kg·d);脂肪,除碳水化合物、蛋白质来源外其他热量需求全部以脂肪给予;膳食纤维每日推荐给予30 g,早、晚各15 g;总热量参照基础代谢率给予;每天不少于2 000 ml的饮水量;每日补充适量维生素和微量元素。

生酮饮食常见以下副作用:

1. 低血糖反应:如有典型低血糖症状(昏睡、出汗、全身乏力、面色苍白等),及时测血糖,且血糖<3.9 mmol/L,可给予对症处理。

2. 面色潮红和心率加快:少数患者会反馈可能原因为热量摄入不足,出现面色潮红和心率加快,低血糖、或轻度的酸中毒表现。

3. 皮肤瘙痒与风疹:建议用弱碱性沐浴露洗澡,1～2周后即可缓解。

4. 便秘:可通过补充水、镁剂、膳食纤维等方式来解决。

生酮饮食的注意事项:必须在专业人员的指导下进行,定期进行沟通,以便及时指导患者调整饮食方案,生酮饮食可以使患者的尿酸进一步升高诱发痛风。建议停用可导致低血糖的降糖药物,如胰岛素、磺酰脲类、格列奈类等药物。因碳水化合物摄入很低,应停用α-糖苷酶抑制剂和SGLT-2抑制剂。其他降糖药物如二甲双胍、TZD和DPP-4抑制剂类可酌情视血糖情况调整用药剂量。

此外,还有一种低能量饮食方法,即短期极低热量饮食(小于800 kcal/d)也可有效减轻体重,必须有专业医疗人员的密切监督和指导,不建议常规选用。

(二)肥胖糖尿病患者运动疗法

运动有助于减轻体重,改善胰岛素敏感性,改善代谢紊乱和血糖控制,减少心血管危险因素。根据患者的病程、严重程度、并发症、年龄等多个方面制定个体化运动处方。运动处方包括运动频率、运动强度、运动时间、运动类型等。除常推荐的每天一定量的快步走、游泳外,每周2～3次抗阻运动锻炼肌肉力量和耐力,锻炼部位包括上肢、下肢、躯干等肌肉群,对糖尿病患者至关重要。

(三)代谢手术

BMI≥32.5 kg/m² 的T2DM,经生活方式干预无法减轻体重,建议行代谢手术。

(陈 榕 张丽娟)

第五节 血糖管理

血糖监测是糖尿病管理的重要组成部分,有助于医生评估患者的代谢紊乱程度,制定合理的降糖方案,反映降糖治疗效果,指导治疗方案的调整。

定期测量血糖是为了了解血糖是否控制在理想的范围,患者自我血糖测定更为重要,自测血糖是对医院检测血糖结果的有效补充。因此,糖尿病患者在家中自测血糖,可以准确了解血糖的变化,不仅能及时发现血糖的过高或者过低,督促自身进行生活方式的调整,而且能通过详细的日常血糖记录,为医生调整治疗方案提供有效的依据,从长远看非常有助于对糖尿病的控制。

一、必须注意自测血糖的细节

(一)血糖测量不定时

血糖是在不停波动的,为了能更好地对比自己在相同情况下血糖的变化,血糖测量时间建议相对固定。如需要测空腹血糖的患者,可以选择每天早上固定7~8点定时测量。

(二)测量设备不可靠

血糖仪和试纸使用不当会直接影响测量结果。在日常测量中,要注意选用与血糖仪匹配的试纸,并且要干燥、避光保存试纸、不使用过期的试纸。同时,家用血糖仪应定期校准,及时更换电池。

(三)进食用药不规律

自测血糖当天不需要刻意不吃饭或者不吃药。临时的过分节食可能会暂时得到理想的测量结果,但却不能体现日常血糖控制的真实情况;此外,随意停药不仅不会得到所谓“真实”的血糖,还会加剧血糖波动,增加风险。因此,在自测血糖前,进食和用药应该与平时尽可能保持一致。要注意的是,为避免服药后不能及时进餐而发生严重低血糖,建议测完空腹血糖后即按平时习惯进餐,当然,不要忘了在早餐前服降糖药或注射早餐前胰岛素。

(四)操作过程不规范

擦拭消毒剂、挤压手指、多次采血等常见的操作误区都会造成结果的偏差。正确的方式是等待酒精自然晾干后,选择末梢神经分布较少、活动量少的手指,比如可以选择无名指,并在指尖两侧迅速采血;同时,要避免挤压手指,以免干扰血糖测试结果。

(五)血糖记录不完善

完整的血糖记录能够反映血糖波动的趋势,这也是自测血糖的价值所在。因此,每次测量血糖后认真做好记录,对糖尿病患者十分关键。

二、自测血糖的时间选择

对于糖尿病患者,尤其是血糖不稳定的患者,每个时间点的血糖都有各自的意义。因此,测量的时间也是根据患者自身病情和监测需要来定的。

在血糖测定方法上,医院一般用生化仪检测静脉血糖。将静脉血分离掉红细胞后,用血浆来测。家用自测血糖仪用指血,包含毛细血管全血与组织液。全血包含血浆和红细胞,含葡萄糖较血浆中少,又因采指血时常有组织液的渗出,空腹时指血全血的血糖比静脉血的血浆血糖值一般差别约12%(1 mmol/L)。进食后毛细血管全血血糖和静脉血浆血糖大致相近。通常建议患者最好在抽静脉血糖时,同时自己做指尖毛细血管全血测量对照较好。通过比较两种方法同时检测的血糖数值,了解检测结果的一致性与可靠性,做到心中有数。

（一）何时自测血糖好 --

目前常使用的血糖自测时间点主要有以下几种时间段。

1. 餐前血糖：最常见的是空腹血糖，是在隔夜禁食 8～10 h 后，也就是要前一天晚上大概 6 点吃完晚饭就不再进食，早晨起床第一时间测量的血糖，可反映前一晚的降糖药物是否有效。对于空腹血糖较高或有低血糖风险的患者，可能需要晚餐前、晚餐后或者夜间再测一测血糖，从而方便治疗中对病情的监测。

2. 餐后血糖：是指从进食第一口饭算起，2 h 后采血测量。餐后 2 h 血糖高低和当餐进食和用药是相关的，是调整饮食和用药的依据，也是糖尿病患者血糖是否控制达标的重要指标。

3. 睡前血糖：一般在夜间 21 点～22 点测定，是指导晚餐前后或夜间降糖药物、特别是睡前胰岛素用量的重要依据。

4. 夜间血糖：多在凌晨 3 点～4 点测量。通过监测夜间血糖，可以判断是否有夜间持续高血糖或低血糖发生，从而明确早餐前血糖高的原因。

5. 随机血糖：在生活习惯发生改变或者出现特殊不适情况的时候，可以随时检测血糖。比如说，低血糖症状发生的时候立刻测随机血糖，可帮助反映出准确的病情状况；剧烈运动前后也应监测随机血糖，以了解运动对血糖的改变程度。

（二）个体化的选择血糖检测时间和次数 --

比如降糖治疗开始或药物调整阶段的患者，建议每天测量 5～7 次血糖，包括空腹、三餐前后、睡前；如果有感染、怀孕等特殊情况或怀疑发生了低血糖，也要增加测量频率；血糖控制达标较平稳的患者，建议每周测量血糖 2～3 次；具体测量血糖的时间点要根据使用的胰岛素及降糖药物种类来决定；近期需要复诊的患者，建议近期测量血糖 2～3 次，以便为医生调整降糖治疗方案提供参考。

三、自测血糖常遇到的两个问题

（一）清晨血糖高，如何加服降糖药 --

这是常遇见的问题，晨起血糖升高主要有两种原因，对于血糖控制平稳的糖尿病患者，一是"苏木杰现象"，二是"黎明现象"。

1. "苏木杰现象"：此现象是指夜间低血糖之后的反跳性高血糖。糖尿病患者如果在夜间发生了低血糖，体内升糖激素的水平就会相应增加。如果上升到一定程度，就会反馈性导致清晨高血糖。

2. "黎明现象"：有些患者因为前一晚降糖药物剂量不足，或者晚上进食过多，使夜间血糖持续处于高水平，进一步导致空腹血糖偏高；还有一些患者睡眠质量差，或是起床后交感神经过于兴奋，导致清晨升糖激素分泌过多，也会引起空腹血糖偏高。

以上两种情况尽管临床上都表现为"清晨高血糖"，但二者发生原因不同，处理方式也完全不一样。两者的区别主要在于夜间是否发生低血糖。通过自测夜间血糖可以区别这两种现象：如果夜间血糖低，应属于"苏木杰现象"，需要降低睡前胰岛素或降糖药物用量；反之，如夜间血糖持续较高，则属于"黎明现象"，需要减少晚餐的进食量或者加大睡前降糖药的剂量。这些需要患者自测血糖并在医生的指导下调整服用降糖药来解决。

（二）发生低血糖反应时应立即随机自测血糖

肥胖的中年人经常在空腹状态下出现出汗、头晕,吃点食物可以缓解,这是不是低血糖反应呢? 很多肥胖的中年人测定体内胰岛素水平都比正常人高,并且存在着延时分泌的现象。因此,上一餐结束三到四小时后,肥胖者体内胰岛素可能仍然在处于较高水平,就可能出现出冷汗、头晕、心慌等低血糖症状,若即刻测血糖会偏低,是比较典型的低血糖症状,通过进食,饮糖水可缓解。不过,有些肥胖的中年人在出现头晕、冷汗时血糖并不低,这是怎么回事呢? 一般肥胖中年人体内大多存在着明显的胰岛素抵抗,尽管此时胰岛素绝对水平没有明显异常,但质量不高。因此,即使检测到的血糖水平不低,机体仍然是缺乏葡萄糖的,就会表现为明显的饥饿感、心慌和头晕等症状,适当补充碳水化合物会很快得到缓解。

肥胖者一旦出现类似症状,预示体内可能存在明显的胰岛素抵抗或功能障碍,甚至已经出现了早期糖尿病,应尽早到医院就诊,以便明确血糖和胰岛素水平是否已经出现异常。

（三）采用饮食营养、运动治疗、合理用药,及时胰岛素治疗,必要时代谢手术来全面管控血糖,达到血糖平稳达标。

（毕宇芳　尤传一）

第六节　血压管理

糖尿病与高血压均是心血管疾病最重要的两大危险因素。英国前瞻性糖尿病研究(UKPDS)显示,在新诊断的 2 型糖尿病患者中,严格控制血压降低糖尿病微血管病变及大血管病变的发生风险比严格降糖更显著。

高血压是糖尿病最常见的并发症与合并症之一,中华医学会糖尿病学分会对 1991～2000 年部分三甲医院住院的 2 型糖尿病(T2DM)患者调查报告显示,合并高血压者占 34.2%,门诊高血压患者中糖尿病患病率为 24.3%。

心血管并发症是糖尿病患者的主要致死原因。因此,对糖尿病合并高血压的患者在降糖治疗的同时及早筛查发现高血压,立即指导患者进行家庭血压测量,有条件者可行 24 h 动态血压监测以了解患者全天血压波动情况。制定个体化降压目标与治疗达标(<130/80 mmHg)方案,减少心、脑血管并发症的发生与发展。

一、糖尿病合并高血压的治疗策略

（一）生活方式干预

有明确的降压效果,主要包括控制体重、限盐、戒烟限酒、规律运动。

（二）药物治疗

有糖尿病的高血压患者具有特殊性。不同降压药物对于糖代谢的影响不尽相同,因此既要考虑到其降压效果和心肾脑等重要器官保护作用,还应注意到所选药物对于糖代谢的影响以及药物的安全性和依从性。

1. 肾素血管紧张素系统抑制剂:血管紧张素转化酶抑制剂(ACEI)和血管紧张素 Ⅱ 受体拮抗剂(ARB)是 T2DM 患者的首选降压药物,但两者联合并未能带来更多获益,故不推荐两者联合应用。ACEI 和 ARB 在有效降压的基础上还具有保护肾脏的作用,因此在糖尿病肾病早期,两药都可减少尿蛋白、延缓发展至终末期肾病进程。但在肾功能下降时更易可引起血钾升高,甚至发生肾功能恶化。故临床上血肌酐大于 265 μmol/L 时,禁用 ACEI/ARB 类药物。

2. 钙拮抗剂(CCB):长效 CCB 具有可靠的降压效果和靶器官保护作用,且对糖代谢无不良影响,可作为 ACEI/ARB 联合治疗的组合药物。

3. 利尿剂及/或 β 受体阻滞剂:长期大剂量应用利尿剂可能加重糖代谢、脂代谢和嘌呤代谢紊乱以及电解质紊乱,加重胰岛素抵抗。但通常使用小剂量(12.5 mg)的氢氯噻嗪制成的复方制剂对糖代谢的影响较小,降压效果增加,有高尿酸血症者慎用。严重肾功能损害者需应用襻利尿剂。研究发现,长期大量服用第 1 代、第 2 代 β 受体阻滞剂,如阿替洛尔会使高血压患者新发糖尿病增加。利尿剂和 β 受体阻滞剂合用更易发生血糖升高的不良反应。

4. 联合应用 β 受体阻滞剂:对于存在交感张力增高、心动过速、冠心病和心力衰竭的患者,可考虑在 ACEI/ARB 的治疗基础上联合应用小剂量 β 受体阻滞剂,但在高度房室传导阻滞、哮喘患者禁用。

5. α 受体阻滞剂及/或 αβ 受体阻滞剂:是糖尿病合并高血压患者顽固性高血压治疗选择用药,但应注意体位性低血压。

总之,糖尿病合并高血压患者因肥胖、肾小管/肾小球功能受损较重等病理生理改变,血压常难以控制,大多需要多种降压药联合应用。联合用药是提高降压治疗达标率的有效措施,若患者血压水平超过目标值 20/10 mmHg,可以直接启动联合治疗。

二、启动降压治疗时机

1. 血压水平如果超过 120/80 mmHg:即应开始生活方式的干预以减低血压和预防高血压的发生。

2. 血压≥140/90 mmHg:考虑开始药物降压治疗。

3. 血压≥160/100 mmHg 或高于目标值 20/10 mmHg:应立即开始联合降压药物治疗。

三、个性化的降压目标

糖尿病患者血压控制目标一直都是争论的重点。ACCORD 研究结果提示,SBP 控制至<120 mmHg 与控制至<140 mmHg 相比,并没有显著降低心血管高危 2 型糖尿病患者的心血管风险,而强化降压组发生副作用更多。INVEST 研究的糖尿病合并冠心病亚组分析显示,严格控制组(SBP<130 mmHg)与普通控制组(SBP<130~139 mmHg)主要终点无差异,同时前者的全因死亡风险增加。因此,糖尿病患者的血压控制应当根据患者年龄及合并症情况制定个性化的目标值。

1. 一般糖尿病合并高血压者降压目标应低于 130/80 mmHg。

2. 糖尿病伴严重冠心病或年龄在 65~80 岁以上的老年患者,常见脉压差大,尤其对收缩压可采取相对宽松的降压目标值,控制在 140~150/90 mmHg 以下。

四、老年糖尿病的血压管理原则

糖尿病合并高血压属高危人群,高龄老年人更应注意。例如有冠心病高危患者,强调舒张压控制但不低于 60 mmHg,避免过度降低舒张压出现心绞痛等心脑血管灌注不足症状,导致靶器官损害。对血压难以控制的患者,应及时转诊至上级医院,行 24 h 动态血压监测及相关检查,避免心脑血管事件发生。

（陈　榕）

第七节 血脂管理

2型糖尿病患者血脂异常的发生率明显高于非糖尿病患者,常见的血脂异常主要多见于甘油三酯(TG)、小而密低密度脂蛋白胆固醇(sdLDL-C)升高及高密度脂蛋白胆固醇(HDL-C)降低,总胆固醇(TC)和低密度脂蛋白胆固醇(LDL-C)水平升高,显著增加糖尿病患者发生大血管病变和死亡风险。我国20家三甲医院内分泌门诊调查显示,78.5%的2型糖尿病患者有血脂异常,治疗率仅44.8%,达标率仅11.6%,非常不理想。为防止动脉粥样硬化,减少大小血管并发症,降低心脑血管事件的发生及死亡率,早期强化降脂治疗意义重大。

一、2型糖尿病的血脂监测

(一)血脂检查频率

2型糖尿病患者每年至少检查1次血脂(包括甘油三酯、总胆固醇、LDL-C、HDL-C)。

(二)接受调脂药物治疗者的检查频率

接受调脂药物治疗者,初始干预4周后应监测血脂水平,若仍未达标,则调整治疗方案;再经4周治疗后复查,必要时再个体化地增加联合用药的数目。

二、2型糖尿病的调脂治疗

强化降脂服用调脂药物治疗,一定要在生活方式干预的基础上进行,主要包括控制体重、增加运动、戒烟限酒,减少反式脂肪酸的摄入,增加n-3(ω-3)脂肪酸、黏性纤维的摄入等。

(一)调脂药物治疗

1. 主要降低胆固醇的药物

(1)他汀类:通过抑制胆固醇合成限速酶HMGCoA还原酶,减少胆固醇合成,主要降低血清总胆固醇和LDL-C。主要代表药物有阿托伐他汀、瑞舒伐他汀、辛伐他汀及匹伐他汀等。他汀能够通过降低sdLDL-C水平,减少其致动脉粥样硬化作用,是T2DM调脂治疗的首选用药之一,有肝酶轻度升高及肌肉副作用,如肌酸激酶不升高的肌痛、CK升高的肌病和横纹肌溶解症。研究证实,部分他汀有升高血糖、增加新发糖尿病风险,但匹伐他汀、普伐他汀对血糖影响较小。国产血脂康、脂必妥等"中成药",其主要成分是由红曲提炼的,含有他汀类成分,适用于LDL-C、TG轻度升高者。

(2)选择性胆固醇吸收抑制剂:依折麦布(商品名益适存)10 mg,1/d。通过选择性抑制小肠胆固醇转运蛋白,有效减少肠道内胆固醇吸收,主要降低LDL-C。在使用他汀类药物LDL-C仍不达标时,联用胆固醇吸收抑制剂依折麦布,适用于他汀类药物不耐受者,联用可进一步降低他汀类药物剂量,提高降脂效果,减少不良反应及心血管风险。

(3)PCSK9抑制剂:依洛尤单抗注射液(商品名瑞百安)140 mg/支,常用量420 mg,1次/月,皮下注射。作为一种新型降胆固醇药物,研究证实其具有强大的降胆固醇作用,目前仅用于成人或12岁以上青少年的纯合子型家族性高胆固醇血症患者。

2. 主要降低甘油三酯的药物

(1)贝特类:降低TG为主,常用的有非诺贝特、苯扎贝特等疗效相近,均有肝酶轻度升高副作用。

（2）烟酸衍生物类：阿昔莫司主要作用是降低 TG，升高 HDL - C，还在一定程度上降低总胆固醇和 LDL - C 水平。在所有调脂药物中，阿昔莫司升高 HDL - C 效果最强。对肝功能无影响。有研究发现，可改善患者糖耐量，与常用的降糖药无相互作用，适用于高 TG、低 HDL - C 的糖尿病患者。

（二）控制目标

糖尿病患者的血脂控制推荐以降低 LDL - C 作为首要目标，非 HDL - C 作为次要目标。依据患者动脉硬化性心血管疾病（ASCVD）危险高低，推荐将 LDL - C 或非 HDL - C 降至目标值。ASCVD 发病风险分层：极高危：有明确 ASCVD 病史的糖尿病患者；高危：无 ASCVD 病史的糖尿病患者。

1. LDL - C 控制目标：① 极高危：有明确 ASCVD 病史，LDL - C 控制目标＜1.8 mmol/L；② 高危：无 ASCVD 病史的糖尿病患者，控制目标是 LDL - C＜2.6 mmol/L。

2. 非 HDL - C 控制目标：① 极高危：有明确 ASCVD 病史，控制目标非 HDL - C＜2.6 mmol/L；② 高危：无 ASCVD 病史的糖尿病患者，控制目标是非 HDL - C＜3.4 mmol/L。

（三）糖尿病调脂治疗注意事项

1. 多种调脂药物联合干预：2 型糖尿病患者多伴有血脂代谢紊乱，常有血脂各项同时异常的混合型高脂血症，应当及时给予相应多种降脂药的联合干预。

2. 起始宜应用中等强度他汀：若胆固醇水平不能达标，与其他调脂药物联合使用。对极高危患者 LDL - C 基线值已在基本目标值以内，此时可将其 LDL - C 目标值调至基线值降低 30% 左右。

3. TG 超标也应及早干预：虽然 2 型糖尿病患者调脂治疗的首要目标是降低 LDL - C，有的糖尿病患者尽管 LDL - C 正常但 TG 升高。目前研究已证实，TG 升高有致动脉粥样硬化作用，在糖尿病患者中所占比例较高。LDL - C 达标后若 TG 水平仍较高（2.3～5.6 mmol/L），应当干预；如 TG 超过 5.7 mmol/L，为了预防急性胰腺炎，应首先使用降低 TG 的药物。

由于 TG 受饮食影响特别显著，故更要强调健康饮食进行干预。如饮食干预后 TG 水平仍高，可在他汀治疗的基础上加用降低 TG 的药物，如贝特类或高纯度鱼油制剂，并使非 HDL - C 达到目标值。

4. 他汀类和贝特类联用应加强临床监测：如在他汀治疗的基础上加用贝特类，两药联用时要加强临床监测，警惕肝脏和肌肉方面副作用发生，必要时及时停药。

5. 治疗前和治疗后应监测肝功能：血脂异常首次服用他汀降脂药物前，除查血脂外应同时评估肝功能。调脂治疗后半个月至 1 月个月应监测血脂及肝功能，如发生肝功能异常，建议减少剂量或停服他汀类药物，监测肝功能的变化。

6. 警惕药物副作用，服药后出现肝功能受损、横纹肌溶解等，如出现乏力、纳差、肌肉酸痛、血尿等不适时要及时就诊。

血脂难以达标应及时转至三甲医院就诊，待确定治疗方案后再转至社区医院定期复查。

表 3 - 5 - 4　常用的他汀类药物家庭成员

通　用　名	商　品　名	规　格　包　装	用　法　用　量
阿托伐他汀钙片	立普妥，阿乐	20 mg×7 片/盒	10～80 mg　1/d
辛伐他汀片	舒降之，辛可	10 mg×12 片或 20 mg×7 片/盒	5～40 mg　1/d
瑞舒伐他汀钙片	可定，京诺	10 mg×7 片/盒	5～20 mg 1/d

（续表）

通 用 名	商 品 名	规 格 包 装	用 法 用 量
普伐他汀钠片	美百乐镇,浦惠旨	40 mg×7 片或 10 mg×12 片/盒	10～40 mg 1/d
匹伐他汀钙片	京可新,冠爽	1 mg×7 片或 2 mg×12 片/盒	1～4 mg 1/d
氟伐他汀钠胶囊	来适可	40 mg,80 mg×7 片/盒	20～40 mg 1/d

表 3-5-5 常用贝特类及烟酸类衍生物

通 用 名	商 品 名	规 格 包 装	用 法 用 量
非诺贝特胶囊	力平之	200 mg×10 粒/盒	200 mg 1/d
非诺贝特缓释胶囊	欣力健	0.25 g×20 粒	0.25 g 1/d
苯扎贝特	阿贝他	0.2 g×20 片/盒	0.2～0.4 g 2～3 次/d
阿昔莫司	益平,司里蒙,乐之平	0.25 g×7 片/盒	0.25 g 2～3 次/d

（陈　榕）

第八节　抗 栓 管 理

糖尿病患者,尤其是伴高血压、血脂异常、肥胖者,并发心脑血管疾病和出现心脑血管意外的风险更高。糖尿病患者中有 70% 的人是死于最严重的并发症——心脑血管疾病。有人提出了糖尿病治疗的新"五驾马车",即降压、调脂、抗血小板、控制血糖和体重管理。其中提出抗血小板治疗,由于长期高血糖使血管壁内皮受到"糖毒性"伤害,损伤血管内皮并在血管壁上沉积成为"斑块",斑块如果破裂会使血小板迅速黏附聚集形成血栓。同时,血液黏稠度增加、血流速度减慢,也会引起血小板黏附聚集,增加血栓形成,导致脑卒中、心肌梗死,以及下肢动脉硬化闭塞、静脉血栓等,严重时可能导致腿脚缺血坏死,甚至需要截肢。因此,做好抗栓管理至关重要。

抗血小板治疗简单来说,就是通过使用阿司匹林等抗血小板聚集的药物,抑制和延缓血栓的形成,防止血管凝血。目前,临床上最常使用的有阿司匹林、氯吡格雷等。阿司匹林是环氧化酶（COX）抑制剂,通过抑制花生四烯酸氧化,抑制血栓素 A_2（TXA_2）的合成,阻断由 TXA_2 诱导的血小板聚集和血栓形成;同时,还可通过增加内皮细胞一氧化氮（NO）合成、抗炎等机制保护内皮细胞功能,间接起到抗血小板的作用,是临床上预防和治疗心脑血管堵塞的常用治疗手段。

一、抗血小板治疗的重要性

糖尿病患者体内血小板常处于活化状态,表现为血小板黏附、聚集及释放反应均增强,导致血管内凝血,促进动脉粥样硬化的形成和发展。与非糖尿病个体相比,糖尿病患者的心脑血管疾病风险明显高于正常人,其发生冠状动脉硬化的速度更快,年龄更早,血栓形成通路的持续活化和纤溶受损更易形成动脉血栓,使心血管疾病相对危险度增加,绝大多数糖尿病患者急性心血管事件都与血栓形成有关。而阿司匹林能够缓解糖尿病患者的高凝血状态,阻断血小板激活途径,防止血栓形成,达到"无血栓,无事件",抗血小板治疗对预防糖尿病并发症具有非常重要的作用。

大量的循证医学证据证明,阿司匹林在糖尿病患者心脑血管事件预防中的疗效。2005 年报道的女性健康研究结果显示,阿司匹林可使脑卒中风险下降 24%,其中糖尿病亚组脑卒中风险下降高达 58%。另外,2008 年公布的小剂量阿司匹林一级预防 2 型糖尿病患者动脉粥样硬化事件研究结果证实,小剂量阿司匹林可以显著降低 2 型糖尿病患者致死性心脑血管疾病的风险。因此,糖尿病患者使用阿司匹林的获益已被充分肯定。临床上,只要是糖尿病合并高血压的高危患者都推荐口服阿司匹林用于糖尿病患者血管事件的一、二级预防。

二、"整体心血管风险评估"是选择阿司匹林的基础

根据最新的《中国 2 型糖尿病防治指南》推荐如下。

(一)糖尿病患者心血管事件一级预防措施

以下人群应使用阿司匹林作为糖尿病患者心血管事件一级预防措施。

1. 具有高危心血管风险者:即 10 年心血管风险＞10％者,年龄(男性和女性)≥50 岁合并一项危险因素者(即心血管疾病家族史、高血压、吸烟、血脂异常或慢性肾脏病/蛋白尿)。上述人群无明显出血风险(既往有消化道出血病史,或胃溃疡,或近期服用增加出血风险的药物,如非甾体类抗炎药或华法林)者,可服用小剂量(75～150 mg/d)阿司匹林作为一级预防。

2. 具有中危心血管风险:即非老年患者具有一个或多个危险因素的年轻患者,或无危险因素老年患者,或 10 年心血管风险 5％～10％的患者。糖尿病患者是否使用阿司匹林需要临床具体判断。年龄≥80 岁或＜30 岁的人群和无症状的外周动脉粥样硬化(狭窄程度＜50％)人群,目前证据尚不足以做出一级预防推荐,需个体化评估。

3. 低危心血管风险不推荐:基于潜在出血副作用可能抵消潜在的获益,因此不推荐阿司匹林用于低危心血管风险(年龄小于 50 岁无其他心血管危险因素)的糖尿病患者。

(二)氯吡格雷替代治疗

对于已有心血管疾病且对阿司匹林过敏、有出血倾向以及不能应用阿司匹林的活动性肝病患者等糖尿病患者,可考虑使用氯吡格雷(75 mg/d)作为替代治疗,可降低糖尿病患者心血管事件的发生率。

(三)联合治疗

发生急性冠脉综合征的糖尿病患者,可使用阿司匹林＋氯吡格雷治疗 1 年。

三、使用抗血小板药物的注意事项

(一)使用前应评估消化道出血的风险

尤其是引起或加重消化道黏膜损伤后的出血。因此,高危因素有既往有消化道出血史、溃疡史、活动性溃疡、老年、联合使用非甾体类抗炎药、类固醇或其他抗血小板药物、幽门螺旋杆菌感染者等。可表现为皮肤青紫或有出血点,牙龈出血或鼻出血,老年女性尤为常见。因此,长期服用阿司匹林者应定期复查血小板,有消化道系统症状时应做大便潜血检查。

必要时,改用对胃刺激较小的抗血小板药物,如氯吡格雷、替格瑞洛等。临床上,虽然阿司匹林已改为肠溶片,剂量也明显减少,但仍有不少人有胃肠道不良反应。

(二)哪些药物不宜与阿司匹林同服

阿司匹林与维生素 B_1 同服会增加胃肠道反应;与抗凝药双香豆素合用,易加重出血风险;与肾上腺皮质激素合用,易诱发消化道溃疡;与氨甲蝶呤同用,可增强其毒性。

当前,我国 2 型糖尿病患者中抗血小板治疗药物阿司匹林的服用率偏低。为了综合控制糖尿

病,预防心脑血管疾病及并发症的发生和发展,在强调降糖、降压和调脂等治疗的同时,不要忽略了抗血小板治疗,才能真正战胜糖尿病。

表 3 - 5 - 6　抗血小板药物的家族成员

通 用 名	商 品 名	规 格 包 装	用 法 用 量
阿司匹林肠溶片	拜阿司匹林	100 mg×30 片/盒	100～300 mg 1/d
阿司匹林肠溶胶囊	益欣雪	75 mg×20 片/盒	75～300 mg 1/d
阿司匹林肠溶缓释片	介宁	50 mg×48～60/盒	50～150 mg 1/d
硫酸氢氯吡格雷片	波立维	75 mg×7/28 片/盒	75～300 mg 1/d
硫酸氢氯吡格雷片	泰嘉	25 mg×20 片/瓶	50～75 mg 1/d
替格瑞洛片	倍林达	90 mg×14 片/瓶	90～180 mg 1/d
替格瑞洛片	倍利舒	90 mg×14 片/瓶	90～180 mg 1/d
盐酸替罗非班注射液	艾卡特	12.5 mg,50 ml/瓶	0.1～0.4 $\mu g/(kg \cdot min)$
盐酸替罗非班氯化钠	欣维宁	5 mg/0.9 g,100 ml/瓶	0.1～0.4 $\mu g/(kg \cdot min)$
双嘧达莫片	亚宝	25 mg×100 片/瓶	25～50 mg 3 次/d
双嘧达莫片	潘生丁	25 mg×100 片/瓶	25～50 mg 3 次/d
西洛他唑片	培达	50 mg×12 片/盒	50～100 mg 2/d
西洛他唑片	信步	50 mg,100 mg×12 片/盒	50～100 mg 2/d

（杨　茜）

第六章
防治急性并发症

第一节 低血糖

一、注意预防低血糖的发生

低血糖症是一种由多种病因引起的血葡萄糖水平降低,正常人低血糖症的诊断标准为血糖≤2.8 mmol/L,而接受药物治疗的糖尿病患者只要血糖水平≤3.9 mmol/L就属低血糖范畴,常表现为交感神经兴奋和(或)神经精神行为异常。血糖浓度升高后,症状和体征立即随消退。糖尿病患者都不可避免出现过低血糖,大多数1型糖尿病患者每周平均发作2次症状性低血糖,一生中可以发作数千次。有30%~40%的1型糖尿病患者有过严重低血糖事件的发生。2型糖尿病患者的低血糖发生率较1型糖尿病患者低。需要他人救助的严重低血糖在2型糖尿病早期并不常见,但随着病情进展低血糖的发生次数增多。其中多数低血糖患者平时可无发病症状或症状轻微,不引起注意,也有因做其他检查时发现血糖偏低,才进一步检查的。

(一)血糖的调节机制

正常血糖的水平维持在3.9~6.1 mmol/L,外源性葡萄糖摄入(进餐后)血糖会出现短时升高。但在空腹状态或两餐之间血糖的水平维持正常,主要依靠内源性葡萄糖生成,即肝糖原分解和糖异生作用。

人体有三道主要屏障抵御低血糖:当血糖水平下降,但仍处于正常生理范围时,胰岛B细胞分泌胰岛素减少,是抵抗低血糖的第一道屏障;从而减少外周组织对葡萄糖的利用,诱导脂肪和蛋白质分解,增加肝糖原分解,促使肝(和肾)的糖异生,胰高血糖素是防御低血糖的第二道屏障,主要为胰岛α细胞分泌胰高血糖素,促使肝糖原分解维持血糖水平;防御低血糖的第三道屏障是肾上腺髓质分泌肾上腺素,也可以刺激肝糖原分解和糖异生,在胰高血糖素缺乏时起关键作用。

由此构成三道抵御低血糖的调节屏障。若血浆葡萄糖水平仍进一步降低,低血糖症状将会出现,促使患者通过进食等方式来抵御低血糖。血糖水平升高后上述症状缓解。

(二)低血糖的主要症状

低血糖主要表现为自主神经低血糖症状和大脑神经元低血糖症状:由于交感神经兴奋引起的如震颤、心悸、焦虑以及出汗、饥饿感(乙酰胆碱介导的胆碱能症状)等。糖尿病患者常伴有自主神经功能障碍对低血糖的反馈调节能力下降,更增加了发生严重低血糖的风险和由于缺乏葡萄糖引起大脑神经元的中枢神经症状(如神志改变、认知障碍、抽搐和昏迷)。老年糖尿病患者发生低血糖时常可表现为行为异常或其他不典型症状,尤其夜间低血糖常因难以发现可表现为无先兆症状的低血糖昏迷。

临床研究显示，严格的血糖控制会增加低血糖的风险，可增加重大心血管事件及心血管全因死亡的风险。甚至一次严重低血糖未能及时纠正，会造成永久性的神经功能损害。因此，对糖尿病患者需要养成自我测血糖的习惯，配合医生制定个体化的血糖控制目标和方案，长期平稳降糖，防止发生低血糖，是糖尿病患者一项极其细致而艰巨的自我保健手段。

（三）防重于治

预防低血糖发作是治疗糖尿病低血糖最佳治疗措施。在低血糖预防中应该注意做到以下几点。

1. 生活规律：养成良好的生活习惯。

2. 应定时定量进餐：如果进餐量减少则相应减少降糖药物剂量，有可能误餐时应提前做好准备。

3. 适量运动：增加运动量时，运动前应增加额外的碳水化合物摄入。

4. 避免酗酒和空腹饮酒：酒精能直接导致低血糖，应避免酗酒和空腹饮酒。

5. 合理使用胰岛素和口服降糖药：使用胰岛素或胰岛素促泌剂，应从小剂量开始，逐渐增加剂量，谨慎地调整剂量；使用胰岛素的患者出现低血糖时应积极寻找原因，精心调整胰岛素治疗方案和用量。如果胰岛功能较好，尽量推迟使用胰岛素和胰岛素促泌剂，避免发生低血糖的副作用。

6. 适当放宽血糖控制目标：严重低血糖或反复发生低血糖时应调整糖尿病的治疗方案，并适当放宽血糖控制目标。特别是使用胰岛素和胰岛素促泌剂的患者，适当放宽目标。

7. 随身携带食物和急救卡片：糖尿病患者外出时应注意随身携带食物和急救卡片，一旦发生低血糖，立即食用糖果和饼干，或可以在第一时间获得别人的帮助。

8. 自我血糖监测：能够明显减少低血糖的发生率，同时警惕夜间低血糖。

二、低血糖的分层急救处理技能

（一）低血糖的警惕值

血糖≤3.9 mmol/L，需要服用速效碳水化合物，对神志清醒者可进食含糖糕点及饮料，或口服葡萄糖溶液，于数分钟内即可提高血糖。需要注意的是，患者若使用了 α-糖苷酶抑制剂，必须口服葡萄糖治疗。

（二）临床显著低血糖

血糖<3.0 mmol/L，提示会有严重的低血糖发生。若半昏迷及昏迷者，可立即静脉推注50%的葡萄糖溶液20～100 ml，可于数分钟内提高血糖，恢复神志；若低血糖未纠正，需继续静脉注射5%或10%的葡萄糖。假如使用过量的中长效磺脲类降糖药和胰岛素发生低血糖，纠正后需继续予静脉滴注5%或10%的葡萄糖维持；如服用格列本脲引发的低血糖需观察及监测血糖72 h，避免因停止治疗后再次发生低血糖。

（三）严重低血糖

严重低血糖患者可加用糖皮质激素。对严重低血糖患者没有特定血糖界限，在急救同时应转上级医院，对伴有严重认知功能障碍者需要采取其他措施救助。低血糖纠正意识恢复后，至少监测血糖24～48 h；神志仍未恢复者，可能有脑水肿或脑血管病变以及乙醇中毒等，应送往监护病房进行进一步检查及治疗。

总之,"一次严重的医源性低血糖或由此诱发的心血管事件,可能会抵消一生维持血糖在正常范围所带来的益处"。低血糖是糖尿病患者长期维持正常血糖水平的制约因素,严重低血糖发作会给患者带来巨大危害,预防和及时治疗低血糖,可以帮助患者达到最适合的血糖水平,延缓并减少并发症的发生。

三、低血糖的分类与鉴别

(一)低血糖症分类

低血糖可从不同临床及病理生理角度进行分类,如根据葡萄糖动力学(葡萄糖利用过多和生成不足)、胰岛素水平(高胰岛素血症和低胰岛素血症)、病因学(内源性和外源性因素)、年龄以及患者临床特征(表现为健康或疾病状态)等。

1. 外源性危险因素:① 药源性低血糖。降糖药物包括胰岛素、胰岛素促泌剂等错误使用(用药时间、剂量、剂型),药物相互作用,从而增强后者的降糖作用;酒精中毒可以抑制糖异生,使肝糖产生减少而发生低血糖。② 外源性葡萄糖摄入减少(如长时间空腹状态)。③ 胰岛素依赖性的葡萄糖利用增加(如运动期间)。④ 胰岛素敏感性增加(如血糖控制改善,增强健身运动或者体重减轻等)。

2. 内源性危险因素:① 重要脏器功能衰竭。肝脏疾病可以使糖原分解和糖异生受抑,从而引起低血糖;可能与恶病质、缺乏糖异生底物及缺血缺氧导致的肝功能异常相关;肾功能衰竭患者发生低血糖可能与糖异生底物供应不足、胰升糖素不敏感等相关。② 激素缺乏。如胰高糖素、儿茶酚胺、生长激素和皮质醇等,在低血糖时快速或迟发中发挥相应作用,最终可以刺激肝糖原分解和糖异生,增加内源性葡萄糖生成。③ 免疫性低血糖。胰岛素抗体或胰岛素受体抗体可以破坏血糖变化和胰岛素作用之间的协调关系,从而导致低血糖。一些恶性血液病如白血病、淋巴瘤等,此类患者也是以神经性低血糖症为突出表现,葡萄糖的利用显著增加,低血糖症严重且治疗困难。

(二)正确鉴别诊断及各种低血糖反应

1. 黎明现象:指糖尿病患者夜间血糖控制平稳,且无低血糖的情况下,于黎明时间(清晨3点～9点)出现的高血糖状态。由于胰岛素分泌不足,不足以抵抗晨起不断升高的糖皮质激素、儿茶酚胺水平,从而导致黎明时血糖逐渐升高。

2. 苏木杰现象:20世纪30年代,苏木杰发现胰岛素用量过大可导致糖尿病血糖不稳定,当减少胰岛素用量时反使患者血糖下降,于是他提出"有低血糖就有高血糖"的格言,从而称这种现象为苏木杰反应。"苏木杰现象"表现为夜间低血糖,早餐前高血糖,简单地说就是"先低后高"现象。它主要是由于口服降糖药或胰岛素使用过量而导致夜间低血糖反应,机体为了自身保护,通过负反馈调节机制,使具有升高血糖作用的激素(如胰高糖素、生长激素、皮质醇等)分泌增加,血糖出现反跳性升高。

为了鉴别这两个现象,可以自我监测凌晨2～3点的血糖,若发生低血糖,则次日清晨的高血糖为反应性高血糖为"苏木杰现象",否则为"黎明现象"。明确鉴别后可采取相应治疗措施。

3. 低血糖反应:是指出现了低血糖的症状和体征,但血糖数值没有达到低血糖标准,血糖可正常或略高于正常。低血糖反应同低血糖症均可表现为交感神经兴奋(如心悸、焦虑、出汗、饥饿感等)和中枢神经症状(如神志改变、认知障碍、抽搐和昏迷),与血糖水平及血糖的下降速度有关。低血糖反应多发生于糖尿病治疗过程中,由于血糖下降过快或下降幅度过大,尽管其血糖仍在正常范围内甚至稍高于正常值,原先长期处于高血糖状态的患者仍出现心慌、出汗、手抖、饥饿等低血糖症状。

(吴　坚　陈毅越)

第二节　糖尿病酮症酸中毒

糖尿病酮症酸中毒(DKA)也是最常见的糖尿病急症,以高血糖、酮症和酸中毒为主要表现,是由于胰岛素分泌不足和升糖激素不适当升高引起的糖、脂肪和蛋白质代谢严重紊乱综合征。DKA可分为三个阶段:早期血酮升高称为酮血症;尿酮排出增多称酮尿症,统称为酮症(DK);酮体中β羟丁酸和乙酰乙酸为酸性代谢产物消耗体内贮备碱,初期血 pH 正常,属代偿性酮症酸中毒,晚期发生 DKA。

一、糖尿病酮症酸中毒的常见诱因

1. 急性感染,特别是呼吸道感染;其他如尿路感染、皮肤软组织感染以及胃肠、胆道感染、肝脓肿、急性胰腺炎等。

2. 胰岛素不适当减量或突然中断治疗。

3. 饮食不当,如过量或不足、食品过甜、酗酒等。

4. 胃肠功能紊乱,如呕吐、腹泻。

其他,如创伤、手术、脑卒中、心肌梗死、妊娠、分娩、精神刺激等。

二、糖尿病酮症酸中毒临床表现、诊断与鉴别诊断

(一)糖尿病酮症酸中毒的早期诊断

早期诊断是决定治疗成败的关键。临床上对于原因不明的呈急性发病的恶心、呕吐、酸中毒、失水、休克、昏迷的患者,尤其是呼吸有烂苹果味、血压低而尿量多者,不论有无糖尿病病史均应考虑本病的可能性。立即查末梢血糖、血酮、尿糖,同时抽血查血糖、血酮、β羟丁酸、尿素氮、肌酐、电解质、血气分析等,以肯定或排除本病。病情进一步发展,出现严重失水现象,尿量减少、皮肤黏膜干燥、眼球下陷,脉快而弱、血压下降、心率加快、四肢厥冷;晚期不同程度意识障碍、昏迷;少数患者可表现为腹痛,酷似急腹症,易误诊。虽然患者常有感染,需要注意未提供糖尿病病史或症状不典型(如腹痛)者,临床上易疏忽,应警惕本病的可能性。对于随机血糖反复高于 13.9 mmol/L 的患者,应进行床边血酮体监测以筛查 DK 和 DKA 状态。在 DK 和 DKA 的诊断过程中,体内酮体水平高于正常(血酮体≥3 mmol/L 或尿酮体阳性)是必备的诊断标准之一,血酮体测定的是 β羟丁酸水平,而尿酮体测定的是乙酰乙酸及丙酮水平。

1. DKA 诊断标准如血糖＞13.9 mmol/L、血酮体＞3.0 mmol/L 或尿糖和酮体阳性伴血糖增高,血 pH＜7.3,血清碳酸氢盐(HCO^{-3})＜18 mmol/L,无论有无糖尿病病史,都可诊断为 DKA。

2. DK 诊断标准血糖＞13.9 mmol/L、血酮体＞1.5 mmol/L,HCO^{-3}＞18 mmol/L 和(或)pH＞7.3,则诊断为 DK。

(二)鉴别诊断

临床上凡出现高血糖、酮症和酸中毒表现之一者都应该排除 DKA。鉴别诊断主要包括以下

几点。

1. 其他类型糖尿病昏迷：低血糖昏迷、高渗高血糖综合征、乳酸性酸中毒等。

2. 其他疾病所致昏迷：尿毒症、脑血管意外等。部分患者以 DKA 作为糖尿病的首发表现，某些病例因其他疾病或诱发因素为主诉，有些患者 DKA 与尿毒症或脑卒中共存等，使病情更为复杂，应注意鉴别。

表 3-6-1　糖尿病并发昏迷的鉴别

分　类	酮症酸中毒	低血糖昏迷	高渗高血糖昏迷	乳酸性酸中毒
病史	糖尿病病史及 DKA 诱因史	糖尿病及治疗、进餐少、活动过度史	老年人、多无糖尿病史、常有感染、呕吐、腹泻史	肝、肾功能不全、低血容量休克、心衰、饮酒、服苯乙双胍史
起病症状	起病症状慢，1~4 天，有厌食、恶心、口渴、多尿、嗜睡等	急，以小时计算，有饥饿感、多汗、心悸、手抖等交感神经兴奋表现	慢，1~2 周，嗜睡、幻觉、抽搐等体征	较急，1~24 h，厌食、恶心、昏睡及伴发病症状
体征				
皮肤	失水、干燥	潮湿、多汗	失水	失水、潮红
呼吸	深、快	正常	快	深、快
脉搏	细速	速而饱满	细速	细速
血压	下降或正常	正常或稍高	下降	下降
化验				
尿糖	++++	阴性或+	++++	阴性或+
血酮	>3.0 mmol/L	正常	正常或轻度升高	正常或轻度升高
血糖	升高，多为16.7~33.3 mmol/L	显著降低，<2.8 mmol/L	显著升高，多>33.3 mmol/L	正常或增高
血钠、血浆渗透压	降低或正常	正常	正常或显著升高	正常或升高
pH 值	降低	正常	正常或稍低	降低
CO_2CP	降低	正常	正常或稍低	降低
乳酸	稍升高	正常	正常	显著升高

三、糖尿病酮症酸中毒治疗

DKA 的治疗原则为尽快补液以恢复血容量、纠正失水状态，降低血糖，纠正电解质及酸碱平衡失调，同时积极寻找和消除诱因，防治并发症，降低病死率。对仅有酮症者，需适当补充液体和胰岛素治疗，直到酮体消失。

（一）补液

补液是治疗的关键环节。只有在有效组织灌注改善、恢复后，胰岛素的生物效应才能充分发挥，基本原则是"先快后慢，先盐后糖"。轻度脱水不伴酸中毒者可以口服补液，中度以上的 DKA 患者须进行静脉补液。通常先使用生理盐水，输液量和速度的掌握非常重要，DKA 失水量可达体重 10% 以上。开始时输液速度较快，在 1h~2h 内输入 0.9% 氯化钠 1000~2000 ml，前 4h 输入所计算失水量 1/3 的液体，以便尽快补充血容量，改善周围循环和肾功能。如治疗前已有低血压或休克，经快速输液仍不能有效升高血压，应输入胶体溶液并采用其他抗休克措施。当血糖下降至 13.9 mmol/L 时，根据血钠情况以决定改为 5% 葡萄糖液或葡萄糖生理盐水，并按每 2~4 g 葡萄糖加入 1 U 短效胰岛素。鼓励患者喝水，减少静脉补液量；也可使用胃管灌注温 0.9% 氯化钠或温开水,但要分次少量缓慢灌注,对于年老及心、肾功能不全的患者应避免补液过度,在严密监测中心静脉压、血浆渗透压和心肺肾功能、神志状态下调整补液量和速度。

(二)胰岛素治疗

DKA 发病的主要原因是胰岛素严重缺乏,因此及时合理地补充胰岛素是治疗的关键。一般采用小剂量胰岛素治疗方案,既能有效抑制酮体生成,又可避免低血糖、血钾和血浆渗透压下降过快带来的各种风险。《中国 2 型糖尿病防治指南(2020 年版)》推荐采用连续胰岛素静脉输注 0.1 U/(kg·h),但对于重症患者可采用首剂静脉注射胰岛素 0.1 U/kg,随后以 0.1 U/(kg·h)持续输注。若第 1 h 内血糖下降不足 10%,或有条件监测血酮体时,血酮体下降速度<0.5 mmol/(L·h),且脱水已基本纠正,则增加胰岛素剂量 1 U/h。当 DKA 患者血糖降至 13.9 mmol/L 时,应减少胰岛素输入量至 0.05~0.1 U/(kg·h),并开始给予 5% 葡萄糖液,此后需要根据血糖水平来调整胰岛素给药速度和葡萄糖浓度,并需持续进行胰岛素输注直至 DKA 缓解。缓解标准参考如下:血糖<11.1 mmol/L,血酮体<0.3 mmol/L,血清碳酸氢盐(HCO$_3^-$)≥15 mmol/L,血 pH>7.3,阴离子间隙≤12 mmol/L。不可完全依靠监测尿酮值来确定 DKA 的缓解,因尿酮在 DKA 缓解时仍可持续存在。DKA 缓解后可过渡到胰岛素常规皮下注射。

(三)纠正电解质紊乱

DKA 患者有不同程度失钾,治疗前的血钾水平不能真实反映体内缺钾程度。补钾应根据血钾和尿量:治疗前血钾低于正常,在开始胰岛素和补液治疗同时立即补钾;血钾正常、尿量>40 ml/h,也要补钾;血钾正常、尿量<30 ml/h,暂缓补钾待尿量增加后再开始补钾;血钾高于正常,暂缓补钾。氯化钾部分稀释后静脉输入、部分口服。治疗过程中定期监测血钾和尿量,调整补钾量和速度。病情恢复后仍应继续口服钾盐数天。

(四)纠正酸中毒

由于酸中毒主要由酮体中酸性代谢产物引起,经输液和胰岛素治疗后酮体水平下降,酸中毒可自行纠正,一般不必补碱。但严重酸中毒影响心血管、呼吸和神经系统功能,应给予相应治疗,但补碱不宜过多、过快。补碱指征为血 pH<7.1,HCO$_3^-$<5 mmol/L。应采用等渗碳酸氢钠(1.25%~1.4%)溶液,或将 5% 碳酸氢钠 84 ml 加注射用水至 300 ml 配成 1.4% 等渗溶液,一般仅给 1~2 次。补碱过多过快可产生不利影响,包括脑脊液反常性酸中毒加重、组织缺氧加重、血钾下降和反跳性碱中毒等。

(五)处理诱发病和防治并发症

在抢救过程中要注意治疗措施之间的协调及从一开始就重视防治重要并发症,特别是脑水肿和肾衰竭,维持重要脏器功能。

1. 休克:如休克严重且经快速输液后仍不能纠正,应详细检查并分析原因,例如确定有无合并感染或急性心肌梗死,给予相应措施。

2. 严重感染:是本症常见诱因,亦可继发于本症。因 DKA 可引起低体温和血白细胞数升高,故不能以有无发热或血象改变来判断,应积极处理。

3. 心力衰竭、心律失常:年老或合并冠心病患者补液过多可导致心力衰竭和肺水肿,应注意预防。可根据血压、心率、中心静脉压、尿量等调整输液量和速度,也可同时采取口服或鼻饲补液,减少静脉补液的量,酌情应用利尿药和正性肌力药。血钾过低、过高均可引起严重心律失常,宜用心电图监护,及时诊治。

4. 肾衰竭:是本症主要死亡原因之一,与原来有无肾脏病变、失水和休克程度及持续时间、有无延误治疗等密切相关,强调注意预防,治疗过程中密切观察尿量变化,及时处理。

5. 脑水肿:病死率甚高,应着重预防、早期发现和治疗。脑水肿常与脑缺氧、补碱或补液不当、血糖下降过快等有关。如经治疗后血糖有所下降,酸中毒改善,但昏迷反而加重,或虽然一度清醒又再次昏迷,或出现烦躁、心率慢而血压偏高、肌张力增高,应警惕脑水肿的可能。可给予地塞米松、呋塞米,或给予白蛋白,慎用甘露醇。

6. 急性胃扩张:可用1.25%碳酸氢钠溶液洗胃,清除残留食物,预防吸入性肺炎。

良好的护理是抢救DKA的重要环节,按时清洁口腔、皮肤,预防褥疮、继发性感染和院内感染,必须仔细观察和监测病情变化,准确记录生命体征(呼吸、血压、心率)以及神志状态、瞳孔大小和神经反应、液体出入量等。

（六）治疗监测与疗效评估 --

在DK及DKA治疗过程中,监测血酮体水平具有重要意义,可评估治疗的有效性。建议前4~6 h,每小时查1次血糖及血酮水平,每2~4 h检测一次电解质和血气分析,每4 h监测一次尿素氮和肌酐水平,直至病情稳定,可以用表格记录患者的生命体征、液体出入量、实验室检查指标的变化,并进一步帮助确定胰岛素给药量。治疗监测指标及治疗有效性如下:

1. 若血酮体≥3 mmol/L,血糖>27 mmol/L且下降速度<3 mmol/(L·h),则每小时监测1次血酮体及血糖。

2. 每小时监测1次血酮体,如血酮体下降速度≥0.5 mmol/(L·h),监测持续到酸中毒缓解后2天。若血酮体下降速度<0.5 mmol/(L·h),应增加胰岛素的剂量(1 U/h),直至血酮体将至正常。

3. 若无法监测血酮体,则监测静脉HCO^{-3}浓度,血浆HCO^{-3}上升的速度应达到≥3 mmol/(L·h),若上升速度小于上述目标值,应增加胰岛素剂量(1 U/h),直至HCO^{-3}浓度上升速度达到目标值。

4. 当DKA患者血糖≤11.1 mmol/L,需补充5%葡萄糖溶液并调整胰岛素给药速度,以维持血糖值在8.3~11.1 mmol/L。

5. 血酮体值<0.3 mmol/L,静脉血pH>7.3,同时患者可以进食,则转为皮下注射胰岛素治疗。

总之,早期和积极的抢救已使DKA的死亡率降至5%以下,预后较好,但老年人和已有严重慢性并发症的患者死亡率仍较高。致死的主要原因为心肌梗死、肠坏死、休克和心、肾衰竭。医生要有"预防为主"的思想,帮助患者了解DKA的症状、诱因和并发其他疾病时糖尿病的治疗;同时告知当患者患病或饮食欠佳时,应注意以下几点:① 经常测血糖;② 血糖>16.5 mmol/L时测尿酮;③ 多饮水防治脱水;④ 继续使用并增加胰岛素剂量;⑤ 如有脱水,持续性呕吐或高血糖,应及时就诊。

（七）特殊糖尿病患者的血酮体监测 --

1. 妊娠糖尿病酮症:妊娠糖尿病包括妊娠期糖尿病(GDM)和糖尿病伴妊娠,妊娠期的生理变化较复杂,在不同孕期可能会出现程度和性质不同的饥饿性酮症。由于目前尚缺乏妊娠期酮体的生理参考值,建议以非孕妇正常值作为参考范围。

（1）妊娠期血酮体监测指征:孕早期若有较强烈的早孕反应尤其是达到妊娠剧吐的程度时;

妊娠期任何时间若有较长时间的胃肠道不适导致热量摄入较少时;孕晚期若孕妇体重2周不增加时,均应监测血酮体,以了解体内代谢情况。根据实际病情和其他实验室检测结果每天监测1~2次,直到酮体转阴。发生DKA时每2h测1次血酮体,直到血酮体转阴。

(2)妊娠糖尿病的血酮体监测原则

A1级妊娠糖尿病(只需单纯医学营养治疗):饮食治疗最初1周,每天同时监测血糖/血酮体比值,合并明显饥饿感时增加监测频率;每次调整热量摄入量时测血酮体;血糖≥13.9 mmol/L时测血酮体1次,了解有无合并酮症,若血酮体增高则同时行动脉血气分析。

A2级妊娠糖尿病(需用胰岛素治疗):血糖未达标时,7点法测血糖的同时酌情增加血酮体监测;血糖波动较大时测血酮体;血糖≥13.9 mmol/L时测血酮体,若血酮体增高则同时行动脉血气分析。

2. 老年糖尿病酮症:老年糖尿病患者DKA诱因复杂多样,加之年龄大,患病时间长以及机体对血容量减少的反应较差,症状往往不够典型,因此应该提高警惕。除此以外,还有部分患者没有糖尿病病史,常以高血糖危象为首发症状。在临床上,接诊有原因不明的胸闷、气促、腹痛、昏迷、少尿等症状的老年患者时,无论是否有糖尿病均应常规检测血糖和血酮体水平。

(吴 坚)

第三节 高渗高血糖综合征

高渗高血糖综合征(HHS)是糖尿病的严重急性并发症之一,又称糖尿病非酮症高渗综合征。老年人易患,常无糖尿病史或为轻型2型糖尿病。部分严重的HHS患者常与酮症酸中毒(DKA)并存。HHS首发症状常为心肌梗死、脑血管意外等,临床上易误诊。主要有高渗性脱水的表现,如皮肤干、尿少、厌食、神情淡漠等。当有一些感染时,如败血症、肺炎等,常会诱发DKA,对那些已有数周多尿、体重减轻和饮食减少的老年2型糖尿病患者,最终可能会出现精神错乱、昏睡或昏迷的状态,常缺乏DKA的典型特征。有的患者在病程早期因误诊输入大量葡萄糖,或口渴而摄入大量含糖饮料,可诱发本病或使病情恶化。

一、临床表现

HHS起病隐匿,一般从开始发病到出现意识障碍需要1~2周,急性起病通常患者偶尔测血糖明显升高,尿糖呈强阳性,而血清酮体及尿酮体可能阴性或为弱阳性。进一步检查血浆渗透压>320 mOsm/L,血糖>33.3 mmol/L,血钠>145 mmol/L,可以出现轻度精神症状,如淡漠、嗜睡等;当血浆渗透压>350 mOsm/L时,可出现定向力障碍、幻觉、上肢拍击样粗震颤、癫痫样发作、偏瘫、偏盲、失语、视觉障碍、昏迷和阳性病理征等。

二、诊断

HHS的诊断并不困难,关键是要提高对本症的警惕与认识。中老年患者有以下情况时,无论有无糖尿病病史,均要考虑HHS的可能。

1. 明显脱水,伴进行性意识障碍。

2. 多尿,在合并感染、心肌梗死、手术等应激情况下出现多尿,或在大量摄入糖、静脉输注糖溶液或应用糖皮质激素、苯妥英钠、普萘洛尔等可致血糖升高的药物时,出现多尿和意识障碍。

3. 无其他原因可解释的中枢神经受损症状与体征,如反应迟钝、表情淡漠、癫痫样抽搐和病理反射征等。

4. 对利尿、脱水及透析治疗者可疑失水者应提高警惕,应立即做血糖、血电解质、血尿素氮和肌酐、血气分析、尿糖、尿酮体、心电图等检查。

三、治疗

HHS 患者由于病程长、老年、失水和脱水情况较 DKA 更加显著,死亡率比 DKA 要高,临床统计显示死亡率可高达 15％,故强调早期诊断和治疗。无论有无糖尿病病史,均应警惕做相关检查排除本病。治疗原则同 DKA,主要包括积极补液,纠正比 DKA 更为严重的脱水,小剂量胰岛素静脉输,注意控制血糖,至 HHS 高血糖危象的表现消失;纠正水、电解质(补钾的同时补镁)和酸碱失衡以及纠正休克,防治低血糖和脑水肿,预防足部压疮等,去除诱因和治疗并发症。

总体上,高渗高血糖综合征预后差,死亡率是 DKA 的 10 倍以上,抢救失败的主要原因是高龄、严重感染、重度心力衰竭、肾衰竭、急性心肌梗死和脑梗死等。

(吴　坚　韩明珠)

第四节　糖尿病合并感染

糖尿病是感染最常见的危险因素,在抗菌药物广泛使用的今天,感染仍然是糖尿病最常见的急性并发症,也是糖尿病患者病情加重恶化的主要原因之一。

一、糖尿病患者易发感染的原因

(一)免疫系统功能紊乱

长期高血糖环境会造成全身免疫系统功能紊乱,细胞免疫和体液免疫功能明显下降,具体表现在白细胞吞噬功能受损,多核及单核细胞的趋化、黏附、吞噬、杀菌功能下降,抗体生成减少、功能下降,对各种病原体攻击的防御能力降低。

在合并酮症酸中毒、高渗高血糖综合征昏迷或合并其他急性疾病应激状态时,机体抵抗力明显下降,感染更容易发生。

(二)高血糖是病原体生长的温床

高血糖为病原体提供充足养料,是病原体生长繁殖的温床,所以更易发生各种细菌和病毒感染。

(三)糖尿病微血管病变显著增加抗感染治疗难度

微血管病变是糖尿病患者的常见慢性并发症。微血管病变使得血管和组织之间的氧弥散功能下降,影响抗菌药物在抗感染治疗过程中的吸收、分布及局部发挥作用。

二、糖尿病合并感染的常见病原类型

(一)细菌

细菌感染是糖尿病合并感染的最常见类型。其中,金黄色葡萄球菌是糖尿病患者皮肤疖、痈、足感染的常见细菌;铜绿假单胞菌易形成慢性难治性感染,也是糖尿病患者医院感染的常见细菌;糖尿病患者合并肝脓肿,以肺炎克雷伯等革兰阴性杆菌多见。

在糖尿病患者中也更容易发生二重感染、真菌感染、耐药细菌,甚至多重耐药细菌感染和复杂感染。

(二)病毒

病毒也是导致糖尿病患者感染的常见病原体。与非糖尿病患者相比,糖尿病患者感染病毒后往往病情更重、预后更差。糖尿病中肥胖人群比较多,而这些患者可能伴通气不足,更容易缺氧,呼吸代偿能力较差,一旦感染病毒,肺功能的应激代偿能力明显不足。

研究显示,在 2003 年严重急性呼吸综合征(SARS)感染期间,合并糖尿病患者的死亡率是非糖尿病患者的 3.1 倍。2009 年,甲型 H1N1 流感收入 ICU 病房的糖尿病患者人数是非糖尿病患者的 4.29 倍。2014 年,中东呼吸综合征(MERS)感染患者中,糖尿病是发展成重症病例的高危因素。2020 年新型冠状病毒肆虐全球,研究也表明,糖尿病患者是新型冠状病毒的更易感人群,特别是肥胖的糖尿病患者。

(三)结核分枝杆菌

糖尿病常伴有高甘油三酯,甘油作为甘油三酯的代谢产物之一,是结核分枝杆菌繁殖生长的重要成分。糖尿病引起低蛋白血症导致营养不良,机体抗体形成减少,免疫球蛋白生物活性下降,并且影响白细胞的吞噬能力,为结核分枝杆菌的繁殖生长提供有利条件。因此,糖尿病是结核病的高发人群,其结核病的患病率是普通人群的 4～8 倍。

(四)真菌

浅表真菌只侵犯角化组织,比如趾缝、脚趾、腹股沟、手指等,主要以皮肤癣为主。与糖尿病足病的破溃、坏死、发黑等表现不同,足部真菌感染则常常表现为红斑、鳞屑、水疱、角化等。鼻腔和咽喉真菌感染被认为是糖尿病患者的特异性感染,症状包括剧烈的耳痛以及有耳分泌物。女性易患真菌性阴道炎。深部真菌感染累及内脏器官,易扩散至全身,很难控制。

三、糖尿病患者常见感染部位

(一)局部感染

1. 皮肤及软组织感染:皮肤感染是糖尿病患者最常见的感染部位,如疖、痈、蜂窝织炎、脓肿、丹毒、甲沟炎、肛瘘、足感染等,真菌感染如各种、皮肤、指甲癣等。感染发生时感染灶不易局限,感染迁延或反复感染,修复困难,如果没有进行及时且恰当的治疗,易形成化脓性感染、菌血症、败血症等。糖尿病足是糖尿病严重并发症,感染和缺血是糖尿病足患者致残致死的最主要原因。

2. 泌尿系统感染:糖尿病患者血糖控制不佳,是其发生尿路感染的最主要原因。特别是在糖尿病合并神经性膀胱、尿潴留、肾功能不全、男性糖尿病患者合并前列腺增生、女性糖尿病患者合并阴道炎等,都会导致泌尿系统感染风险升高。重症可以出现肾脓肿、肾周围脓肿、肾乳头坏死等。糖尿病患者的多饮、多尿、外阴瘙痒症状,部分掩盖泌尿系感染时的尿频、尿急、尿痛症状,部分老年女性糖尿病患者会有长期无症状性菌尿、脓尿。

3. 呼吸系统感染:长期血糖控制不佳的患者、高龄患者、糖尿病病史长、合并糖尿病慢性并发症的患者在呼吸道感染时,往往缺少呼吸道感染的典型症状,致使延误诊断及治疗。糖尿病患者发生呼吸系统感染后,导致化脓性感染、菌血症、败血症、感染性休克、呼吸衰竭等严重并发症明显高于非糖尿病患者群,治疗中出现二重感染、真菌感染、耐药细菌感染的概率明显高于非糖尿病的患者。

4. 胆道系统感染:胆道系统感染是糖尿病患者感染好发部位之一,以慢性胆囊炎和胆管炎最多见,平时无症状或仅有上腹不适,急性感染或胆道梗阻时可表现为上腹疼痛伴恶心、呕吐、发热、黄疸等,部分糖尿病患者早期只有上腹不适、食欲下降,发热、黄疸症状并不明显,容易合并化脓性感染、肝脓肿、感染性休克等。

（二）全身感染

糖尿病是发生全身、重症感染的高危因素。合并基础疾病较多、具有并发症的糖尿病患者,更容易发生败血症,全身性炎症反应综合征(SIRS)等严重感染并发症。

四、糖尿病患者如何预防感染

1. 平稳控制血糖:糖尿病患者应坚持规律运动,健康饮食,定期检测血糖,遵从医嘱按时服药,将血糖控制在目标范围内,这是预防感染发生和加重的基本前提。

2. 保持良好的个人卫生习惯:糖尿病患者应保持良好的个人卫生习惯,在人多拥挤场所佩戴口罩,平时勤洗手,特别是在如厕、打喷嚏、擤鼻涕或者咳嗽之后,保持室内通风和环境清洁,穿质量好、舒适且包裹性良好的鞋袜,每日更换干净的袜子。每天检查足部防止皮肤破损。

3. 增强自身免疫力:推荐糖尿病患者定期接种流感疫苗和肺炎疫苗,每年流感季节接种流感疫苗,每 5 年接种一次肺炎疫苗,以预防呼吸道感染。

（张　征）

第七章
防治慢性并发症

第一节 糖尿病肾脏疾病

糖尿病肾脏疾病(DKD)是指由糖尿病所致的慢性肾脏疾病(CKD),是糖尿病主要的微血管并发症之一,既往称为"糖尿病肾病"。通常是根据肾小球滤过率(GFR)<60 ml/(min·1.73 m²)和(或)尿白蛋白/肌酐比值(UACR)高于 30 mg/g,持续超过 3 个月,同时排除其他 CKD 而做出的临床诊断。

我国成人 2 型糖尿病患者 DKD 患病率为 $10\%\sim40\%$,糖尿病相关 CKD 已超过肾小球肾炎相关慢性肾脏病,成为中国成人 CKD 的首要病因。糖尿病肾病还是导致我国终末期肾病的主要原因。DKD 的风险因素包括高龄、性别、种族、长病程、高血糖、高血压、肥胖、高盐饮食、血脂异常、肾毒物质、急性肾损伤、蛋白质摄入过多等。慢性高血糖可以通过形成糖基化终末产物,活化蛋白激酶 C,加速醛糖还原酶通路等途径造成肾脏损伤。与不合并 DKD 的糖尿病患者相比,DKD 患者死亡率更高。早期诊断、预防与延缓 DKD 的发生发展,对降低大血管事件的发生、提高患者存活率、改善生活质量具有重要意义。

一、评估指标

推荐采用随机尿测定尿白蛋白/肌酐比值(UACR)反映尿白蛋白的量。24 h 尿白蛋白定量与 UACR 诊断价值相当,但前者操作较为烦琐。随机尿 UACR$\geqslant30$ mg/g 为尿白蛋白排泄增加。在 $3\sim6$ 个月内重复检查 UACR,3 次中有 2 次尿蛋白排泄增加,排除感染等其他因素即可诊断白蛋白尿。临床上常将 UACR $30\sim300$ mg/g 称为微量白蛋白尿,UACR>300 mg/g 称为大量白蛋白尿。UACR 升高与 eGFR 下降、心血管事件、死亡风险增加密切相关。UACR 测定受多种因素影响,如感染、发热、血糖过高、血压过高、心力衰竭、24 h 内剧烈运动、月经等,分析结果时应综合考虑这些影响因素。

肾功能改变是 DKD 的重要表现,反映肾功能的主要指标是肾小球滤过率(GFR)。直接测定 GFR 对设备要求高、临床推广价值小,一般用预估 GFR(eGFR)代替。计算 eGFR 采用的常见参数包括年龄、性别、血清肌酐浓度,推荐使用 CKDEPI 公式(参考 http://www.nkdep.nih.gov)或 MDRD 公式计算 eGFR 数值。当患者 eGFR<60 ml/(min·1.73 m²)时,可诊断为 eGFR 下降。eGFR 下降与心血管疾病、死亡风险增加密切相关。

二、诊断

DKD 通常是根据 UACR 升高和(或)eGFR 下降、同时排除其他 CKD 而做出的临床诊断。合并视网膜病变有助于 DKD 的诊断,但视网膜病变并非诊断 2 型糖尿病患者 DKD 的必备条件。以下情况需考虑非糖尿病肾病(NDKD),应注意鉴别诊断:① 1 型糖尿病病程短(<10 年)或未合并糖尿病视网膜病变;② eGFR 迅速下降;③ 尿蛋白迅速增加或出现肾病综合征;④ 顽固性高血压;⑤ 出现活动性尿沉渣(红细胞、白细胞或细胞管型等);⑥ 合并其他系统性疾病的症状或体征;⑦ 给予 ACEI 或 ARB 治疗后 2~3 个月内 eGFR 下降大于 30%;⑧ 肾脏超声发现异常。病理诊断为糖尿病肾病的诊断金标准,病因难以鉴别时可行肾穿刺病理检查。

确诊 DKD 后,应根据 eGFR 进一步判断肾功能受损的严重程度(表 3‑7‑1)。

表 3‑7‑1 糖尿病患者慢性肾脏病(CKD)分期

CKD 分期	肾脏损害程度	eGFR[ml/(min · 1.73 m²)]
1 期(G1)	肾脏损伤[a]伴 eGFR 正常	≥90
2 期(G2)	肾脏损伤[a]伴 eGFR 轻度下降	60~89
3a 期(G3a)	eGFR 轻中度下降	45~59
3b 期(G3b)	eGFR 中重度下降	30~45
4 期(G4)	eGFR 重度下降	15~29
5 期(G5)	肾衰竭	<15 或透析

注:eGFR 为估算的肾小球滤过率;a 肾脏损伤定义为白蛋白尿(UACR≥30 mg/g),或病理、尿液、血液或影像学检查异常

糖尿病患者合并 DKD 后,心血管风险显著升高。因此,对糖尿病合并 DKD 病程超过 5 年的患者需评估心血管风险。心血管风险评估可参考《中国 2 型糖尿病防治指南(2020 版)》相关章节。

三、防治

DKD 的防治分为三个阶段:第一阶段为预防 DKD 发生,包括早期筛查、改变生活方式、控制血糖和血压等;第二阶段为早期治疗,出现白蛋白尿或 eGFR 下降的 DKD 患者,予以综合治疗(如优化降糖、降压,合理使用 ACEI/ARB 等),减少或延缓终末期肾病(ESRD)的发生;第三阶段为针对晚期 DKD 的综合治疗,包括终末期肾病的肾脏替代治疗、防治 ESRD 相关并发症、减少心血管事件及死亡风险,改善生活质量,延长患者寿命。

DKD 的防治应强调积极筛查、早期发现、综合干预。2 型糖尿病和 1 型糖尿病(病程超过 5 年)患者应每年应至少进行 1 次肾脏病变筛查,包括尿常规、尿白蛋白/肌酐比值(UACR)和血肌酐(计算 eGFR)。重视对 DKD 危险因素的干预,包括高血糖、高血压、肥胖、避免肾毒性药物及食物、急性肾损伤、蛋白质摄入过多。研究表明,良好的生活方式、有效的血糖和血压控制是防治 DKD 的关键。

(一)改变不良生活方式 --

如合理控制体重、糖尿病饮食、戒烟限酒以及适当运动等。

(二)营养治疗 --

每日摄入的总能量应使患者维持或接近理想体重。推荐糖尿病肾病患者每日蛋白质摄入量约 0.8 g/kg,透析患者蛋白质摄入量适当增加。蛋白质来源应以优质动物蛋白为主,必要时可补充复方 α‑酮酸制剂。限制盐的摄入,应少于 6 g/d,但不应低于 3 g/d。

(三)控制血糖 --

有效的降糖治疗可延缓糖尿病肾病的发生和进展,推荐所有 DKD 患者进行合理的降糖治疗。

血糖控制目标是糖化血红蛋白(HbA1c)不超过7%；eGFR＜60 ml/(min·1.73 m²)的DKD患者HbA1c≤8%；对老年患者,HbA1c控制目标可适当放宽至8.5%。

抗高血糖药物包括双胍类、磺脲类、格列奈类、α-糖苷酶抑制剂、噻唑烷二酮类、二肽基肽酶4(DPP-4)抑制剂、胰高糖素样肽1(GLP-1)受体激动剂、钠-葡萄糖协同转运蛋白2(SGLT-2)抑制剂以及胰岛素。有研究显示,SGLT-2抑制剂具有降糖以外的肾脏保护作用。GLP-1受体激动剂亦有初步证据显示可改善肾脏结局。因此,对于糖尿病肾脏疾病患者,可考虑使用SGLT-2抑制剂或GLP-1受体激动剂,以降低慢性肾脏疾病进展或/和心血管事件的风险；部分在肾脏代谢或排泄的药物,需要根据肾脏损害程度相应调整剂量或停药。肾功能不全的患者可优选从肾脏排泄较少的降糖药,严重肾功能不全患者宜采用胰岛素治疗。不同慢性肾脏疾病分期时抗高血糖药物的应用参见《中国糖尿病肾脏疾病防治临床指南》。

(四)控制血压

合理的降压治疗可延缓糖尿病肾病的发生和进展,DKD患者血压应控制在130/80 mmHg以下,但舒张压不宜低于70 mmHg,老年患者舒张压不宜低于60 mmHg。对糖尿病伴高血压且UACR＞300 mg/g或eGFR＜60 ml/(min·1.73 m²)的患者,强烈推荐ACEI或ARB类药物治疗。对伴高血压且UACR 30～300 mg/g的糖尿病患者,推荐首选ACEI或ARB类药物治疗；对不伴高血压但UACR≥30 mg/g的糖尿病患者,使用ACEI或ARB类药物可延缓蛋白尿进展。治疗期间应定期随访UACR、血清肌酐、血钾水平,调整治疗方案。用药2个月内血清肌酐升高幅度＞30%常常提示肾缺血,应停用ACEI/ARB类药物。临床研究显示,在血清肌酐≤265 μmol/L(3.0 mg/dl)的患者应用ACEI/ARB类药物是安全的,但也应监测血清肌酐和血钾。血清肌酐＞265 μmol/L时,应用ACEI/ARB类药物是否有肾脏获益尚存争议。不推荐ACEI/ARB用于DKD的一级预防。

不推荐联合使用ACEI和ARB类药物。ACEI或ARB降压效果不理想时,可联合使用钙通道阻滞剂(CCB)、噻嗪类或襻利尿剂、β受体阻滞剂等降压药物。CCB是治疗CKD合并高血压最常用的选择之一。在肾功能受损时,长效钙通道阻滞剂无须减低剂量。醛固酮受体拮抗剂可降低尿蛋白、延缓eGFR下降,但其存在升高血钾风险,且是否有肾脏终点事件获益尚需进一步验证。

(五)纠正血脂异常

进行调脂药物治疗时,推荐降低LDL-C作为首要目标。有动脉粥样硬化性心血管疾病(ASCVD)病史或eGFR＜60 ml/(min·1.73 m²)等极高危患者,LDL-C水平应小于1.8 mmol/L,其他患者应小于2.6 mmol/L。他汀对肾功能无不良影响,推荐DKD患者接受他汀治疗。当DKD患者处于CKD 1～3期,他汀类药物的使用无须减量；处于CKD 4～5期,阿托伐他汀可无须减量,辛伐他汀应减量使用,而氟伐他汀、瑞舒伐他汀、普伐他汀均应谨慎使用。不推荐未使用他汀的透析患者开始他汀治疗,但已开始他汀治疗的透析患者可继续使用。中等强度他汀治疗LDL-C不能达标时,可联合应用依折麦布等。因贝特类药物会增加DKD患者肌炎、横纹肌溶解或肝脏损害风险,同时不改善心血管事件结局,故仅推荐于严重的高甘油三酯血症(甘油三酯＞5.7 mmol/L),目的是降低胰腺炎风险,但在eGFR＜30 ml/(min·1.73 m²)时禁用。

(六)透析治疗和肾移植

当eGFR＜60 ml/(min·1.73 m²)时,应评估并治疗潜在的CKD并发症；＜30 ml/(min·1.73 m²)时,应积极咨询肾脏专科医生,评估是否应当接受肾脏替代治疗。透析方式包括腹膜透析和血液透析,有条件的患者可行肾移植。

（七）微循环扩张剂应用

微循环扩张剂应用,如胰激肽原酶肠溶片、羟苯磺酸钙,抗纤维化类药物、中药抽提物(如大黄酸、雷公藤等)及中成药(如金水宝等)对糖尿病肾病的长期作用有待验证。

（八）其他防治措施

慎用或避免使用具有肾毒性的药物;非甾体抗炎药(NSAID),以及感染、尿路梗阻等是急性肾损伤的危险因素;积极评估、合理预防造影剂肾病;预防感染(如接种流感疫苗)对 DKD 患者有益。

四、随访与转诊

所有患者需每年检查 UACR、血清肌酐、血钾水平。CKD 3～4 期的患者需密切随访 CKD 相关的代谢紊乱,如维生素 D、血红蛋白、碳酸氢盐、钙磷代谢、甲状旁腺激素等。应根据病情的严重程度,确定患者的随访频率。

出现下述情况的糖尿病患者应转诊至肾脏专科:① 糖尿病肾病进展至 4～5 期,考虑肾脏替代治疗;② 出现 CKD 相关的代谢紊乱,如贫血、继发性甲状旁腺功能亢进、代谢性骨病、难治性高血压等;③ 临床考虑非糖尿病肾病,如 eGFR 短期内迅速下降、蛋白尿短期内迅速增加、肾脏影像学异常、合并难治性高血压等。

（卢　斌）

第二节　糖尿病视网膜病变

眼部病变是糖尿病最为常见的慢性并发症之一。糖尿病可以引起各种各样的眼部疾病,如糖尿病视网膜病变、白内障、青光眼、视神经病变、眼球运动神经麻痹、眼表疾病和屈光状态异常等,这些疾病会影响视力,甚至导致失明。糖尿病眼部病变的发生是一个缓慢的过程,早期症状可不明显,一旦出现明显症状,则表示并发症已有一定时日。因此,糖尿病患者要定期进行眼科检查,做到早期诊断、及时治疗,避免视力严重损害,护眼防盲,提高生活质量。

糖尿病患者常见的眼部并发症包括糖尿病视网膜病变、糖尿病与白内障和糖尿病与青光眼等。

一、糖尿病视网膜病变

糖尿病视网膜病变(DR)是糖尿病导致视网膜微血管损害所引起的一系列典型病变。DR 是糖尿病最常见的微血管并发症之一,也是工作人群(20～65 岁)首位不可逆性致盲性疾病,严重威胁着糖尿病患者的生存质量,给社会带来严重经济负担。全球糖尿病患者群中 DR 患病率为 34.6%,我国 DR 的患病率为 24.7%～37.5%。

（一）发病机制

1. 主要危险因素:包括高血糖或明显血糖波动、高血压、血脂异常、糖尿病病程长、糖尿病肾病、妊娠、肥胖、易感基因等。2 型糖尿病患者也是其他眼部疾病早发的高危人群,这些眼病包括白内障、青光眼、视网膜血管阻塞及缺血性视神经病变等。存在微动脉瘤可作为鉴别糖尿病视网膜病变与糖尿病合并其他眼底病变的指标。糖尿病视网膜病变常与糖尿病肾病同时伴发,糖尿病视网膜病变合并微量白蛋白尿可作为糖尿病肾病的辅助诊断指标。

2. 主要病理改变:有视网膜周细胞选择性丢失、基底膜增厚、微血管瘤的形成、内皮细胞增生、新生血管形成等。

3. 发病机制:尚不完全清楚。一般认为,是由于视网膜微血管系统受损所致,具体包括糖代谢紊乱、血液黏稠度改变、血流动力学异常、氧化应激、细胞因子作用、生长激素分泌异常、遗传因素等。

（二）临床表现、诊断与分级

1. 主要临床表现:糖尿病性黄斑水肿,包括黄斑区域弥漫性或局灶性的血管渗漏,其常由渗出性改变导致,包括脂蛋白渗漏(硬性渗出)、血液(点状出血等);进展性血管病变,包括微血管瘤、视网膜内出血、血管迂曲和血管畸形,最终导致异常毛细血管生成,视网膜毛细血管闭塞。糖尿病视网膜病变的患者早期常常没有症状,当黄斑水肿时会出现视物模糊,当视网膜上有新生血管的形成,新生血管出血时可能出现失明。

2. 国际通用的诊断分级标准:2002 年国际眼病学会制定的糖尿病视网膜病变临床诊断分级标准(表 3-7-2)。

表 3-7-2 糖尿病视网膜病变(DR)国际临床诊断分级标准

病变严重程度	散瞳眼底检查所见
无明显 DR	无异常
非增生型 DR(NPDR)	
轻度	仅有微动脉瘤
中度	微动脉瘤,存在轻于重度非增生型 DR 的表现
重度	出现下列任何 1 个改变,但无增生型 DR 表现 (1) 4 个象限中所有象限均有多于 20 处视网膜内出血 (2) 在 2 个以上象限有静脉串珠样改变 (3) 在 1 个以上象限有显著的视网膜内微血管
增生型 DR(PDR)	出现一下 1 种或多种改变:新生血管形成、玻璃体积血或视网膜前出血

（三）筛查

1. 早期筛查:糖尿病性黄斑水肿(DME)和增生型 DR(PDR)都是导致 DR 患者视功能损害和致盲的主要原因,对于糖尿病患者进行 DR 早期筛查、诊断、干预及随访,能显著降低 DR 患者严重视力损伤的比例。DR 的早期诊断、早期治疗可显著减少失明的风险。部分 DR 或糖尿病性黄斑水肿患者可以无症状,必须重视且积极开展 DR 筛查并及时管理。2 型糖尿病在诊断前常已存在一段时间,诊断时视网膜病变的发生率较高,因此,2 型糖尿病患者确诊后应该接受眼科医师散瞳后综合性眼检查。成人 1 型糖尿病患者在糖尿病发病后的 5 年内,应该接受眼科医师散瞳后综合性眼检查。

2. 筛查方法:免散瞳眼底摄片筛查 DR,具有较好的灵敏度和特异度,高质量的眼底照片可以筛查出绝大多数有临床意义的 DR。在没有条件全面开展由眼科医师进行眼部筛查的情况下,由内分泌科经培训的技术人员使用免散瞳眼底照相机,拍摄至少 2 张以黄斑及视神经乳头为中心的 45°角的眼底后极部彩色照片,进行分级诊断。基层糖尿病微血管病变筛查与防治专家共识建议,将免散瞳眼底照相机作为基层医疗卫生机构筛查 DR 的首选设备进行配置。在无相关技术及设备的情况下,建议转诊至上一级医院进行检查。视网膜照片不能代替全面的眼科检查,这些检查应至少在初期进行,并在此后按照眼科专业人员的建议进行。若出现严重的 DME 或中度非增生型以上的 DR 征象,建议在眼科医师处行眼光学相干断层扫描(OCT)和荧光素眼底血管造影(FFA)检查,必要时行眼底超声检查。对于筛查中发现的中度及中度以上的非增生型视网膜病变患者,应由眼科医师进行进一步分级诊断。

（四）随访

无糖尿病视网膜病变患者推荐每 1～2 年行一次检查;轻度非增生型视网膜病变患者每年 1 次;中度非增生型病变患者每 3～6 个月 1 次;重度非增生型病变患者每 3 个月 1 次。患有糖尿病的女性如果准备妊娠,应做详细的眼科检查,应告知妊娠可增加糖尿病视网膜病变的发生危险和(或)使其进展。怀孕的糖尿病患者应在妊娠前或第一次产检、妊娠后每 3 个月及产后 1 年内进行眼科检查。指南不适用于 GDM 和妊娠期显性糖尿病患者,因为这两类患者的视网膜病变危险并不增高。2 型糖尿病伴发微量白蛋白尿或肾小球滤过率下降者需检查有无 DR。对于有临床意义的黄斑水肿应每 3 个月进行复查。

（五）治疗

1. 健康教育:糖尿病患者应该早期进行眼底检查,并通过对糖尿病患者及其家属的健康教育,使其能够掌握 DR 危险因素相关知识,鼓励患者坚持健康的生活方式,遵循有效的随访计划,进而达到 DR 的早防早治。

2. 良好地控制血糖、血压和血脂:可预防或延缓糖尿病视网膜病变的进展。推荐个体化的血糖控制目标,科学降糖,同时重视降糖的速度与幅度。肾素血管紧张素系统(RAS)阻断剂对 1 型及 2 型糖尿病的 DR 发生和(或)进展有保护作用,推荐糖尿病合并高血压者首选 RAS 阻断剂。伴有高甘油三酯血症的轻度 NPDR 患者,可采用非诺贝特治疗。非诺贝特在调节脂代谢紊乱、炎症、氧化应激、血管新生和细胞凋亡等方面有一定作用,可能与改善 DR 的发生发展相关。

3. 轻中度的非增生型糖尿病视网膜病变患者:在控制代谢异常和干预危险因素的基础上,可进行内科辅助治疗和随访。目前常用的辅助治疗包括:改善微循环治疗可能延缓 DR 的进展,如羟苯磺酸钙可抗氧化应激和炎症,维护视网膜屏障完整性,抑制新生血管生成;胰激肽原酶,可增加毛细血管血流量,激活纤溶酶,降低血液黏度,改善血流变;活血化瘀类中成药,如复方丹参、芪明颗粒和血栓通胶囊等对 DR 有辅助治疗作用。

4. 阿司匹林不增加视网膜出血的风险:视网膜病变的存在不是用于心脏保护的阿司匹林治疗的禁忌证。

5. 突发失明或视网膜脱离者:需立即转诊眼科;伴有任何程度的黄斑水肿,重度非增生型糖尿病视网膜病变及增生型糖尿病视网膜病变,应转诊到对糖尿病视网膜病变诊治有丰富经验的眼科医师处诊治。

6. 降低失明风险:高危增生型糖尿病视网膜病变和部分严重非增生型糖尿病视网膜病变的患者,传统的标准治疗——全视网膜激光光凝治疗,可以降低失明的危险。

7. 玻璃体内注射抗血管内皮生长因子(VEGF):并不逊于传统的全视网膜激光光凝术,有助于降低增生型糖尿病视网膜病变患者的视力丧失风险。

玻璃体内注射治疗:如抗血管内皮生长因子,还适用于累及中央凹的糖尿病性黄斑水肿,其发生在中央凹中心下方并可能威胁视力。

8. 糖皮质激素局部应用:如玻璃体内注射曲安奈德,可用于威胁视力的糖尿病视网膜病变和黄斑水肿。

9.玻璃体切除手术：可清除混浊玻璃体,切除机化膜、恢复正常视网膜解剖关系,适用于严重玻璃体积血;牵拉性视网膜脱离;增生膜牵拉导致视网膜反复出血;增生膜侵犯黄斑引起视力下降。

二、糖尿病其他眼部并发症

(一)糖尿病与白内障

当各种原因引起房水成分和晶状体囊通透性改变及代谢紊乱时,晶状体蛋白变性,纤维间出现水隙、空泡、细胞上皮增殖等改变,透明晶状体变为混浊,称为白内障。① 年龄相关性(或称老年性)白内障最常见,多见于 40 岁以上,且随年龄增长而增多,病因与老年人代谢缓慢发生退行性病变有关;② 并发性白内障;③ 外伤性白内障;④ 代谢性白内障(如糖尿病性白内障);⑤ 放射性白内障;⑥ 药物及中毒性白内障。白内障严重损害国民视力健康,居我国致盲性眼病首位。

糖尿病患者发生白内障的危险性明显增加。和非糖尿病者相比,65 岁以下糖尿病患者的白内障患病率增加 4 倍;65 岁以上糖尿病患者的白内障患病率增加 2 倍。糖尿病性白内障是导致糖尿病患者视力下降的主要原因之一。发病机制主要与血糖水平的升高相关。持续的高浓度血糖通过改变晶状体的渗透压、诱发晶状体氧化应激、引起晶状体蛋白糖基化等多种途径,加速白内障的发生和发展,不仅使患者视觉质量下降,而且也影响患者眼底病变的随访和治疗。

1.严格控制血糖:高血糖是加速白内障发展的重要危险因素,血糖控制良好有助于延缓晶状体混浊的进展。此外,对糖尿病进行系统性治疗可以延缓 DR 的发展。

2.手术时机的选择:白内障手术会进一步加剧糖尿病视网膜病变,故而应综合考虑白内障和眼底病变两方面的情况,恰当地选择白内障手术时机。一般情况下,白内障手术是在患者视力降至 0.5 以下时实施。

(二)糖尿病与青光眼

青光眼是一组以视神经乳头萎缩及凹陷、视野缺损及视力下降为共同特征的疾病,病理性眼压增高、视神经供血不足是其发病的原发危险因素。青光眼是全球导致失明的第二大病因,仅次于白内障,却是第一位不可逆致盲眼病。

糖尿病被公认是青光眼的危险因素之一。有资料表明,糖尿病患者青光眼的发病率比非糖尿病患者高 3 倍。糖尿病与青光眼之间的关系错综复杂,青光眼发病原因也各不相同。由于糖代谢的异常以及高血糖引起的前房角小梁网结构的变性和硬化,造成房水流出不畅,引起眼内压升高,发生开角型青光眼;高血糖的状态下晶状体发生膨胀,导致前房角狭窄甚至房角关闭,引起眼内压升高,发生闭角型青光眼。

早期严格控制血糖,可减少患者眼部并发症的发生,从而延缓糖尿病视网膜病变的发展及新生血管性青光眼的发生。

(卢　斌)

第三节　糖尿病周围神经病变

糖尿病周围神经病变(DPN)是指在排除其他原因的情况下,糖尿病患者出现周围神经功能障碍相关的症状和(或)体征,是糖尿病最常见的慢性并发症之一。

多数糖尿病患者合并有 DPN,且随年龄增加和糖尿病病程延长 DPN 的患病率逐渐升高。研究显示,10%～15%新确诊的 2 型糖尿病患者有远端对称性多发性神经病(DSPN),10 年以上病程的则可高达 50%。56%伴有自主神经功能损害。吸烟、年龄 40 岁以上及血糖控制不好的糖尿病患者更易发生 DPN。DPN 的确切发病机制仍不明了,可能与代谢紊乱所致糖基化终末产物形成、多元醇通路活性增加、氧化应激、神经微血管病变、免疫反应、神经营养因子缺乏、神经递质传递异常等因素有关。常见的病理改变是节段性脱髓鞘和轴突变性。

由于 DPN 具有一定潜伏性,且约 50%患者不会出现明显症状,容易被忽视,进而错过最佳干预时间,直至出现不可逆的神经损伤。DPN 的最大危害为迟发性并发症,包括糖尿病足、跌倒和关节创伤、神经痛及其进一步导致的焦虑、抑郁症等。上述迟发性并发症严重影响了糖尿病患者的生活质量和预后。早期识别和治疗 DPN,对于改善患者预后具有重要意义。

一、糖尿病周围神经病变的分型及临床表现

糖尿病周围神经病变可根据受损的部位及临床表现进行分型,常用的分型如下。

1. 远端对称性多发性神经病(DSPN):是 DPN 最常见的类型。隐匿起病,缓慢发展,主要症状为四肢末端麻木、刺痛、感觉异常,通常呈手套或袜套样分布,多从下肢开始,对称发生。早期即可有腱反射减低或消失,尤以踝反射为著。

2. 近端运动神经病变:一侧下肢近端严重疼痛为多见,可与双侧远端运动神经同时受累,伴迅速进展的肌无力和肌萎缩。

3. 局灶性单神经病变:局灶性单神经病变(或称为单神经病变)可累及单颅神经或脊神经。颅神经损伤以上睑下垂(动眼神经)最常见,其次为面瘫(面神经)、眼球固定(外展神经)、面部疼痛(三叉神经)及听力损害(听神经)。

4. 非对称性的多发局灶性神经病变:同时累及多个单神经的神经病变称为多灶性单神经病变,或非对称性多神经病变,可出现麻木或疼痛。

5. 多发神经根病变:最常见为腰段多发神经根病变,主要为 L_2、L_3 和 L_4 等高腰段的神经根病变,引起的一系列单侧下肢近端麻木、疼痛等症状。

6. 自主神经病变:糖尿病自主神经病变(DAN)是糖尿病常见的并发症,表现有体温调节和泌汗功能异常、胃肠功能紊乱、性功能减退、排尿困难、直立性低血压以及静息时心动过速等。

二、糖尿病周围神经病变的筛查与诊断

所有 2 型糖尿病确诊时和 1 型糖尿病确诊 5 年后应该筛查 DSPN,以后至少每年筛查一次。糖尿病程较长或合并有其他微血管并发症的患者应该每隔 3～6 个月筛查一次。除了 DSPN 筛查外,针对高危或已存在神经病变的患者还需要评估糖尿病心脏自主神经病变(DCAN)的症状和体征。有典型症状者易于发现和诊断,无症状者需要通过体格检查或神经电生理检查做出诊断。在临床工作中联合应用踝反射、针刺痛觉、震动觉、压力觉、温度觉等 5 项检查来筛查 DPN。最常用的方法为用 128 Hz 音叉评估震动觉以及 10 g 尼龙丝评估压力觉,适用于基层医疗单位筛查。

(一)DSPN 的诊断

1. 诊断标准:① 明确的糖尿病病史;② 诊断糖尿病时或之后出现的神经病变;③ 临床症状和体征与 DPN 的表现相符;④ 有疼痛、麻木、感觉异常等临床症状者,5 项检查(踝反射、针刺痛觉、震动觉、压力觉、温度觉)中任 1 项异常;无临床症状者,5 项检查中任 2 项异常,临床诊断为 DPN;⑤ 排除以下情况:其他病因引起的神经病变,如颈腰椎病变、脑梗死、格林巴利综合征;严重动静

脉血管性病变等;药物引起的神经毒性作用以及肾功能不全引起的代谢毒物对神经的损伤。

2. 临床诊断流程:根据临床症状和体征,诊断有疑问时可以做神经传导功能检查等。

3. 诊断分层:① 确诊:有糖尿病 DSPN 的症状或体征,同时存在神经传导功能异常;② 临床诊断:有糖尿病 DSPN 的症状及 1 项体征为阳性,或无症状但有 2 项以上(含 2 项)体征为阳性;③ 疑似:有糖尿病 DSPN 的症状,但无体征,或无症状但有 1 项体征阳性;④ 亚临床:无症状和体征,仅存在神经传导功能异常。

（二）糖尿病自主神经病变的诊断 ————————————————————————————

1. 心血管自主神经病变:表现为直立性低血压、晕厥、冠状动脉舒缩功能异常、无痛性心肌梗死、心脏骤停或猝死。可以采用心率变异性及体位性血压变化测定、24 h 动态血压监测等有助于诊断。

2. 消化系统自主神经病变:表现为吞咽困难、呃逆、上腹饱胀、胃部不适、便秘、腹泻及排便障碍等。胃电图、胃排空的闪烁图扫描等有助于诊断。

3. 泌尿生殖系统自主神经病变:性功能障碍,在男性表现为勃起功能障碍和(或)逆向射精;在女性表现为性欲减退、性交疼痛;膀胱功能障碍表现为排尿障碍、尿失禁、尿潴留、尿路感染等。超声检查可判定膀胱容量、残余尿量等,确定糖尿病合并神经性膀胱。

4. 其他自主神经病变:表现为出汗减少或不出汗,从而导致手足干燥开裂;对低血糖感知异常,低血糖恢复的过程延长。

三、糖尿病周围神经病变的治疗

（一）针对病因治疗 ————————————————————————————————————

1. 血糖控制:优化控制血糖可预防或延缓 1 型糖尿病患者神经病变,并可延缓 2 型糖尿病神经病变的进展。DPN 治疗首先要保持血糖稳定,建议将 HbA1c 控制在 7% 以内。

2. 神经修复:常用药物有甲钴胺、神经生长因子等。

3. 其他:神经营养因子、肌醇、神经节苷酯和亚麻酸等。

（二）针对神经病变的发病机制治疗 ————————————————————————

1. 抗氧化应激:通过抑制脂质过氧化,增加神经营养血管的血流量,增加神经 $Na^+ - K^+ - ATP$ 酶活性,保护血管内皮功能。常用药物有 α-硫辛酸等。

2. 改善微循环:周围神经血流减少是导致 DPN 发生的一个重要因素。通过扩张血管、改善血液高凝状态和微循环,提高神经细胞的血氧供应,可有效改善 DPN 的临床症状。常用药物为前列腺素 E_1、贝前列素钠、西洛他唑、己酮可可碱、胰激肽原酶、钙拮抗剂和活血化瘀类中药等。

3. 改善代谢紊乱:通过抑制醛糖还原酶、糖基化产物、蛋白激酶C、氨基己糖通路、血管紧张素转化酶抑制剂而发挥作用。常用药物为醛糖还原酶抑制剂,如依帕司他。

4. 盐酸乙酰左卡尼汀:用于缓解糖尿病周围神经病变引起的感觉异常。成人每次饭后口服 250~500 mg,每日 2~3 次。

（三）疼痛管理 ——

神经痛严重影响 DPN 患者生活质量,因此疼痛的处理是 DPN 症状治疗的关键。

1. 抗惊厥药:包括普瑞巴林、加巴喷丁、丙戊酸钠和卡马西平等。普瑞巴林、加巴喷丁可以作为初始治疗药物,改善症状。

2. 抗抑郁药物：包括度洛西汀、阿米替林、丙米嗪和西肽普兰等。度洛西汀可以作为疼痛的初始治疗药物。

3. 阿片类药物：包括曲马多、羟考酮等。由于具有成瘾性和发生其他并发症的风险较高，曲马多不推荐作为治疗 DSPN 疼痛的一、二线药物。

4. 局部用药：包括辣椒碱和利多卡因贴剂。

5. 非药物治疗：包括电刺激、针灸、近红外线、低强度激光治疗等。

（四）针对自主神经病变的治疗

1. 胃肠道排空功能减退：停用影响胃动力的药物，例如阿片类、三环类抗抑郁剂等；可适当选择胃肠动力药物，短期可应用多潘立酮、西沙必利或莫沙比利、甲氧氯普胺等。临床实践中针灸、中药有一定效果。

2. 腹泻：应用可乐定、盐酸帕罗哌丁胺、蒙脱石散等，适当选用调节肠道菌群的药物。

3. 便秘：首先应调整饮食结构，多吃富含粗纤维的食物，必要时可使用不为肠道所吸收的胃肠动力药。

4. 直立性低血压：慎用利尿剂和 α_1 受体阻滞剂，可以应用拟交感神经类药物，如米多君。还可使用弹力袜，但需注意下肢的血液循环情况，同时应告诉患者缓慢起立。

5. 尿潴留：轻者可以采用热敷或按摩等下腹加压的方法，较重者可用新斯的明，严重者行导尿术或留置尿管，必要时可行膀胱造瘘。

6. 性功能障碍：可以采用心理、行为疗法配合药物治疗，包括 5 型磷酸二酯酶抑制剂、体内或尿道内前列腺素、真空设备或阴茎假体等。

（卢　斌）

第四节　糖　尿　病　足

糖尿病足是糖尿病最严重和治疗费用最高的慢性并发症之一。糖尿病足的基本定义是糖尿病患者踝关节以下的皮肤及其深层组织破坏，常合并感染和（或）下肢不同程度的动脉闭塞症，严重者累及肌肉和骨组织。患者具有较高的截肢和死亡风险。糖尿病足预后很差，甚至比大多数癌症的病死率和致残率还高。

一、糖尿病足的危险因素

糖尿病周围神经病变（DPN）、下肢动脉病变（LEAD）和足底压力异常是糖尿病足溃疡（DFU）主要发病危险因素。年龄、性别、文化程度、经济条件、生活习惯和其他糖尿病并发症或合并症也是重要的发病因素。

（一）糖尿病周围神经病变

糖尿病周围神经病变（DPN）是糖尿病足发生的重要危险因素。运动神经病变影响了足部肌肉的牵张力，使足部肌肉萎缩并改变了足底受力部位，导致足畸形，如爪形趾、锤状趾等。感觉神经受损时保护性感觉丧失，使足部对外界压力、异物或冷热反应性和抵御能力下降而易受伤，形成溃疡。自主神经病变使患者皮肤泌汗功能减弱，从而出现足部皮肤干燥开裂，易引发细菌感染。以上可以分别或共同成为糖尿病足发生的危险因素。

（二）糖尿病下肢动脉病变 ----------

糖尿病下肢动脉病变（LEAD），糖尿病患者不仅表现有周围动脉硬化、钙化和狭窄，还伴发微血管病变和微循环障碍，使下肢血流量减少，组织缺氧和营养成分供给不足，出现下肢发凉、疼痛和间歇性跛行，严重供血不足者可致溃疡、肢体坏疽。

（三）足底压力异常 ----------

足底压力增高是糖尿病足溃疡（DFU）发生的独立危险因素，相关性高达70%～90%。长时间足底压力过高，导致足底局部缺血和组织分解，产生炎症，进而形成 DFU。Charcot 神经骨关节病、畸形足、胼胝、不合适的鞋袜都可以引起足的生物力学（压力）异常而导致 DFU 发生。其他如嵌甲、水疱、出血及真菌感染均为 DFU 的前期病变，也是 DFU 发生的强烈预测因素，需积极处理。

二、糖尿病足的评估

（一）全身状况评估 ----------

由于糖尿病足溃疡患者往往合并多种慢性并发症，影响愈合因素复杂，除了对 DFU 创面进行准确的分期分级评估之外，还应对患者进行全身状况评估。患者高龄、长病程、血糖控制差、感染程度、全身营养状况、DPN、下肢动脉缺血等是导致溃疡不愈以及截肢的重要原因；吸烟、血糖控制不良、伴有踝关节反射缺失的周围神经病变及 LEAD 等是足溃疡复发的重要独立危险因素，透析治疗和血糖控制不良是血管内治疗后严重肢体缺血复发的独立预测因素，而严重急性肢体缺血症的临床复发与足溃疡复发、截肢和死亡的发生率增加密切相关。

（二）足部评估 ----------

糖尿病足病一旦诊断，临床应该对患者足溃疡进行准确评估，包括足部血供状况、溃疡大小、深度，溃疡有无合并感染以及感染的严重程度等。

1. DFU 创面评估：需准确反映溃疡的部位、大小、深度、颜色、组织坏死情况、创面分泌物、溃疡周围炎症反应的范围、骨暴露或骨探查情况，特别要重视深部潜行的窦道或组织间隙的探查，必要时采用 B 超或磁共振成像（MRI）检查，有助于提高评估准确度。

2. DFU 分类评估：依据足溃疡的病因分类如下。

（1）神经性溃疡：足溃疡多位于足部压力增高处，如足底或足侧缘或胼胝深部或与骨畸形突出部，常存在角化过度的组织，伤口表浅，边缘不规则，伴感觉缺失，皮肤温暖，局部血液循环尚好，足背和/或胫后动脉搏动可触及。

（2）缺血性溃疡：溃疡多见于足缘、趾端、踝部和易反复受力摩擦的部位，伤口大小呈穿孔状，较深，边缘平坦、清晰，伤口床呈灰白色、黄色或黑棕色，肉芽组织很少，周围皮肤发白发亮，严重时色泽暗且伴静息痛，温度偏低，创面较干燥，渗血少，足背和/或胫后动脉搏动极弱或不可触及。

（3）神经缺血性溃疡：最常见，以足部远端发生较多。同时有神经性溃疡和缺血性溃疡的特点，常伴有深度组织坏死，有麻木感但痛觉不明显。

依据足坏疽的性质分类，可分为湿性、干性及混合性坏疽。

3. DFU 分级与分期：目前临床上广为接受的分级方法主要是 Wagner 分级和 Texas 分级分期系统。Wagner 分级系统（表3-7-3）主要基于组织破坏程度、感染和缺血这三个因素，但该分类系统未能对创面存在的多种复杂情况做出综合性的评估，例如感染和缺血同时存在的深部创面。得克萨斯大学(Texas)伤口分类系统(表3-7-4)不仅对创面组织破坏程度做出分级评估,还对创面感染和/或缺血同时做出分期评估,因此该分类对一个复杂的创面做出综合性的评估更为全面。Wagner分级系统简明实用,Texas伤口分类系统全面明了,两个评估系统都可以为制定治疗策略提供指导。但是当溃疡的组织破坏程度或感染和缺血发生改变时,分级和分期需要修正。

表3-7-3 糖尿病足 Wagner 分级

分级	临 床 表 现
0	高危足,有发生足溃疡危险因素,但无溃疡
1	皮肤表浅溃疡,无感染
2	较深的溃疡,常合并软组织炎,无脓肿或骨的感染
3	深部溃疡,伴有脓肿或骨髓炎
4	局限性坏疽(趾、足跟、足背)
5	大部分或全足坏疽

表3-7-4 糖尿病足的 Texas 分级和分期

分级	临 床 表 现	分期	临 床 表 现
1	足部溃疡病史	A	无感染无缺血
2	表浅溃疡	B	合并感染
3	溃疡深达肌腱	C	合并缺血
4	溃疡累及关节	D	合并感染和缺血

4. 糖尿病足感染的评估及分类:糖尿病足感染是导致病情恶化、截肢和死亡的重要原因之一。糖尿病足感染一旦诊断,应该按照国际糖尿病足工作组(IWGDF)和美国感染病学会(IDSA)的分级方法(表3-7-5)进行分级评估。

表3-7-5 糖尿病足感染的分类

感染的临床表现	PEDIS 分级	IDSA 感染严重性
* 没有感染症状或体征	1a	未感染,无定植
* 没有感染症状或体征	1b	有感染,定植状态
* 有感染,至少存在以下2项: 局部红肿或硬结 红斑 局部触痛或疼痛 局部热感 脓性分泌物(稠、浑浊不透明或血性分泌) 局部感染,仅皮肤和皮下组织,没有累及深层组织,溃疡周围皮肤炎症范围≤2 cm 排除皮肤炎症反应的其他原因(如创伤、痛风等)	2	轻度
* 具备轻度感染的表现,同时感染累及皮肤和皮下深层组织(如脓肿、骨髓炎、化脓性关节炎、筋膜炎),溃疡周围皮肤炎症范围>2 cm,不存在感染的全身中毒反应	3	中度
* 具备中度感染的表现,并且SIRS表现≥2项: 温度>38℃或<36℃ 心率>90次/分 呼吸频率>20次/分或PaCO₂<32 mmHg 白细胞计数>12 000/ul 或<4 000/ul 或杆状核细胞粒细胞≥10%	4	重度

注:$PaCO_2$:动脉血二氧化碳分压;PEDIS:P(灌注)、E(面积)、D(深度/组织缺失)、I(感染)、S(感觉);SIRS:全身炎症反应综合征。

三、糖尿病足的治疗

糖尿病足的治疗涉及多学科综合预防及治疗。

(一)糖尿病足的病因治疗

除了综合代谢控制,主要包括治疗糖尿病周围神经病变及改善下肢动脉病变。针对糖尿病周围神经病变的药物具体如下:α-硫辛酸针剂,600 mg/d,静滴 2~4 周,其后 600 mg,3 次/d 口服,疗程 3 个月;前列腺素 E_1 脂微球载体制剂,10 μg/d,静滴 2 周,然后序贯给予贝前列腺素钠 20~40 μg,2~3 次/d 口服,连续治疗 8 周;胰激肽原酶,40 U/d,肌肉注射,连续 10 日,然后隔天肌肉注射 2 次,连续 20 日,作为一个疗程。此外,依帕司他、甲钴胺等药物均可长期服用。

糖尿病下肢动脉病变的治疗,包括行抗血小板及抗凝治疗、扩血管治疗、血运重建、高压氧及干细胞治疗等。其中扩管治疗的药物有西洛他唑、己酮可可碱、前列地尔注射液及盐酸沙格雷酯等。脂微球前列地尔注射液的用法如下:剂量根据患者病变严重程度推荐为 10 ug/次,1~3 次/d,静脉推注,疗程 14~21 d;然后序贯给予贝前列素钠口服,20~40 ug/次,2~3 次/d。

(二)足溃疡感染的处理

1. 溃疡创面微生物培养:在选择抗菌药控制之前,应行溃疡创面微生物培养和药敏试验。标本应在感染创面清除坏死组织或清创后、抗菌药物使用之前采集。标本采集后在 2 h 内送检。常用的标本采集方法主要有棉拭子蘸取创面分泌物及刮匙、探针、无菌针等深部组织取材、脓液抽吸法等。建议尽可能从深部组织获取病原菌培养标本,必要时采集创面和健康部位过渡段的少量组织进行培养,对于已经使用过抗菌药物数周、创面抗感染治疗效果不佳的患者,深部组织取材敏感性及可靠性更高,但对于轻度感染伤口尤其是条件不允许的医院也可采用棉拭子采集。虽然糖尿病足感染患者行表浅无菌棉拭子取样培养与深部组织活检取样的细菌培养结果有较好的一致性,但是仍推荐对表浅的溃疡用棉拭子取样,对深部的溃疡用无菌手术刀或真皮刮匙刮除,或从清创性溃疡的底部刮取活组织送细菌培养。

标本采集时,先用无菌盐水拭去表面渗出物,尽可能抽吸或将棉拭子深入创面,紧贴创面"新鲜边缘"或溃疡基底部抽取脓液,或剪取一定的组织送检。骨组织培养对诊断骨髓炎的参考价值较大,但骨组织取材操作较复杂,有损伤组织的潜在风险。临床上不推荐作为常规检查方法。送检标本同时进行细菌、真菌涂片培养及厌氧菌培养。临床上常规不做厌氧菌培养,但实际上糖尿病足溃疡合并厌氧菌培养较常见,建议在有条件的情况下尽量做,培养厌氧菌的标本应贮存在无氧专用容器,置于常温,避免冰箱内冷藏。

2. 全身抗菌药的使用:抗菌药治疗要建立在充分有效清创的基础之上,抗菌药的选择推荐降阶梯原则。在细菌培养和药敏结果出来之前,可经验性地选择抗菌药,而后在适时调整抗菌药。具体如下:培养的病原菌对目前所用抗菌药敏感,则继续使用目前的抗菌药;如果培养结果敏感,但是临床感染控制不佳,应根据药敏结果综合分析更换抗菌药或联合抗菌药治疗;如果药敏试验结果显示,对某种抗菌药耐药,但临床上患者全身感染症状及局部创面改善,则不用更换抗菌药;否则,应根据药敏结果更换抗菌药或联合抗菌药治疗,并根据病情变化情况再评估。

抗菌药物的应用主要采用口服与静脉注射两种途径。轻度、部分中度糖尿病足骨髓炎(DFI)患者可予口服抗菌药治疗,而大部分中、重度感染患者推荐给予静脉抗菌药初始治疗,待感染症状缓解后再使用口服抗菌药2～3周治疗。

此外,把握抗菌药治疗的最佳疗程和最佳停药时机至关重要。目前建议轻度足感染患者抗菌治疗时间一般为1～2周,中、重度感染一般为2～3周,部分可延长至4周。对于严重缺血的轻度足感染和合并缺血的中、重度感染患者需要进一步延长1～2周;合并骨髓炎的感染,全身药物的疗程至少6周,先静脉使用,然后序贯口服;如果感染的骨在术中被去除,其疗程可减少到术后2周。一般来说,临床感染症状及脓性分泌物消失、足分泌物培养阴性可作为停用抗菌药的指征,但由于DFI临床表现缺乏特异性,尚需结合临床其他指标综合考虑。但一般不主张在创面愈合的整个过程应用抗菌药。

需要指出的是,抗菌药的使用不能代替清创,彻底清创是成功治疗DFI的基础。

3. 糖尿病足截肢:对保守治疗效果不佳的患者,足趾出现坏疽或小腿、足部已出现严重感染者,为防止感染扩散危及生命,截肢是唯一的选择。手术适应证需严格把握,具体如下。

(1) Wanger 4级及以上的坏疽。

(2) Wanger 3级合并严重感染伴随全身症状(主要是全身炎症反应)危及生命,如气性坏疽;不能控制的化脓性关节炎;长期存在的慢性骨髓炎引起肢体严重畸形,功能丧失,甚至诱发癌变。

(3) 严重肢体缺血经过积极内科保守治疗、各种血管重建手术(包括血管旁路手术治疗和腔内治疗)仍出现不能耐受的疼痛、肢体坏死或感染播散。

(4) 糖尿病 Charcot 神经骨关节病合并感染经综合治疗无效,严重影响功能者,截肢后安装义肢可改善功能,提高患者生活质量,为相对适应证。

4. 转诊或会诊:对于非糖尿病足专业人员,一旦出现以下情况,应该及时转诊给糖尿病足病专科或请血管外科、骨科、创面外科等相关专科会诊。如皮肤颜色急剧变化、局部疼痛加剧并有红肿等炎症表现、新发生的溃疡、原有的浅表溃疡恶化并累及软组织和(或)骨组织、播散性蜂窝织炎、全身感染征象、骨髓炎等。

(三) 糖尿病足全身情况管理

首先是纠正患者全身营养状况,总体目标是通过健康的饮食习惯,强调各类营养丰富的食物合理搭配,以改善整体健康状况。特别强调:① 达成个体化的血糖、血压、血脂及白蛋白的控制目标;② 达到并保持体重目标值;③ 促进糖尿病足溃疡的愈合。其次还要关注患者的心脏、肾脏状况及糖尿病足相关的精神情绪问题。

(四) 糖尿病足的中医药治疗

中医治疗强调整体辨证与局部辨证相结合,注意扶正与祛邪的辨证相结合。具体治疗手段包括中药足浴熏洗、穴位按摩、中药熏蒸、口服中成药、口服汤剂、手术疗法、中药外敷、针灸治疗等。

(彭晓韧)

第五节 糖尿病会加重各种慢性病

一、糖尿病加重动脉粥样硬化

糖尿病大血管病变是指主动脉、冠状动脉、颈动脉、脑动脉、肾动脉及周围动脉等大血管的动脉粥样硬化(ASCVD),是糖尿病患者常见的慢性并发症之一,可引起多器官的病变,包括主动脉瘤、冠心病(心肌梗死)、缺血性脑卒中、出血性脑卒中、颈动脉狭窄致脑供血不足、肾动脉狭窄性高血压、下肢动脉闭塞致间歇性跛行等。糖尿病 ASCVD 高发病率、高复发率、高死亡率、高致残率。

二、糖尿病加重胃肠功能病变

糖尿病胃肠病变发生率约占糖尿病患者的 1/2。有报道,其中胃部病变约占 10%,腹泻和便秘各占 20%,因部分患者无临床表现,故临床就诊发生率比实际发病率低。在临床上对患者影响较大的是糖尿病性胃轻瘫(DGP),即属自主神经功能紊乱加重。在已有消化功能紊乱的患者,合并糖尿病时,腹胀、恶心、呕吐、食欲减退等症状会加重,易引起营养不良、药物吸收障碍、血糖不稳、电解质紊乱等,同时可增加心血管疾病、视网膜病变风险。病史较长的糖尿病患者,易出现更多消化道动力异常的问题。

三、糖尿病与男性性功能障碍

一般认为,糖尿病是男性性功能障碍(ED)最重要的危险因素,其并发勃起功能障碍率甚高。研究者报告,糖尿病男性 ED 的患病率为 35%～70%。大多数患者是在糖尿病发展过程中形成 ED 的。ED 产生是多因素的,涉及与阴茎勃起密切相关的神经病变、血管病变和平滑肌病变,同样也可能存在着精神心理因素,以及生殖内分泌血管病变因素。

四、糖尿病与骨质疏松

研究表明,无论是 1 型糖尿病还是 2 型糖尿病患者,其骨质疏松和骨折的发生风险均显著升高。不同类型糖尿病骨质疏松的特点不完全相同。1 型糖尿病(T1DM)骨质疏松的原因主要是胰岛素的绝对缺乏和高血糖状态相关,胰岛素缺乏会减少成骨细胞的增殖和分化,抑制成骨细胞,成骨细胞合成和分泌骨钙素减少,骨钙素减少可使骨的矿化速率降低,骨吸收大于骨形成。而与 T1DM 不同的是,T2DM 患者骨密度并不降低,可能与 T2DM 患者体重较高等有关。

1. 调整生活方式

(1) 健康均衡的饮食:建议低盐、适量蛋白质、富含钙的均衡膳食;戒烟、限酒、避免过量饮用咖啡和饮用碳酸饮料等。

(2) 充足日照:建议上午 10 点到下午 3 点之间,尽可能多地暴露皮肤于阳光下晒 15～30 min,根据日照时间、纬度、季节等因素调整日照时间。

(3) 适度运动:运动可促进骨的血液循环、刺激成骨细胞的活动,从而促进骨的形成。运动时要预防跌倒。

2. 基本营养剂

(1) 维生素 D:成人推荐维生素 D 摄入量为 400 U(10 μg)/d;65 岁及以上老年人因缺乏日照、摄入和吸收障碍常有维生素 D 缺乏,推荐摄入量为 600 U/d;可耐受最高摄入量为 2 000 U/d。对于日照不足和维生素 D 缺乏的高危人群,建议检测血清 25(OH)D 水平,指导维生素 D 的补充。

(2) 钙:成人每日钙推荐摄入量为 800 mg(元素钙),50 岁及以上人群每日钙推荐摄入量为 1 000～1 200 mg,尽可能通过饮食摄入充足的钙,饮食中钙摄入不足时,可给予钙剂补充。如使用质子泵抑制剂或利尿剂,以及存在吸收不良等情况,可能会增加每日钙需求。

3. 抗骨质疏松治疗:抗骨质疏松症药物按作用机制可分为骨吸收抑制剂、骨形成促进剂、其他机制类药物及中药(表 3 - 7 - 6)。

表 3 - 7 - 6　常用抗骨质疏松症药物

骨吸收抑制剂	骨形成促进剂	其他机制	中　药
双膦酸盐	甲状旁腺激素类似物	活性维生素 D	骨碎补总黄酮制剂
降钙素		维生素 K_2	淫羊藿苷类制剂
雌激素		锶盐	人工虎骨粉制剂
选择性雌激素受体调节剂			

4. 良好的血糖控制：可减少高血糖对骨代谢的不良影响。1 型糖尿病患者通过胰岛素强化治疗，在良好控制血糖的同时可改善骨代谢。糖化血红蛋白控制在 $6.5\%\sim7.0\%$，可以减少高血糖对骨代谢的影响。噻唑烷二酮类药物可能通过骨髓细胞中的 PPARγ 活化，增加骨丢失和骨折风险。SGLT - 2 抑制剂可能导致钙和磷酸盐稳态失调，增加甲状旁腺激素水平，降低 1,25 二羟基维生素 D 水平，影响骨代谢。

此外，2 型糖尿病患者在减重的同时要加强运动以避免骨量的丢失。绝经后 2 型糖尿病女性患者和有高骨质疏松风险的患者，应避免使用上述对骨代谢有不良影响的降糖药物。

（陈　榕　彭晓韧）

第八章
糖尿病的临床试验研究

第一节　降糖理念证据试验

一、生活方式医学干预试验

（一）LOOK AHEAD 研究

LOOK AHEAD 研究是一项前瞻性、多中心、随机对照临床研究,旨在评估超重或肥胖 2 型糖尿病患者采用强化生活方式干预减轻体重能否减少心血管事件和死亡。研究共纳入 5 145 例年龄 45~75 岁、体重指数≥25 kg/m² 的 2 型糖尿病患者,随机分为强化生活方式干预组(ILI组)以及糖尿病支持和教育组(DSE组),两组受试者均继续原有糖尿病药物治疗。

研究利用 SF36 在年度访视时评估机体功能,并以严重运动受限起始定义残疾。利用泊松回归估算残疾、死亡和残疾缓解年度发生率。通过基于上述比率的 Markov 模型估算残疾始发年龄以及剩余残疾和非残疾生命年。评估 LOOK AHEAD 生活方式干预对死亡前剩余自主和残疾生命年的影响。

LOOK AHEAD 研究结果发布于 2016 年,ILI组和 DSE组出现首要复合终点事件分别为 403 例和 418 例,ILI组与 DSE组的危险比(HR)为 0.95,在次要终点事件和其他心血管事件组分的发生率上,两组亦无明显的差别。结果提示,在超重或肥胖的成人 2 型糖尿病患者中,以减轻体重为主要目标的强化生活方式干预并不能降低心血管事件的发生率。

LOOK AHEAD 研究组还对研究进行了事后分析,结果表明,强化生活方式干预组减重幅度更大;年龄大、低 LDL-C 水平、低舒张压及使用胰岛素治疗的患者,体重下降幅度更大;体重下降≥10%可降低 21%心血管主要终点事件的发生风险;体重下降≥10%可降低 24%心血管次要终点事件的发生风险。

由此可见,减重对于 T2DM 的综合管理依然具有重要的远期意义。

（二）DiRECT 研究

DiRECT 研究,又称 2 型糖尿病缓解临床试验,是一项开放、随机试验,在英国的 49 个初级护理中心开展,目的是通过对符合特定条件的 2 型糖尿病患者进行生活方式干预和体重管理,检测是否能够实现持续的 2 型糖尿病缓解。

298 例 2 型糖尿病(病程在 6 年以内)合并肥胖(BMI27~45 kg/m²)患者被随机分成对照组和干预组。干预组分两个阶段:低热量饮食 3~5 个月,然后采用结构化饮食 2~8 周＋持续的结构化方案,以实现长期的体重维持,同时停用所有降糖、降压药物,然后根据血糖、血压监测情况再给予药物推荐。目标终点是：体重下降 15 kg;糖尿病缓解,停用降糖药物至少 2 个月后,糖化血红蛋白<6.5%。

DiRECT 研究结果于 2017 年在国际糖尿病联盟(IDF)大会上公布,同期发表于《柳叶刀》(Lancet)杂志。结果显示,经过 12 个月的研究,接受干预的糖尿病患者中,有超过 1/5 的受试者成功达到减重目标,并有接近半数受试者达到糖尿病缓解标准,而且减重越多 2 型糖尿病缓解率越高。干预组体重降低小于 5 kg 的,糖尿病缓解率为 7%;体重降低在 5～10 kg 之间的,糖尿病缓解率为 34%;体重降低在 10～15 kg 之间的,糖尿病缓解率为 57%;体重降低大于 15 kg 的,糖尿病缓解率高达 86%。

DiRECT 研究给了糖尿病领域很多启发,糖尿病并非不可逆转,对于病程较短的 2 型糖尿病患者,通过生活方式干预加上严格的体重管理,有可能实现疾病的逆转。

（三）大庆研究

大庆研究始于 1986 年,从 33 个临床医学中心入选了 110 660 名参与者,经过葡萄糖耐量试验筛查 IGT 人群入组,入组人数共计 577 人,入组人群年龄在 25～74 岁之间。

参与者被随机分为 4 组,其中 3 组为干预组(饮食、运动或饮食兼运动组,干预时间为 6 年),一组为对照组(给予标准护理)。饮食干预为增加蔬菜摄入量,减少酒精和糖的摄入量;运动干预为适量增加休闲时间的运动量。同时,研究人员鼓励干预组中超重或肥胖的参与者减少热量的摄入及减轻体重。研究者分别在 2006 年(20 年随访)、2009 年(23 年随访)、2016 年(30 年随访)的时间节点进行终点事件收集及分析。

研究结果表明,经过早期 6 年的生活方式干预(饮食、运动或者饮食兼运动),参与者的糖尿病总体发病率降低 51%;20 年及 23 年的随访结果显示,通过上述生活方式的干预可以降低参与者后续 2 型糖尿病相关的视网膜病变、心血管疾病的发病率及全因死亡率。

30 年随访研究结果表明,对 IGT 人群进行早期的生活方式干预,可延迟 2 型糖尿病的发病时间,降低心血管事件、微血管并发症、心血管和全因死亡率的发生率以及延长预期寿命。这些发现为干预措施的推广,遏制 2 型糖尿病的全球流行提供了强有力的证据。

（四）DPP 研究及 DPP OS

DPP 研究始于 1996 年,历时 3 年,共有 3 234 名糖耐量受损者参与试验,平均随访 2.8 年,观察生活方式干预和二甲双胍对糖耐量受损者的作用。

结果显示,与安慰剂组相比,生活方式干预可减少 58% 的 2 型糖尿病发病率,而二甲双胍可减少 31%。研究还发现,二甲双胍干预的效果在很大程度上受到年龄和肥胖程度的影响,二甲双胍对年轻肥胖者更有效。

DPP 研究结果证明,强化生活方式干预可以降低研究人群糖尿病的发病率。为了证明预防的长期效果和对糖尿病微血管并发症的作用,研究者在 DPP 研究基础上,又开展了 DPP OS 研究,随访时间长达 15 年。

2 776 名患者参与了 DPP OS 研究,强化生活方式干预组 915 人,二甲双胍组 926 人,安慰剂组 935 人,在 DPP OS 随访期内所有患者均接受强化生活方式干预。

随访结果显示,与安慰剂组对比,强化生活方式干预组的糖尿病发病率下降 27%,二甲双胍组下降 18%。与安慰剂组和二甲双胍组比较,强化生活方式干预组女性微血管并发症患病率分别下降了 21%。与糖尿病患者相比,未进展为糖尿病患者的微血管并发症患病率下降了 28%。

DPP/DPP OS 长达 15 年的随访研究显示,强化生活方式干预组和二甲双胍组可以长期持久地减少糖尿病的发生。微血管并发症的患病率在各组之间无显著差异。强化生活方式干预能有效减少女性糖尿病微血管并发症的发生,而且未进展为糖尿病患者的微血管并发症患病率下降了28%,再次证明了预防干预的重要意义。

二、降糖目标干预试验

（一）UGDP 研究 ————————————————————————————————

UGDP 研究发表于 1970 年,用于评价胰岛素、甲苯磺丁脲、苯乙福明等降糖药物对与糖尿病患者血管并发症的长期影响,被视为历史上首个关于降糖治疗预防糖尿病并发症的研究。

研究将 2 型糖尿病患者随机分组,分别接受安慰剂+饮食疗法、固定剂量甲苯磺丁脲、固定剂量胰岛素、固定剂量苯乙福明或者依据空腹血糖水平给予不同剂量的胰岛素治疗。

结果显示,与安慰剂组相比,接受苯乙福明和甲苯磺丁脲治疗的糖尿病患者心血管死亡风险显著增高。但是,该研究在设计、实施、统计等方面都存在较大缺陷,因此没有得到医学界的广泛赞同,不将其作为有效证据。

（二）UKPDS 研究 ————————————————————————————————

英国前瞻性糖尿病研究（UKPDS）是一项多中心、前瞻性、长时间、大样本的随机分组对照研究,研究历时 14 年,入选了来自 23 个中心、共计 5 102 例新诊断 2 型糖尿病患者,平均随访 10 年,研究目的是探讨 2 型糖尿病患者代谢控制与并发症的关系,了解有效降糖降压治疗能否防治糖尿病并发症的发生。

UKPDS 研究证实,与常规降糖组相比,强化降糖组能使 2 型糖尿病的视网膜病变、肾脏病变及可能的神经病变明显改善,但糖尿病相关死亡率、全因死亡率、大血管事件发生率均无统计学显著性降低。

UKPDS 与 DCCT（糖尿病控制与并发症试验）一起,明确了严格控制血糖可改善预后,终于结束了这个有关治疗核心问题长达 50 年的争论,在糖尿病研究历史上具有重要的里程碑意义。UKPDS 系列研究包含着非常丰富的内容。

UKPDS 7（1990 年）,证实控制热量摄入与减轻体重对于降低空腹血糖的重要性。

UKPDS 9（1993 年）,探讨了 N-乙酰葡糖胺酶、尿蛋白排泄率与空腹血糖之间的关系。

UKPDS 10（1993 年）,探讨了饮食干预对尿蛋白排泄率的影响及其与高血压、高血糖和高甘油三酯血症的关系。

UKPDS 11（1994 年）,研究了胰岛素、甘油三酯、总胆固醇、HDL-C、LDL-C、尿蛋白、N-乙酰葡糖胺酶、C 肽等风险因素在 2 型糖尿病患者中的分布特点。

UKPDS 13（1995 年）,比较单纯饮食控制以及在控制饮食基础上分别加用氯磺丙脲、格列本脲、胰岛素或二甲双胍（肥胖患者）对空腹血糖的影响,结果显示各种药物的降糖效果相似。

UKPDS 14（1995 年）,发现 2 型糖尿病患者血管紧张素转化酶基因多态性等位基因缺失与心肌梗死的发生密切相关。

UKPDS 18（1996 年）,证实了不同基线特征患者的饮食结构,不会对 UKPDS 研究的数据分析造成干扰。

UKPDS 19（1996 年）,是关于胰岛素受体底物、β_3-肾上腺素能受体、糖原合成酶基因与 2 型糖尿病关系的分子生物学研究。

UKPDS 20(1997 年),证实高胰岛素血症或胰岛素敏感性受损可能是 2 型糖尿病患者瘦素水平增高的部分原因。

UKPDS 21(1997 年),是关于 2 型糖尿病患者基因突变的研究。

UKPDS 23(1998 年),显示 LDL-C 升高、HDL-C 降低、高血压、高血糖与吸烟是 2 型糖尿病患者的 5 大心血管危险因素。

UKPDS 25(1997 年),研究了不同亚型糖尿病患者中胰岛细胞胞浆抗体和谷氨酸脱羧酶抗体水平是否存在差异。

UKPDS 26(1998 年),探讨了磺脲类药物治疗失效的相关因素。结果发现,血糖水平较高、年龄较轻、胰岛 B 细胞贮备少的患者更易发生磺脲类药物治疗失效,格列本脲较氯磺丙脲更易发生治疗失效。

UKPDS 28(1998 年),评估了 2 型糖尿病患者在磺脲类药物治疗基础上加用二甲双胍的疗效,结果显示,无论患者是否肥胖或空腹血糖水平如何,在磺脲类药物治疗基础上早期加用二甲双胍有助于改善血糖控制。

UKPDS 29(1999 年),对无明显心血管病、初诊 2 型糖尿病患者的卒中危险因素进行分析,表明肥胖、缺乏运动、吸烟、血糖控制不佳、高胰岛素血症、血脂异常、微量白蛋白尿与卒中发生风险无明显关系;而强化降压、对房颤患者常规抗凝治疗可显著降低脑卒中风险。

UKPDS 31(1999 年),是关于 2 型糖尿病 MODY3 基因突变的研究。

UKPDS 33(1998 年),是 UKPDS 主体研究。结果表明,应用磺脲类药物或胰岛素强化血糖控制可显著减少 2 型糖尿病患者微血管并发症的发生,但不能降低大血管事件发生率。

UKPDS 34(1998 年),是 UKPDS 主题研究的亚组分析,共纳入 1 704 例超重或肥胖的新诊断 T2DM 患者,随机分为常规单纯饮食控制治疗组(n=411)、二甲双胍强化控糖组(n=342)或磺脲类/胰岛素强化控糖组(n=951),中位随访 10.7 年。研究旨在探讨与磺脲类药物或胰岛素相比,应用二甲双胍强化降糖对初诊 2 型糖尿病肥胖亚组患者终点事件的影响。结果显示,与常规治疗相比,二甲双胍治疗可显著降低心血管事件风险,其中心肌梗死风险下降 39%,心血管事件复合终点风险下降 30%,降低全因死亡风险 36%,降低任何糖尿病相关终点风险 32%。与磺脲类/胰岛素治疗相比,二甲双胍治疗显著降低全因死亡风险。

UKPDS 35(2000 年),是一项前瞻性观察性研究,旨在探讨 2 型糖尿病患者高血糖与微血管和大血管并发症风险之间的关系,结果显示,血糖水平与临床并发症发生率之间存在密切关系,HbA1c 每降低 1%,任何糖尿病终点事件降低 21%,糖尿病相关死亡降低 21%,心肌梗死发生率降低 14%,微血管并发症减少 37%。研究结论认为,高血糖与糖尿病并发症风险之间存在密切关系,HbA1c 水平降低可能显著减少糖尿病并发症的发病风险,当 HbA1c 处于正常水平(<6%)时,并发症发病风险最低。但是,UKPDS 35 研究只是针对糖尿病患者血糖水平与微血管和大血管事件发生率之关系所做的一项相关性分析,因此不宜将此研究结论作为强化降糖可以带来大血管甚至微血管获益的证据。

UKPDS 36(2000 年),结果显示,收缩压每降低 10 mmHg,糖尿病并发症发生风险降低 12%,糖尿病相关死亡减少 15%,心肌梗死减少 11%,微血管并发症减少 13%。

UKPDS 37(1999 年),是关于影响 2 型糖尿病患者生活质量因素的研究。

UKPDS 38(1998 年),旨在评估严格控制血压可否预防 2 型糖尿病患者大血管与微血管并发症。结果显示,与对照组相比(血压降至 154/87 mmHg),强化降压组(血压降至 144/82 mmHg)糖尿病相关死亡、视网膜病变等并发症均显著减少。

UKPDS 39(1998 年),旨在探讨 2 型糖尿病患者应用 β 受体阻滞剂或 ACEI 类药物降压治疗,预防大血管或微血管并发症的疗效是否存在差异。结果显示,降低血压是伴高血压的糖尿病患者临床获益的主要机制,应用卡托普利或阿替洛尔降压治疗对于预防受试者并发症的效果无显著差别。

UKPDS 40(1998 年),是对伴高血压的 2 型糖尿病患者强化降压治疗的成本效益分析。结果表明,严格控制 2 型糖尿病患者血压可以显著降低合并症的治疗费用、延长存活期限,因而具有良好的价格获益比。

UKPDS 41(2000 年),是对强化降糖的费用效益分析。

UKPDS 42(1999 年),探讨了 2 型糖尿病患者中微动脉瘤对于视网膜病变的恶化有无预测价值,结果显示,微动脉瘤与视网膜病变密切相关。

UKPDS 43(1999 年),是关于自身免疫型糖尿病的遗传异质性研究。

UKPDS 45(2000 年),探讨了新诊断糖尿病患者进行饮食干预对于血脂指标的影响,结果显示,饮食疗法可以显著降低甘油三酯水平,对其他血脂参数也有一定影响。

UKPDS 46(2000 年),通过计算机数学模型预测糖尿病患者的预期寿命。

UKPDS 47(1999 年),探讨初诊糖尿病患者高血糖和高胰岛素血症与此后发生缺血性心脏病和卒中之间的关系,结果显示,仅高血糖与大血管并发症的风险增高有关。

UKPDS 49(1999 年),探讨各种降糖方法实现血糖达标的可能性,结果显示,与单纯饮食干预相比,其他各种药物治疗措施均可使血糖达标率增高 20%～30%。

UKPDS 50(2001 年),分析了影响糖尿病视网膜病变进展的相关因素,结论认为,良好的血糖控制以及严格控制血压可降低糖尿病视网膜病变风险。

UKPDS 51(2001 年),研究评价了超重/肥胖 T2DM 患者应用二甲双胍强化控糖的成本效果。结果表明,超重患者将二甲双胍作为一线治疗药物,具有良好的效价比,且能延长患者预期寿命。

UKPDS 52(2001 年),探讨了新诊断 2 型糖尿病患者视网膜病变的严重程度以及未来需要激光凝固术治疗的风险。

UKPDS 53(2001 年),是关于胰岛 B 细胞 ATP 敏感钾通道的分子生物学研究。

UKPDS 54(2001 年),比较了糖尿病患者应用卡托普利或阿替洛尔强化降压的治疗费用,结果表明,两种药物均能同样有效的控制血压,但阿替洛尔组患者所需费用明显较低。

UKPDS 55(2001 年),研究了种族因素对血糖控制与血压、血脂参数的影响。

UKPDS 56(2001 年),推算出评估 2 型糖尿病患者发生冠心病风险的数学模型。

UKPDS 57(2002 年),探讨了经最大剂量磺脲类药物治疗后血糖控制不佳的 2 型糖尿病患者加用胰岛素治疗的有效性,结论认为,早期加用胰岛素有助于改善血糖控制,且低血糖和增重风险无显著增加。

UKPDS 59(2002 年),分析了糖尿病外周血管病变的可控性危险因素,研究认为,高血糖、高血压、血脂异常和吸烟均与外周血管疾病的发病风险密切相关。

UKPDS 60(2002 年),以糖尿病病程、年龄、性别、吸烟、收缩压、总胆固醇/高密度脂蛋白胆固醇比值、房颤为变量构建了糖尿病患者脑卒中风险评估模型。

UKPDS 62(2002 年),研究了糖尿病患者并发症对生活质量的影响。

UKPDS 63(2002 年),是一项医疗经济学研究,结论认为,改善糖尿病患者的血糖和血压控制可以有效预防并发症,且具有良好的效价比。

UKPDS 64(2003 年),分析了糖尿病肾病发生发展的风险与病理生理进程。

UKPDS 65(2003 年),分析了截肢、非致死性心梗、致死性心梗、非致死性卒中、致死性卒中、缺血性心脏病、心衰、白内障和失明等并发症的治疗费用。

UKPDS 66(2004 年),探讨了能否评估新诊断糖尿病患者因心肌梗死和卒中导致死亡的风险。

UKPDS 67(2005 年),分析了初诊糖尿病患者的胰岛素敏感性与未来发生心血管并发症的风险之间是否相关。结论认为,对于新诊断的糖尿病患者,评估其胰岛素敏感性无助于预测首次发生心血管事件的风险,胰岛素抵抗不是 2 型糖尿病患者发生心血管病的危险因素。

UKPDS 68(2004 年),制定了糖尿病患者发生并发症终身风险的预测模型。

UKPDS 69(2004 年),探讨了糖尿病患者强化降压治疗对于视网膜病变进展与失明的影响,结论认为,严格控制血压有助于降低糖尿病患者视网膜并发症风险。

UKPDS 70(2005 年),探讨了胰岛抗体与降糖药物疗效的关系。结论认为,自身免疫抗体阳性患者初始治疗可选用磺脲类药物,但与抗体阴性者相比,需要胰岛素治疗的时机可能更早。

UKPDS 71(2005 年),探讨 IA－2 抗体与胰岛素治疗需求的关系,结论认为,2 型糖尿病患者 IA－2A 抗体阳性率较低,但对未来需要胰岛素治疗具有较高的预测价值。

UKPDS 72(2005 年),针对糖尿病患者强化降糖和强化降压策略,以及肥胖患者应用二甲双胍治疗策略所进行的医学经济学分析。

UKPDS 75(2006 年),研究高血糖和高血压对糖尿病患者并发症发生率的影响,结论认为,高血糖或高血压均可显著增加并发症发病风险,且二者具有叠加作用。为降低并发症风险,需要同时强化控制这两种危险因素。

UKPDS 76(2006 年),研究了 PON2 基因多态性与 2 型糖尿病患者发生肾功能不全之间的关系。

UKPDS 77(2007 年),探讨了 GAD 自身免疫抗体与成人隐匿性免疫性糖尿病(LADA)病理生理进程的关系。

UKPDS 79(2013 年),以 5 102 例 UKPDS 受试者 10 年延长期随访数据为基础,分析了无症状性心肌梗死与 2 型糖尿病患者心血管预后的关系。结果显示,16.6% 的患者具有无症状性心肌梗死的心电图证据,此类患者未来发生致死性心肌梗死与全因死亡的风险显著增高。

UKPDS 80(2013 年),是在 UKPDS 主体干预研究结束后继续延长随访 10 年,结果显示,与常规治疗组相比,原强化降糖组患者任何糖尿病终点降低 9%,微血管事件减少了 24%,心肌梗死减少 15%,全因死亡率降低 13%。其中接受二甲双胍治疗者中任何糖尿病相关性终点事件减少 21%,心肌梗死减少 33%,全因死亡率降低 27%。原强化血压控制组与标准血压控制组患者之间微血管事件、糖尿病相关性死亡、任何糖尿病相关性终点事件以及卒中的发生率均不再具有显著差异,但原强化降压组患者外周血管疾病的发生率出现统计学显著性降低。研究认为,降糖治疗的获益可以持续存在,即所谓"记忆效应",并可能具有放大效应,而强化降压治疗则不具有"记忆效应"。

UKPDS 82(2013 年),是基于 30 年随访数据所推导的糖尿病患者预后评估模型(UKPDS－OM2)。

UKPDS 83(2014 年),研究了糖尿病血管合并症的种族差异。

UKPDS 84(2015 年),是关于糖尿病合并症医疗费用的研究,结论认为,糖尿病合并症可显著增加患者短期与远期医疗费用。

(三) DCCT/EDIC 研究

1 型糖尿病(T1DM)的长期高血糖会导致多种慢性糖尿病相关并发症的发生发展,增加死亡风险。对 T1DM 进行强化血糖控制能否阻止或延缓并发症的发生发展? 为澄清这一问题,美国政府资助开展了糖尿病控制和并发症(DCCT)研究。

DCCT研究从1983年开始至1993年结束,入组来自21个临床中心的1 441例13～39岁的T1DM患者,随机分为强化治疗组和常规治疗组,主要观察患者血糖、糖化血红蛋白、各项生化指标、眼底、尿白蛋白排泄率、神经系统并发症及心电图等结果。经过平均6.5年的随访,强化治疗较常规治疗显著降低糖化血红蛋白(HbA1c)水平(7.2%对9.1%,$P<0.01$),强化治疗组的血糖水平比正常标准仍高出40%,强化治疗组的视网膜、肾脏及神经系统并发症比常规治疗组减少60%,但大血管并发症发生风险下降并无统计学意义。

DCCT研究是慢性病临床研究的典范,它和UKPDS研究一起,证明血糖长期稳定控制在良好水平能够减少糖尿病并发症的发生,是糖尿病研究历史上具有里程碑意义的重要研究。

DCCT研究结束后,又启动了后续观察性随访,即糖尿病干预和并发症流行病学(EDIC)。EDIC期间原常规治疗组转为强化治疗组,随着随访时间延长,两组患者HbA1c水平逐渐趋于一致,早期强化治疗的血糖优势消失。

但是,EDIC研究随访8～10年的结果发现,早期强化治疗组微血管并发症获益依然显著,且大血管并发症风险也显著下降,从而证实,早期强化治疗可同时降低T1DM远期微血管和大血管并发症发生风险。基于这种早期强化治疗所带来的不随血糖水平变化而持久存在的并发症益处,学者们提出早期强化治疗可能存在"代谢记忆"效应。

2015年发表的DCCT/EDIC早期强化治疗与远期死亡率的关系研究结果显示,早期强化治疗较常规治疗显著降低全因死亡发生风险33%,该结果则进一步验证了早期强化治疗在降低死亡风险方面的获益。

DCCT/EDIC 30余年的研究历程为T1DM治疗提供了宝贵的指导经验。目前认为,T1DM早期强化治疗可显著降低微血管及大血管并发症发生风险,可显著降低全因死亡发生风险,并且早期强化治疗存在"代谢记忆"效应。DCCT/EDIC研究肯定了尽早使用胰岛素强化治疗对T1DM患者维持健康及改善预后的重要性。

(四)ADVANCE研究

ADVANCE研究是一项涉及20个国家、215个中心的前瞻性、随机对照研究。研究目的是了解强化降糖治疗对于糖尿病患者血管并发症的影响。

研究入组了12 877例2型糖尿病患者,要求是在30岁以后确诊糖尿病,年龄大于55岁,有大血管或微血管疾病史或者至少有一个其他的血管危险因素,而且排除了确定需要长期应用胰岛素的患者。

患者被随机分配入常规降压组(培哚普利+吲达帕胺)或安慰剂组,同时每组患者按照是否强化降糖分为强化降糖组(目标HbA1c≤6.5%)或者标准降糖组(目标HbA1c根据当地的指南而定),平均干预和随访时间5.5年。强化降糖治疗组应用格列齐特缓释片,血糖不理想时加用其他口服药物,直至胰岛素治疗,对照组采用标准降糖方案。研究结果于2008年发表。

研究发现,2型糖尿病患者常规降压治疗能使总死亡率降低14%,心血管死亡降低19%,主要心血管事件降低9%,总的冠脉事件下降14%,总的肾脏病变下降21%,获益与最初的血压水平无关,各主要亚组之间结果相似。2型糖尿病患者经过强化血糖控制可以使联合主要终点事件减少10%,微血管病变减少14%,肾脏病变减少21%,但对大血管病变没有显著作用,对全因死亡或心血管死亡没有显著作用,并且强化组严重低血糖更多。

ADVANCE研究结果,为糖尿病患者糖化血红蛋白目标值6.5%提供了循证依据。

（五）ACCORD 研究

控制糖尿病心血管风险（ACCORD）研究，入组了来自 77 个协作中心的 10 251 例伴有心脏疾病或心脏疾病危险因素的 2 型糖尿病患者。研究目的是确定降低高危的 2 型糖尿病患者心脏病发病率的最佳治疗方法。强化治疗组以任意两种口服降糖药物为起始治疗，尽快控制血糖水平达标。

研究起始于 2001 年，平均随访 4 年，预计止于 2009 年。由于强化治疗组的病死率高于常规治疗组，心血管死亡率增加了 35%，全因死亡率增加了 22%，非致死性心梗减少了 24%，研究在为期 3.7 年时提前终止。

ACCORD 研究结果显示，与标准降糖组相比，以 HbA1c≤6.0% 为降糖目标不能减少大血管事件发生率。强化降糖带来的危害可能源于降糖方案，也可能源于降糖目标本身。这些差异包括但不限于两组的终点 HbA1c 水平、降糖速度、低血糖发生率、药物种类、药物联用、高剂量降糖药物潜在的相互作用带来的副作用等。ACCORD 研究中血糖的快速达标、体重快速增加以及严重低血糖的发生率增加，可能与强化治疗组终点事件高发有关。

ACCORD 研究提示，强化降糖的益处可能需要更长的随访时间才能体现，而在此之前出现了死亡风险的升高。如何做到强化降糖治疗在控制达标与减少并发症发生和减少终点事件的统一，引起人们广泛关注。

ACCORD 研究的后续研究——ACCORDION 研究从原 ACCORD 研究中纳入 10 139 例心血管病高危的 2 型糖尿病患者，平均随访 7.7 年。这项事后研究的主要终点为复合肾脏不良事件，包括大量蛋白尿、血肌酐水平翻倍、需要透析、死亡。经过平均 7.7 年的随访发现，对于心血管病高风险的 2 型糖尿病患者来说，强化降压和贝特类药物降脂不仅未能预防心血管事件和死亡，反而可能增加肾功能恶化风险。分析显示，与标准治疗策略相比，长期强化降糖可将上述复合肾脏不良事件发生风险降低 8%，而强化降压和贝特类药物降脂可导致上述事件发生风险均增加 16%。

（六）VADT 研究

美国退伍军人事务部糖尿病试验（VADT）纳入了 1 791 例患有 T2DM、且最大剂量口服药或胰岛素治疗后血糖控制不佳的退伍老兵，平均年龄 60.4 岁，平均 T2DM 病程 11.5 年，40% 合并心血管事件，分别给予标准降糖治疗（目标 HbA1c 8%~9%）或强化降糖治疗（比标准治疗组 HbA1c 多降低 1.5%），中位治疗时间 5.6 年。两组用药种类基本一致，包括噻唑烷二酮类（TZD）、磺脲类（SU）、α-糖苷酶抑制剂、胰岛素等，但强化治疗组药物剂量更大。两组均给予共病管理，如服用阿司匹林、他汀类药物。

研究结束时，强化治疗组的中位 HbA1c 达 6.9%，而标准治疗组为 8.4%。强化治疗组的心血管事件，包括心肌梗死、脑卒中、心血管死亡、充血性心力衰竭、血管疾病手术、不能手术的冠脉疾病、缺血性坏疽导致截肢组成的复合终点，在数值上较标准治疗组更低，但无显著差异，两组心血管相关死亡率和整体死亡率无明显差异。

VADT 研究表明，与标准降糖组相比，以 HbA1c≤6.0% 为降糖目标不能减少大血管事件发生率，强化治疗对主要心血管事件及死亡发生风险无影响。

VADT 及其扩展随访研究发现，在 VADT 研究结束后第 3 年，强化降糖治疗组与标准降糖治疗组间糖化血红蛋白水平差异从 1.5% 降至 0.2%~0.3%。经历平均为期 9.8 年随访后，与标准降糖治疗组相比，强化降糖治疗组主要心血管事件发生风险显著下降，但是两组间心血管死亡率和全因死亡率无明显差异。

第二节　降糖药物干预试验

一、二甲双胍

（一）SPREAD 研究

基于中国人群进行的随机对照研究（SPREAD 研究）是一项随机、双盲、安慰剂对照研究,旨在比较二甲双胍和格列吡嗪对 2 型糖尿病伴冠状动脉疾病患者心血管结局的影响。

研究结果显示,与格列吡嗪相比,连续服用二甲双胍治疗 3 年能显著减少随后 5 年主要心血管事件的发生风险 46%。为二甲双胍对中国人群具有心血管保护作用的理论提供了证据支持。

（二）PRESTO 研究

PRESTO 研究纳入 2 772 名 2 型糖尿病患者,主要终点包括心脏不良事件如心肌梗死、死亡和缺血导致的血管成形术的复合发生率。研究旨在比较二甲双胍与非胰岛素增敏剂类药物降糖模式对于需血运重建治疗 T2DM 患者的疗效。

研究结果显示,二甲双胍可降低不良临床事件发生率,尤其显著降低死亡和心肌梗死发生率,并显著优于磺脲类和(或)胰岛素。

（三）REACH 注册研究亚组

REACH 研究是一项全球、多中心、随机、双盲研究,共纳入来自 44 个国家、5 473 个中心的 67 000 例患者。亚组分析入选其中 20 000 例糖尿病患者,患者年龄≥45 岁,存在脑血管病史、冠心病史、既往或最近出现间歇性跛行且踝臂指数(ABI)≤0.9,动脉粥样硬化血栓形成危险因素(包括吸烟、高胆固醇血症、糖尿病肾病、高血压、无症状颈动脉狭窄＞70% 以及至少存在一处颈动脉斑块)≥3 项。

经过平均 2 年随访,研究结果显示,与非二甲双胍组患者相比,二甲双胍治疗组的全因死亡相对风险下降 24%,患者生存率显著增加。

研究证实,对于合并动脉粥样硬化血栓形成的糖尿病患者,二甲双胍治疗可显著降低全因死亡率。即使被认为禁用二甲双胍的患者,如中度肾功能不全、充血性心衰或年龄＞80 岁的患者,应用二甲双胍也能获益。

二、SGLT‐2 抑制剂

（一）EMPAR‐REG OUTCOME 研究

在 EMPAR‐REG OUTCOME 研究结果问世之前,各项降糖治疗试验均未能证实通过降低血糖水平能够有效改善糖尿病患者大血管预后。EMP‐AREG OUTCOME 研究是首个被证实能够降低心血管事件风险的降糖药物试验,具有划时代的重要意义。

EMPAR‐REG 研究是一项降糖药物试验,旨在观察与常规治疗相比,应用恩格列净治疗对 2 型糖尿病患者的影响。受试者所出现的全因死亡率和心血管死亡率差异所反映的是特定药物的作用,而非血糖降低对终点事件的影响。

研究采用随机化、双盲、安慰剂对照设计,共纳入 7 020 例确诊心血管疾病的 2 型糖尿病患者,按照 1∶1∶1 的比例随机分为恩格列净(10 mg,qd)、恩格列净(25 mg,qd)或安慰剂治疗组。主要复合终点为心血管死亡、非致死性心肌梗死、非致死性卒中。中位数随访时间为 3.1 年。结果显示,在常规治疗基础上,恩格列净治疗组和安慰剂组患者的主要终点事件为 10.6% 对 12.1%($P=0.04$),任何原因死亡率分别为 5.7% 对 8.3%($P<0.001$),心血管死亡率分别为 3.7% 对 5.9%($P<0.001$)。与安慰剂组相比,恩格列净治疗组患者中包括糖尿病酮症和骨折在内的严重不良事件风险无显著增高。恩格列净组患者泌尿生殖系统感染发生率明显增高。

研究表明,对于具有心血管事件高风险的 2 型糖尿病患者,在常规治疗基础上应用恩格列净治疗可使心血管死亡的相对风险降低 38%,任何原因死亡的相对风险降低 32%。换言之,每 39 例 2 型糖尿病患者应用恩格列净治疗 3 年,即可减少 1 次死亡事件的发生,获益幅度非常明显。

(二) EMPEROR - Reduced 研究

EMPEROR - Reduced 研究采用双盲安慰剂对照,共纳入 3 730 例美国纽约心脏病学会(NYHA)心功能 Ⅱ～Ⅳ级、左心室射血分数≤40%,伴或不伴 2 型糖尿病的慢性心衰患者。患者随机分配接受恩格列净每天 10 mg 或安慰剂,旨在探究恩格列净对慢性射血分数减低的心力衰竭(HFrEF)患者心血管结局的影响。

主要研究终点为心血管死亡或心衰住院所组成的复合终点,次要终点包括首次或复发心衰住院率、肾脏复合终点、心血管死亡、全因死亡率、新发糖尿病风险和堪萨斯城心肌病质量问卷(KCCQ)评分变化等。

EMPEROR - Reduced 研究结果发布于 2020 年 8 月。研究表明,恩格列净组和安慰剂组的主要终点事件发生率分别为 19.4% 和 24.7%。无论是否合并糖尿病,恩格列净治疗组获益幅度均相同。与安慰剂组相比,恩格列净治疗组因心衰住院减少 30%;心血管死亡虽有下降趋势,但未达到统计学显著性差异;肾小球滤过滤下降速度与严重不良肾脏事件风险均低于安慰剂组。

研究证实,无论是否合并糖尿病,慢性射血分数减低的心力衰竭(HFrEF)患者在标准治疗基础上应用恩格列净治疗,均能显著降低心血管死亡或因心衰住院风险。

(三) CANVAS 研究

CANVAS 研究以确诊心血管疾病或具有心血管事件高危因素的 2 型糖尿病患者为对象,按照 1∶1∶1 的比例将其随机分为 3 组,在常规治疗基础上分别接受卡格列净(100 mg,qd)、卡格列净(300 mg,qd)或安慰剂治疗,主要终点为由心血管死亡、非致死性心梗和非致死性卒中组成的复合终点。

研究于 2017 年 6 月公布结果,结果显示,与安慰剂组相比,卡格列净治疗组心血管复合终点发生率降低 14%(HR=0.86;95% CI,0.75～0.97),但复合终点的各组分及全因死亡在两组之间的差异并未达到统计学差异。与安慰剂组相比,卡格列净治疗组心衰住院风险减少 33%、肾脏复合结局风险降低 40%。

(四) CREDENCE 研究

CREDENCE 研究共纳入 4 401 例经 ARB 治疗后尿白蛋白/肌酐比值 300～5 000 mg/g 的 CKD 患者[eGFR 30～90 ml/(min·1.73 m²)],在常规治疗基础上随机接受卡格列净或安慰剂治疗,旨在探讨卡格列净对合并 2 期或 3 期 CKD 并大量蛋白尿的 2 型糖尿病患者肾脏终点事件的影响。主要终点为由终末期肾病、血肌酐倍增、肾脏或心血管死亡所组成的复合终点。

研究在随访2.62年(中位数时间)时提前结束,结果发布于2019年,结果显示,与安慰剂组相比,卡格列净治疗组患者主要终点事件发生率降低30%,肾脏复合终点(终末期肾病、血肌酐倍增和肾脏性死亡)降低34%。与此同时,卡格列净治疗组复合心血管终点事件(心血管死亡、心肌梗死或卒中)发生率降低20%,因心衰住院减少39%。两组受试者间截肢或骨折风险无显著差异。研究结论认为,卡格列净可以显著降低合并CKD的2型糖尿病患者肾脏复合终点与心血管事件发生率,但不增加截肢与骨折风险。

CREDENCE研究是继2001年RENAAL和IDNT研究后,20年来首项证实,肾脏硬终点获益的临床研究,证实卡格列净为全球首个肾脏硬终点获益的降糖药。

(五)DECLARE研究

DECLARE研究是一项多中心、随机双盲、安慰剂对照的临床研究,共纳入来自33个国家、882个中心的17 000多例具有多种心血管危险因素或已确诊心血管疾病的T2DM患者。旨在进一步了解达格列净在T2DM合并高心血管风险患者人群中的心血管结局。研究共纳入17 160例确诊ASCVD或具有ASCVD高危因素的2型糖尿病患者,随机分为两组,在常规治疗基础上分别应用达格列净或安慰剂治疗,其主要复合终点为心血管死亡、心肌梗死或缺血性卒中。

研究结果公布于2018年10月。平均随访4.2年后的结果显示,与安慰剂组相比,达格列净治疗组主要复合终点事件发生率未出现统计学显著性降低(8.8%对9.4%,$P=0.17$),但心血管死亡或因心衰住院事件发生率显著降低(4.9%对5.8%,$P=0.005$),在伴心血管(CV)高危因素的最广泛人群中,达格列净组也显示了主要不良心血管事件(MACE)下降的趋势。

(六)DAPA-HF研究

DAPA-HF研究是一项多中心、双盲、随机、安慰剂对照临床研究。共纳入20个国家,410个中心共4 744例射血分数减低的心力衰竭患者(其中45%为糖尿病患者),将其随机分为两组,在常规治疗基础上分别应用达格列净(10 mg,qd)或安慰剂。主要终点为由心血管死亡、因心衰住院和因心衰急诊所组成的复合终点,中位数随访时间为18.2个月。

2019年9月公布结果,结果显示,对于射血分数降低的心力衰竭患者,应用达格列净可以显著降低主要复合终点事件发生率(HR 0.74,$P=0.00001$,NNT=21),受试者全因死亡风险降低17%(HR 0.83,$P=0.022$),心血管死亡减少18%(HR 0.82,$P=0.03$)。亚组分析显示,无论是糖尿病患者还是非糖尿病患者其获益是相当的。两组间不良反应事件发生率无显著差异。

DAPA-HF研究,是继2014年公布的PARADIGM-HF研究之后的5年内首项证实降低心衰患者死亡率的随机化临床试验,研究结论直接影响了相关心衰指南的修订,达格列净也由一种降糖药跨界成为一种治疗心衰的药物。

(七)DAPA-CKD研究

DAPA-CKD研究是一项随机、双盲、安慰剂对照的多中心临床研究,评估慢性肾脏疾病患者在标准治疗基础上添加达格列净延缓疾病进展或降低死亡风险效果。研究入组4 304例18岁以上的合并或不合并2型糖尿病、已经接受稳定剂量ACEI或ARB治疗的CKD患者。随研机分为达格列净10 mg治疗组或安慰剂组。主要终点是肾功能恶化,包括估算eGFR持续下降≥50%或终末期肾病、或因心血管疾病或肾病死亡;次要终点包括肾功能恶化的复合终点(定义为eGFR持续下降>50%或终末期肾病)或肾功能衰竭死亡、心力衰竭或心血管死亡住院复合终点、全因死亡。

研究结果发布于 2020 年 8 月。结果显示,在标准治疗基础上加用达格列净显著降低 CKD 患者肾脏硬终点风险 39%,且无论是否伴随 2 型糖尿病,患者获益趋势保持一致。同时,达格列净治疗还能够显著降低 CKD 患者肾脏特异复合终点风险 44%,显著降低 CKD 患者肾脏透析、肾脏移植和肾病死亡复合终点风险 34%,显著降低 CKD 患者心血管终点风险 29%,显著降低全因死亡风险 31%。

DAPA - CKD 证明,SGLT - 2 抑制剂达格列净能够降低多个 CKD 阶段的伴有糖尿病或不伴有糖尿病患者的肾脏和心血管事件发生率。

（八）VERTIS CV 研究

VERTIS CV 研究共纳入 8 246 例伴有心血管病的 2 型糖尿病患者,在常规治疗基础上随机接受埃格列净 15 mg、埃格列净 5 mg 或安慰剂治疗,最长随访 6.1 年。主要复合终点包括心血管死亡、非致死性心梗和非致死性卒中。

研究结果显示,伴心血管病的 2 型糖尿病患者应用埃格列净治疗未观察到明显的心肾终点获益。

三、GLP - 1 受体激动剂

（一）LEADER 研究

LEADER 研究是一项大型干预性、国际多中心、双盲、随机对照、3B 期临床研究,研究共纳入 9 340 例 2 型糖尿病患者。受试者随机分为两组,在常规降糖和降压基础上分别应用利拉鲁肽（皮下注射,最大剂量 1.8 mg/d,4 468 例）或安慰剂治疗。主要复合终点为首次发生心血管死亡、非致死性心肌梗死、非致死性卒中。中位数随访时间 3.8 年。研究目的是评估长期应用利拉鲁肽对于心血管合并症或高危因素的 2 型糖尿病患者心血管终点事件的影响,研究结果公布于 2016 年。

结果显示,治疗 36 个月时,与安慰剂组相比,利拉鲁肽组患者 HbA1c 降低 0.4%,体重降低 2.3 kg,收缩压降低 1.2 mmHg,但舒张压升高 0.6 mmHg,平均心率增加 3 次/分。利拉鲁肽组与安慰剂组患者主要终点事件发生率分别为 13.0% 对 14.9%（非劣效性检验 $P < 0.0001$,优效性检验 $P < 0.01$）；心血管死亡率分别为 4.7% 对 6.0%（$P = 0.007$）；全因死亡率分别为 8.2% 对 9.6%（$P = 0.02$）；两组间非致死性心肌梗死、非致死性卒中与因心衰住院无统计学显著性差异。与安慰剂组相比,利拉鲁肽治疗组微血管事件（肾脏与视网膜病变）发生率降低 16%（$P = 0.02$）。

结果可见,利拉鲁肽治疗组患者大血管事件与微血管事件发生率以及死亡率均具有统计学意义的降低,这一研究使得利拉鲁肽成为继 EMPAREG 研究之后第二种被大型随机化临床试验证实具有硬终点获益的降糖药物。

（二）SUSTAIN - 6 研究

SUSTAIN - 6 研究采用安慰剂对照设计,共纳入 3 297 例≥50 岁的 2 型糖尿病患者,基线时有 2 735 例受试者（83%）具有基础心血管病、慢性肾病或两者均有。所有受试者均接受标准降糖治疗（除外了此前应用 GLP - 1 类似物或 DPP - 4 抑制剂治疗的患者）。受试者被随机分为司美格鲁肽 0.5 mg 治疗组、司美格鲁肽 1.0 mg 治疗组和安慰剂治疗组（均为皮下注射,频率每周 1 次）,治疗时间为 104 周。

研究主要复合终点是首发心血管死亡、非致死性心肌梗死或非致死性卒中,旨在评估司美格鲁肽治疗对 2 型糖尿病患者心血管事件以及其他长期结局的影响。

研究于 2016 年 9 月公布结果。随访 2.1 年后结果显示,与安慰剂组相比,接受司美格鲁肽治疗的患者主要终点事件发生率降低 26%(8.9%对 6.6%,非劣效检验 $P<0.001$,优效性检验 $P=0.02$)。其中心血管死亡率分别为 2.8%对 2.7%($P=0.92$),非致死性心梗分别为 3.9%对 2.9%($P=0.12$),非致死性卒中分别为 2.7%和 1.6%($P=0.04$)。

这项研究使得司美格鲁肽成为继利拉鲁肽之后第二种被证实具有心血管获益的 GLP-1 激动剂类药物,也是即恩格列净、利拉鲁肽之后第三种被证实具有心血管获益的降糖药物。

(三) PIONEER 6 研究

PIONEER 6 研究是一项随机、双盲、安慰剂对照、MACE 驱动研究终点的临床试验。该研究入组了 3 183 例伴有具有较高心血管事件风险的 2 型糖尿病患者,比较了 qd 口服司美格鲁肽 14 mg 相比安慰剂的心血管结局差异。研究纳入 3 183 伴有心血管高危因素的 2 型糖尿病患者,分别予以司美格鲁肽(口服 14 mg,qd)或同剂量安慰剂治疗。中位数随访时间 16 个月。以首次发生的心血管死亡、非致死性心肌梗死与非致死性卒中的主要不良心血管事件(MACE)复合结局作为其主要的终点指标。

2019 年 6 月公布结果。结果显示,口服司美格鲁肽组主要不良心血管事件(心血管死亡、非致死性心梗、非致死性卒中)发生率降低 21%,但未达到统计学显著性差异。在单个终点中,心血管死亡降低 51%($P=0.03$),全因死亡降低 49%($P=0.008$)。证实口服司美格鲁肽对糖尿病患者心血管终点事件的影响不劣于安慰剂。

(四) ELIXA 研究

ELIXA 研究是一项全球性的随机、双盲、安慰剂对照试验,也是全球首个评估 GLP-1 受体激动剂在心血管方面安全性的临床试验研究,受试者为近期发生急性冠脉综合征的 2 型糖尿病患者,来自 49 个国家,平均年龄 60 岁,平均 BMI 为 30 kg/m²,平均 HbA1c 水平为 7.7%,平均病程为 9 年。在研究队列中,3 034 例患者被分配至接受初始剂量为 10 μg,1 次/d 的利司那肽治疗,后续根据需要增加用药剂量,最高至 20 μg,1 次/d。其余 3 034 例患者接受安慰剂治疗。研究旨在评估利司那肽在急性冠脉综合征中作用。

研究结束于 2015 年。结果显示,经过 3 年随访,利司那肽和安慰剂治疗组的心血管结局相似。证实与安慰剂组相比,在常规治疗基础上加用 GLP-1 激动剂利司那肽对主要心血管终点事件无影响。

(五) EXSCEL 研究

EXSCEL 研究是一项随机、双盲、安慰剂对照临床试验,旨在评估艾塞那肽周制剂(EQW)对伴有心血管(CV)风险的 2 型糖尿病(T2DM)患者主要复合终点发生时间的影响,在大规模患者中评估艾塞那肽周制剂的心血管安全性及有效性。主要有效性终点与主要安全性终点均为由心血管死亡、非致死性心梗与非致死性卒中所组成的复合终点。

研究于 2017 年 9 月公布结果。结果显示,随访 3.2 年期间,艾塞那肽治疗组与安慰剂治疗组主要复合终点发生率无显著差异;次要终点(因心血管死亡、非致死性心肌梗死、致死或非致死性卒中死亡和因心衰及急性冠脉综合征住院发生率)方面,两组也未表现出显著差异。

(六) Harmony Outcomes 研究

Harmony Outcomes 研究共纳入 9 574 例(9 463 例纳入最终数据分析)确诊动脉粥样硬化性心

血管疾病(冠心病、脑血管病或外周动脉疾病)的 2 型糖尿病患者,在标准治疗基础上随机分组后分别应用 GLP-1 激动剂阿必鲁肽或安慰剂。主要复合终点为首次发生心血管死亡、心肌梗死或卒中。

2018 年 10 月公布研究结果。结果显示,与安慰剂组相比,阿必鲁肽治疗组患者主要复合终点发生率降低 22%(非劣效性 $P < 0.000\,1$,优效性 $P = 0.000\,6$)。但因为经济原因,该药已从全球撤市。

(七)REWIND 研究

REWIND 研究(糖尿病患者每周 1 次肠促胰素治疗的心血管事件研究)是一项多中心、随机、双盲、安慰剂对照的研究,共纳入来自 24 个国家/地区的 2 型糖尿病患者 9 901 例,包括确诊临床血管疾病(≥50 岁)、亚临床型血管疾病(≥55 岁)或至少两种心血管危险因素(≥60 岁)的受试者。随机分为两组,在常规降糖治疗基础上分别予以度拉糖肽 1.5 mg 皮下注射、每周 1 次,或安慰剂治疗,中位数随访时间 5.4 年。主要终点为由首次发生心血管死亡、非致死性心梗或非致死性卒中所组成的复合终点;次要终点包括微血管并发症、因心绞痛住院、全因死亡、因心衰住院等。研究旨在探讨在常规治疗基础上加用度拉糖肽对 2 型糖尿病患者主要不良心血管事件的影响。

2019 年 6 月公布初步结果。结果显示,与安慰剂治疗组相比,度拉糖肽治疗组患者的主要心血管复合终点事件发生率降低 12%,其中脑卒中风险降低 24%,心梗发生率无显著降低;全因死亡率与心血管死亡率均呈现出降低趋势,但未达到统计学显著性差异。与此同时,度拉糖肽治疗组患者肾脏复合终点事件发生率也显著降低。

四、DPP-4 抑制剂

(一)TECOS 研究

TECOS 研究一项随机、双盲、安慰剂对照研究,旨在评估西格列汀的心血管安全性。研究共纳入 38 个国家 14 671 例(年龄≥50 岁、HbA1c 为 6.5%~8.0%)2 型糖尿病伴有心血管疾病或高危因素的患者,其中亚洲人群占 22%,研究中位随访时间 3 年。

TECOS 研究历时共 6 年,研究结果发表于 2015 年。结果显示,在遵循方案人群的非劣效性分析中,西格列汀组与安慰剂组主要心血管终点(心血管相关死亡、非致死性心肌梗死、非致死性卒中,不稳定性心绞痛致入院)发生率均为 9.6%。在意向治疗(ITT)人群的优效性分析中,西格列汀组主要心血管终点发生率与安慰剂组相似。

TECOS 研究证实,西格列汀长期应用的心血管安全性,且不增加因心衰住院的发生风险。这对于需要长期降糖治疗的患者而言,具有重要临床意义。

(二)EXAMINE 研究

EXAMINE 是一项大规模、前瞻性、多中心、随机、双盲、安慰剂对照的临床Ⅲ期研究。共纳入 5 380 例近期(随机分组前 15~90 天)发生过急性冠状动脉综合征(ACS)的 2 型糖尿病患者。患者被随机分为两组,在临床常规治疗基础上,分别加用阿格列汀或安慰剂。

研究结果发表于 2013 年。阿格列汀组和安慰剂组的主要心血管事件终点(包括心血管死亡、非致死性心肌梗死和卒中)的 MACE 复合终点发生率分别为 11.3% 和 11.8%。研究证实,在近期发生 ACS 的 2 型糖尿病患者中,在常规治疗基础上加用阿格列汀对主要复合心血管终点事件发生率无影响。

（三）CARMELINA 研究

CARMELINA 研究是一项国际多中心、双盲、随机、安慰剂对照的大型心血管结局研究。研究纳入了来自 27 个国家（包括中国）605 个研究中心的共计 6 979 例患者，其中 57% 具有已确诊的心血管疾病，74% 存在常见 CKD，33% 的患者同时患有心血管疾病及肾脏疾病。符合入选标准的患者分别随机接受利格列汀 5 mg，qd，或与之匹配的安慰剂治疗。

CARMELINA 研究的主要研究终点为患者首次出现主要不良心血管事件三联复合终点，即心血管死亡、非致死性心肌梗死或非致死性卒中的时间；次要研究终点为肾脏复合终点事件，包括肾性死亡、进展为终末期肾病及 eGFR 较基线持续性降低≥40%。同时探索利格列汀的肾脏安全性，确定利格列汀在心衰结局上的作用。

中位时间 2.2 年的随访，于 2018 年 10 月公布结果。利格列汀组与安慰剂组受试者主要终点事件发生率分别为 12.4% 对 12.1%（HR＝1.02；95%CI：0.89～1.17），利格列汀组 3P-MACE 与安慰剂组相比达到了预先设定的非劣效性标准。因心力衰竭住院的发生风险在两组间并无统计学差异。利格列汀组与安慰剂组肾脏复合终点的发生风险无统计学差异。利格列汀长期的肾脏安全性与安慰剂相当，在不同的基线年龄、血压、eGFR 或 UACR 分组中，利格列汀均显示出一致的长期肾脏安全性。

CARMELINA 研究是目前唯一具有心血管和肾脏终点的 DPP-4 抑制剂 CVOT 研究，证实了利格列汀长期心血管安全性，不增加 3P-MACE 发生的风险，也不增加心衰住院风险，为 T2DM 伴 CV 和/或肾脏并发症患者的临床治疗决策提供了新的证据支持。

（四）CAROLINA 研究

CAROLINA 是一项多中心、随机、双盲、活性药对照的临床试验，从 43 个国家的 600 多个中心纳入 6 033 例 2 型糖尿病患者，年龄 40～85 岁，排除应用噻唑烷二酮、GLP-1、DPP-4 抑制剂或任何类型胰岛素治疗的患者。患者随机分为两组，分别接受利格列汀（5 mg，qd）或格列美脲（1～4 mg，qd）治疗。主要复合终点为致死性心肌梗死、非致死性心肌梗死、致死性卒中、非致死性卒中或因不稳定性心绞痛住院。中位数随访时间 6.2 年。研究旨在比较伴有心血管高危因素的 2 型糖尿病患者应用利格列汀或格列美脲对糖尿病并发症发生率和死亡率的影响，于 2019 年 6 月公布研究结果。

CAROLINA 研究是唯一一项有活性对照药的 DPP-4 抑制剂心血管终点研究，结果表明，利格列汀组患者在减少心血管死亡、非致死性心肌梗死及非致死性卒中这三项复合终点方面不劣于格列美脲（11.8% 对 12.0%，P＝NS）。

（五）SAVOR-TIMI 53 研究

SAVOR-TIMI 53 研究是一项随机、双盲、安慰剂对照的国际多中心临床研究，共纳入 16 492 例心血管高危风险的 2 型糖尿病患者，患者在保持原有治疗或护理方案的基础上增加了沙格列汀和安慰剂治疗。研究目的是评估沙格列汀在各种高心血管风险的 T2DM 患者中的心血管效果和安全性（包括非致死性心肌梗死、非致死性缺血性卒中和心血管死亡），同时还进行了相应的血管和代谢生物标志物的亚组研究。

研究结果发表于 2013 年。研究证实，沙格列汀不增加致死性心肌梗死、非致死性缺血性卒中和心血管死亡的首要复合终点风险，也不增加二级复合终点风险（心衰、冠脉重建、不稳定心绞痛住院、任何死亡、副作用、肿瘤等），但研究提示沙格列汀组患者心力衰竭住院率升高。

五、噻唑烷二酮类

（一）IRIS 研究

脑卒中后胰岛素抵抗干预（IRIS）研究是一项双盲、安慰剂对照的吡格列酮随机临床试验。

研究采用多中心、随机化、双盲、安慰剂对照设计，3 876 例近期发生卒中或短暂脑缺血发作、且存在胰岛素抵抗的患者，在发生缺血性卒中或 TIA 后 180 天内，被随机纳入吡格列酮（45 mg/d）或安慰剂治疗组，平均随访 4.8 年。主要终点为致死性或非致死性卒中或心肌梗死。

随访结果显示，与安慰剂组相比，吡格列酮治疗组患者主要终点发生率显著降低。安慰剂组与吡格列酮组患者分别有 3.8% 和 7.7% 发生糖尿病。吡格列酮组患者体重增加、水肿、需要住院或手术治疗的骨折风险显著增高。

研究结论认为，对于伴有胰岛素抵抗、且近期发生卒中/短暂脑缺血发作的患者，应用吡格列酮治疗可以显著降低卒中与心肌梗死风险，显著减少新发糖尿病的发生，但体重增加、水肿与骨折风险增高。

（二）DREAM 研究

DREAM 研究是首个评价 TZD 类药物是否能延缓 IFG/IGT 向 2 型糖尿病进展的大型研究。5 269 例 IFG/IGT 患者随机进入罗格列酮（8 mg/d）或安慰剂和雷米普利（15 mg/d）或安慰剂治疗的 2×2 析因设计，共随访 3 年。

研究结果显示，与安慰剂相比，罗格列酮可以降低 IGT 患者进展到 2 型糖尿病的风险，且不会增加卒中、心肌梗死、心血管死亡和全因死亡的风险。

（三）PROactive 研究

PROactive 研究纳入了来自 19 个国家的 5 238 名 2 型糖尿病患者，要求年龄 35～75 岁，HbA1c≥6.5%，有确切的大血管病病史（包括至少 6 项中的 1 项：心肌梗死≥6 月、卒中≥6 月、经皮冠脉介入治疗或冠脉搭桥≥6 月、急性冠脉综合征≥3 月、运动试验阳性或冠脉显像或造影狭窄＞50%、因缺血引起的有症状的周围动脉疾病或截肢）。

患者被随机分为两组，安慰剂组、吡格列酮组（剂量从 15 mg，qd 开始，逐渐加至 45 mg，qd，最短治疗 2.5 年）。两组受试者均维持原治疗方案进行降糖、控制饮食、调脂及抗血栓等不变。

研究结果发于 2005 年。结果显示，两组患者在所有原因的死亡率、非致死性心梗、卒中、踝以上截肢、急性冠脉综合征、心脏有创治疗（包括搭桥及经皮冠脉介入治疗）、下肢血管重建等事件发生率无统计学差异。不良事件方面，吡格列酮组使需住院的充血性心力衰竭者增加 1.6%，但致死性心衰无增加，轻度低血糖和水肿增多，体重平均增加 3.6 kg，但也并没有增加患膀胱癌或其他肿瘤的可能。

（四）RECORD 研究

RECORD 研究是一项于 2001 年启动的大型、前瞻性、随机、对照研究。研究对象为经过二甲双胍或磺脲类药物充分治疗后血糖不能达标的 2 型糖尿病患者，研究目的是比较在此基础上加用罗格列酮的心血管终点，平均随访平均 5.5 年。

RECORD 研究结果发于 2009 年。结果显示，在二甲双胍或磺脲类药物治疗基础上加用罗格列酮，或联合应用二甲双胍与磺脲类药物，对复合心血管终点事件发生率无影响，证明罗格列酮不增加心血管死亡或住院的总体风险。

六、磺脲类和格列奈类药物

（一）TOSCA IT 研究

TOSCA IT 研究共纳入 3 028 例 50~75 岁、病程至少 2 年、应用二甲双胍单药治疗至少 2 个月且 HbA1c7.0%~9.0% 的 2 型糖尿病患者,在二甲双胍治疗基础上随机加用吡格列酮或磺脲类降糖药。主要终点为由全因死亡率、非致死性心梗、非致死性卒中和非择期血运重建所组成的复合终点。中位数随访时间 57 个月。

研究于 2017 年 9 月公布结果。结果表明,磺脲类药物治疗组与吡格列酮治疗组患者主要终点事件发生率无显著差异。提示对于二甲双胍单药治疗效果欠佳的 2 型糖尿病患者,加用磺脲类药物(格列齐特或格列美脲)或吡格列酮对心血管终点事件发生率的影响无明显差异。

（二）NAVIGATOR 研究

那格列奈和缬沙坦治疗糖耐量受损人群的预后(NAVIGATOR)研究纳入 9 306 例患有 IGT 和心血管疾病高风险的患者,随机分配接受那格列奈(60 mg,tid)或安慰剂组,平均随访 5 年。

研究显示,那格列奈未显著降低心血管风险,且那格列奈治疗组的新发糖尿病风险和低血糖风险增加。而缬沙坦使糖耐量受损患者的新发糖尿病风险降低 14%。

七、α-糖苷酶抑制剂

（一）STOP-NIDDM 研究

STOP-NIDDM 是第一个获得阳性结果的药物预防糖尿病临床试验。研究目的是了解干预餐后血糖对 IGT 及 2 型糖尿病发病和心血管事件发生的益处。研究采用随机、双盲、安慰剂对照、多中心临床研究,纳入 IGT 患者 1 429 例,分为阿卡波糖组、安慰剂组,阿卡波糖用量为 100 mg,tid,平均随访 3.3 年。

研究结果发布于 2003 年。结果显示,IGT 人群服用阿卡波糖可降低高血压发病危险 34%、心肌梗死危险 91%、任一心血管事件危险 49%。2004 年发布的亚组研究显示,阿卡波糖延缓了 IGT 患者动脉内膜中层厚度的进展,提示降低餐后血糖具有血管保护作用。

（二）MARCH 研究

MARCH 研究是一项为期 48 周的随机、开放、非劣效的多中心研究,纳入中国 784 例新诊断 2 型糖尿病患者,其平均糖化血红蛋白为 7.5%。患者被随机分为两组,分别使用二甲双胍或阿卡波糖单药治疗 24 周作为初始治疗。如果未达到预期的血糖目标,则再加用其他药物治疗 24 周。

研究结果显示,在中国新诊断 2 型糖尿病患者治疗中,阿卡波糖 100 mg,tid 足量应用与二甲双胍1 500 mg,qd 可以实现降糖效应的非劣效,二者降低 HbA1c 效果相似,阿卡波糖更好地降低餐后血糖,而二甲双胍更显著降低空腹血糖。阿卡波糖还具有更显著的减轻体重作用和心血管保护效应。

（三）ACE 研究

ACE 是一项大型、多中心,对中国糖尿病前期群体的研究,研究共纳入 6 522 名患者,平均随访4.4 年时间。结果发布于 2017 年,是迄今为止规模最大的中国糖尿病前期干预研究。

ACE 研究的主要终点是评估在合并冠心病的 IGT 患者中，阿卡波糖是否可以减少心血管事件，次要终点是观察阿卡波糖可否延缓糖尿病的发生。研究旨在探讨伴有糖耐量受损的冠心病或急性冠脉综合征的患者应用阿卡波糖治疗能否降低不良心血管事件的发生率。

随访 5 年后的结果发现，阿卡波糖治疗可以降低糖调节受损患者的新发糖尿病风险，但不能降低主要心血管终点事件发生率。

（四）GUT 研究

GUT 研究是一项多中心、随机、对照临床研究，纳入 106 例新诊断 T2DM 患者，随机接受阿卡波糖（100 mg，tid）或格列吡嗪（5 mg，tid）治疗，为期 3 个月，治疗目标是 HbA1c<7.0%。观察指标包括 HbA1c、血糖、BMI、血脂谱、HOMAIR、血浆胆汁酸、肠道菌群和肠道激素等。研究旨在评估阿卡波糖对中国新诊断 T2DM 患者肠道菌群构成的影响，同时研究阿卡波糖能否通过调控肠道菌群来发挥降糖疗效以及代谢获益。

GUT 研究是全球首次有关降糖药疗效和肠道菌群特征关系的研究，研究显示，阿卡波糖很可能是通过改变肠道微生物的胆汁酸代谢，影响宿主胆汁酸信号，从而获得了其降糖外的各种代谢改善获益。

八、胰岛素及胰岛素类似物

（一）HEART2D 研究

HEART2D 研究是一个多国家、随机、对照试验，比较餐后和空腹血糖对急性心肌梗死后 2 型糖尿病患者心血管结局的影响。研究纳入 1 115 例年龄 30~75 岁、21 天内发生过急性心梗的 2 型糖尿病患者，随机给予餐时方案（三餐前给予赖脯胰岛素，餐后 2 小时血糖控制目标为 7.5 mmol/L 以下）或基础方案（给予中效胰岛素 bid 或甘精胰岛素 qd，空腹血糖控制目标是 6.7 mmol/L 以下）。研究主要目的是比较两种胰岛素治疗方案对首次出现心血管事件的时间差异，包括心血管死亡、非致死性心肌梗死、非致死性脑卒中、冠状动脉重建术或因急性冠脉综合征住院。

研究发表于 2009 年。结果显示，对于急性心梗后的 2 型糖尿病患者，分别接受餐时和基础胰岛素治疗方案后，两组间主要复合终点事件发生率无显著差异。

（二）ORIGIN 研究

ORIGIN 研究是一项大型的国际性、多中心、随机对照试验。研究对象为空腹血糖受损、糖耐量受损或新发 2 型糖尿病患者，来自包括中国在内的 40 个国家的 573 个中心，共计 12 537 例。研究设置了两个主要研究终点，第一主要复合终点为 CV 死亡、非致死性心肌梗死和非致死性卒中；第二主要复合终点为 CV 死亡、非致死性心肌梗死、非致死性卒中、血运重建及因心衰住院。ORIGIN 平均随访 6.2 年，后续研究总共随访时间近 9 年。

ORIGIN 研究结果发表于 2012 年。结果证实，甘精胰岛素长期治疗将空腹血糖控制在正常水平（≤5.3 mmol/L），可使 HbA1c 长期维持在良好水平，同时具有良好的安全性。与常规治疗相比，应用甘精胰岛素控制血糖对主要心血管事件发生率无影响；所有肿瘤发生率均与安慰剂组相似，无任何肿瘤风险，从而平息了对甘精胰岛素安全性方面的质疑。

（三）DIGAMI1 和 DIGAMI2 研究

DIGAMI1 研究将 620 名合并急性心肌梗死（发病 24 小时内）的糖尿病患者随机分为胰岛素强

化降糖组或常规降糖组,在平均 7.3 年的随访期间,持续使用胰岛素强化血糖控制组相较口服降糖药常规降血糖组,患者生存时间增加 2.3 年。

DIGAMI2 研究将 1 253 名合并急性冠脉综合征(ACS)的糖尿病患者随机分为急性期胰岛素+长期胰岛素治疗组、急性期胰岛素+标准血糖控制组或常规治疗组,平均随访 2.1 年,各组间非致命性心肌梗死的复发率或卒中的发病率没有显著差异。

第三节　调脂药物干预试验

一、CARDS 研究

阿托伐他汀糖尿病协作研究(CARDS)是一项多中心、随机、双盲、安慰剂对照研究,也是目前唯一针对糖尿病合并高胆固醇血症患者的他汀临床终点研究。共纳入 2 838 例 2 型糖尿病合并高胆固醇血症患者,分布给予阿托伐他汀 10 mg/d 或安慰剂治疗 2 年。

研究结果显示,阿托伐他汀显著降低 T2DM 患者心血管事件风险,其中严重血管事件风险降低 37%,急性冠状动脉事件风险降低 36%,冠状动脉血运重建风险降低 31%,脑卒中风险降低 48%。

CARDS 研究确立了他汀类调脂药物在糖尿病患者治疗中的地位,为使糖尿病患者调脂达标,临床上应首选他汀类调脂药物。

二、4S 研究

斯堪的纳维亚辛伐他汀存活试验(4S 研究)共入选 4 444 例冠心病患者,其血清胆固醇水平为5.5~8.0 mmol/L。将其随机分为两组,在饮食控制基础上分别应用辛伐他汀(20~40 mg/d)或安慰剂治疗,中位随访时间为 5.4 年。

研究结果于 1994 年公布,研究显示,辛伐他汀使总胆固醇与低密度脂蛋白胆固醇水平分别降低 25% 与 35%,使高密度脂蛋白胆固醇升高 8%。与安慰剂组相比,辛伐他汀治疗组患者发生全因死亡的风险降低 30%,冠心病死亡风险降低 42%,主要不良冠状动脉事件发生率降低 34%。两组间非心脏性死亡率无明显差异。

4S 研究首次论证了降低胆固醇水平可以减少不良心血管事件的发生并降低全因死亡率,因而具有划时代意义,将调脂治疗带入了以他汀类药物为核心的全新时代。

三、IMPROVE - IT 研究

IMPROVE - IT 研究共入选 18 000 例病情稳定的急性冠脉综合征患者,将其随机分为两组,一组应用依折麦布/辛伐他汀(10 mg/40 mg)治疗,另一组应用辛伐他汀(40 mg)治疗。主要终点为由首次发生心血管死亡、非致死性心梗、因不稳定性心绞痛再入院、冠状动脉血运重建以及卒中所组成的复合终点。至少随访 2.5 年。

研究结果于 2014 年公布,结果显示,在常规剂量他汀治疗基础上联合使用依折麦布,能够显著减少主要终点事件,特别是所有缺血性事件如心血管死亡、非致死性心肌梗死和卒中;应用现有药物加上生活方式改变,能把 LDL - C 降得更低,患者预后改善会更明显;常规剂量他汀联合依折麦布非常安全,与常规剂量辛伐他汀 40 mg 相比,不增加横纹肌溶解、肝酶升高等任何副作用。研究首次证实,在他汀类药物基础上联合使用胆固醇吸收抑制剂依折麦布,能够进一步改善心血管疾

病预后。

四、FOURIER 研究

FOURIER 研究是一项多中心Ⅲ期双盲、随机、安慰剂对照临床试验,覆盖全球 1 300 多家中心,入选近 27 500 例有心肌梗死、缺血性卒中或症状性外周动脉疾病病史的患者,这些患者在接受优化他汀治疗后 LDL-C 水平仍≥70 mg/dl 或非 HDL-C 水平仍≥100 mg/dl。受试者被随机分为 4 组,分别每 2 周皮下应用 140 mg evolocumab(PCSK9 抑制剂)或安慰剂,或每月应用 420 mg evolocumab 或安慰剂。研究随访至少 1 630 例患者出现关键次要终点,即心血管死亡、非致死性心肌梗死或卒中的复合终点。

结果发现,与安慰剂相比,evolocumab 可显著降低主要复合终点(心血管死亡、非致死性心肌梗死、非致死性卒中、因不稳定心绞痛住院及血运重建)及关键次要复合终点风险。

五、SANDS 研究

终止糖尿病患者动脉粥样硬化研究(SANDS)纳入 499 例糖尿病患者,联合应用他汀与依折麦布调脂治疗。分别设定常规治疗目标(LDL-C<100 mg/dl,SBP<130 mmHg,非 HDL-C<130 mg/dl)和强化治疗目标(LDL-C<70 mg/dl,SBP<115 mmHg,非 HDL-C<100 mmHg),在治疗前和治疗后 18 个月、3 年监测颈动脉和心脏超声参数。研究主要终点是治疗前后颈动脉内膜中层厚度(CIMT)的变化。

结果显示,联合应用他汀与依折麦布能够显著降低大动脉内膜中层厚度(IMT),延缓颈动脉粥样硬化病变进展。从而证实 T2MD 患者积极降脂治疗可延缓 CIMT 进展。

六、ASCOT-LLA 研究

盎格鲁斯堪的那维亚心脏终点试验(ASCOT 研究)包括降压和降脂两部分。其中,ASCOT-BPLA 是前瞻性、随机、开放、盲终点设计,用于比较两种降压治疗;ASCOT-LLA 是在降压研究的部分患者中进行双盲、安慰剂对照的降脂治疗试验。

研究采用 2×2 析因设计,纳入居住在英国的高血压患者,随访全因和心血管死亡的中位时间长达 15.7 年。在基线时,所有患者均纳入降压治疗组(BPLA),随机指定接受基于氨氯地平或阿替洛尔的降压治疗。在这些患者中,总胆固醇水平≤6.5 mmol/L 且既往未接受过降脂治疗的患者进一步随机化,接受阿托伐他汀或安慰剂治疗,作为降脂治疗组(LLA),其余患者构成非 LLA 组。

研究结果显示,在 LLA 组患者中,接受阿托伐他汀治疗患者的心血管死亡风险显著低于接受安慰剂治疗患者。ASCOT-LLA 研究首次显示了他汀类药物与降压药物联合使用的长期益处,并成为第一个由于疗效好而提前结束的降脂研究。

七、HPS 研究

英国心脏保护(HPS)研究纳入 20 536 例心血管高危患者,其中 41%患高血压。

研究显示,与安慰剂相比,接受辛伐他汀 40 mg 治疗者全因死亡风险显著降低,严重血管事件、严重冠状动脉事件风险亦降低;高血压患者中,应用辛伐他汀者发生严重血管事件的风险低于安慰剂组。HPS 研究中糖尿病亚组 HPS-DM 还显示,辛伐他汀降低 LDL-C 可以降低无明显血管并发症的糖尿病患者发生心血管病变的风险。

HPS 研究证实,包括高血压患者在内的心血管高危患者接受辛伐他汀治疗可显著获益,提示高血压患者或可自他汀治疗额外获益。

HPS 研究 11 年延长随访结果显示,尽管研究结束后安慰剂组患者同样接受他汀治疗,且 5 年后两组胆固醇几乎处于相同水平,但辛伐他汀治疗组前 5 年的获益在随后 6 年长期持续,得益于他汀早期治疗。因此,对高血压患者,早期、长期降胆固醇治疗可长期获益。

八、ACCORD(血脂分支)研究

控制糖尿病患者心血管风险行动计划(ACCORD)研究中的血脂分支试验,探讨了联合应用他汀与非诺贝特对 2 型糖尿病患者心血管结局的影响。

结果表明,与单纯他汀治疗相比,非诺贝特联合他汀未能降低心血管高危的 2 型糖尿病患者的主要复合心血管终点事件(非致死性心肌梗死、非致死性卒中或致死性心血管事件)风险,但高 TG($\geqslant 2.3$ mmol/L)伴低 HDL-C($\leqslant 0.88$ mmol/L)亚组患者的主要终点事件发生率明显降低。

九、SHARP 研究

心肾保护研究(SHARP)研究共纳入 9 270 例慢性肾脏疾病患者,随机分配接受辛伐他汀 20 mg/d + 依折麦布 10 mg/d 或安慰剂,随访 4.9 年(中位时间)。3 023 例受试者完全依赖透析,6 247 例患者不依赖透析,慢性肾脏疾病严重程度不等。研究使用辛伐他汀+依折麦布的治疗方案,最大程度降脂并减少副作用。主要终点为严重动粥样硬化事件,包括冠状动脉疾病所致死亡、心肌梗死、非出血性卒中或需要血运重建。

研究结果显示,依折麦布联合辛伐他汀治疗 1 年较单用辛伐他汀 LDLC 降幅更大,慢性肾病患者主要不良心血管事件(MACE)下降了 17%。在安全性方面,依折麦布联合辛伐他汀治疗耐受性良好,不增加常见副作用,不增加新发癌症。

十、FIELD 研究

FIELD 是一项双盲、安慰剂对照研究,纳入了 9 795 名 2 型糖尿病患者,年龄在 50～75 岁之间。符合条件的患者被随机接受非诺贝特 200 mg/d 或对应的安慰剂治疗 5 年。

FIELD 是第一个在 2 型糖尿病患者中进行的大型调脂的前瞻性研究,结果显示,与安慰剂相比,非诺贝特能显著改善总胆固醇、LDL-C、HDL-C、非 HDL-C 及甘油三酯;在女性患者中降低总胆固醇、LDL-C、非 HDL-C 及载脂蛋白 B 的作用更强,且不受绝经状态及他汀应用的影响。非诺贝特不能显著降低患者的主要终点事件,但可显著降低非致死性心肌梗死。对该研究的事后分析显示,非诺贝特可显著减少蛋白尿及视网膜病变等微血管并发症。

第四节 代谢手术干预试验

一、SOS 研究

瑞典肥胖受试者研究(SOS)起始于 1987 年,纳入超过 4 000 例年龄 37～60 岁之间、体重指数(BMI)$\geqslant 34$ kg/m²(男性)或 38 kg/m²(女性)的肥胖患者。其中有 2 010 例患者接受减重手术治疗,包括胃旁路术(13%)、胃束带术(19%)和垂直束带胃成形术(68%),其余对照者在初级医疗机构接受肥胖和糖尿病常规治疗。

经过平均 19 年的随访,研究发现,通过减重手术带来的体重减轻可以改善糖尿病长期缓解率。和对照组相比,减重手术组微血管并发症发生风险明显下降,而且在糖尿病前期患者中这种获益甚至比糖尿病患者更为显著。

二、STAMPED 研究

STAMPED 研究将 150 例血糖控制不佳(平均 HbA1c 为 9.2%)且 BMI $27 \sim 43$ kg/m² 的 2 型糖尿病患者随机分至接受单用强化药物治疗、胃旁路术或胃袖状切除术组,共有 134 例患者完成了 5 年研究。

结果显示,与仅药物治疗组相比,胃旁路术组和胃袖状切除术组有更多患者达到主要终点(HbA1c<6%),需使用胰岛素治疗的患者明显减少。研究没有发现两种术式的临床差异,但胃旁路术比胃袖状切除术对患者的减重作用更持久,体重下降更多,需使用的降糖药物更少。

三、MOMS 研究

MOMS 研究是一项随机对照研究,研究纳入 100 例 BMI 在 $30 \sim 35$ kg/m² 的 2 型糖尿病合并慢性肾病患者,随机分入代谢手术治疗组(胃旁路术)和内科药物治疗组(SGLT - 2 抑制剂、GLP - 1 受体激动剂、胰岛素等)。

MOMS 研究于 2020 年 6 月公布,结果显示,手术治疗组的 CKD 缓解率较药物治疗组明显升高(82% 对 48%,$P < 0.05$)。两种治疗方案在安全性方面没有明显差异。

四、Schauer 研究

2003 年,美国 Schauer 研究小组报道了对 1 160 例肥胖症患者实施腹腔镜胃旁路手术(LRYGBP)的临床研究,其中 191 例患者伴有 2 型糖尿病。

经过 5 年随访,糖尿病合并肥胖患者在手术后治愈率达 83%,有效率高达 95%。研究证实,对于合并肥胖 2 型糖尿病患者,减重手术治疗的治愈率远远优于其他内科治疗手段,可以使更多患者的血糖得到控制,在降低体重、减少降糖药用量、改善生活质量等方面也具有优势。

第五节 糖尿病降压干预试验

一、Lewis 研究

卡托普利 1 型糖尿病肾病干预研究(Lewis 研究)开展于 20 世纪 90 年代初期。首次证实血管紧张素转化酶抑制剂(ACEI)中的卡托普利对 1 型糖尿病肾脏病变的有益作用。

研究发现,和安慰剂比较,在血压下降的前提下,卡托普利可使肾脏损害发展至需要透析的危险下降 50%,其获益独立于降压作用之外。研究证实,卡托普利能提高高血压患者的存活率并改善其生活质量,降低心力衰竭和心肌梗死后患者的发病和死亡率。

二、IRMA - 2 研究

IRMA - 2 研究共纳入 590 例伴有 2 型糖尿病与微量白蛋白尿的高血压患者,通过观察厄贝沙坦对延缓蛋白尿进展的作用。

研究发现,使用厄贝沙坦(300 mg/d)治疗 24 个月后,治疗组有 1/3 的患者尿蛋白排泄量恢复正常,患者从微量白蛋白尿进展为显性蛋白尿的风险降低了 70%,有效降低高血压伴糖尿病患者微量白蛋白尿(MAU)达 38%。证实厄贝沙坦可以明显延缓蛋白尿的进展,蛋白尿可随厄贝沙坦剂量的增加而下降。对于高血压患者,尿液中白蛋白的排泄率改善越明显,即尿微量白蛋白越低,肾病发生的危险就越低。

IRMA-2研究有力地奠定了ARB类药物在CKD患者降压治疗中的核心地位。

三、IDNT研究

糖尿病肾病研究(IDNT)纳入1 715例高血压伴2型糖尿病和大量蛋白尿患者,患者随机分入厄贝沙坦300 mg组、氨氯地平10 mg和对照组,平均随访2.6年。为达到相同的目标血压水平,3组患者均可加用除ARB、ACEI、CCB以外的降压药物。研究目的是比较厄贝沙坦、氨氯地平和对照组对高血压伴2型糖尿病晚期肾病患者肾病进展、总死亡率和心血管事件死亡率的作用。

结果显示,与对照组相比,厄贝沙坦300 mg治疗组使达到主要终点[包括血清肌酐升高至基线值2倍、进展至终末期肾病(ESRD)或任何原因引起的死亡]的危险降低20%,说明厄贝沙坦能够有效延缓高血压伴2型糖尿病晚期肾病进展。厄贝沙坦这种ARB类药物在降低蛋白尿、延缓肾功能衰竭方面优于钙拮抗剂(CCB)。

对IDNT研究再分析显示,收缩压与肾脏终点事件正相关,随着收缩压升高肾脏终点事件发生率也增高。在平均收缩压水平相同的情况下,厄贝沙坦明显降低肾脏终点事件的相对危险,提示厄贝沙坦具有独立于降压以外的肾脏保护作用。

四、RENNAL研究

RENNAL研究共纳入15 131例2型糖尿病肾病患者,随机接受氯沙坦50～100 mg或安慰剂为基础的治疗,平均随访时间为3.4年。主要研究终点为血肌酐倍增、终末期肾病(ESRD)或死亡。次要终点为心血管死亡、蛋白尿以及肾脏疾病的进展。

研究证实,在糖尿病肾病患者中氯沙坦与传统的标准治疗相比,明显减少了主要终点事件,氯沙坦显著降低糖尿病肾病患者的蛋白尿水平,氯沙坦100 mg降蛋白尿的效果优于50 mg,是降压疗效与肾保护的最佳使用剂量。

五、ADVANCE(降压分支)研究

ADVANCE研究共纳入2型糖尿病患者11 140例,患者随机接受培哚普利/吲达帕胺固定剂量复方制剂(SPC)治疗或安慰剂治疗,平均随访4.3年。研究旨在探索在2型糖尿病患者接受常规治疗的基础上,无论基础血压多少,培哚普利/吲达帕胺固定剂量复方制剂可否进一步获益。

研究显示,与常规治疗组相比,培哚普利/吲达帕胺能使血压进一步降低5.6/2.2 mmHg,总肾脏事件减少21%,总死亡率下降14%,心血管死亡率下降18%,并使血压靶目标更加稳固。ADVANCE首次揭示,在糖尿病和高血压患者中ACEI在减少微量白蛋白尿方面优于安慰剂或CCB。

ADVANCEON研究在此基础上,对8 494例受试者延长随访6年,仍可观察到在全因死亡和心血管病死亡终点方面,接受培哚普利/吲达帕胺治疗的患者人群出现虽有减弱,但仍具统计学意义的风险降低。研究表明,使用培哚普利/吲达帕胺早期强化降压治疗可使2型糖尿病患者长期生存获益。

六、SHEP研究

SHEP是一项大规模、多中心、随机的安慰剂对照研究,评价了氯噻酮对4 736例老年收缩期

高血压患者脑卒中及其他重要临床事件的预防作用,平均随访 4.5 年。纳入的研究对象需要收缩压在 160～219 mmHg 范围内,同时舒张压小于 90 mmHg。

结果显示,干预组与对照组之间收缩压平均差值达到 13 mmHg,同时干预组脑卒中风险降低 36%,复合终点结局(非致死性心梗、冠心病死亡和心衰)风险降低 33%,脑卒中减少 36%,非致命性心力衰竭和心肌梗死分别减少 54% 和 33%。

此后对受试者延长随访 10 年,结果发现,原先使用安慰剂的患者尽管后来加用了有效的降压治疗,氯噻酮治疗组的死亡或非致死性心血管事件发生率仍显著低于对照组,其中合并糖尿病患者的获益更大。

七、HOT 研究

高血压最佳治疗研究(HOT 研究)研究发表于 1998 年。共纳入来自 31 国家的高血压患者 18 790 名,年龄 50～80 岁、DBP 101～115 mmHg,平均随访 3.8 年。

所有患者均以非洛地平 5 mg/d 开始,如有必要,可增加剂量至 10 mg/d,或加用小剂量 ACEI 或 β 受体阻滞剂或氢氯噻嗪。患者随机分入 3 个 DBP 靶水平组(≤90 mmHg,≤85 mmHg,≤80 mmHg)。主要评估主要心血管事件(非致死性、急性和无症状性心肌梗死、非致死性脑卒中以及各种原因的心血管死亡)和 3 种 DBP 靶水平的关系,以及与积极抗高血压治疗期间所获 DBP 的关系。

研究显示,在高血压患者中降低收缩压 140 mmHg 以下(138 mmHg)和舒张压 85 mmHg 以下(82.6 mmHg)具有明显益处。提示对高血压患者合理降低血压可同时明显降低心血管事件的发生率,对糖尿病及缺血性心脏病的二级预防会带来明显的益处。

八、UKPDS(降压分支)研究

UKPDS 36 结果显示,收缩压每降低 10 mmHg,糖尿病并发症发生风险降低 12%,糖尿病相关死亡减少 15%,心肌梗死减少 11%,微血管并发症减少 13%。

UKPDS 38 评估了严格控制血压可否预防 2 型糖尿病患者大血管与微血管并发症,结果显示与对照组相比(血压降至 154/87 mmHg),强化降压组(血压降至 144/82 mmHg)糖尿病相关死亡以及视网膜病变等并发症均显著减少。

UKPDS 39 结果提示,降低血压是伴高血压的糖尿病患者临床获益的主要机制,应用卡托普利或阿替洛尔降压治疗对于预防受试者并发症的效果无显著差别。

九、ACCORDION 研究

ACCORDION 研究是 ACCORD 试验长期随访试验。ACCORD 试验以糖尿病患者为对象,受试者进行了 4.9 年的积极治疗,结果显示,治疗组患者的主要结局终点复合心血管事件减少 12%,差异并不显著。ACCORDION 试验对 3 957 例 ACCORD 受试者继续随访了 54～60 个月,其间 ACCORD 试验强化降压组患者不再进行强化降压,因此两组患者的血压差异缩小,由试验结束时的 14.5 mmHg 变为随访结束时的 4.2 mmHg。

结果显示,患者的主要心血管事件降低 9%。在随访过程中,降压与降糖治疗间的相互作用越加明显,标准降糖组患者可从强化降压获益。而且,积极降压组的卒中获益在血压差异缩小后不复存在。说明心血管高危患者的强化降压(<120 mmHg)获益同样适用于糖尿病患者,建议将糖尿病患者纳入强化降压推荐人群。

第六节　抗血小板药物干预试验

一、JPAD 研究

阿司匹林一级预防日本糖尿病粥样动脉硬化（JPAD）研究是一项开放标签、随机试验。研究纳入了 2 539 例、年龄 30～85 岁、无动脉粥样硬化病史的糖尿病患者。患者随机分配到阿司匹林组（81～100 mg/d）治疗和非阿司匹林组，研究旨在评估阿司匹林用于心血管事件一级预防的获益。研究主要终点为心血管事件，包括猝死、致死性或非致死性冠脉疾病、卒中及外周血管疾病，并以出血事件评估安全性。

研究显示，两组的心血管事件发生率和全因死亡差异无统计学意义，但阿司匹林组的致死性冠状动脉和脑血管事件数低于非阿司匹林组。安全性评估结果显示，阿司匹林组并未显著增加出血性卒中发生率，但胃肠道出血事件明显升高。

JAPD2 试验 10 年随访结果证实，低剂量阿司匹林并未降低 2 型糖尿病患者心血管事件发生率，反而增加胃肠道出血风险。与普通人群相比，阿司匹林对 2 型糖尿病患者心血管疾病的预防作用大打折扣。

二、ETDRS 研究

糖尿病视网膜病变早期治疗研究（ETDRS）是一项多中心、随机、前瞻性临床试验，研究纳入了 3 711 例年龄在 18～70 岁、患有不同程度的糖尿病视网膜病变的 1 型或 2 型糖尿病患者，受试者分别接受阿司匹林 650 mg/d 和安慰剂治疗。研究以视力损害程度作为研究终点。研究旨在评估光凝和阿司匹林对非增殖性糖尿病视网膜病变的治疗效果。

研究结果显示，与安慰剂组相比，阿司匹林能减低早期糖尿病视网膜病变患者致死性或非致死性心肌梗死发病风险，但不能延缓或加速糖尿病视网膜病变的进展，也没有增加眼底出血风险。

（张　征）

第四篇

高血压、糖尿病的共同结局

第一章
心脑血管事件是二者共同结局

原发性高血压和糖尿病是我国最常见的慢性疾病,同时也是疾病死亡构成占首位的心血管疾病的主要危险因素。据调查,我国 18 岁以上成年人高血压患病率高达 23.2%,成人 2 型糖尿病发病率已达 10.4%。高血压与糖尿病二者关系密切,我国住院的 2 型糖尿病(T2DM)患者合并高血压者占 34.2%;医院门诊高血压患者中糖尿病患病率为 24.3%。1 型糖尿病患者出现高血压常与肾脏损害相关,而 2 型糖尿病患者合并高血压是多种心血管代谢危险因素并存的表现,二者有着共同的发病基础。当高血压和糖尿病并存时,可显著增加心血管疾病、脑卒中风险,并增加病死率。积极控制糖尿病和高血压,对减少心脑血管事件所致的死亡有着积极的意义。

第一节　高血压、糖尿病与心脑血管事件

一、高血压与心脑血管事件

血压水平与心脑血管疾病发病及死亡风险关系密切。大量临床研究显示,血压与冠心病、脑卒中事件及心血管病死亡风险呈独立相关性。一项全球的前瞻性观察研究结果显示,收缩压每升高 20 mmHg,舒张压每升高 10 mmHg,心脑血管疾病发生风险倍增。我国流行病学调查数据则显示,血压水平在 120～139/80～89 mmHg 的人群与血压水平在 110/75 mmHg 的人群相比,前者 10 年后心血管风险增加 1 倍以上。我国心脑血管疾病死亡占总死亡人数的 40% 以上,而高血压是心脑血管死亡的首要危险因素,心脑血管疾病死亡的主要原因是脑卒中和冠心病事件,其中脑卒中发病率是冠心病发病率的 5 倍。近年虽然冠心病发病呈上升趋势,但脑卒中发病率仍高于冠心病发病率。国内外的研究均证实,降压可明显减少心脑血管并发症和死亡。HOT 研究显示,患者收缩压下降 26～30 mmHg,到平均 138.5 mmHg,总心血管事件危险降低 22%,当舒张压下降 20～25 mmHg,到平均 82.6 mmHg,总心血管事件危险降低 30%。可见,降压可有效减少脑卒中及心脏病事件,改善患者的生存质量,降低疾病带来的负担。

二、糖尿病与心脑血管事件

2 型糖尿病是心脑血管疾病的独立危险因素。与非糖尿病患者群相比,2 型糖尿病患者发生心脑血管疾病的风险可显著增加。即使血糖轻度升高尚未达到糖尿病诊断标准时,心脑血管疾病的发生风险已显著增高。但多项大型临床研究显示,严格控制血糖并不能显著降低 2 型糖尿病患者心脑血管事件及相关死亡风险。事实上,2 型糖尿病除血糖升高外,还同时合并高血压、血脂异常等心脑血管病的危险因素,只有综合管理上述危险因素才能减少糖尿病患者心脑血管疾病的发生。

第二节 心脑血管事件的共同土壤

不健康的生活方式和遗传基因的易感性可引发肥胖、胰岛素抵抗、炎症、氧化应激、RAAS 系统激活等病理生理改变,这些病理生理改变是 2 型糖尿病、高血压及心脑血管事件发生的共同机制,他们之间既相互联系,又相互促进。

一、慢性炎症

大量的证据表明,2 型糖尿病、高血压、非酒精性脂肪肝、动脉粥样硬化的重要病理机制是慢性低度炎症。肠道细菌在慢性低毒性炎症的发生中起重要作用,遗传和环境等因素造成肠道保护屏障的破坏,导致细菌或细菌产物,如细菌脂多糖(LPS),通过肠道屏障进入血液,LPS 能特异性识别 TOLL 样受体 4(TLR4)并产生炎性因子,引起慢性低度炎症,并导致肝脏、脂肪和肌肉等组织的胰岛素抵抗。热量过剩所导致的内脏脂肪堆积被认为是全身慢性炎症的另一重要原因。内脏脂肪组织可分泌多种炎症因子和肿瘤坏死因子,引起了肌肉和肝脏等抵抗。炎症因子可通过多种机制影响胰岛素靶器官的胰岛素敏感性,其可抑制胰岛素受体底物 1(IRS-1)酪氨酸磷酸化,阻断胰岛素信号转导通路;并降低 GLUT4、胰岛素受体及 IRS-1 的表达;抑制胰岛素信号转导途径的下游磷脂酰肌醇激酶(PI3K)的功能受损,引发胰岛素抵抗。慢性炎症除可导致胰岛素抵抗、血糖调节障碍外,还可导致血管壁的慢性炎症,被认为是动脉粥样硬化的重要病理改变。炎症因子、脂肪细胞因子等促炎症因素可通过慢性炎症过程导致内皮细胞损害,激活先天固有免疫,从而促进动脉粥样斑块的形成。急性冠脉综合征炎症反应是炎症细胞被激活的结果,许多炎症细胞存在于破裂的粥样斑块内。可见,慢性炎症在心脑血管事件的发生、发展中具有重要作用。

二、胰岛素抵抗

中心型肥胖、胰岛素抵抗是 2 型糖尿病、血脂异常、原发性高血压、早期动脉硬化等疾病的始动因素。胰岛素在细胞内的作用途径主要包括两种,即磷脂酰肌醇激酶(PI3K)途径和有丝分裂激动蛋白(MAP)激酶途径。PI3K 途径与胰岛素介导的葡萄糖代谢、脂肪代谢、NO 合成和抗炎作用等,而 MAP 途径与细胞迁移、生长和增殖相关。胰岛素抵抗时,细胞信号转导的异常表现为 PI3K 信号途径受损而 MAP 激酶信号途径相对亢进。机体出现葡萄糖代谢障碍、脂质代谢紊乱、内皮功能受损、炎性标志物水平升高、血管平滑肌增殖、血液高凝状态等病理改变,继而出现糖尿病、高血压和心脑血管疾病。不同于 2 型糖尿病,高血压患者的胰岛素抵抗主要部位并非肝脏,主要表现为骨骼肌、脂肪的胰岛素抵抗,而在继发性高血压患者中不存在肌肉、脂肪组织的胰岛素抵抗。高胰岛素血症通过增加肾脏对钠的重吸收,引起水钠潴留;并导致血管平滑肌细胞钙离子浓度升高,血管平滑肌细胞增殖、管壁增厚,减少内皮细胞合成分泌 NO、内皮源性超极化因子等,舒血管因子等多种病理改变导致血管收缩,周围血管阻力增加从而引发高血压。而高血压被认为是早期动脉粥样硬化的危险因子,持续的内皮损害与低度慢性炎症进一步导致动脉粥样硬化。

由此可见,改善胰岛素抵抗是防治 2 型糖尿病、高血压、心脑血管疾病的重要环节。

三、肾素-血管紧张素-醛固酮系统激活

肾素-血管紧张素-醛固酮系统(RAAS)激活与胰岛素抵抗、糖尿病、高血压之间相互作用,形成恶性循环。醛固酮升高可损害胰岛素作用通路、刺激脂肪组织产生炎性细胞因子、诱发氧化应

激、降低胰岛素受体的表达等途径导致胰岛素抵抗。血糖升高能通过使上调 RAAS 系统血管紧张素原、血管紧张素 Ⅱ 的表达，激活 RAAS 系统。RAAS 激活后导致内皮功能紊乱升高血压，并通过对动脉壁的多种直接作用来促进动脉粥样斑块形成、心肌重塑的发展。

　　综上所述，遗传的易感性、不健康的生活方式是 2 型糖尿病、心脑血管疾病发生的始动因素，而胰岛素抵抗、氧化应激、血管炎症、血管收缩进一步导致 2 型糖尿病、高血压和动脉粥样硬化形成。因此，可以说高血压和糖尿病的共同结局就是心脑血管事件，只有针对高血压、糖尿病发病的共同机制，改变不健康的生活方式，改善胰岛素抵抗、炎症、氧化应激、RAAS 系统激活等病理特点，综合管理血糖、血压、血脂等高危因素，才能减少心脑血管事件的致死致残率。

（陈　蓉　邹大进）

第二章
心脏并发症

第一节　老年退行性心瓣膜病

随着人口老龄化进程,老年退行性心脏瓣膜病发病率日益增加,已经成为欧美发达国家最主要的心脏瓣膜疾病,在我国也有逐渐取代风湿性瓣膜病的趋势。老年退行性心脏瓣膜病又称老年钙化性心脏瓣膜病,主要表现为心脏瓣膜纤维化及钙盐沉积,使瓣膜僵硬,导致瓣膜狭窄或关闭不全,是老年人心血管事件的主要原因之一。老年退行性心脏瓣膜病以主动脉瓣膜病变最为常见,其次是二尖瓣病变,可以累及一个瓣膜,也可累及两个以上瓣膜,即联合瓣膜病变。

一、发病机制研究进展

以往研究认为,老年退行性心脏瓣膜病是机体老化的表现,是不可避免的细胞凋亡过程。近年来,随着对其发病机制的不断探索,提出了一系列新的观点,多数观点认为老年退行性瓣膜病是一种主动调节过程,多种调控机制参与其中。主要包括以下几种。

(一)血流动力学说

瓣膜钙化主要累及处于高循环阻力状态下的主动脉瓣和二尖瓣,因此血流冲击可能与发病密切相关。高血压使心腔内血流剪切力发生变化,血流冲击和磨损心脏瓣膜,导致瓣膜表面内皮细胞损伤,继而瓣膜间质细胞(VIC)增生和激活,细胞外基质(ECM)重构,导致瓣膜钙化。

(二)炎症反应学说

老年退行性心脏瓣膜病是对某种刺激因素的组织反应,而炎症反应可能是瓣膜钙化的第一步。钙化的瓣膜上有大量淋巴细胞浸润(正常组织不存在),释放炎性介质、细胞趋化因子和水解酶,参与了矿化反应和纤维化反应。

(三)细胞外基质重构学说

最终导致瓣膜钙化的过程,主要是 ECM 降解与合成的平衡被破坏,弹力蛋白降解增强,成纤维细胞病理性增生。其中,基质金属蛋白酶(MMP)及其组织抑制剂失衡可能是重要机制之一。

(四)肾素-血管紧张素系统和激肽释放酶-激肽系统学说

研究表明,肾素-血管紧张素系统和激肽释放酶-激肽系统可以调节心脏瓣膜 ECM 平衡,对组织钙化进展起到推动作用。而药理试验证明,ACEI 可延缓钙沉积和促纤维化反应,但不能降低血流动力学障碍。

（五）骨化学说

有研究指出，心脏瓣膜钙化属异位钙化，与甲状旁腺素长期代偿，骨质破坏，血钙在软组织中沉积有关。

（六）代谢紊乱学说

多项研究指出，瓣膜钙化过程与冠状动脉粥样硬化及冠脉钙化程度相关，具有细胞毒性的氧化低密度脂蛋白具有促炎作用，并促进矿化反应。

（七）基因学说

近年来，瓣膜钙化的基因水平研究逐渐增多，San9 基因、Norch-1 基因突变、维生素 D 受体基因多态性、NT5N 基因多态性等均与瓣膜钙化有关。

二、国际瓣膜病指南更新要点

2017 年，美国心脏协会（AHA）和美国心脏病学会（ACC）对 2014 年版心脏瓣膜病指南进行修订，欧洲心脏病学会（ESC）和欧洲心胸外科协会（EACTS）也对 2012 年版指南进行了修订。现将相关指南更新要点总结如下。

（一）强调心脏团队重要性，明确心脏瓣膜病中心结构

2017 ESC 指南再次强调心脏团队在瓣膜性心脏病诊治过程中的重要性，并首次明确心脏瓣膜病中心的组成。要求团队能够熟练掌握瓣膜置换、主动脉根部手术，二尖瓣、三尖瓣、主动脉瓣修复及经导管瓣膜技术等治疗技术；同时具备影像学诊断技术，拥有 MRI、超声、CT 等影像技术专家；团队需要定期召开手术例会，并经常与除核心团队外的其他相关科室进行探讨；团队应详细、全面地记录手术相关数据，至少应包括 1 年内的手术相关死亡率、并发症、瓣膜修复率、耐久修复性、再次手术率等，还应及时回顾这些数据，有利于检验团队评估标准及提高新技术学习效率。

（二）完善危险分层评估

危险分层是术前评估的重要环节，目前主要应用于外科手术及 TAVR（经导管主动脉瓣置换术）的术前评估。2017 ESC 指南指出，由于 EuroSCORE Ⅰ 通常高估了手术死亡率，且风险校准体系不完善，不建议继续用于治疗决策的制定。EuroSCORE Ⅱ 及 STS 评分能更准确地对患者进行危险分层，同时也能更好地预测瓣膜性心脏病的手术预后。

其他类型瓣膜性心脏病介入治疗的术前危险分层经验仍需不断积累。两版指南均强调评估时应当综合考虑患者情况，不能过度依赖某一项评分指标。

（三）细化 TAVR 适应证

随着 PARTNER 2 等临床研究结果的发布，2017 ESC 指南将中高危，即 STS 评分≥4 分的患者列为 TAVR 的 Ⅰ 类指征，而旧版指南中 STS 4～8 的中危患者仅为 Ⅱa 类指征。

指南建议心脏团队对患者整体情况进行评估，从而选择外科手术或 TAVR。同时，2017 ESC 指南详细提供了参考标准，具有临床指导意义。其中偏向选择 TAVR 的因素包括：STS 或 EuroSCORE Ⅱ≥4 分、年龄≥75 岁、既往心脏外科手术史、虚弱、影响外科手术康复的合并症、股动脉入路良好、胸部放疗后、瓷化主动脉、冠脉搭桥术后、胸廓畸形、可能会出现人工瓣膜不匹配；而

偏向于选择 SAVR 的因素包括：STS 或 EuroSCORE Ⅱ＜4 分、年龄＜75 岁、怀疑心内膜炎、血管路入不理想、冠脉开口高度不足、瓣环过大或过小、瓣叶形态不好、主动脉过宽、主动脉或心室血栓、存在其他需要外科手术纠正的合并症。

（四）对无症状瓣膜疾病的干预

2017 ESC 指南建议 BNP 升高大于 3 倍的无症状主动脉瓣狭窄患者手术干预（Ⅱa 类推荐），此外新增推荐：若患者存在侵入性测量证实的静息状态下收缩期肺动脉压力＞60 mmHg，需手术干预。

对于无症状原发性二尖瓣反流（MR）且左室功能保留（LVESD 40～44 mm 且 LVEF＞60%），外科修复成功率高、左心房增大、可维持窦性心律的患者，可在有经验的心脏中心进行外科修复（Ⅱa 类推荐）。指南强调了"MR 导致 MR"的概念，即 MR 导致心脏扩大，引起瓣环扩张，从而加重 MR。

（五）瓣膜种类的选择及瓣中瓣

ESC 新旧指南均推荐，60 岁以下拟置换主动脉瓣以及 65 岁以下拟置换二尖瓣的患者首选机械瓣。而 2017 AHA/ACC 指南在瓣膜种类选择上则相对激进，建议 50 岁以下患者选择机械瓣，50～70 患者根据具体情况选择生物瓣或机械瓣，大于 70 岁的患者建议使用生物瓣（Ⅱa 类推荐，证据等级 B），这可能是基于对于未来二尖瓣介入修复或置换技术的期待。

生物瓣寿命相对较短，发生衰败后再次外科手术具有较高风险，目前 AHA/ACC 及 ESC 指南均建议根据手术风险以及生物瓣类型和大小进行评估后进行经导管瓣中瓣治疗（Ⅱa 类推荐）。

（六）抗栓治疗策略更新

2017 ESC 指南建议，TAVR 术后双抗治疗 3～6 个月后改为终身单抗治疗（Ⅱa 推荐），对于高出血风险患者可在手术即进行单抗（Ⅱb 类推荐）。该策略相较于 2017 AHA/ACC 指南更为保守。2017 AHA/ACC 指南建议对于低出血风险患者，TAVR 术后可以使用维生素 K 拮抗剂抗凝 3 个月，并使 INR 维持在 2.5（Ⅱb 类推荐，证据等级 B－NR）。对于怀疑或者确认瓣膜血栓患者，若血流动力学稳定且无抗凝禁忌证，推荐使用维生素 K 抑制剂抗凝（Ⅱa 类推荐，证据等级 C－LD）。

近年来，经导管心脏瓣膜介入治疗技术飞速发展，尤其在单纯主动脉瓣疾病领域，已有逐步替代传统外科手术的趋势。目前仍需改进的方面包括：① 瓣膜耐久性问题；② 瓣膜血栓问题；③ 特殊解剖结构的风险。相信随着器械的不断改进，极简式 TAVR 手术将成为大多数患者的手术方式。此外，预计近 10 年内其他心脏瓣膜的经导管介入技术也将获得长足发展。

（丁风华）

第二节　动脉钙化与动脉粥样硬化的差别

动脉粥样硬化与动脉钙化之间既存在密切联系，也存在明显差别。

一、动脉粥样硬化与动脉钙化病理表现

动脉粥样硬化主要累及大型弹力型动脉（如主动脉）与中型肌弹力型动脉（如冠状动脉），特征是动脉内膜内散在粥样硬化，与动脉钙化都是有机的主动过程，存在多种复杂调控机制。许多因

素,包括血脂异常、高血压、肾病都会影响斑块形成,脂质是基本成分。动脉粥样硬化斑块内可见单核细胞、含脂质的巨噬细胞(泡沫细胞)及平滑肌细胞聚集。细胞外脂质池则融合成脂核,在脂核表面有结缔组织沉着形成斑块的纤维帽。随着斑块进展,斑块可破裂或形成溃疡,伴发血栓形成,还可因斑块内出血形成壁内血肿。

心血管系统钙化主要包括内膜钙化、中膜钙化、主动脉瓣钙化和钙化防御。动脉内膜钙化常在动脉粥样硬化病变的基础上产生,即所谓动脉粥样硬化相关钙化,其钙化部位与粥样硬化斑块一致,呈点状或斑片状。动脉中膜钙化(即 Mnckeberg's 硬化)则沿血管中膜呈线状聚集,而管腔没有明显受累。这种情况通常与糖尿病、慢性肾病或衰老有关。钙化防御则是一种罕见的、致死性血管钙化综合征,表现为皮下脂肪组织和真皮微血管钙化,血管内膜纤维增生和血栓形成,常伴有表皮和脂肪组织坏死、皮肤-表皮分离、脂膜炎、真皮内皮细胞增生和血管外钙化。

二、动脉粥样硬化与动脉钙化形成机制

动脉粥样硬化与动脉钙化两者存在独立的发生机制,但又联系紧密。

(一)动脉粥样硬化形成机制

内膜下载脂蛋白颗粒在动脉内膜聚集,内膜出现弥漫性增厚,增厚的内膜主要由内皮下细胞外基质分子组成,特别是蛋白多糖。蛋白多糖与脂蛋白胆固醇和氧化脂蛋白胆固醇结合,进一步诱导局部产生细胞因子。细胞因子诱导黏附分子表达增多,吸引白细胞在局部黏附,趋化因子引导其在内膜的迁移。在趋化因子的作用下,循环中单核细胞被吸引至病变处。单核细胞进入组织,分化为巨核细胞,摄取被保留的以及氧化的脂蛋白(LPs)变成富含胆固醇的泡沫细胞。刺激滋养血管增加局部血供。同时,内膜中的平滑肌细胞分裂,中膜的部分平滑肌细胞迁移至内膜。平滑肌细胞分裂并分泌细胞外基质,促进细胞外基质在动脉粥样硬化斑块处聚集,最终形成一个无细胞的纤维帽,包绕一个富含脂质的核心,里面可能包含已死亡或正在死亡的细胞及碎片。在早期,凋亡细胞残体被巨噬细胞吞噬产生抗炎因子,例如转化生长因子(TGF-β)以及白介素(IL-10),这些因子抑制了动脉粥样硬化的发展。在晚期病变中,细胞凋亡的速度超过了对凋亡碎屑吞噬的速度,凋亡体无法有序清除,残余细胞成分仍然留在病变内,失去了膜的完整性,毒性物质释放入局部环境,导致炎症进一步加重。滋养血管也促进了炎症的进一步发展。

(二)动脉钙化形成机制

内膜钙化是动脉粥样硬化钙化的主要表现形式。随着动脉粥样硬化炎症细胞因子表达,一些细胞出现成骨细胞样改变或向软骨细胞分化转移来减轻炎症。巨噬细胞和平滑肌细胞死亡释放出细胞外囊泡,这些囊泡成为了钙化形成的部位。局部钙磷代谢控制失调,通过类似骨化/软骨化的过程形成钙磷结晶。这些钙化减轻了炎症。如果炎症持续,巨噬细胞和平滑肌细胞持续凋亡,则越来越多的微钙化形成。微钙化逐渐聚集增大便形成了点状钙化。这种类型的微钙化仍然容易破裂。如果炎症减轻,则病变趋于稳定。

内膜钙化类似于长骨内软骨形成(软骨化生),尽管钙化的启动并不需要特定细胞的参与,但是病变进展很可能受软骨样细胞以及相关炎症因子的表达,例如细胞因子。这些细胞因子主要由组织巨核细胞以及泡沫细胞产生。由于动脉粥样硬化斑块内氧化脂蛋白的毒性效应,组织巨噬细胞以及泡沫细胞分泌细胞因子,参与钙化的进展。

中膜钙化发病机制与内膜钙化不同。主要由成骨样细胞活动形成。骨形成蛋白(BMP)-2/肌节同源盒蛋白同系物(Msx)/无翅型 MMTV 整合位点家族成员(Wnt)信号转导,是膜内骨形成的

特点,主要发生在中膜钙化。这些信号直接促使血管细胞向成骨样细胞的转化。此外,成骨样细胞致中膜钙化也可能被软骨样前体细胞驱动。是否发展成中膜或者内膜钙化主要取决于局部因素。一些信号通路能够引起骨-软骨祖细胞分化为成骨细胞,而某些信号通路抑制或上调则能够引起祖细胞向下游软骨样细胞分化。

三、动脉粥样硬化与动脉钙化的临床影响

动脉粥样硬化斑块可导致管腔狭窄,引起相应器官缺血。如冠状动脉狭窄所致心肌缺血,临床表现为心绞痛;肾动脉狭窄引起顽固性高血压和肾功能不全;下肢动脉硬化可引起下肢麻木和间歇性跛行。若动脉粥样硬化斑块进展或破裂导致管腔堵塞,则产生靶器官组织坏死,如冠脉粥样硬化斑块破裂导致管腔闭塞引起心肌梗死,下肢动脉闭塞引起肢体坏疽。此外,主动脉粥样硬化还可形成主动脉瘤,一旦破裂可因急性大量内出血,迅速致命。

血管钙化是冠脉斑块形成的一个标志,但是否与更高的急性事件发生率有关仍不明确。早期的斑点状钙化或微钙化可能与斑块破裂有关。在稳定型冠心病患者,斑点钙化则与斑块容积进展有关。与较少钙化的斑块相比,钙化密集的斑块病变进展更缓慢。与非狭窄斑块或非钙化的狭窄斑块相比,钙化斑块冠脉滋养血管密度更低。此外,冠状动脉钙化积分是预测冠脉事件的独立因素,可用于急性冠脉事件的中低危分层。其他血管床的动脉粥样硬化钙化也是心血管风险及死亡的独立危险因素。纤维钙化与冠脉纤维斑块中的钙化核心可能与动脉重构有关。在冠脉介入治疗中,冠脉钙化的存在使球囊难以充分扩张,盲目扩张可能使血管夹层、穿孔甚至血管破裂;而未充分扩张的钙化病变植入冠脉支架,支架膨胀不全、贴壁不良等事件发生率也明显增高,增加了介入治疗相关并发症的概率。

动脉中膜钙化可增加血管僵硬度,使收缩压升高,舒张压下降,导致血压升高、脉压差增大,进一步导致左心室肥厚。流行病学已经证实,中膜钙化与慢性肾病患者、糖尿病患者冠脉疾病以及远期心血管事件明显相关。

四、动脉粥样硬化与动脉钙化影像学检测

计算机断层扫描(CT)利用X线对动脉粥样硬化及动脉钙化进行无创显像。通过注射对比剂将动脉管腔和周围组织在CT中区分开,从而评估动脉粥样硬化阻塞病变。随着64排CT技术的发展成熟,目前冠脉CT造影(CTA)已成为评估冠脉病变重要的无创检查方法,对狭窄严重程度可进行定量或半定量评估,其诊断敏感性相对较高。由于CT阴性预测值较高,在鉴别引起症状的病因时能可靠地除外冠状动脉疾病。由于冠状动脉钙化密度高,在CT图像中容易与周围组织区分而不需要使用血管内对比剂。在非增强CT扫描中可以计算钙化积分(Agatston积分),是目前评估钙化严重程度最常用的方法。钙化积分可以辅助预测动脉粥样硬化严重程度、心血管系统疾病发生风险及病死率。

冠状动脉粥样硬化斑块在冠状动脉造影(CAG)主要表现为造影剂充盈缺损。利用目测或定量冠状动脉造影(QCA)技术能够评估计算病变处管腔的狭窄程度。冠脉造影对钙化的识别有限,部分患者在X线下可以观察到沿血管走行的条状影,其亮度和大小反映了钙化的严重程度。

血管内超声(IVUS)可以将微型化超声换能器送至血管腔内,再经超声导管内电子成像系统显影血管的横截面图像,因此IVUS不仅可观察管腔的形态,还可以观察管壁的结构或病变。冠状动脉粥样硬化病变在IVUS表现为管壁上不同程度的斑块形成,内膜和内膜下组织明显增厚,占据部分管腔。IVUS可同时测定管腔面积、外弹力膜面积并计算得出斑块面积(用斑块+中膜面积代替)与斑块负荷。此外,IVUS还有助于易损斑块的检出。易损斑块破裂引发血栓形成是急性冠脉

综合征的主要发病机制。利用 IVUS 以及虚拟组织学 IVUS(VH－IVUS)技术可识别斑块成分(纤维性病变、纤维-脂质性病变、钙化病变和坏死组织)以及纤维帽的厚度。IVUS 还能识别斑块破裂,表现为内膜完整性遭到破坏,或不规则的溃疡。钙化病变在 IVUS 表现为强回声伴后方声影,可以识别钙化为浅表钙化还是深部钙化,根据钙化组织在周长上占的象限可进行半定量测定。

光学相干断层显像(OCT)技术是一种应用近红外光干涉的成像技术,通过使用干涉仪记录不同成分及不同深度生物组织反射光,由计算机构建出能够让人简易识别的图像。其分辨率较 IVUS 更高。在 OCT 上,动脉粥样硬化斑块表现为血管壁出现占位性病变(增厚病变)或血管壁三层结构消失。OCT 可识别斑块类型,包括纤维斑块、钙化斑块及脂质斑块。此外,OCT 还能够对斑块细微结构进行识别,包括斑块纤维帽识别、巨噬细胞聚集、斑块内新生血管以及胆固醇结晶,有助于易损斑块的检出。典型的冠脉钙化在 OCT 表现为边缘锐利的低信号或不均匀区域。OCT 还能够识别微小或点状钙化,其检测钙化病变的敏感性(95%～96%)、特异性(97%)都很高。

综上所述,动脉粥样硬化与动脉钙化存在密切联系,但在病理表现、发病机制及影像学表现也存在明显差异,其对临床结果产生的影响也不尽相同。深刻认识二者的区别及联系,可为疾病诊断及临床干预提供依据,对动脉粥样硬化及动脉钙化防治具有重要意义。

(杜 润 丁凤华)

第三节 房颤的新认识与防治策略

心房颤动(简称房颤)是临床上最常见的一种持续性心律失常。流行病学资料显示,我国房颤患病率为 0.74%,60 岁以下男女患病率分别为 0.43% 和 0.44%,60 岁以上男女患病率分别上升至 1.83% 和 1.92%。随着人口老龄化、房颤易患因素的增加及对无症状的房颤检测能力的提升,房颤患病率呈继续上升的趋势。房颤的主要危害包括脑卒中及血栓栓塞、心力衰竭、心肌梗死、认知功能下降和痴呆、肾功能损伤等。房颤导致女性全因死亡率增加 2 倍,男性增加 1.5 倍。以下是 4 个病例分析点评,前 2 例通过点评阵发性房颤和持续性房颤的病例,介绍有关房颤的基本知识,后 2 例介绍房颤消融治疗的两个新方法、新进展。这些病例旨在为基层医生提供新的学术信息,更重要的是规范对房颤的全程管理。

一、非瓣膜性房颤致左心耳血栓的治疗

典型病例

患者女性,75 岁,因"发作性心悸 15 年,加重 3 个月"入院。15 年来反复心悸发作,每次持续数分钟到 1 小时不等,心电图检查提示心房颤动。普罗帕酮口服治疗疗效欠佳。入院前 3 个月心悸加重,无胸闷胸痛,无头晕黑蒙等症状,拟入院行持续性房颤射频消融治疗。既往高血压及冠状动脉粥样硬化性心脏病 10 年。15 年前行甲状腺切除治疗。查体:血压 141/57 mmHg,神志清楚,双肺呼吸音清,心率 55 次/min,律齐,双下肢无水肿。辅助检查:血肌酐 59 μmol/L,甲状腺功能检查正常范围。

入院后经胸超声心动图检查提示,左心房内径 45 mm,左心室舒张末内径 54 mm,左心室射血分数 70%,主动脉瓣退行性变伴中度关闭不全,左心房增大伴轻度二尖瓣关闭不全。

冠状动脉薄层 CTA 检查提示,冠脉三支钙化斑块形成,LAD 局部管腔中度狭窄,左心

房增大。经食管超声心动图检查见左心耳近端前侧壁处一大小约9.0 mm×6.0 mm的中低回声,其顶端见絮状物,活动度大,呈漂浮状,诊断左心耳近端血栓形成。患者CHA2DS2-VASc评分为5分,既往未规范抗凝治疗。考虑患者左心耳血栓形成,建议先充分抗凝治疗。患者肌酐清除率≥50 ml/min,因此给予利伐沙班20 mg,1次/d,口服抗凝治疗,并予控制高血压及冠心病二级预防治疗。抗凝治疗79天后再次来诊,复查食管超声检查提示血栓消失。口服抗凝药物期间,无出血及其他不良事件发生。

(一)房颤的定义和分类

房颤是指心房有效的一致性收缩被心房不规则乱颤取代,心房激动快且不规则,每分钟可达350~600次,心电图表现为P波消失出现高频的小f波及不规则的心室率,心室率通常跳动快而绝对不规律R-R间期不固定,这是由于患者房颤的时候正常传导受到影响,所以心室率是不规整的。按照房颤发作的频率和持续时间进行分为4类,即阵发性房颤、持续性房颤、长程持续性房颤、永久性房颤4类(表4-2-1)。

表4-2-1 房颤的分类

分 类	定 义
阵发性房颤	发作后7天内自行或干预终止的房颤
持续性房颤	持续时间超过7天的房颤
长程持续性房颤	持续时间超过1年的房颤
永久性房颤	医生和患者共同决定放弃恢复或维持窦性心律的一种类型,反映了患者和医生对于房颤的治疗态度,而不是房颤自身的病理生理特征,如重新考虑节律控制,则按照长程持续性房颤处理

一些特殊类型房颤在临床中经常被提及,首诊房颤指首次检测到的房颤,不论其是否首次发作、有无症状、是何种类型、持续多长时间、有无并发症等。非瓣膜病房颤是指无风湿性二尖瓣狭窄、机械/生物瓣膜置换、二尖瓣修复等情况下发生的房颤。无症状性房颤,是指没有临床症状的房颤。

(二)房颤的发生与哪些因素有关

(1)年龄:高血压患者随着年龄增长,房颤发生概率明显升高。

(2)缺血:冠心病发生心肌梗死或行心胸外科手术的患者易出现房颤。

(3)炎症:心肌炎、心包炎的患者易出现房颤。

(4)瓣膜相关性房颤:风湿性心脏病、二尖瓣狭窄的患者易出现房颤。

(5)慢性呼吸系统疾病:慢性阻塞性肺病、慢性肾脏病、肾功能不全者易出现房颤。

(三)如何早期发现、早期诊断房颤

房颤的监测和诊断需心电图或其他心电记录提供依据。重复每日心电图检查,可以提高无症状阵发性房颤的检出率。对于>65岁的患者,通过心电图或触诊脉搏(对脉搏不规律的患者随后进行心电图检查)的方法有助于社区医生筛查房颤。动态心电图(Holter)有助于发现无症状性房颤。带有心电监测功能的智能手机、手表、血压计可用来识别房颤,同时运用这些人工智能新技术,

有助于准确评估药物和消融治疗房颤的疗效。

（四）房颤的防治原则

房颤的防治原则主要包括一个"基石"和四大"支柱"。一个基石是指寻找和纠正房颤的可逆原因或加重因素，可逆或加重因素包括肥胖、高血压、糖尿病、阻塞性睡眠呼吸暂停综合征、冠状动脉疾病、心力衰竭、饮酒或吸烟等。四大支柱分别是生活方式改善和危险因素管理、抗凝治疗、节律控制和室率管理。

1. 生活方式改善和危险因素管理

（1）肥胖与房颤有因果关系：肥胖是房颤的病因之一。肥胖也导致阻塞性睡眠呼吸暂停综合征、高血压和糖尿病，增加房颤发生风险。对于肥胖房颤患者，体重减少 10％以上才能减轻房颤负担。

（2）有效治疗睡眠呼吸障碍：睡眠呼吸障碍在房颤者中发生率较高，其严重程度与房颤的发生率及治疗效果存在剂量-反应关系。接受呼吸机治疗的睡眠呼吸障碍患者在消融治疗后房颤复发的风险较低。

（3）控制高血压：高血压时心室内的压力较高，心房内的压力也会进一步升高，促进房颤的发生。高血压前期（120～139/80～89 mmHg）也增加房颤风险。高血压患者需遵医嘱将血压控制在目标范围。

（4）控制血糖：糖尿病患者易发生房颤，有效控制血糖可预防房颤和复发。

（5）规律运动：规律的有氧运动可以预防房颤发作、改善房颤引发的症状和提高生活质量。每周150 min中等强度的有氧运动不会增加房颤发生的风险。但过度运动可能会增加房颤发生风险。

2. 抗凝治疗

房颤导致脑卒中风险增加 5～7 倍。临床上，对一个房颤患者评估发生卒中的可能危险有多大，通常简单用 CHA2DS2 - VASc 评分用来初步量化房颤患者卒中发生的风险，如果评分超过 2分（女性 3 分），那么年卒中发生率超过 2％，应及早启动抗凝治疗。该评分包括以下选项：心力衰竭（1 分）、高血压（1 分）、年龄≥75 岁（2 分）、糖尿病（1 分）、既往卒中史（2 分）、血管疾病（1 分）、年龄 65～74 岁（1 分）、女性（1 分）。

HAS - BLED 评分用于抗凝治疗出血风险的评估，包括以下评分选项：高血压（1 分）、肾肝功能异常（各 1 分）、卒中（1 分）、出血史（1 分）、不稳定的 INR（1 分）、年龄＞65 岁（1 分）、药物或嗜酒（1 分），如果评分≥3 分，提示出血风险升高。但是，HAS - BLED 评分升高并不是抗凝的禁忌证，是提示需要警惕出血风险及推荐定期检测。预防房颤患者血栓栓塞事件的经典抗凝药物是维生素 K 拮抗剂华法林，其在房颤患者卒中一级与二级预防中的作用得到肯定。阿司匹林或氯吡格雷预防房颤患者卒中的有效性远不如华法林。但华法林在使用过程中，存在药物和食物相互作用、频繁监测 INR 和 INR 波动大、患者依从性差、发生骨质疏松等因素，导致华法林使用受限。目前，新型口服抗凝药物，包括达比加群酯、利伐沙班、阿派沙班、依度沙班等，在临床使用越来越广泛，循证学依据充分显示，这些药物有用法简单、大出血和致命性出血风险较低等特点。

3. 控制心室率

心室率控制是目前房颤管理的主要策略之一，也是房颤治疗的基本目标，通常可明显改善房颤相关症状。控制心室率的常用药物包括 β受体阻滞剂、非二氢吡啶类钙离子拮抗剂（维拉帕米和地尔硫草）、洋地黄类及某些抗心律失常药物（例如胺碘酮）。

4. 维持窦性心律

节律控制是恢复并且维持窦性心律，包括心脏复律、抗心律失常药物治疗和/或消融治疗。大多数阵发房颤在 1～2 天内可自行转复,药物可加快转复速度。对于房颤发作持续时间 7 天内的患者,药物复律有效;超过 7 天药物复律的有效性下降。目前用于房颤复律的主要药物是 Ⅰ 类(莫雷西嗪、普罗帕酮)和 Ⅲ 类(胺碘酮、索他洛尔)抗心律失常药物。

(五)新型口服抗凝药物的应用

房颤患者脑卒中的危险,主要是来自左心房或左心耳血栓脱落。非瓣膜病的房颤患者的血栓 90% 位于 LAA(左心耳)。传统的口服抗凝药华法林,通过其抗凝治疗使血栓逐渐消退。最近的研究显示,非维生素 K 拮抗剂口服抗凝药包括直接凝血酶抑制剂(比如达比加群酯)和 X 因子抑制剂(比如利伐沙班),如利伐沙班也能够使左心房(耳)的血栓溶解。一项研究表明,利伐沙班降低 NVAF 血栓栓塞风险的作用与华法林相似或更为显著并且起效快,主要比华法林明显出血风险低,获益/风险比高,服药依从性高,这使华法林转换为新型的非维生素 K 拮抗剂可能成为一种临床防治房颤抗凝药物使用的新趋势。

近期多个案报道或非随机对照研究显示,口服抗凝药物(NOAC)对已经形成的 LA/LAA 血栓还具有溶解作用。有研究显示,利伐沙班可以通过减少凝血酶的产生,使血栓团块的骨架松散从而打破纤溶-凝血平衡,使血栓更容易被纤溶酶溶解。另一项前瞻性、多中心的非随机对照研究(X-TRA 研究),该研究入组 53 例 LAA/LA 血栓的 NVAF/心房扑动(房扑)患者,口服利伐沙班(81.7% 患者接受利伐沙班 20 mg,1 次/d)6 周后,41.5% 的患者左房血栓完全溶解,60.4% 的患者左房(左心耳)血栓完全溶解或明显减轻。

最近一项对 672 例服用不同抗凝药的房颤/房扑患者研究后发现,68 例(10.6%)发生心腔内血栓,达比加群酯组、利伐沙班组的患者 LAA 血栓检出率明显低于华法林组(分别为 3.8%、4.1% 和 17.8%)。另外有一项体外试验提示,达比加群酯、利伐沙班抑制血栓形成的作用具有剂量依赖性,还能够抑制已经形成的血栓继续增长。

对于已经形成血栓的非瓣膜房颤患者而言,当前紧要的治疗目的是预防心源性栓塞事件的发生。因此,这类抗凝新药一方面可抑制血栓的继续增长并溶解血栓,更重要的是能够快速起效,预防卒中的发生。

二、心房颤动致心动过速性心肌病

典型病例

男性,43 岁,因"活动后胸闷、气促半年余"入院。

患者入院前半年起无明显诱因下出现活动后胸闷、气促,伴心悸,活动耐量明显下降。症状逐渐加重,后出现夜间不能平卧,无明显发热、咳嗽咳痰等其他不适。遂至当地医院就诊,行心电图检查示快室率房颤;心超示:左房室增大,左室壁整体收缩活动明显减弱,LVEF 29%。给予控制心室率、强心、利尿、扩血管等治疗后症状缓解。出院后规律服用美托洛尔控制心室率、培哚普利抗心肌重构、呋塞米减轻心脏负荷等,但仍有活动后胸闷、心悸等无明显好转,遂至我院就诊,进一步行动态心电图检查,示平均心率 85 次/分,最快室率 182 次/分,最慢室率 42 次/分,持续性房颤、室性早搏;为进一步治疗拟"持续性心房颤动、心功能不全"收治入院。

患者既往有高血压病史十余年,最高 160/105 mmHg,长期口服培哚普利、比索洛尔控制血压,血压控制一般。否认糖尿病、冠心病等其他慢性病史。

查体：体温 36.5℃，脉搏 98 次/分，呼吸 18 次/分，血压 129/96 mmHg。

辅助检查示：血常规、肝肾功能电解质、甲状腺功能等未见明显异常，pro - BNP：297.2↑pg/ml。心超提示左心增大，心功能不全，EF 40%。食管超声未见左心房及左心耳内明显血栓。

入院后继续给予培哚普利抗心肌重构，呋塞米减轻心脏负荷，利伐沙班抗凝等治疗，同时进一步增加美托洛尔剂量至 95 mg，qd 控制心室率。但患者仍然活动耐量较差，同时遥测心室率偏高，日间平均心室率超过 95 bpm，夜间心率较慢时可见长 RR 间歇，最长 2.89 秒。考虑患者心房颤动与心力衰竭密切相关，而进一步应用抗心律失常药物可能进一步延长 RR 间期，故排除相关禁忌后，行磁导航指导房颤射频消融术。术顺，术后患者转为窦性心律，予胺碘酮抗心律失常治疗，美托洛尔减量至 47.5 mg，qd。患者一般情况稳定后出院。

出院后继续药物治疗，患者自觉胸闷心悸等症状明显好转。3 月后复查动态心电图示全程窦性心律，平均 83 bpm，房性早搏 5 次。心超示左房内径 40 mm，左室舒张末内径 60 mm，收缩期内径42 mm，射血分数58%。给予停用胺碘酮、利伐沙班、呋塞米等，继续予培哚普利、美托洛尔口服控制血压及抗心肌重构治疗。此后患者病情稳定，规律随访，血压控制稳定，120/85 mmHg 左右；术后一年动态心电图提示全程窦性心律，平均 80 bpm，房早 9 次；心超示左房内径 41 mm，左室舒张末内径 56 mm，收缩期内径 37 mm，射血分数 61%。

（一）高血压与心房颤动（AF）关系密切

有研究显示，高血压病史是房颤发生的独立危险因素，可使房颤发生风险增至 1.42 倍。而在一般人群中高血压高发导致高血压性心脏病是心房颤动患者最常见的基础疾病。对于该患者而言，高血压病史较长，同时入院时血压控制未达标，提示长期血压控制不佳，可能与其心房颤动的发生相关。

（二）高血压、房颤与心衰的诊断

劳力性呼吸困难、夜间不能平卧，心超检查提示左室、左房增大，射血分数明显降低，考虑诊断心衰（HF）明确，给予 ACEI、β受体阻滞剂治疗心衰改善不明显。进一步优化心衰治疗，首先需明确心功能不全原因。该患者基础疾病为高血压，且长期控制不佳，首先需考虑高血压性心脏病所致心衰，但心超示左室壁厚度正常范围，不符合高血压性心脏病表现。患者同时有持续性房颤，心室率较快，因此，考虑其存在心动过速性心肌病（TCMP）或扩张型心肌病（DCM）可能。

房颤与心衰可以互为因果。房颤可通过多种机制损害心肌功能，且可能导致或加重心衰，其机制可包括心动过速或心律不规则引起的心输出量减少；心动过速性心肌病；获得最佳心室充盈所需的心房收缩缺失；神经内分泌血管收缩因子（如血管紧张素Ⅱ和去甲肾上腺素）激活。心衰（HF）也是房颤的一个危险因素，左心房扩大是其中重要的原因之一。Framingham 心脏研究的结果显示，在 1 737 例新发 AF 个体中 37% 存在 HF；而在 1 166 例新发 HF 个体中 41% 为 HFpEF，44% 为 HFrEF（15% 不能被归类），57% 存在 AF。因此，从患者入院资料中判断该患者 AF 与 HF 间的因果关系存在困难。

对于新诊断的左心室功能障碍的患者，如果有证据表明存在持续性或频发的心动过速或室性早搏，均应考虑心动过速性心肌病的可能性。其特点包括：既往 EF 值正常，左心室功能障碍程度与其他合并症不成比例;未发现其他非缺血性心肌病的原因(如高血压、酒精或药物使用、压力等);无左心室肥厚;左心室大小相对正常(左心室舒张末期直径＜5.5 cm);控制心动过速(心率控制、心脏复律或射频消融1~6个月内)后左心室功能恢复;之前控制心动过速后左心室功能恢复的患者在心动过速复发后 LVEF 迅速下降。可见,心动过速性心肌病和扩张型心肌病应行鉴别诊断,前者的诊断有赖于心率控制后患者的射血分数变化情况。因此,在该患者心室率控制不佳时,对其进行电复律或射频消融治疗,进而关注左室功能恢复情况对确诊心动过速性心肌病是重要的。

虽然,对总体的房颤伴心衰者射频消融术也可能都有益的。一项研究入选了有症状的阵发性或持续性房颤,LVEF≤35％,NYHA Ⅱ~Ⅳ级,抗心律失常药物治疗失败或不能耐受或不愿意接受药物治疗的患者,比较导管消融和常规药物治疗,观察全因死亡率或心衰恶化导致住院的复合事件的主要终点事件。在平均37.6个月的随访中,导管消融的主要终点发生率较对照组明显低,提示房颤射频消融治疗对于心衰合并房颤患者的预后和症状缓解均有较好的作用。

结合以上考虑,我们对该患者进行了射频消融治疗。术后复查显示患者窦性心律维持,心室率明显下降,同时术后3个月心功能即有明显改善,左室射血分数基本恢复正常,至术后1年的随访中,患者的左心室、左心房大小均基本达到正常水平。因此,患者心动过速性心肌病诊断明确,转复窦性心律对该患者治疗效果明显。

（三）其他治疗

消融术后心动过速的复发与否和预后密切相关,维持窦性心律是关键。其中,首要的是抗心律失常药物的应用。与各类型的药物相比,胺碘酮维持窦性心律的成功率最高。然而,胺碘酮引起如甲状腺功能异常、肝功能异常及间质性肺病等长期并发症的风险增加。对于此患者,房颤术后空白期结束后,停用胺碘酮而维持美托洛尔的应用。β受体阻滞剂仅有轻度维持窦性节律的作用,但对于该类已合并高血压和心肌病变,同时担心药物致心律失常作用的患者是合适的。

患者的血压控制也是其窦性心律维持的重要因素。前已述,血压控制不佳是心房颤动复发的危险因素之一。在房颤术后的降压药物选择方面,现有的证据相对较少,多项小型研究显示,ACEI 和 ARB 可能减少房颤的复发,但这些结果尚未经检验效能更好的大型研究证实。一般认为,ACEI 和 ARB 除通过控制血压的间接作用外,同时有如下机制可进一步抑制房颤发生:① 减少心房牵张,ACEI 与 ARB 的血流动力学效应可改善心室功能,并能降低左房压力和室壁应力;② 预防心房纤维化,血管紧张素Ⅱ浓度增高会刺激心房纤维化,而使用 ACEI 治疗可使心房纤维化减轻;③ 预防电重构和直接的抗心律失常作用,有研究认为血管紧张素阻滞剂对离子通道及电生理特性有直接作用。

可见,降压药 ACEI,ARB 合用 β 阻滞剂联合应用控制血压对于该患者的长期预后有益,需坚持长期应用。

三、阵发性心房颤动导管消融新技术

典型病例

患者,72岁,女性,因"反复心慌、乏力3年"入院。患者3年前无明显诱因反复出现阵发性心悸,伴有胸闷等症状,每次持续时间约0.5至3 h不等,查心电图提示心房颤动(房颤),予以静脉用胺碘酮后转复窦律。随后长期服用普罗帕酮("心律平")维持窦律,同时服利伐沙班抗凝治疗,仍有反复心悸发作。2019年1月查动态心电图提示窦缓、阵发性房颤。遂拟"阵发性房颤"收治入院进一步治疗。

既往史：高血压病史十余年，体检发现血压升高，最高血压170/105 mmHg，先后服用缬沙坦、非洛地平治疗，血压控制不佳，改服奥美沙坦酯、氨氯地平控制血压，血压维持于130/90 mmHg。否认糖尿病、冠心病、脑卒中等病史。

入院查心律60次/分，律齐，未闻及病理性杂音。

入院辅助检查结果：甲状腺功能，正常；心脏超声，左房内径39 mm，左室舒张末期内径49 mm，LVEF 69%；经食管心超，左房及左心耳内未见血栓、云雾样回声。

初步诊断：阵发性房颤，高血压Ⅱ级（中危）。

入院后评估患者CHA2DS2-VASc评分为3分（高血压、年龄、女性）及HAS-BLED评分为2分，予以利伐沙班抗凝治疗，继续予以奥美沙坦酯、氨氯地平控制血压。考虑患者Ⅰ类抗心律失常药物治疗下仍有房颤发作，符合《2018房颤：目前的认识和治疗的建议》房颤导管消融Ⅰ类指征。排除手术禁忌后，于2019年4月19日行房颤冷冻球囊消融术。术后继续予以利伐沙班抗凝治疗，奥美沙坦酯及氨氯地平控制血压。术后1个月、3个月、6个月和1年患者无发作性心悸症状，动态心电图均呈窦性心律，未见房颤、房扑及房速。

（一）冷冻球囊消融术的原理

目前是房颤导管消融的标准术式。是一项新型的导管消融技术，通过可控球囊在左房内进行肺静脉封堵，向球囊内注射制冷剂低温消融，从而实施肺静脉隔离。冷冻消融具有以下优势：① 冷冻时球囊导管粘附于组织，导管稳定性更好；② 球囊消融产生的瘢痕边界连续均匀，术后消融相关心律失常风险降低；③ 冷冻消融后的相邻组织完整性好，消融相关心包填塞及食道损伤风险较低，且瘢痕愈合时组织收缩很小，术后肺静脉狭窄的发生概率较低；④ 冷冻热量产生的瘢痕心内膜表面损伤小，血栓形成风险较低；⑤ 冷冻球囊消融肺静脉隔离效率高，手术时间、左房内操作时间较短。

自2013年第一代冷冻球囊导管消融进入中国，2016年第二代冷冻球囊导管消融正式被批准应用于临床，至2019年我国累计冷冻球囊消融例数已超过2万余例。二代冷冻球囊较一代冷冻球囊主要在以下方面做出了改进：① 球囊有效冷冻面从球囊赤道带增加到整个前半球，加强了球囊与组织的有效接触，同时使得消融肺静脉时不再需要将球囊与肺静脉同轴对齐，降低消融操作难度，适用于更多的肺静脉解剖；② 制冷剂喷目数量由4个增加至8个，且制冷剂注射管的注射线圈位置前移，使整个前半球更均匀制冷，更能保证损伤的均一性；③ 球囊导管杆部增加了标示，帮助判断球囊与可调弯导管鞘的相对位置。

（二）最近国外研究进展

STOP-AF是一项多中心、前瞻性、随机对照研究，旨在比较一代冷冻球囊及传统药物在阵发性房颤中的疗效。研究共纳入来自26个医疗中心的245例阵发性房颤患者，入组患者至少对1种抗心律失常治疗无效，且具有较高的房颤负荷（平均房颤病史46个月）。经过1年的随访，69.9%的冷冻球囊消融房颤无房颤复发，而仅有7.3%的药物治疗患者无房颤复发。研究表明，冷冻球囊消融相比传统药物在阵发性房颤患者的窦性心律维持具有显著优势。FIRE and ICE是一项多中心、前瞻性、随机对照的重磅研究，旨在比较冷冻球囊与传统射频消融在阵发性及持续性房颤患者中的有效性及安全性。研究共纳入冷冻球囊消融患者376例，射频消融患者374例，研究发现，冷冻球囊消融在 1 年无复发率(冷冻 34.6%,射频 35.9%)及并发症发生率(冷冻 10.2%,射频 12.8%)均不劣于射频消融,并且冷冻球囊消融手术时间及左房内操作时间显著短于射频消融。该研究表明,冷冻球囊消融是治疗房颤的一种有效且安全的手术方式。2019 年的一项多中心、前瞻性研究结果显示,4 189 例经过冷冻球囊或射频消融的房颤患者经过大于 1 年的随访后,冷冻球囊与传统射频消融的术后无复发率接近(冷冻 30.7%,射频 39.4%),严重并发症方面无显著差异(冷冻 1.0%,射频 2.8%)。以上研究表明,冷冻球囊消融术治疗房颤是一项安全、高效、可靠的消融方式。

四、磁导航指导经主动脉行房缺封堵术

典型病例

女性,41 岁,2015 年 10 月因先天性心脏病行房间隔缺损植入封堵器手术。术后反复心慌发作,Holter 证实出现阵发性房颤。口服心律平或胺碘酮等药物,不能有效控制房颤发作。2015 年 3 月收治入院,拟行磁导航指导的主动脉逆行房颤肺静脉电隔离术。术前口服达比加群酯抗凝治疗。术前超声动图示左心房大小和左心室射血分数正常。CT 检查证实左心房和肺静脉处无封堵器。

术中穿刺右侧颈内静脉冠状窦置入电极,经左侧股静脉置入电极至右室心尖部。穿刺右侧股动脉置入磁导航可控冷盐水灌注消融导管至主动脉根部,消融导管在磁导航系统引导下逆行主动脉瓣和二尖瓣入左房内。通过磁导航联合标测系统构建左心房和肺静脉电解剖图,消融导管可顺利到达每根肺静脉和左房内任一部位。手术时间(静脉穿刺开始至拔管时间)为 2 h,X 线曝光时间为 5 min,无手术相关并发症。

术后复查心脏超声无主动脉瓣和二尖瓣机械性损伤致关闭不全。术后 3 天出院,住院期间以及术后随访 1 年无房颤复发。

(一)导管消融是目前治疗房颤最有效的措施 ··

房缺封堵术后或外科修补术后患者出现房颤的新疗法:磁导航系统指导的导管消融术。

导管消融是目前治疗房颤最有效的措施,经导管行穿间隔的左房肺静脉电隔离是消融治疗的基石。但是,对于房缺封堵术植入封堵器后发生房颤的患者,即使药物治疗效果有限,消融治疗往往会被延后甚至不被考虑,主要原因在于:① 通过直接穿刺封堵器有相当的难度,且潜在的风险大;② 通过穿刺自身保留的房间隔,受封堵器大小限制,一般直径小于 26 mm 可尝试穿刺成功;③ 即使穿刺自身保留的房间隔成功,仍由于受穿刺部位的限制,对于右下肺静脉电隔离时的手工导管操作非常困难;④ 心腔内超声在国内仍未能广泛使用,限制了房缺封堵术后的房颤消融。

(二)磁导航系统指导的导管消融术优势 ··

本病例为国内首次报道磁导航指导的经主动脉逆行房缺封堵术后房颤肺静脉电隔离术,手术总共耗时 2 h,X 线曝光时间仅为 5 min,进一步显示了磁导航对于复杂心律失常以及手控导管不易完成消融病例中的优势。

综上所述,对于拟行房颤肺静脉电隔离术时,遇到无法行常规房间隔穿刺或穿刺困难时,磁导

航指导的主动脉逆行左房行肺静脉电隔离是一种可供选择的途径，且是一种安全、有效、并能减少 X 线暴露时间的手术方式。

（金　奇）

第四节　慢性心衰的早期诊断与防治

心力衰竭（简称"心衰"，HF）是一组由于多种原因引起的心脏结构或功能异常，如高血压病、冠心病、心律失常、心肌病（包括糖尿病引起心肌代谢障碍）等，导致心室充盈或射血能力受损的临床综合征。人群流行病学调查显示，随着年龄老化，70 岁及以上人群心衰发病率≥10％。当临床出现呼吸困难和乏力（活动耐量受限），以及液体潴留（肺淤血和外周水肿）症状时病死率很高，常是各种心血管疾病的终末结局。一般住院心衰患者五年生存率与某些恶性肿瘤相当。心衰的主要死亡原因依次为左心衰竭（59％）、心律失常（13％）及心脏性猝死（13％）。

目前，心衰在临床上按左心室射血分数（LVEF）分为三类：① 射血分数降低的心衰（HFrEF，LVEF＜40％）；② 射血分数中间值的心衰（HFmrEF，LVEF 40％～49％）；③ 射血分数保留（正常）的心衰（HFpEF，LVEF≥50％）（表 4-2-2）。随着年龄老化及超声检查技术尤其是多普勒超声的进步，目前发现单纯舒张功能减退的心衰（HFpEF，心肌变硬引起舒张能力减退），甚至临床无症状的也很多见。在心衰晚期常有收缩、舒张功能都减退的表现。

表 4-2-2　心力衰竭的定义和诊断标准

诊断标准	射血分数降低的心衰 （HFrEF）	射血分数中间值的心衰 （HFmrEF）	射血分数保留的心衰 （HFpEF）
症状和（或）体征			
左心室射血分数（LVEF）	LVEF＜40％	LVEF 40％～49％	LVEF≥50％
利钠肽水平升高 B 型利钠肽（BNP）	BNP 水平升高及／或 N 末端 BNP 原（NT-proBNP）＞125 ng／L	B 型利钠肽（BNP）＞35 ng／L；并符合以下≥1 条：左心室肥厚和（或）左心房扩大；或心脏舒张功能异常［E/e'≥13 或平均 e'（室间隔和游离壁）＜9 cm/s 等］	利钠肽水平升高；并符合以下至少 1 条：① 左心室肥厚和（或）左心房扩大；② 心脏超声符合舒张功能异常
备注	随机临床试验主要纳入此类患者，有效的治疗已得到证实	此组患者临床特征、病理生理、治疗及预后尚不清楚，单列此组有利于对其开展相关研究	需要排除患者的症状是由非心脏疾病引起的，有效的治疗尚未明确

注：LVEF，左室肥厚，左房大，心脏舒张功能异常等指标可以从心脏多普勒超声检查获得。

一、心衰的早期预防

心衰是肯定能早期预防的。首先必须对所有"三高"患者（高血压、高血糖、高血脂）及合并有肥胖、长期吸烟、大量饮酒等多种不良生活习惯的患者，即有多种心衰危险因素的患者，重点进行早期临床评估以识别存在心功能减退的可能性，通过及早控制这些心衰的危险因素，同时定期体检，及时发现无症状的左心室收缩或舒张功能异常，才能延缓或预防心衰的发生。

（一）控制高血压

高血压是心衰最常见、最重要的危险因素，长期有效控制血压可以使心衰风险降低 50％。长期测血压，调整选择合理的降压药物治疗，平稳控制高血压是可以预防或延缓心衰的发生。对存在多种心血管疾病危险因素、靶器官损伤或心血管疾病的高血压患者,血压应平稳控制在 130 / 80 mmHg以下。

(二)纠正血脂异常

及时进行调脂药物治疗,保持健康饮食结构及习惯,保持健康体重,可以降低心衰发生的风险。对冠心病患者或冠心病高危人群,推荐长期使用他汀类降脂药物,可以有效预防心衰。

(三)控制糖尿病

糖尿病是心衰发生的一个独立危险因素,尤其女性患者发生心衰的风险更高。发现有糖尿病后,应根据糖尿病指南进行个体化治疗控制血糖,降低全身大小血管损伤,降低糖尿病所致心肌代谢障碍。近来研究显示,钠-葡萄糖协同转运蛋白2抑制剂(恩格列净或卡格列净)的糖尿病治疗新药,能够降低具有心血管高危风险的2型糖尿病患者的死亡率和心衰住院率。

(四)控制其他危险因素

对已确诊"三高"的患者,除及时合理诊治外,对有其他危险因素者,例如肥胖、少运动、心理压力重、经常熬夜、吸烟和酗酒等不良生活方式的糖尿病和高血压的"后备军",也要定期体检,早期发现糖代谢、血压是否接近于"边缘"状态(即"糖尿病前期"及"高血压前期")。一旦发现,就应注意指导建立健康的生活方式,提倡经常测量血压和血糖,定期随访,必要时早期服降糖、降压药物治疗。总之,早期对这些危险因素干预才能从根本上预防心衰的发生。

二、临床辅助检查方法

(一)心电图

所有心衰以及怀疑心衰患者均应行心电图检查。心电图部分异常可提示病因或治疗适应证(如房颤的抗凝治疗、收缩不同步的再同步化治疗、心动过缓的起搏治疗等)。有心律失常或怀疑存在无症状性心肌缺血时,应行24 h动态心电图检查。

(二)胸部X线片

一般胸部X线片正常并不能除外心衰,但有呼吸困难的患者均应行胸部X线片检查,可提示肺淤血、肺水肿、肺部基础病变及心脏增大等初步信息。

(三)生物学标志物检验

联合使用多项生物标记物可能是对心衰病情评估的未来发展方向。

1. 血浆利钠肽:包括B型利钠肽(BNP)或N末端B型利钠肽原(NT-proBNP)的测定,是诊断和评估心衰中重要的化验指标。BNP<100 pg/ml、NT-proBNP<300 pg/ml通常可排除急性心衰,BNP<35 pg/ml、NT-proBNP<125 pg/ml时通常可排除慢性心衰。

诊断急性心衰时,NT-proBNP水平应根据年龄和肾功能不全进行分层:50岁以下患者 NT-proBNP>450 pg/ml,50岁以上患者 NT-proBNP>900 pg/ml,75岁以上患者 NT-proBNP>1 800 pg/ml,肾功能不全[肾小球滤过率<60 ml/(min·173 m²)]时 NT-proBNP 应>1 200 pg/ml。著名的Framingham研究证实,BNP可预测新发心衰的风险,心衰高危人群(高血压、糖尿病、血管疾病等)经利钠肽筛查(BNP>50 ng/L),然后接受专业团队的管理和干预,可预防心衰发生。故建议临床检测利钠肽水平以筛查心衰高危人群,控制危险因素和干预生活方式,预防左心室功能障碍或新发心衰。

2. 心脏肌钙蛋白(cTn):推荐心衰患者入院时行 cTn 检测,常用于急性心衰患者的病因诊断(如心肌梗死)和预后评估。

3. 反映心肌纤维化、炎症、氧化应激的标记物:如可溶性 ST2、半乳糖凝集素 3 和生长分化因子 15 也有助于心衰患者的危险及预后评估。

(四)经胸超声心动图检查

是评估心脏结构和功能的首选有效的诊断方法,包括 M 超、二维超声和近年来发展迅速的三维超声。对于无冠心病和传导异常的患者,LVEF 可采用胸骨旁左心室长轴和胸骨旁左心室短轴乳头肌水平的 M 超来测量;而对伴有局部室壁运动不良或传导异常的患者,LVEF 可采用双平面 Simpson's 法测得,对于心律不齐的患者有时需要取多个心动周期的平均值;三维超声不受心脏形态的影响,且准确性和重复性良好,智能心脏三维定量可在数秒内提供可靠的、可重复的射血分数以及心室和心房的容积;结合声学增强剂心内膜轮廓显示更加清晰,测量的心腔容积更加准确。目前,社区基层医院大多具有超声心动图设备。

通过计算左室射血分数可反映左心室收缩功能,对有可疑心衰症状患者,心超可作为初始诊断评估,如心脏结构异常主要包括左房扩大(左心房容积指数>34 ml/m²)、左室肥厚[左心室质量指数≥115 g/m²(男性)或 95 g/m²(女性)]。当临床情况发生变化如需评估治疗效果、考虑器械治疗时,都应重复做心超测量结构和功能的。

2016 年美国超声心动图学会和欧洲心血管影像学会统一制定了《关于超声心动图评估左室舒张功能的建议指南与标准》:在临床确定心衰诊断前,建议需进行重复性和可行性更好的二维和多普勒指标多参数综合评估,该指南推荐用于识别舒张功能不全的 4 个指标及其临界值分别是:二尖瓣瓣环的 e'速度(室间隔 e'<7 cm/s,侧壁 e'<10 cm/s),平均 E/e'>14,左房容积指数>34 ml/m²,三尖瓣最大反流流速(TR)>2.8 m/s。上述评估舒张功能的 4 个指标中,两者以上均未达到临界值,提示左室舒张功能正常;而两者以上均超过临界值,提示左室舒张功能异常;如果恰好两者未达到临界值,则结论不可确定。

此外,"指南与标准"制定了用超声心动图评估左室充盈压与舒张功能障碍分级的关键指标,包括二尖瓣血流速度、二尖瓣瓣环 e'速度、E/e'比值、TR 峰值流速和 LA 最大容积指数。补充指标有肺静脉流速和斑点追踪超声心动图(STE)测量的左室整体长轴应变(GLS),后者用来识别左室收缩功能的轻度减低。

由于 LVEF 减低的患者也同时有舒张功能受损,也属 EF 减低心衰 HFrEF 类。在 EF 减低的患者中评估舒张功能的主要目的是估测 LV 充盈压。和某些其他疾病患者类似,寻找不同参数之间的一致性非常重要,得出可靠的左室充盈压评估。其他间接指标包括纵向应变力或测定三尖瓣反流速度等,了解舒张早期压力,当左室松弛受损、僵硬度增加导致充盈压升高,心舒张功能障碍。此外,测三尖瓣反流速度进行间接估测肺动脉收缩压,了解肺动脉压是否升高。总之,多普勒超声心动图检查为临床上判断舒张早期功能不全的诊断和分级(1～3级)提供了重要的手段。同时,多普勒心超使我们能发现舒张早期心衰,早期保护心脏。

(五)其他特殊检查

当需要进一步明确病因时,可采用包括心脏磁共振、经食管超声心动图和负荷超声心动图、心脏计算机断层扫描、冠状动脉造影、核素心室造影及核素心肌灌注和(或)代谢显像、心肺运动试验、基因检测、心肌活检等特殊检查。

三、心衰程度及预后评估

（一）纽约心脏病协会(NYHA)心功能分级

这是临床常用的心功能评估方法,按诱发心衰症状的活动程度将心功能的受损状况分为四级(表4-2-3)。而根据心衰发生发展过程,分为4个阶段,此分类旨在强调心衰重在预防(表4-2-4)。

表4-2-3　纽约心脏协会(HYHA)心功能分级

分　级	症　　状
Ⅰ级	活动不受限。日常体力活动不引起明显的气促、疲乏或心悸
Ⅱ级	活动轻度受限。休息时无症状,日常活动可引起明显的气促、疲乏或心悸
Ⅲ级	活动明显受限。休息时可无症状,轻微日常活动即引起显著的气促、疲乏、心悸
Ⅳ级	休息时也有症状,任何体力活动均会引起不适。如无须静脉给药,可在室内或床边活动者为Ⅳa级;不能下床并需静脉给药支持者为Ⅳb级

表4-2-4　心力衰竭4个阶段与心功能分级的比较

心力衰竭阶段	定　　义	患　病　人　群	NYHA心功能分级
阶段A(前心力衰竭阶段)	患者为心力衰竭的高危人群,无心脏结构或功能异常,无心力衰竭症状和/或体征	高血压、冠心病、糖尿病肥胖、代谢综合征、使用心脏毒性药物史、酗酒史、风湿热史、心肌病家族史等	无
阶段B(前临床心力衰竭阶段)	患者已发展成器质性心脏病,但从无心力衰竭症状和/或体征	左心室肥厚、陈旧性心肌梗死、无症状的心脏瓣膜病等	Ⅰ
阶段C(临床心力衰竭阶段)	患者有器质性心脏病,既往或目前有心力衰竭症状和/或体征和液体潴留	器质性心脏病患者伴运动耐量下降(呼吸困难、疲乏)	Ⅰ～Ⅳ
阶段D(难治性终末期心力衰竭阶段)	患者器质性心脏病不断进展,虽经积极的内科治疗,休息时仍有症状,且需要特殊干预	因心力衰竭反复住院,且不能安全出院者;需要长期静脉用药者;等待心脏移植者;使用心脏机械辅助装置者	Ⅳ

注:纽约心脏协会(NYHA)心功能分级。

（二）6 min步行试验

用于评估患者的运动耐力。6 min步行距离<150 m为重度心衰,150～450 m为中度心衰,>450 m为轻度心衰。

（三）预后评估

下列临床参数与心衰患者的不良预后相关:LVEF下降、利钠肽水平持续升高、NYHA心功能分级恶化、低钠血症、运动峰值耗氧量减少、血细胞比容降低、心电图QRS波增宽、慢性低血压、静息心动过速、肾功能不全、不能耐受常规治疗、难治性容量超负荷等。

四、对心衰患者早期干预的重要性

总的来说,射血分数越低心衰的症状越明显加重。但是,每个患者表现症状轻重程度个体差异会很大。有不少高血压患者血压很高,但从无头痛、头晕等症状,甚至心脏很大,心超发现射血分数 EF<40%，临床也无症状。为防止发展到出现活动后呼吸困难，心率快，夜间阵发性呼吸困难，不能平卧，肺部可闻啰音等心衰症状出现，应早期诊治。此外，冠心病患者发生心肌梗死后，常有无症状性左心室收缩功能障碍（包括 LVEF 降低及/或局部室壁活动异常），及时发现，推荐使用血管紧张素转化酶抑制剂（ACEI）、β受体阻滞剂和醛固酮受体拮抗剂以预防和延缓心衰发生，延长寿命；特别是存在左心室收缩功能障碍的患者，可降低心衰住院率和死亡率。对不能耐受 ACEI 的患者，推荐血管紧张素Ⅱ受体阻滞剂（ARB）。早期进行冠状动脉介入治疗的急性 ST 段抬高型心肌梗死可以减少梗死面积，从而降低发生射血分数较明显降低（<40%）的心衰的风险。对稳定性冠心病患者可考虑使用 ACEI 预防或延缓心衰发生。

对所有无症状的 LVEF 降低的患者，为预防或延缓心衰发生，推荐长期使用 ACEI 和β受体阻滞剂。对存在心脏结构改变（如左心室肥厚）的患者应优化血压控制"达标"，逆转 LVH 或延缓其发展为有症状的心衰。

五、慢性射血分数减低心衰的治疗

（一）一般治疗

1. 去除诱发因素：如感染（尤其上呼吸道和肺部感染）、心律失常、电解质紊乱和酸碱失衡、过量摄盐、过度静脉补液以及应用损害心肌或心功能的药物如非甾体类抗炎药、肿瘤化疗药物等。

2. 调整生活方式：一般不主张严格限制钠摄入，或将限钠（<3 g/d）扩大到轻度或稳定期心衰患者。轻中度症状患者常规限制液体并无益处，对于严重低钠血症（血钠<130 mmol/L）患者水摄入量应<2 L/d。氧疗可用于急性心衰，对慢性心衰并无指征。心衰患者宜低脂饮食、戒烟，肥胖患者应减轻体重。严重心衰伴明显消瘦患者应给予营养支持。卧床患者需多做被动运动以预防深部静脉血栓形成。临床情况改善后在不引起症状的情况下，应鼓励患者进行运动训练或规律的体力活动。心理疏导可改善心功能，必要时酌情应用抗焦虑或抗抑郁药物。

（二）药物治疗

高血压患者发现伴心衰时，应选用兼有治疗心衰的降压药物。许多降压药，如利尿剂、肾素-血管紧张素系统抑制剂、β受体阻滞剂等都是兼有治疗心衰作用的降压药物。但是，有的降压药如二氢吡啶类钙拮抗剂，中枢性 α_2 受体激动剂，可乐定等，虽然无直接治疗心衰作用，但这些降压药通常具有较强的降压作用，也对心脏有保护作用。利尿剂、肾素-血管紧张素系统抑制剂、β受体阻滞剂等在心衰初始用量方面，剂量应从小到大，与一般用于降压治疗有所不同。

1. 利尿剂的应用

利尿剂消除水钠潴留，有效缓解心衰患者的呼吸困难及水肿，改善运动耐量，恰当使用利尿剂是心衰药物取得成功的关键和基础。若利尿剂用量不足，会降低对 ACEI 的反应，增加使用β受体阻滞剂的风险。另一方面，不恰当的大剂量使用利尿剂则会导致血容量不足，增加发生低血压、肾功能恶化和电解质紊乱的风险。

（1）常用药物和剂量

对有明显液体潴留的心衰患者首选襻利尿剂，最常用呋塞米（速尿），作用强。呋塞米的剂量与效应呈线性关系。托拉塞米、布美他尼口服生物利用度更高。噻嗪类利尿剂仅适用于有轻度液体潴留、伴有高血压且肾功能正常的心衰患者。托伐普坦对顽固性水肿或低钠血症者疗效更显著，推荐用于常规利尿剂治疗效果不佳、有低钠血症或有肾功能损害倾向患者。

呋塞米的用法与降压时不同，通常剂量：20～80 mg；最大剂量：120～160 mg，1 次/d。托拉塞米通常剂量：10～40 mg；最大剂量：100 mg，1 次 /d。噻嗪类利尿剂氢氯噻嗪通常剂量：25～50 mg；最大剂量：100 mg，1～2 次 /d 口服。噻嗪样利尿剂吲达帕胺通常用量：2.5～5 mg；最大剂量：5 mg，1 次 /d。保钾利尿剂阿米洛利通常用量：5～10 mg；最大剂量：20 mg，1 次 /d。氨苯蝶啶通常用量：100～200 mg；最大剂量：200 mg，1 次 /d。

根据患者对利尿剂的反应调整剂量，体重每天减轻 0.5～1.0 kg 为宜。一旦症状缓解、病情控制，即以最小有效剂量长期维持。利尿剂开始应用或增加剂量 1～2 周后，应复查血钾和肾功能。

（2）注意低钾和低血压副作用

利尿剂导致的低钾、低镁血症是心衰患者发生严重心律失常的常见原因。血钾 3.0～3.5 mmol/L 可给予口服补钾治疗，而对于血钾＜3.0 mmol/L 应采取口服和静脉结合补钾，必要时经深静脉补钾。低钠血症（血钠＜135 mmol/L）时应注意区别缺钠性低钠血症和稀释性低钠血症，后者按利尿剂抵抗处理。若低钠血症合并容量不足时，可考虑停用利尿剂。低钠血症合并容量过多时应限制入量及超滤治疗。

此外，若发生低血压，首先应区分容量不足和心衰恶化，纠正低钠及低血容量水平，若无淤血的症状及体征，应先利尿剂减量；若仍伴有低血压症状，还应调整其他扩血管药物（如硝酸酯）的剂量。

利尿剂治疗中可出现肾功能损伤（血肌酐、尿素氮升高），应分析可能的原因并进行处理，某些肾毒性的药物，如非甾体类抗炎药会影响利尿剂的药效并且导致肾功能损害和肾灌注下降，增加ACEI/ARB 或醛固酮受体拮抗剂引起肾功能恶化的风险。

2. 高血压及糖尿病伴心衰首选肾素-血管紧张素系统抑制剂

临床研究证实，肾素-血管紧张素系统抑制剂能降低明显心衰患者的住院风险和死亡率，若联合应用 β 受体阻滞剂及在特定患者中应用醛固酮受体拮抗剂，可以降低心衰的发病率和死亡率。对一般高血压及 /或糖尿病患者人群中，降压治疗用药时可以开始就服用中 /高剂量 ACEI/ARB，同时也有利于防治心衰。

对血压不太高、发现有心衰症状或射血分数低的患者，开始治疗心衰，原则上应尽早使用ACEI/ARB，并从小剂量开始，逐渐递增，每隔 2 周剂量倍增 1 次，直至达到最大耐受剂量或目标剂量。滴定剂量及过程需个体化，开始服药和调整剂量后应监测血压、血钾及肾功能。调整到最佳剂量后长期维持，避免突然停药。

（1）ACEI/ARB/ARNI 应用新方法

目前，血管紧张素受体脑啡肽酶抑制剂（ARNI）有 ARB 和脑啡肽酶抑制剂的作用，后者可升高利钠肽、缓激肽和肾上腺髓质素及其他内源性血管活性肽的水平。ARNI 的代表药物是沙库巴曲缬沙坦钠。新型复方制剂，如沙库巴曲缬沙坦钠片 100 mg（含沙库巴曲 49 mg/缬沙坦 51 mg），即能降压又能治疗心衰。

（2）常见副作用：① 肾功能恶化。如果肌酐升高＞30％应减量；若升高＞50％应停用。② 高钾血症。血钾＞5.5 mmol/L 应停用 ACEI；血钾＞6.0 mmol/L 时应采取降低血钾的措施，如口服降钾结合剂。③ 低血压。无症状性低血压通常不需要改变治疗；对于症状性低血压，可调整或停用其他有降压作用的药物；若无液体潴留，利尿剂可减量；必要时暂时减少 ACEI 剂量；若血钠＜130 mmol/L，可增加食盐摄入。④ 干咳。⑤ 血管神经性水肿，发生血管神经性水肿患者终身禁用ACEI。

3. β 受体阻滞剂

β 受体阻滞剂在 1960 年被发明用于 HF 治疗，发明者因此获得了诺贝尔奖，曾被誉为是"里程碑"的发现。至今，β 受体阻滞剂在治疗高血压及心衰的地位一直很稳定。最早，β 受体阻滞剂是发现对心肌有抑制作用,是禁用于"心衰"患者。此后的临床试验已证实,射血分数低的 HFrE"心衰"患者长期应用 β 受体阻滞剂(琥珀酸美托洛尔、比索洛尔及卡维地洛等),能改善症状和生活质量,降低死亡、住院、猝死风险。但是临床应用仍应谨慎,尤其对病态窦房结综合征、Ⅱ度及以上房室传导阻滞(无心脏起搏器)、心率<50 次/min、低血压(收缩压<90 mmHg)、支气管哮喘患者禁用。

(1)用法:尽早使用,NYHA 心功能Ⅳ级患者应在血流动力学稳定后使用。因 β 受体阻滞剂的负性肌力作用可能诱发和加重心衰,治疗心衰的生物学效应需持续用药 2～3 个月才逐渐产生,故起始剂量须小,每隔 2～4 周可剂量加倍,逐渐达到指南推荐的目标剂量或最大可耐受剂量,并长期使用。静息心率降至 60 次/min 左右的剂量为 β 受体阻滞剂应用的目标剂量或最大耐受剂量。

(2)注意事项:滴定的剂量及过程需个体化,要密切观察心率、血压、体重、呼吸困难、淤血的症状及体征。有液体潴留或最近曾有液体潴留的患者,必须同时使用利尿剂。突然停药会导致病情恶化。在慢性心衰急性失代偿期,可继续维持使用;心动过缓(50～60 次/min)和血压偏低(收缩压 85～90 mmHg)的患者可减少剂量;严重心动过缓(<50 次/min)、严重低血压(收缩压<85 mmHg)和休克患者应停用,但在出院前应再次启动 β 受体阻滞剂治疗。

4. 醛固酮受体拮抗剂用于心衰

从 20 世纪末,循证医学研究证实在使用 ACEI/ARB、β 受体阻滞剂的基础上加用醛固酮受体拮抗剂,可使 NYHA 心功能Ⅱ～Ⅳ级的"心衰"患者获益,降低全因死亡、心血管死亡、猝死和心衰住院风险。一项安体舒通治疗射血分数保留的心衰研究(TOPCAT),服用醛固酮受体拮抗剂(螺内酯)亚组分析提示,螺内酯可减少 EF 40%～49%患者因心衰住院风险。对其中 LVEF≥45%、BNP 水平升高或 1 年内因心衰住院的患者可考虑使用醛固酮受体拮抗剂以降低住院风险。使用中应该监测患者血钾和肾功能。

此外,有研究显示,EF<40%的患者中缺血性心脏病的比率与 EF≥50%患者相似,对一些随机对照试验的回顾性分析以及荟萃分析表明,ACEI/ARB、β 受体阻滞剂、醛固酮受体拮抗剂可能改善中间型 EF 40%～49%患者的预后,说明联合用药治疗早期心衰的疗效较好。

如何加用醛固酮受体拮抗剂(螺内酯)?

(1)适应证:LVEF≤35%、使用 ACEI/ARB/ARNI 和 β 受体阻滞剂治疗后仍有症状的 HFrEF 患者;急性心肌梗死后且 LVEF≤40%,有心衰症状或合并糖尿病者。

(2)禁忌证:肌酐>221 μmol/L(2.5 mg/dl)或 eGFR<30 ml/(min·1.73 m²);血钾>5.0 mmol/L;妊娠妇女。

(3)应用方法及注意事项:螺内酯初始剂量 10～20 mg、1 次/d,至少观察 2 周后再加量,目标剂量 20～40 mg、1 次/d。使用醛固酮受体拮抗剂治疗后 3 d 和 1 周应监测血钾和肾功能,前 3 个月每月监测 1 次,以后每 3 个月 1 次。出现男性乳房疼痛或乳房增生症时建议停用,为可逆性。

5. 新型降低心率药物伊伐布雷定

伊伐布雷定是一种新型的降低心率的治疗心衰药物,属于窦房结 IF 电流选择特异性的抑制剂,通过特异性抑制心脏窦房结起搏电流减慢心率。主要用于对心力衰竭患者心率的控制。由于选择性很高,只对窦房结具有选择性的抑制作用,对心脏内的传导、心肌的兴奋收缩、心室的复极化等均没有影响。使伊伐布雷定避免了 β 受体阻滞剂在降心率的同时带来的呼吸道痉挛、呼吸困难、心动过缓、性欲下降等药物副作用,以及停药后出现的反跳现象。伊伐布雷定的单纯降心率的作用,以及药物浓度依赖性的特点,均优于 β 受体阻滞剂。SHIFT 研究显示,伊伐布雷定使心血管死亡和心衰恶化住院的相对风险降低 18%,患者左心室功能和生活质量均显著改善。SHIFT 中国亚组分析显示联合伊伐布雷定平均治疗 15 个月,心血管死亡或心衰住院复合终点的风险降低 44%。

（1）适应证：NYHA 心功能 Ⅱ～Ⅳ 级、LVEF≤35% 的窦性心律患者，合并以下情况之一可加用伊伐布雷定。① 已使用 ACEI/ARB/ARNI、β 受体阻滞剂、醛固酮受体拮抗剂，β 受体阻滞剂已达到目标剂量或最大耐受剂量，心率仍≥70 次/min；② 心率≥70 次/min，对 β 受体阻滞剂禁忌或不能耐受者。

（2）禁忌证：① 病态窦房结综合征、窦房传导阻滞、Ⅱ度及以上房室传导阻滞、治疗前静息心率<60 次/min；② 血压<90/50 mmHg；③ 急性失代偿性心衰；④ 重度肝功能不全；⑤ 房颤/心房扑动；⑥ 依赖心房起搏。

（3）应用方法：起始剂量 2.5 mg，2 次/d，治疗 2 周后，根据静息心率调整剂量，每次剂量增加 2.5 mg，使患者的静息心率控制在 60 次/min 左右，最大剂量 7.5 mg，2 次/d。老年、伴有室内传导障碍的患者起始剂量要小。对合用 β 受体阻滞剂、地高辛、胺碘酮的患者应监测心率和 QT 间期，因低钾血症和心动过缓合并存在是发生严重心律失常的易感因素，特别是长 QT 综合征患者。避免与强效细胞色素 $P_{450}3A4$ 抑制剂（如唑类抗真菌药、大环内酯类抗菌药）合用。

（4）副作用：最常见为光幻症和心动过缓。如发生视觉功能恶化，应考虑停药。心率<50 次/min 或出现相关症状时应减量或停用。

6. 其他药物

（1）血管扩张药：对于无法使用 ACEI/ARB/ARNI 的有症状 HFrEF（射血分数降低的心衰）患者，合用硝酸酯与肼屈嗪治疗可扩张动静脉降低心脏前后负荷能有助于改善症状。

（2）能量代谢药：心肌细胞能量代谢障碍在心衰的发生和发展中发挥一定作用，有研究显示，使用改善心肌能量代谢的药物，如曲美他嗪、辅酶 Q10、辅酶Ⅰ、左卡尼汀、磷酸肌酸等可以改善患者症状和心脏功能，改善生活质量，但对远期预后的影响尚需进一步研究。

（3）洋地黄类药物：洋地黄类药物通过抑制 Na^+/K^+-ATP 酶，产生正性肌力作用，增强副交感神经活性，减慢房室传导。研究显示，使用地高辛可改善心衰患者的症状和运动耐量。荟萃分析显示，心衰患者长期使用地高辛对死亡率的影响是中性的。ARISTOTLE 研究显示房颤患者服用地高辛后，死亡风险与血清地高辛浓度独立相关，浓度≥1.2 μg/L 的患者死亡风险最高，无论是否伴心衰，启动地高辛治疗与房颤患者的死亡率独立相关。

适应证：应用利尿剂、ACEI/ARB/ARNI、β 受体阻滞剂和醛固酮受体拮抗剂，仍持续有症状的 HFrEF 患者可加用洋地黄类药物。

禁忌证：① 病态窦房结综合征、Ⅱ度及以上房室传导阻滞患者；② 心肌梗死急性期（<24 h），尤其是有进行性心肌缺血者；③ 预激综合征伴房颤或心房扑动；④ 梗阻性肥厚型心肌病。

常用量：地高辛 0.125～0.25 mg/d，老年、肾功能受损者、低体重患者可 0.125 mg，1 次/d 或隔天 1 次。注意用量不能大，易出现洋地黄中毒副作用，如胃肠反应、室性早搏、快速性房性心律失常伴有传导阻滞等。应常监测地高辛血药浓度，建议维持在 0.5～0.9 μg/L。

（4）中医中药：一项多中心、随机、安慰剂对照试验，由 23 个中心参加随机选取 512 例患者研究共 12 周，以 NT-proBNP 水平下降为主要评价指标，结果表明，在标准治疗基础上联合应用中药芪苈强心胶囊，比较对照组可显著降低慢性心衰患者的 NT-proBNP 水平，改善次要评价指标，即 NYHA 心功能分级、心血管复合终点事件、6 min 步行距离等。

六、临床主要治疗流程

（一）新诊断的患者

对所有新诊断的 HFrEF 患者应尽早使用 ACEI/ARB 和 β 受体阻滞剂（除非有禁忌证或不能耐

受),有淤血症状和/或体征的心衰患者应先使用利尿剂以减轻液体潴留。先用β受体阻滞剂和先用 ACEI/ARB 并无区别。当患者处于淤血状态时,ACEI/ARB 耐受性更好;若患者无明显水肿而静息心率比较快时,β受体阻滞剂耐受性会更好。部分 HFrEF 患者可同时给予小剂量β受体阻滞剂和 ACEI/ARB。两药合用后可交替和逐步增加剂量,分别达到各自的目标剂量或最大耐受剂量。

(二)选择治疗方案

患者接受上述治疗后应进行临床评估,根据相应的临床情况选择以下治疗。

1. 若仍有症状,eGFR≥30 ml/(min・1.73 m²)、血钾<5.0 mmol/L,推荐加用醛固酮受体拮抗剂。

2. 若仍有症状,血压能耐受,建议用 ARNI 代替 ACEI/ARB。

3. 若β受体阻滞剂已达到目标剂量或最大耐受剂量,窦性心律≥70 次/min,LVEF≤35%,可考虑加用伊伐布雷定。

4. 若符合心脏再同步化治疗(CRT)/植入式心脏复律除颤器(ICD)的适应证,应予推荐。

以上治疗方法可联合使用,不分先后。

5. 若患者仍持续有症状,可考虑加用地高辛。

6. 经以上治疗后病情进展至终末期心衰的患者,根据病情选择心脏移植、姑息治疗、左心室辅助装置的治疗。

优化药物过程中应根据用药指征,合理选择药物及起始剂量,逐渐滴定至各自的目标剂量或最大耐受剂量,以使患者最大获益,治疗中应注意监测患者症状、体征、肾功能和电解质等。

七、较新型的心脏植入型电子器械

(一)心脏再同步化治疗(CRT)

通常是一种双心室起搏。是纠正室间及室内不同步的经典方法。在此基础上,对房室间期正常的左束支传导阻滞患者,进行优化的单左心室起搏可提高 CRT 应答率。此外,有研究显示,左心室多部位起搏较左心室单部位起搏临床效果更好,尤其适用于常规双心室起搏治疗无效或效果不佳者。也可在希氏束起搏或左束支起搏。常用于纠正心衰患者的心脏失同步,用药物控制心室率不理想的房颤伴心衰以改善心衰症状及降低病死率。

(二)植入式心脏复律除颤器(ICD)

常用于双心室起搏无效的严重心衰,曾有心脏停搏、心室颤动或伴血流动力学不稳定的室性心动过速患者,以预防心脏源性猝死。

八、慢性射血分数中间值的心衰和射血分数保留(正常)心衰的治疗

HFpEF 患者常有着不同的基础心脏病,如房颤、高血压、冠心病、肺动脉高压以及非心血管疾病合并症,如糖尿病、慢性肾脏病(CKD)、贫血、铁缺乏、慢性阻塞性肺疾病(COPD)及肥胖,这些疾病往往是导致 HFpEF 患者住院和死亡的重要因素。故建议对 HFpEF 和 HFmrEF 患者进行心血管疾病和非心血管疾病合并症的筛查,并行相应的治疗以改善症状及预后。

HFpEF 的临床研究(PEP-CHF、CHARM-Preserved、I-Preserve、J-DHF、TOPCAT 等)均未能证实,对 HFrEF 有效的药物如 ACEI、ARB、β受体阻滞剂及醛固酮受体拮抗剂等可改善 HFpEF 患者的预后。2019 年最新公布的 PARAGON-HF 研究,共纳入 4 822 名 HFpEF 患者,中

位随访时间为 35 个月,主要终点为心血管死亡和心衰住院(包括首次和再次住院)。结果显示,与缬沙坦相比,沙库巴曲缬沙坦组主要终点事件的发生率降低了 13%($P=0.059$),下降幅度以极微小差距而不具有显著性统计学差异,在预先设置的亚组分析中发现,在 LVEF≤57% 的患者及女性患者中,主要终点事件分别减少 22%($P=0.949$)和 27.5%($P=0.895$),意味着沙库巴曲缬沙坦可能在某些特定 HFpEF 患者群中具有作用。由此可见,由于缺乏足够的循证医学证据,目前 HFpEF 尚无特别有效的治疗方案和药物,目前 HFpEF 患者的治疗主要针对症状、心血管基础疾病和合并症、心血管疾病危险因素,采取综合性治疗手段。治疗的主要目的是减轻症状和改善患者生活状态。

(一)利尿剂

液体潴留是引起 HFpEF 患者心衰症状和体征的重要因素,利尿剂能够控制液体潴留、纠正充血、缓解肺淤血,从而改善 HFpEF 患者症状和心功能。有液体潴留和水肿的 HFpEF 和 HFmrEF 患者应使用利尿剂。利尿剂剂量应合理,用量不足时液体潴留控制不充分;也不宜过度利尿,避免前负荷过度降低而致低血压和肾灌注不足。

(二)基础疾病及合并症的治疗

1. 高血压:高血压是 HFpEF 最重要和最常见的病因。有效控制血压可减少因心衰住院、心血管事件及病死率。按照目前高血压指南,应使患者血压控制在 130/80 mmHg 以下。ALLHAT 研究显示,高血压患者中使用噻嗪样利尿剂(氯噻酮)心衰的发生率较使用氨氯地平或赖诺普利低。降压药物优选 ACEI、ARB、β 受体阻滞剂,有容量潴留症状和体征的 HFpEF 患者首选利尿剂控制血压。

2. 冠心病:心肌缺血可以损害心室的舒张功能,合并冠心病的 HFpEF 患者应按冠心病相关指南进行治疗,经规范的药物治疗后仍有心绞痛症状或存在心肌缺血,应考虑行冠状动脉血运重建术。

3. 房颤:合并房颤的 HFpEF 患者根据相关指南进行房颤治疗,可以改善心衰的症状。可使用 β 受体阻滞剂或非二氢吡啶类 CCB(地尔硫草或维拉帕米)控制房颤患者的心室率。如有可能,转复并维持窦性心律,对患者有益。地高辛不能增加心肌的松弛性,不推荐使用,仅用于快速房性心律失常心室率的控制。

4. 积极治疗糖尿病和控制血糖。

5. 肥胖者要减轻体重。

6. 左心室肥厚者:为逆转左心室肥厚和改善左室舒张功能,可用 ACEI、ARB、β 受体阻滞剂等。

(三)醛固酮受体拮抗剂

TOPCAT 研究亚组分析提示,螺内酯可减少 HFpEF 患者因心衰住院。对 LVEF≥45%、BNP 水平升高或 1 年内因心衰住院的 HFpEF 患者,并且 eGFR>30 ml/(min·1.73 m²)、肌酐<2.5 mg/dl、血钾<5.0 mmol/L,可考虑使用醛固酮受体拮抗剂以降低住院风险。使用中应该监测患者血钾和肾功能。

HFmrEF 为心衰分类中新增的一类,其临床特征、病理生理学特点及治疗策略还需进一步研究。HFmrEF 占心衰的 10%~20%,HFmrEF 与 HFpEF 的临床表型不尽相同,目前关于其临床特点、病理生理、治疗及预后的临床证据有限。HFmrEF 在病因学、临床特点、影像学表现、合并症、治疗及预后等方面介于 HFrEF 与 HFpEF 之间。研究显示,HFmrEF 中缺血性心脏病患者比率与 HFrEF 相似,明显高于 HFpEF 患者。部分 HFmrEF 可转变为 HFpEF 或 HFrEF,从 HFmrEF 进展至 HFrEF 的患者预后劣于保持为 HFmrEF 或转变为 HFpEF 的患者。对一些随机对照试验的回顾性分析以及荟萃分析表明,ACEI/ARB、β 受体阻滞剂、醛固酮受体拮抗剂可能改善 HFmrEF 患者的预后。

九、心衰常见合并症的处理

(一)房颤

1. 心室率控制:目前建议心室率控制在 60～100 次/min,不超过 110 次/min。① NYHA 心功能Ⅰ～Ⅲ级的患者,首选口服 β 受体阻滞剂;若对 β 受体阻滞剂不能耐受、有禁忌证、反应欠佳,HFrEF 患者可用地高辛,HFpEF 患者可用非二氢吡啶类钙通道阻滞剂(维拉帕米、地尔硫草);以上均不耐受者可以考虑胺碘酮,或在 β 受体阻滞剂或地高辛的基础上加用胺碘酮;② NYHA 心功能Ⅳ级的患者,应考虑静脉应用胺碘酮或洋地黄类药物。

2. 节律控制:适应证如下。① 有可逆性原因的房颤患者;② 经心室率控制和心衰治疗后仍有症状的慢性心衰患者;③ 房颤伴快速心室率,导致或怀疑导致心动过速性心肌病的患者。若房颤导致血流动力学异常,需要紧急电复律;如无须紧急恢复窦性心律,且房颤首次发作、持续时间＜48 h 或经食管超声心动图未见心房血栓证据,应电复律或药物复律。胺碘酮和多非利特可用于心衰患者转复房颤和维持窦性心律。对于存在心衰和/或 LVEF 下降的房颤患者,当症状和/或心衰与房颤相关时,可选择导管消融。

3. 预防血栓栓塞:心衰合并房颤时建议使用 CHA2DS2 - VASc 和 HAS - BLED 评分分别评估患者血栓栓塞和出血风险。对于肥厚型心肌病合并房颤的患者,无须进行 CHA2DS2 - VASc 评分,应直接给予口服抗凝药物进行治疗。

(二)室性心律失常

首先要治疗原发病、心衰及纠正电解质紊乱、酸碱平衡紊乱等诱因。β 受体阻滞剂是唯一可减少 HFrEF 患者猝死的抗心律失常药物。有症状的或持续性室性心动过速、心室颤动患者,推荐植入植入式心律转复除颤器(ICD)。已植入 ICD 的患者,经优化药物治疗后仍有症状性心律失常发生或反复放电,可考虑胺碘酮和/或行导管射频消融术。对于非持续性、无症状的室性心律失常患者,建议 β 受体阻滞剂。急性心衰患者出现持续性室性心动过速或心室颤动,首选电复律或电除颤。发生尖端扭转型室性心动过速时,静脉应用硫酸镁,建议血钾水平维持在 4.5～5.0 mmol/L,血镁水平补充至≥2.0 mmol/L,通过临时起搏或药物(静脉异丙肾上腺素)使心室率提高至≥70 次/min。

(三)有症状的心动过缓及房室传导阻滞

心衰患者起搏治疗的适应证与其他患者相同,但在常规植入起搏器之前,应考虑是否有植入 ICD 或心脏再同步治疗(CRT)/具有心脏转复除颤功能的 CRT(CRT - D)的适应证。

(四)冠心病

合并冠心病的慢性心衰患者应进行冠心病二级预防。HFrEF 伴心绞痛的患者,首选 β 受体阻滞剂;若 β 受体阻滞剂不耐受或达到最大剂量,窦性心律且心率仍≥70 次/min 可加用伊伐布雷定;

有心绞痛症状可考虑加用短效或长效硝酸酯类药物。经优化药物治疗仍有心绞痛的患者应行冠状动脉血运重建。

（五）高血压

高血压合并心衰患者建议将血压降到＜130／80 mmHg。降压药物优选 ACEI／ARB 和 β 受体阻滞剂，血压仍不达标可联合利尿剂和／或醛固酮受体拮抗剂。HFrEF 患者若血压还不达标，可联合使用氨氯地平或非洛地平；禁用 α 受体阻滞剂、莫索尼定、地尔硫䓬和维拉帕米。

（六）心脏瓣膜病

对有症状的瓣膜病伴慢性心衰的患者，应就诊于专科（心内科、心外科、介入专科）来评估治疗策略，所有患者都应接受优化的药物治疗。严重主动脉瓣狭窄患者需谨慎使用血管扩张剂（ACEI、ARB、CCB）治疗，以免引起低血压。

（七）糖尿病

糖尿病显著增加缺血性心脏病患者心衰的风险；心力衰竭与 2 型糖尿病常常并存，使患者的预后更差，死亡和住院风险增加。对于年龄超过 65 岁的 2 型糖尿病患者，如果合并心衰则死亡风险增加 10 倍。糖尿病本身也可能引起糖尿病心肌病，2 型糖尿病在心衰患者中非常普遍。心衰患者中 2 型糖尿病患病率为 20％，而无心衰者中 2 型糖尿病患病率为 4％～6％。

在心力衰竭中，神经内分泌激活引起血流动力学和代谢改变，通过胰岛素抵抗引起糖尿病发展；在糖尿病中，高血糖引起大血管和微血管功能障碍、心肌缺血和／或梗死（主要是收缩功能障碍 HFrEF），在没有缺血的情况下，肌节僵硬和纤维化引起舒张功能障碍（HFpEF）。因此，心力衰竭和 2 型糖尿病之间的双向关联。炎症在一些过程中起关键作用。

对心衰合并糖尿病的患者应逐渐、适度控制血糖，目标应个体化（一般糖化血红蛋白应＜8％）。

合并心力衰竭的糖尿病患者，需谨慎选择降糖药物。2019 年欧洲心脏病学学会（ESC）与欧洲糖尿病研究协会（EASD）联合制定的第三版《糖尿病／糖尿病前期和心血管疾病指南》指出，糖尿病合并心衰的一线降糖药应包括二甲双胍和 SGLT2 抑制剂，而沙格列汀、吡格列酮和罗格列酮不推荐用于糖尿病合并心衰患者。其中，二甲双胍推荐用于 eGFR≥30 ml／(min · 1.73 m²) 的患者；SGLT2 抑制剂（恩格列净、卡格列净或达格列净）可减少糖尿病患者心衰住院风险，推荐用于合并心衰患者。EMPA‑REG OUTCOME 研究结果显示，恩格列净降低了心血管死亡和心衰住院风险，对伴或不伴心衰的患者均显示出有利作用。CANVAS 试验中，坎格列净也降低了心衰住院风险，提示这是一种类效应。

（八）贫血与铁缺乏症

贫血在心衰患者中很常见，与心衰的严重程度独立相关，并且与预后差和活动耐力下降有关。对于 NYHA 心功能Ⅱ～Ⅲ级的 HFrEF 且铁缺乏（铁蛋白＜100 μg／L 或转铁蛋白饱和度＜20％时铁蛋白为 100～300 μg／L）的患者，静脉补充铁剂有助于改善活动耐力和生命质量。

（九）肾功能不全

心衰患者住院期间出现的肾功能恶化，主要与应用利尿剂或其他损害肾功能的药物（如对比剂、非甾体类抗炎药等）相关。肾脏排泄的药物（地高辛、胰岛素和低分子量肝素等）在肾功能恶化时需要调整剂量。

（十）肺部疾病

心衰合并慢性阻塞性肺气肿的患者或怀疑有气道高反应的患者,建议使用心脏选择性 β_1 受体阻滞剂,如比索洛尔、美托洛尔。

（十一）阻塞性睡眠呼吸暂停综合征

对于伴有心血管疾病的阻塞性睡眠呼吸暂停综合征患者,持续气道正压通气对治疗有益。

十、慢性心衰的管理

（一）慢性心衰管理注意事项

1. 对心衰患者应限盐:心衰患者常喜偏咸食物,原因是高容量负荷会使患者感觉较"舒服"。摄入 0.9 g 盐同时是约 100 ml 水潴留体内,易引起急性发作。因此,对有症状尤其水肿者应将摄盐控制在<2.4 g/d。

2. 告诫患者不能随意喝水:喝水过多的危险与摄盐过多一样,除诱发心衰外还可能导致低钠血症。慢性心衰伴低钠血症不少见,预后不良。要饮水越多的风险限制目标 1 700 ml/d。

3. 督促患者定时服有效的抗心衰药:注意 ACEI,ARB,抑制交感的 β 受体阻滞剂及醛固酮拮抗剂的依从性,临床发现约有 1/2 慢性心衰患者依从性不好。

4. 重视心衰患者的心理疏导:因普遍存在精神抑郁和心理障碍,提高生活质量。

（二）慢性心衰的综合管理

1. 康复治疗:良好的生活方式和适当的运动能提高生活质量,改善预后。

2. 随访管理:每 1～2 个月 1 次,包括了解基本生活状况、运动能力、体重、膳食和钠摄入状况,药物服用情况及副作用;体检如心率、水肿及肺部啰音等。

3. 每 3～6 个月做 1 次生化检查及心电图等,必要时重复 BNP/NT-proBNP,心超等检查。必要时与上级专科医生联系,共同解决存在的问题。

（三）健康教育

对心衰患者及家属进行健康教育,与患者的自我管理、自我监督同样重要。

1. 疾病知识介绍:NYHA 心功能分级、分期,心力衰竭的病因、诱因、合并症的诊治和管理。

2. 限钠:心衰急性发作伴容量负荷过重时,限制盐摄入<2 g/d;轻度或稳定期时不主张严格限制钠摄入。

3. 限水:轻中度心衰患者常规限制液体并无获益。慢性终末期心衰患者可将液体摄入量控制在 1.5～2 L/d,也可根据体重设定液体摄入量,体重<85 kg 患者每日摄入液体量为 30 ml/kg,体重>85 kg 患者每日摄入液体量为 35 ml/kg。

4. 监测体重、出入量:每天同一时间、同一条件下测量并记录体重。

5. 监测血压、心率:介绍血压、心率的测量方法,将血压、心率控制在合适范围。

6. 营养和饮食:低脂饮食,戒烟限酒,肥胖者需减轻体重,营养不良者需给予营养支持。

7. 监测血脂、血糖、肾功能、电解质:将血脂、血糖、肾功能、电解质控制在合适范围。

8. 随访安排:详细讲解随访时间安排及目的,根据病情制定随访计划,并需根据随访结果及时给予相应的干预措施。

9. 家庭成员：心肺复苏训练。

10. 用药指导：详细讲解药物使用及相关注意事项。

11. 症状自我评估及处理：呼吸困难加重、活动耐量下降、静息心率增加≥15 次/min、水肿加重、体重增加（3 d 内增加 2 kg 以上）时，应增加利尿剂剂量并及时就诊。

12. 指导进行康复训练。

13. 心理和精神指导：建议患者保持积极乐观的心态，给予心理支持，必要时使用抗焦虑或抗抑郁药物。

综上所述，当前作为各种心血管疾病的终末阶段，心衰发病率高、病死率高。随着我国人口老龄化，高血压、糖尿病、高血脂等相关的危险因素增加，70 岁及以上人群心衰患病率约≥10%，心衰患者住院率、病死率逐年提高，加强防治知识的宣教，早期防治心衰是每个医生的职责。尤其对无症状但射血分数已低于正常、左心室收缩功能已有障碍的，或早期心超发现舒张功能减退，有左室肥厚的心衰患者早期干预的重要性。

在心衰的治疗理念方面也随着临床循证医学而发展，从 20 世纪 50 至 60 年代心衰采用洋地黄"强心"及"利尿剂"治疗方法，发现明显改善了症状，但死亡率无明显降低。70 至 90 年代在"强心"和"利尿"基础上增加血管扩张剂，可从血流动力学状态改善心衰症状。20 世纪 80 年代发现 RAAS 阻滞剂及 β 受体阻滞剂，成为治疗心衰的"黄金搭档"。2015 年以后，新药伊伐布雷定打破了 β 受体阻滞剂一家独大的局面。此外，更有中西药联合、新型的心脏植入型电子器械治疗心衰。在基层加强对慢性心衰的管理，重视危险因素的防治，推动基层慢病网的建立和健全，将使早期防治心衰打开多元化、个体化的新局面。

（金　玮）

第五节　冠心病的诊治要点

一、动脉粥样硬化的早期发现

动脉粥样硬化是动脉硬化性血管病变中最重要的一种。各种动脉硬化主要表现为动脉管壁增厚变硬、弹性减弱和管腔狭窄。动脉粥样硬化的特点是病变从血管内膜出现，先后出现有多种病变并存，包括局部有脂质积聚、纤维组织增生和钙质沉着形成斑块，并有动脉中层的逐渐退变，继发性病变还有斑块破裂、斑块内出血以及局部血栓形成，称为粥样硬化血栓形成。由于在动脉积聚的脂质外观呈黄色粥样，因此称为动脉粥样硬化。

动脉粥样硬化是一种多病因的疾病，即多种因素作用于多个环节所致，这些因素称为危险因素。在各种危险因素的作用下，氧化修饰的低密度脂蛋白（OX-LDL）胆固醇对动脉内膜造成损伤，内皮细胞和白细胞发生变化，黏附因子表达增加。白细胞黏附在内皮细胞上的数量增多，并从内皮细胞间隙迁移至内膜下成为巨噬细胞，后者通过清道夫受体吞噬 OX-LDL，转变为泡沫细胞，形成脂质条纹。巨噬细胞能氧化 LDL-C，还能分泌多种细胞因子，在这些细胞因子的作用下，进一步促使脂肪条纹演变为纤维脂肪病变，再逐渐发展为纤维斑块。

动脉粥样硬化的病理变化主要累及体循环系统的大型肌弹力型动脉（如主动脉）和中型肌弹力型动脉（以冠状动脉和脑动脉累及较多，上下肢动脉、肾动脉和肠系膜动脉次之，其中下肢多于上肢），而肺动脉极少受累及。常为数个组织器官的动脉同时受累。颈动脉常常是较早出现粥样硬化病变的动脉之一，可以使用颈动脉超声等检测手段观察动脉粥样硬化的早期表现。

（一）颈动脉超声

动脉粥样硬化是一种系统性疾病，可发生于全身多个动脉，颈动脉粥样硬化是全身动脉粥样硬化在颈动脉的表现。颈动脉出现粥样硬化导致不同程度的动脉狭窄，严重时甚至闭塞，可引起脑供血不足及脑卒中症状。病变特点是主要累及颈动脉分叉及颈内动脉起始，可导致对应供血区域的血运障碍。

颈动脉超声是检测颈动脉病变的有效手段，通过超声可以测量颈动脉内-中膜厚度、斑块大小、收缩期峰值流速、病变部位与病变近心端的峰值流速比值、搏动指数等血流动力学参数，可以诊断动脉狭窄或闭塞的部位和程度，而且可以通过回声的高低，回声强弱的均匀程度来辅助判断斑块的稳定性。超声检查为无创性检查，具备价格便宜、敏感度高、应用方便和重复性好等优点。超声检查目前在临床上作为首选的检查方法，用于评价颈动脉病变部位及程度，也可作为颈动脉手术后疗效评估以及长期随访的检查方法。

（二）眼底检查

动脉粥样硬化可以累及全身多个血管，眼底血管异常是全身血管系统变化在眼底的表现。动脉粥样硬化、高血压、糖尿病等患者常合并眼底动脉硬化、直径变细，重者则发生眼底血管的显著狭窄甚至阻塞。既往研究显示，眼底动脉异常与动脉粥样硬化和心血管事件相关。因此，眼底检查可用来评估系统性动脉粥样硬化情况，并对预后评估有指导价值。

二、冠心病的无创和有创检查

冠心病主要表现为慢性冠状动脉综合征（CCS）和急性冠状动脉综合征（ACS）。慢性冠状动脉综合征是最常见的临床类型，慢性冠状动脉综合征的无创和有创检查主要有以下几种。

（一）心电图检查

心电图是发现心肌缺血、诊断心绞痛最常用的检查方法。

1. 静息心电图：并非所有患者均有异常表现，相当多患者心电图表现为正常范围。有部分患者可能有陈旧性心肌梗死的改变或非特异性 ST 段和 T 波改变，也有少数患者可能会出现室性、房性期前收缩或房室、束支传导阻滞等心律失常。

2. 心绞痛发作时心电图：大多数患者可出现暂时性心肌缺血导致的 ST 段改变。因心内膜下心肌更容易缺血，故在 R 波为主波的导联可见反映心内膜下心肌缺血的 ST 段压低（≥0.1 mV），发作缓解后恢复正常。有的患者心绞痛发作时出现 T 波倒置。在平时有 T 波持续倒置的患者，发作时可变为直立（假性正常化）。T 波改变用于心肌缺血诊断的特异性不如 ST 段，但如果与平时心电图比较有明显动态改变，也有助于诊断。根据出现 ST-T 改变的导联也有助于判断心肌缺血的部位。

3. 心电图负荷试验：常用运动负荷来进行心电图负荷试验，运动通过增加心脏耗氧以诱发心肌缺血。运动方式主要为分级活动平板或踏车，其运动强度可逐步升级。以达到按年龄预计的最大心率或亚极量心率（85%～90%的最大心率）为负荷目标，前者称为极量运动试验，后者称为亚极量运动试验。运动中应持续监测心电图改变，运动前、运动中每当运动负荷量增加一次，均应记录心电图，运动终止后即刻及此后每 2 min 均应重复心电图记录直至心率恢复至运动前水平。进行心电图记录时应同步测定血压。运动中出现典型心绞痛，心电图出现 ST 段水平型或下斜型压低≥0.1 mV（J 点后 60～80 ms）持续 2 min 为运动试验阳性标准。如果运动中出现心绞痛、步态不稳、室性心动过速(连续 3 个及以上室性期前收缩)或血压下降,应立即停止运动。心肌梗死急性期、不稳定型心绞痛、明显心力衰竭、严重心律失常或急性疾病者禁做运动试验。

4. 动态心电图(HOLTER):连续记录并自动分析 24 h 及更长时间的心电图,可发现心电图 ST－T 改变和各种心律失常。将出现心电图异常的时间与患者的活动和症状相对照进行分析往往有助于获得有价值的信息。胸痛发作相应时间记录的心电图显示缺血性 ST－T 改变有助于心绞痛的诊断。当然,HOLTER 也可检出无症状心肌缺血。

(二)实验室检查

胸痛明显者需查血清心肌损伤标志物,包括心肌肌钙蛋白 I 或 T、肌酸激酶同工酶 MB(CK－MB),用来排除 ACS。血糖、血脂检查可了解冠心病危险因素;查血常规评价有无合并贫血;NT－proBNP 检测有助评估心功能情况。

(三)超声心动图

稳定型心绞痛患者可无超声心动图异常改变。有陈旧性心肌梗死者或严重心肌缺血者,二维超声心动图可探测到坏死区或缺血区心室壁的运动异常。运动或药物负荷超声心动图检查可评价负荷状态下的室壁活动情况,从而估测有无负荷诱发的心肌缺血。另外,超声心动图还可用于冠心病心绞痛的鉴别诊断,如主动脉瓣狭窄、梗阻性肥厚型心肌病等疾病。

(四)多层螺旋 CT 冠状动脉成像(CTA)

使用多层螺旋 CT 进行冠状动脉扫描,并进行二维或三维重建,用于判断冠脉管腔狭窄程度和管壁钙化情况,对判断管壁内斑块分布范围和性质也有一定意义。在有经验的中心,冠状动脉 CTA 与冠脉造影的符合率较高。冠状动脉 CTA 有较高阴性预测价值,若未见狭窄病变,一般可不进行有创检查。但是存在钙化病变时,对狭窄程度判断的准确率会受到影响。

(五)放射性核素检查

1. 核素心肌显像及负荷试验:常用 ^{99m}Tc 进行显像,静息时核素显像所示灌注缺损主要见于心肌梗死后瘢痕部位。运动或药物诱发冠状动脉供血不足的心肌,则可能见到明显的灌注缺损。

2. 正电子发射断层心肌显像(PET):利用发射正电子的核素示踪剂如 ^{18}F、^{11}C、^{12}N 等进行心肌显像。除可判断心肌的血流灌注情况外,尚可了解心肌的代谢情况。通过对心肌血流灌注和代谢显像匹配分析可准确评估心肌的活力。

(六)心脏磁共振检查(CMR)

CMR 可提供心脏解剖结构、心室功能以及冠状动脉成像的资料。多巴酚丁胺 CMR 负荷试验可以评价有无心肌缺血引起的室壁运动障碍,从而判断有无冠状动脉阻塞性病变。

(七)有创性检查

1. 冠状动脉造影(CAG):CAG 为有创性检查手段,为冠心病诊断的金标准。用专用的造影导管经桡动脉、股动脉或其他动脉送入主动脉根部,分别插入左右冠状动脉,注入适量含碘对比剂,可使得冠状动脉及其主要分支得到清楚的显影。狭窄 50%～70% 即可能导致心肌缺血。

2. 冠脉内超声显像(IVUS)、冠脉内光学相干断层显像(OCT)、心肌血流储备分数测定(FFR)以及定量冠状动脉血流分数(QFR)等可用于冠心病的诊断、病变评估,也可用于经皮冠脉介入

(PCI)治疗的指导。

(八) 其他检查

其他包括胸片等检查,胸片对冠心病及心肌缺血本身并无诊断价值,但可以评价有无心脏增大、左心衰竭和肺淤血等。

三、心肌缺血、心绞痛、心肌梗死的鉴别诊断要点

冠状动脉粥样硬化性心脏病无外乎分为 CCS 和 ACS 两种。心绞痛和急性心肌梗死是常见的临床类型。本部分主要探讨心绞痛和急性心肌梗死的鉴别诊断。

(一) 心绞痛的诊断及鉴别诊断

根据典型胸痛的发作特点和体征,含用硝酸甘油后缓解,结合年龄和合并的冠心病危险因素,除外其他原因所致的心绞痛,一般即可诊断心绞痛。常见的鉴别诊断如下。

1. 急性心肌梗死:疼痛部位与心绞痛相似,但性质更剧烈,持续时间更长,多超过 30 min,可长达数小时,常伴有心律失常、心力衰竭以及低血压休克,含用硝酸甘油多不能缓解。心电图常有特征性改变和动态演变过程。实验室检查显示心肌坏死标记物(肌红蛋白、肌钙蛋白 I 或 T 以及 CK-MB 等)增高,常伴有白细胞计数和红细胞沉降率等增高(表 4-2-5)。

表 4-2-5 心绞痛和急性心肌梗死的鉴别诊断要点

鉴别诊断项目	心 绞 痛	急性心肌梗死
疼痛		
部位	中下段胸骨后	相似,但可在较低位置或上腹部
性质	压榨性或窒息性	相似,但程度更剧烈
诱因	劳力、情绪激动、饱食等	可无诱因
时限	短,1~5 min 或 15 min 以内	长,30 min 以上,可达数小时
频率	频繁	不频繁
硝酸甘油疗效	显著缓解	作用较差
气喘或肺水肿	极少	可有
血压	升高或无显著改变	可降低,甚至发生休克
坏死物质吸收的表现		
发热	无	常有
血白细胞增加		
(嗜酸性粒细胞减少)	无	常有
血红细胞沉降率增快	无	常有
血清心肌坏死标记物	无	有
心电图变化	无变化或暂时性 ST-T 改变	有特征性改变和动态演变

2. 其他疾病引起心绞痛:包括严重的主动脉瓣狭窄或关闭不全、肥厚型心肌病、风湿性冠状动脉炎以及梅毒性主动脉炎引起冠状动脉口狭窄等疾病均可引起心绞痛发作,应当排除上述疾病后再考虑冠心病心绞痛诊断。

3. 肋间神经痛及肋软骨炎:疼痛常发生于肋间或肋软骨处,位置取决于病变部位,不一定局限在胸前。性质为刺痛或灼痛,发作时间多为持续性,咳嗽、用力呼吸和身体转动可使疼痛加剧,手臂上举活动时局部有牵拉疼痛。查体可见肋软骨处或沿肋间神经行走处有压痛,故与心绞痛不同,

有助于鉴别诊断。

4. 心脏神经症：本病患者常诉胸痛，但为短暂（数秒钟）的刺痛或持久（数小时）隐痛。胸痛部位多在左胸乳房下心尖部附近，或其他位置，可经常变动。胸痛多在活动之后出现，而不是在活动的当时发作，轻度体力活动反觉舒适，有时可耐受较重的体力活动而不发生胸痛。含用硝酸甘油无效或较长时间后才见效，常伴有心悸、疲乏及其他神经衰弱的症状。

5. 不典型疼痛：心绞痛还需与反流性食管炎等食管疾病、膈疝、消化性溃疡、肠道疾病、颈椎病等引起的胸部不适相鉴别。

（二）心肌梗死的诊断及鉴别诊断

根据典型的胸痛发作，心电图特征性改变及演变，以及心肌损伤标记物发现，可以诊断本病。对老年患者，突然发生严重心律失常、休克、心力衰竭，需考虑本病的可能。对非 ST 段抬高的心肌梗死，血清心肌肌钙蛋白测定的诊断价值较大。急性心肌梗死的鉴别诊断如下。

1. 心绞痛：与急性心肌梗死的鉴别诊断见表 4-2-5。

2. 急性心包炎：尤可有较剧烈而持久的心前区疼痛。但心包炎的疼痛与发热同时出现，呼吸和咳嗽时加重，早期有心包摩擦音，后者和疼痛在出现心包积液时均消失；全身症状一般不如心肌梗死严重；心电除 aVR 外，其余导联均有 ST 段弓背向下的抬高，T 波倒置，无异常 Q 波出现。

3. 急性肺动脉栓塞：可发生胸痛、咯血、呼吸困难、晕厥和休克。常有低氧血症，可有右心负荷急剧增加的表现如肺动脉瓣第二心音亢进、颈静脉充盈、肝大以及下肢浮肿等。心电图示 SIQⅢTⅢ征，表现为Ⅰ导联 S 波加深，Ⅲ导联 Q 波显著，T 波倒置；胸导联过渡区左移，右胸导联 T 波倒置，右束支传导阻滞等改变，可资鉴别。核素通气-灌注扫描可见通气灌注不匹配，肺动脉 CTA 可检出肺动脉大分支血管的栓塞。

4. 急腹症：急性胰腺炎、消化性溃疡穿孔、急性胆囊炎、胆囊胆石、胆管结石等，均可出现上腹部疼痛，可能伴休克。鉴于急性心肌梗死也可能出现上腹部症状，应当认真鉴别。可通过仔细询问病史、体格检查、心电图检查、血清心肌坏死标志物测定，甚至上腹部 CT 等进行鉴别诊断。

5. 主动脉夹层：胸痛一开始即达高峰，常放射到背部、两肋、腹部、腰部和下肢。常伴有血压显著升高，两上肢的血压和脉搏可有明显差别，可有下肢暂时性瘫痪和主动脉瓣关闭不全的表现。但多数无血清心肌坏死标记物升高，二维超声心动图检查、胸部 X 线、胸主动脉 CTA 或磁共振血管显像有助于诊断。

四、冠状动脉钙化病变的特点及治疗

冠状动脉钙化病变在临床上很常见，研究表明冠状动脉的钙化常常是粥样硬化的标志。冠状动脉钙化是粥样硬化晚期阶段的表现，病理上表现为在动脉粥样斑块内或斑块表面出现钙化结节，表面纤维帽缺失或被血栓覆盖，是造成斑块破裂血栓形成的因素之一。

（一）冠状动脉钙化病变的特点

随着冠脉 CTA 的出现，钙化病变的检出率显著提高。冠脉 CTA 与冠脉造影有很高的符合率，钙化与冠脉的粥样硬化斑块负荷以及心血管事件的发生相关。对冠脉血流产生影响的主要是血管内膜钙化，CAG 可以在动态影像中显示血管钙化影，IVUS 和 OCT 是目前检测冠脉钙化敏感性和特异性均很高的检查手段，不仅可以诊断钙化病变，而且对 PCI 的策略选择也有指导意义。

钙化病变可以分为血管内膜钙化和血管外膜或斑块基底部钙化。血管内膜钙化可以是局限存在,也可呈环形(>270°),对 PCI 手术影响很大。如果狭窄严重,可能需要对此病变采用旋磨术。血管外膜或斑块基底部钙化在 X 线下表现明显,对 PCI 影响较小,但在迂曲血管同样会导致球囊、支架等器械输送困难。

（二）临床意义

钙化病变并不是稳定的病变。从 ACS 的发病机制来说斑块纤维帽的破裂是导致血栓形成的重要起因,还有部分病例并没有出现斑块破裂而是表现为斑块侵蚀,其中一部分病变为钙化病变。病理研究表明,钙化在各种病理状态下均可发生,它可以发生隐匿的斑块破裂或急性斑块破裂、斑块糜烂等病理状态。既往临床研究表明,在伴有钙化的病变更易引起病变不稳定和血栓形成,导致急性心肌梗死等急性冠脉事件。国内研究亦发现在急性心肌梗死相关血管病变中,1/3 左右伴有钙化。因此,钙化病变是急诊和择期 PCI 时的常见问题。

（三）钙化病变的治疗

冠状动脉钙化病变的治疗包括药物治疗和血运重建治疗。治疗药物选择与一般冠状动脉粥样硬化性疾病相似,同样包括他汀类药物、抗血小板药物等治疗。引起心肌缺血的狭窄较重的钙化病变可能需要血运重建。严重钙化病变是 PCI 手术的难点,有较高的失败率和中远期并发症发生率,主要反映在以下几方面。

1. 球囊以及支架等器械通过病变时,与血管壁钙化病变突起之间产生较大的阻力,易发生器械通过困难和支架脱载。

2. 由于病变较硬,常需要更高的压力或更大的球囊扩张,血管夹层发生率较高,也更易发生血管的破裂。

3. 病变不能充分扩张时,植入支架可造成支架贴壁不良,从而导致支架内血栓和再狭窄发生率增加。

4. 常需要特殊的技术如旋磨、切割球囊等处理钙化病变,增加血管夹层、血管穿孔风险。

因此,对于钙化病变进行 PCI 时,从术前就要给予充分的重视,仔细阅读血管造影,结合腔内影像学检查结果,评估手术风险和选择器材的应用。针对钙化病变,目前主要的 PCI 策略如下。

1. 单纯的球囊扩张术(PTCA)现已很少使用,有较高的血管夹层和急性血管闭塞的发生率,一般仅用于局限的、直径<2.5 mm 的小血管病变。

2. 球囊扩张+支架植入术非顺应性球囊、切割球囊、双导丝球囊的应用大大改善了预扩张的效果,减少了夹层和急性血管闭塞发生率,显著提高了支架植入的成功率。对于不太严重的钙化病变,常常使用该策略。在充分预扩张完成后,病变部位植入支架。裸支架植入后再狭窄率较高,一般不建议使用,建议使用药物洗脱支架。

3. 旋磨+球囊扩张+支架植入术对于严重的钙化病变尤其是环形钙化病变,常规球囊一般不能有效扩张,旋磨可以有效地去除严重钙化病变和打断环形病变的连接,继而在有效的球囊扩张下植入支架,可以明显提高近期和远期疗效。旋磨术是严重钙化病变治疗的重要技术手段。

五、冠心病心绞痛发作期/缓解期治疗

冠心病的治疗目标是治疗动脉粥样硬化病变,抑制动脉粥样硬化病变的进展。心绞痛的治疗原则是改善冠状动脉血供和降低心肌氧耗以改善心绞痛症状,同时预防心肌梗死和死亡,改善生存率。

（一）发作时的治疗

1. 休息：发作时应当立即休息，在停止活动后症状可减轻或消除。

2. 药物治疗：如果心绞痛症状较显著，可使用起效较快的硝酸酯类药物。硝酸酯类药物可以扩张冠状动脉，增加冠状动脉血流量，还可以通过扩张周围血管，减少静脉回心血量，以降低心室容量、心腔内压、心排血量和血压，降低心脏前后负荷和心肌需氧量，从而缓解心绞痛。

（1）硝酸甘油：可用 0.5 mg 舌下含化，1～2 min 即开始发挥作用，约半小时后作用消失。延迟见效或完全无效时提示患者并非患冠心病或为严重的冠心病。硝酸酯类药物可以引起头晕、头胀痛、头部跳动感、面红、心率反射性加快和低血压等。第一次用药时注意可能发生直立性低血压，必要时可平卧片刻。

（2）硝酸异山梨酯：可用 5～10 mg 舌下含化，2～5 min 起效，作用维持 2～3 h。还有供喷雾吸入用的制剂。另外，发作严重时也可静脉使用硝酸异山梨酯。

（二）缓解期的治疗

1. 生活方式改良

宜尽量避免各种诱发心绞痛发作的因素。清淡饮食，进食不宜过饱，每顿七八成饱即可；戒烟限酒；减轻精神负担；保持适当的体力活动，但以不致发生胸闷不适为度；一般不需卧床休息。

2. 药物治疗

（1）改善心肌缺血、减轻症状的药物

β受体阻滞剂：通过抑制心脏β肾上腺素能受体，减慢心率、降低血压、降低心肌收缩力和氧耗量，从而减少心绞痛的发作和增加运动耐量。推荐使用无内在拟交感活性的选择性 β_1 受体阻滞剂。用药后心率可降至 55～60 次/min，一般从小剂量开始，缓慢增加剂量。

常用的制剂为美托洛尔（普通片 25～100 mg，bid，口服，缓释片 47.5～190 mg，qd，口服），比索洛尔（2.5～10 mg，qd，口服）等。使用此类药物需注意，有严重心动过缓、高度房室传导阻滞、Ⅱ度Ⅱ型房室传导阻滞、Ⅲ度房室传导阻滞、支气管哮喘患者一般应禁用β受体阻滞剂。外周血管疾病及严重抑郁是相对禁忌证。慢性肺心病缓解期如使用β受体阻滞剂宜选用高选择性制剂。

硝酸酯类药物：通过扩张冠状动脉以增加冠状动脉的血流量，以及扩张周围血管，减少静脉回心血量，减低心脏前后负荷和心肌需氧量，从而预防心绞痛发作。

常用的制剂为硝酸异山梨酯（普通片 5～20 mg，3～4 次/d，口服；缓释制剂可 1～2 次/d，口服），单硝酸异山梨酯（普通片 20 mg，bid，口服；缓释制剂 40～60 mg，qd，口服）。每天用药时应留足够的无药间期，以减少耐药性的发生。副作用包括头痛、面红、心率反射性加快和低血压等。

钙通道阻滞剂：可以抑制钙离子进入细胞内，也可抑制心肌细胞兴奋-收缩耦联中钙离子的作用。从而抑制心肌收缩，减少心肌氧耗；扩张冠状动脉，解除冠状动脉痉挛，改善心肌供血；扩张周围血管，降低动脉压，减轻心脏负荷；另外还有改善心肌的微循环的作用。

常用的非二氢吡啶类钙拮抗剂为维拉帕米（普通片 40～80 mg，tid，口服或缓释剂 240 mg，qd，口服）；地尔硫䓬（30～60 mg，tid，或缓释制剂 90 mg，qd，口服）。需要注意，非二氢吡啶类钙拮抗剂避免使用于收缩性心力衰竭、严重心动过缓和严重房室传导阻滞患者。

常用的二氢吡啶类钙拮抗剂为硝苯地平（控释片 30 mg，qd，口服）、氨氯地平（5～10 mg，qd，口服）等。副作用有外周水肿、便秘、面部潮红以及头痛等。

其他药物：曲美他嗪（20 mg，tid，口服），通过抑制脂肪酸氧化和增加葡萄糖代谢，调整氧利用率而治疗心肌缺血；尼可地尔（5 mg，tid，口服），为一种钾通道开放剂，扩张冠状动脉，抑制冠状动脉痉挛，改善心肌微循环，从而抑制心绞痛发作；伊伐布雷定，是一种窦房结 I_f 电流选择性抑制剂，通过减慢心率，减少心肌氧耗，可用于治疗心绞痛；雷诺嗪，通过抑制心肌细胞晚期钠电流，从而防止钙超载和改善心肌代谢，也可用于改善心绞痛症状。

中医中药治疗：目前以"活血化瘀"法和"祛痰通络"法最为常用。

（2）预防心肌梗死，改善预后的药物

抗血小板药物：环氧化酶（COX）抑制剂。通过抑制 COX 活性而阻断血栓素 A_2 的合成，达到抑制血小板聚集的作用，代表药物为阿司匹林。多项临床试验证实了慢性稳定型心绞痛患者服用阿司匹林可降低心肌梗死、脑卒中以及心血管性死亡的发生风险。所有无禁忌者均应使用，通常每日 75～150 mg。主要副作用为胃肠道损伤及出血。

$P2Y_{12}$ 受体拮抗剂。通过阻断血小板的 $P2Y_{12}$ 受体抑制 ADP 诱导的血小板活化。主要药物为氯吡格雷（维持剂量为 75 mg，每日口服）和替格瑞洛（维持剂量为每次 90 mg，bid）。主要用于支架植入术后患者或阿司匹林有禁忌的患者。氯吡格雷为无活性前体药物，需经肝脏活化后通过选择性不可逆地抑制血小板 ADP 受体，有效减少 ADP 介导的血小板激活和聚集。替格瑞洛为新型 $P2Y_{12}$ 受体拮抗剂，替格瑞洛为非前体药，无须经肝脏代谢激活即可直接起效，直接作用于血小板 ADP 受体。与氯吡格雷相比，其特点为起效迅速、抗血小板作用更强且可逆。但是需要注意，颅内出血史患者禁用。

降低低密度脂蛋白胆固醇（LDL-C）的药物：首选他汀类药物，为 HMG-CoA 还原酶抑制剂，以降低 TC 及 LDL-C 水平为主，具有降胆固醇、保护血管内皮细胞功能、稳定粥样斑块和抗炎等作用。所有冠心病患者如无禁忌，均需要口服他汀类药物。冠心病患者 LDL-C 的目标值应 < 1.8 mmol/L（70 mg/dL），极高危患者甚至需要降到 1.4 mmol/L 以下。常用他汀类药物有阿托伐他汀、瑞舒伐他汀、普伐他汀、辛伐他汀和氟伐他汀等。在应用他汀类药物时，应定期监测肝脏转氨酶及肌酸激酶等生化指标，及时发现药物可能引起的肝脏损害和肌病。采用强化降脂治疗时，更应注意监测药物的安全性。

其他降低 LDL-C 的药物。包括胆固醇吸收抑制剂依折麦布和前蛋白转化酶枯草溶菌素 9（PCSK9）抑制剂。依折麦布通过抑制小肠胆固醇转运蛋白，有效减少肠道内胆固醇吸收，降低血胆固醇水平。对于使用他汀类药物 LDL-C 仍不能达标者可联用依折麦布，也可用于不能耐受他汀类药物的患者。PCSK9 抑制剂增加 LDL 受体的再循环，增加 LDL-C 的清除，从而降低 LDL-C 水平。PCSK9 抑制剂降低 LDL-C 水平作用强大，可用于杂合子家族性高胆固醇血症或临床动脉粥样硬化心血管疾病患者。

血管紧张素转化酶抑制剂或血管紧张素 Ⅱ 受体拮抗剂：血管紧张素转化酶抑制剂（ACEI）是抑制血管紧张素转化酶活性的化合物。血管紧张素转化酶催化血管紧张素 Ⅰ 生成血管紧张素 Ⅱ（Ang Ⅱ），后者是强烈的血管收缩剂和肾上腺皮质类醛固酮释放的激活剂。ACEI 通过抑制 Ang Ⅱ 的生物合成从而阻断后者的不良心血管效应。

血管紧张素 Ⅱ 受体拮抗剂（ARB）选择性阻断血管紧张素受体 1（AT1），阻断了 Ang Ⅱ 收缩血管、升高血压、促进醛固酮分泌、水钠潴留、交感神经兴奋等作用，产生与 ACEI 相似的心血管效应。ACEI 和 ARB 除有效降压外，还具有心肾保护作用，可减少各种心血管事件的发生。

多项研究显示，ACEI 或 ARB 能使主要终点事件（心血管死亡、心肌梗死及卒中）显著降低。对于稳定型心绞痛患者合并高血压、糖尿病、心力衰竭或左心室收缩功能不全的高危患者建议使用 ACEI 或 ARB，低危患者获益可能较小。

β 受体阻滞剂：对于心肌梗死后或存在左室收缩功能障碍的冠心病患者，β 受体阻滞剂可以减少心血管事件的发生。

（三）血运重建治疗

采用药物保守治疗还是血运重建治疗，如 PCI 或冠状动脉旁路移植术（CABG），需根据冠脉的病变解剖特征、患者临床特征以及当地医疗中心手术经验等综合判断决定。

PCI 术是用心导管技术解除冠状动脉狭窄，或者开通闭塞的冠状动脉，从而改善心肌血供的技术。最早应用临床的是经皮冠状动脉腔内成形术（PTCA，1977 年），随后又发展了经冠状动脉内旋切术、旋磨术和激光成形术等，1987 年出现了冠状动脉内支架植入术。这些技术统称为 PCI。目前 PTCA 和支架植入术已成为治疗本病的重要手段。

CABG 主要是在体外循环或非体外循环下施行主动脉-冠状动脉旁路移植手术，取患者自身的大隐静脉作为旁路移植材料，一端吻合在主动脉，另一端吻合在有病变的冠状动脉的远端；或游离内乳动脉与病变冠状动脉远端吻合，引主动脉的血流以改善病变冠状动脉所供血心肌的血流灌注。

六、冠脉介入治疗及旁路手术的适应证

关于冠心病血运重建策略，本部分将从慢性稳定型冠心病、非 ST 段抬高型急性冠状动脉综合征和急性 ST 段抬高型心肌梗死三方面来阐述。

（一）慢性稳定型冠心病的血运重建策略

有较大范围心肌缺血证据的患者，实施 PCI 疗效较为肯定。较为复杂病变如慢性完全闭塞和外科手术高风险者已有较多的临床证据，推荐级别有所提高。临床研究显示，中低危左主干病变已不再是 PCI 治疗的禁区。对强化药物治疗下仍有缺血症状及存在较大范围心肌缺血证据、且预判选择 PCI 或 CABG 治疗其潜在获益大于风险的慢性稳定型冠心病患者，可根据病变特点选择相应的治疗策略（表 4-2-6）。

表 4-2-6 慢性稳定型冠心病血运重建方法选择推荐

冠脉病变程度（解剖/功能）	PCI		CABG	
	推荐类别	证据水平	推荐类别	证据水平
无前降支近段病变的单支或双支病变	Ⅰ	C	Ⅱb	C
存在前降支近段病变的单支病变	Ⅰ	A	Ⅰ	A
存在前降支近段病变的双支病变	Ⅰ	C	Ⅰ	B
左主干病变				
SYNTAX 评分≤22 分	Ⅰ	A	Ⅰ	B
SYNTAX 评分 23～32 分	Ⅱa	A	Ⅰ	B
SYNTAX 评分＞32 分	Ⅲ	B	Ⅰ	B
三支病变				
SYNTAX 评分≤22 分	Ⅰ	A	Ⅰ	A
SYNTAX 评分＞22 分	Ⅲ	A	Ⅰ	A

注：

1. 推荐类别。Ⅰ类：指已证实和（或）公认有益、有用和有效的操作或治疗，推荐使用；Ⅱ类：指有用和（或）有效的证据尚有矛盾或存在不同观点的操作或治疗；Ⅱa类：有关证据/观点倾向有用和（或）有效，应用这些操作或治疗是合理的；Ⅱb类：有关证据/观点尚不能被充分证明有用和（或）有效，可考虑应用；Ⅲ类：指已证实和（或）公认无用和（或）无效，并对一些病例可能有害的操作或治疗，不推荐使用。

2. 证据水平如下。证据水平 A：资料来源于多项随机临床试验或荟萃分析；证据水平 B：资料来源于单项随机临床试验或多项非随机对照研究；证据水平 C：仅为专家共识意见和（或）小规模研究、回顾性研究和注册研究。

对合并左主干和/或前降支近段病变、多支血管病变患者,是选择 CABG 还是 PCI 仍有争议。近年药物洗脱支架(DES)的广泛应用显著降低了 PCI 术后长期不良事件发生率,PCI 的适应证逐渐拓宽。建议对上述患者,根据 SYNTAX 评分评估中、远期风险,选择合适的血运重建策略。

建议可参考冠脉造影时冠脉病变直径狭窄程度作为是否干预的决策依据。冠脉病变直径狭窄≥90%时,可直接干预;当病变直径狭窄<90%时,建议仅对有缺血依据,或 FFR≤0.8 的病变进行干预(表 4-2-7)。

表 4-2-7 慢性稳定型冠心病血运重建推荐

冠脉病变程度(解剖/功能)	推荐级别	证据水平
改善预后		
左主干直径狭窄>50%[a]	I	A
前降支近段直径狭窄>70%[a]	I	A
二支或三支冠脉直径狭窄>70%[a],	I	A
且左心室收缩功能减退(LVEF<40%)		
大面积心肌缺血(缺血面积>左心室的 10%)	I	B
单冠状动脉,直径狭窄>50%[a]	I	C
改善症状		
任一冠脉直径狭窄>70%[a],表现为活动诱发的心绞痛,并对药物治疗反应欠佳	I	A

注:1. [a] 冠状动脉直径狭窄<90%,但有心肌缺血证据,或心肌血流储备分数≤0.8;2. 推荐类别和证据水平同上表。

(二)非 ST 段抬高型急性冠状动脉综合征(NSTE-ACS)的血运重建策略 ------------------------

在无心电图 ST 段抬高的前提下,推荐用高敏肌钙蛋白(hs-cTn)检测作为早期诊断工具之一。建议根据患者的病史、症状、体征、心电图和肌钙蛋白作为风险分层的工具。采用全球急性冠状动脉事件注册(GRACE)预后评分进行缺血危险分层,分为紧急(2 h 以内)、早期(24 h 以内)和延迟(72 h 以内)3 种血运重建策略(包括 PCI 和 CABG)(表 4-2-8)。

表 4-2-8 非 ST 段抬高型急性冠状动脉综合征血运重建推荐

推荐	推荐类别	证据水平
极高危患者:推荐紧急冠状动脉造影(<2 h)	I	C
血流动力学不稳定或心源性休克		
顽固性心绞痛		
危及生命的心律失常或心脏停搏		
心肌梗死机械并发症		
急性心力衰竭伴难治性心绞痛和 ST 段改变		
再发心电图 ST-T 动态演变,尤其是伴有间歇性 ST 段抬高		
高危患者:推荐早期进行冠状动脉造影,根据病变情况决定是否行侵入策略(<24 h)	I	A
肌钙蛋白升高		
心电图 ST 段或 T 波动态演变(有或无症状)		
GRACE 评分>140 分		

（续表）

推　荐	推荐类别	证据水平
中危患者：推荐侵入策略（<72 h） 　糖尿病 　肾功能不全，eGFR<60 ml/(min · 1.73 m²) 　左心室收缩功能减退（LVEF<40%）或慢性心力衰竭 　心肌梗死后早发心绞痛 　近期行 PCI 治疗 　既往行 CABG 治疗 　109 分<GRACE 评分<140 分 　无创性负荷试验时再发心绞痛症状或出现缺血性心电图改变	I	A
低危患者 　先推荐进行非侵入性检查（首选心脏超声等影像检查），寻找缺血证据，再决定 　　是否采用侵入策略	I	B
根据患者临床情况、合并症以及冠状动脉病变严重程度（如 SYNTAX 评分）， 　　由心脏团队或心脏内、外科联合制定血运重建策略	I	C

（三）急性 ST 段抬高型心肌梗死（STEMI）的血运重建策略 --

PCI 是 STEMI 实施再灌注治疗的重要技术，应尽量缩短首次医疗接触（FMC）至 PCI 的时间，对降低死亡风险至关重要。具体推荐（表 4-2-9）。

表 4-2-9　急性 ST 段抬高心肌梗死的 PCI 策略推荐

推　荐	推荐类别	证据水平
直接 PCI		
发病 12 h 内（包括正后壁心肌梗死）或伴有新发左束支传导阻滞的患者	I	A
伴严重急性心力衰竭或心源性休克（不受发病时间限制）	I	B
发病>12 h 仍有缺血性胸痛或致命性心律失常	I	C
对就诊延迟（发病后 12~48 h）并具有临床和（或）心电图缺血证据的患者行直 　接 PCI	Ⅱa	B
溶栓后 PCI		
建议所有患者溶栓后 24 h 内送至 PCI 中心	I	A
建议溶栓成功 24 h 内行冠状动脉造影并根据需要对 IRA 行血运重建	I	A
溶栓后出现心源性休克或急性严重心力衰竭时建议行急诊冠状动脉造影并对 　相关血管行血运重建	I	B
建议对溶栓失败患者（溶栓后 60 min ST 段下降<50%或仍有胸痛）行急诊补 　救性 PCI	I	A
溶栓成功后再发心肌缺血、血流动力学不稳，危及生命的室性心律失常或有再 　次闭塞证据时建议急诊 PCI	I	B
溶栓成功后血流动力学稳定的患者 3~24 h 行冠状动脉造影	Ⅱa	A
非 IRA 的 PCI		
STEMI 多支病变患者在血流动力学稳定情况下择期完成非 IRA 的 PCI	Ⅱa	B
可考虑非 IRA 的 PCI，与急诊 PCI 同期完成	Ⅱb	B

注：STEMI，ST 段抬高型心肌梗死；IRA，梗死相关动脉。

（王　勇　丁风华）

第三章
脑 卒 中

第一节　短暂性脑缺血发作

一、短暂性脑缺血发作诊治要点

短暂性脑缺血发作(TIA)是脑、脊髓或视网膜局灶性缺血所致的、未发生急性脑梗死的短暂性神经功能障碍。TIA 的传统定义是用 24 h 来区分 TIA 与脑梗死,在 24 h 之内人体因局灶性缺血导致的神经功能缺损症状完全消失即为 TIA,超过 24 h 症状仍然存在即为脑实质发生损伤。随着神经影像学的发展,2009 年美国心脏协会(AHA)对 TIA 定义进行了更新,新 TIA 定义认为有无梗死病灶是鉴别诊断 TIA 和脑梗死的唯一依据,而不考虑症状持续时间。TIA 与缺血性卒中有着密不可分的联系,发生缺血性卒中的短期风险估计为:第 2 天为 3%~10%,第 7 天约为 5%,而 90 天为 9%~17%。由上可知,对 TIA 患者进行早期干预和治疗是预防脑卒中的有效手段。

(一) TIA 的危险因素以及发病机制

1. 危险因素:主要有① 不可干预因素,如年龄、性别、种族和重要的家族病史;② 可干预因素,如吸烟、肥胖、缺乏运动,心血管和脂质分布异常-冠状动脉疾病如心肌梗死、瓣膜疾病、心房纤颤、糖尿病、动脉高血压和外周动脉疾病等。

2. 发病机制:其发病机制复杂,主要认为动脉粥样硬化为其主要病因。目前主要有以下几种学说:① 微血栓-栓塞学说;② 血流动力学及低灌注学说;③ 血液成分的改变;④ 炎症学说;⑤ 脑血管痉挛;⑥ 其他。

(二) TIA 的临床表现

TIA 的临床表现多样,根据受损血管的不同,主要分为颈内动脉系统 TIA 和椎基底动脉系统 TIA:① 颈内动脉系统 TIA,最常见的症状为上肢或下肢无力,例如轻度偏瘫或无力、对侧偏瘫、感觉障碍、一过性失语及发作性单眼视物不清;② 椎基底动脉系统 TIA,主要症状包括前庭和小脑症状、交叉性运动及感觉障碍、眼球运动异常等。

(三) TIA 的诊断

TIA 患者的症状大多在就诊时已经消失,并且没有确定的生物标志物,所以 TIA 的诊断主要取决于患者详细的病史。

1. 诊断标准

(1) 起病突然,迅速出现局灶性神经系统症状和体征。

(2) 神经系统症状和体征多数持续十至数十分钟,但可反复发作。

(3) 除外其他非血管源性因素。

(4) 神经影像学未发现任何急性梗死病灶。

2. TIA 患者的全面评估及检测

(1) 初步检查:血生化检查,全血细胞及血小板的计数、红细胞沉降率(ESR)、凝血功能、肾功能及快速血糖和血脂测定、心电图、头颅 CT、超声或头颅 MRA 等无创性检查。

(2) 进一步检查:当诊断不明确时,可做以下检查:经颅多普勒、颅内动脉造影、经胸或食管超声心动图、颈动脉造影等。

(3) 根据病史的其他检查。

3. 鉴别诊断

TIA 需要与以下疾病进行鉴别:偏头痛等位症、晕厥、血糖异常、局灶性癫痫发作、梅尼埃病、周期性瘫痪等。

(四) TIA 的治疗

1. 非心源性 TIA 的抗栓治疗

(1) 对于非心源性 TIA 患者,建议给予口服抗血小板药物而非抗凝药物预防脑卒中复发及其他心血管事件的发生。阿司匹林(50~325 mg/d)或氯吡格雷(75 mg/d)单药治疗均可以作为首选抗血小板药物。建议他汀类药物、普罗布考联合抗动脉粥样硬化。

(2) 发病在 24 h 内,具有脑卒中高复发风险(ABCD2 评分≥4 分)的急性非心源性 TIA,应尽早给予阿司匹林联合氯吡格雷治疗 21 d。此后阿司匹林或氯吡格雷均可作为长期二级预防一线用药,他汀类药物、普罗布考联合抗动脉粥样硬化。

(3) 发病 30 d 内伴有症状性颅内动脉严重狭窄(狭窄率 70%~99%)的 TIA 患者,应尽早给予阿司匹林联合氯吡格雷治疗 90 d。此后阿司匹林或氯吡格雷均可作为长期二级预防一线用药,他汀类药物、普罗布考联合抗动脉粥样硬化。

(4) 低灌注 TIA,应立即停用降压药,同时给予扩容治疗,尽早血管评估、血管内治疗。

2. 心源性 TIA 的抗栓治疗

(1) 对伴有心房颤动(包括阵发性)的 TIA 患者,推荐使用适当剂量的华法林口服抗凝治疗,预防再发的血栓栓塞事件。华法林的目标剂量是维持 INR 在 2.0~3.0。新型口服抗凝剂可作为华法林的替代药物,新型口服抗凝剂包括达比加群酯、利伐沙班、阿哌沙班以及依度沙班,选择何种药物应考虑个体化因素。

(2) 伴有心房颤动的 TIA 患者,若不能接受口服抗凝药物治疗,推荐应用阿司匹林单药治疗。也可以选择阿司匹林联合氯吡格雷抗血小板治疗。

3. 非药物治疗

对于近期发生 TIA 合并同侧颈动脉颅外段严重狭窄(70%~99%)的患者,如果预计围手术期死亡和卒中复发<6%,推荐进行颈动脉内膜剥脱术(CEA)或颈动脉支架治疗(CAS)。

(五) TIA 的预后判断

目前常用 ABCD2 评分法用来预测 TIA 患者 7 d 内发生卒中的风险,ABCD2(共 7 分,年龄、血压、临床特征、症状持续时间和糖尿病)评分 0~3 分判定为低危人群,4~5 分为中危人群,6~7 分为高危人群。ABCD2≥4 分的 TIA 患者在 1 周内存在缺血性卒中高风险,因此许多卒中预防的专家共识和指南均推荐对于 ABCD2≥4 的 TIA 患者需要立即开展相应的筛查和治疗,而对于

ABCD2 评分＜4 分的患者可推迟于 1 周内完成。

表 4 - 3 - 1　ABCD2 评分表

ABCD2 评分(总分 0～7)	得分
1. 年龄≥60 岁	1
2. 血压≥140/90 mmHg	1
3. 临床表现	
单侧肢体无力	2
有语言障碍而无肢体无力	1
4. 症状持续时间	
≥60 min	2
10～59 min	1
5. 糖尿病:口服降糖药或应用胰岛素治疗	1

二、腔隙性脑梗死

腔隙性脑梗死(LI)是脑梗死的一种,占脑梗死 25%,也称为腔隙性脑卒中、皮层下梗死或腔隙综合征,通常是由小血管疾病(SVD)或分支动脉粥样硬化疾病(BAD)引起的。是大脑半球或脑干深部的穿孔动脉发生病变造成管腔闭塞,最终形成梗死灶。梗死的部位主要位于基底节及周围的脑组织,其机制是颈内动脉系统穿支小动脉终末供血区侧支循环差,小血管很少吻合成网。腔隙性脑梗死病灶的大小取决于闭塞血管的供血范围,最大直径≤20 mm,小的仅有 0.2 mm,由于梗死灶小,症状轻,临床中容易被忽视。其临床表现可能是无症状的,仅在脑部成像时才出现,或者可能有抑郁,纯运动、纯感觉共济失调或混合的运动和感觉症状。

(一)危险因素与发病机制 ---

1. 危险因素:主要与以下因素密切相关,如高血压、糖尿病、高脂血症、心血管疾病、脑梗死史、吸烟和饮酒等。

2. 发病机制:长期高血压可引起凝血及抗凝血机制失调,导致血管阶段性脂肪透明变性,纤维蛋白坏死及微动脉粥样改变,使穿支动脉扭曲、阻塞。高脂血症、动脉硬化能引起小动脉变细,相应区域供血不足、血流缓慢,以致凝固导致梗死。脑梗死后由大吞噬细胞清除梗死的脑组织,留下不规则的腔隙成为腔隙性脑梗死。

(二)临床表现 ---

根据腔隙性脑梗死有无神经系统体征可以概括成 3 类。

1. 有局灶神经系统定位体征:能够明确分类的腔隙性脑梗死,其出现率约占全部腔隙性脑梗死的 75%。

2. 有神经系统的症状,但无局灶体征,不能分型分类的腔隙性脑梗死,约占全部腔隙性脑梗死的 9%。

3. 无神经系统症状和体征:约占全部腔隙性脑梗死的 16%。

腔隙性脑梗死临床表现有"三无":无头痛、无颅高压、无意识障碍。由于是细小血管,不会引起颅高压和意识障碍,其特征为症状轻,体征单一,预后好,易复发。经典的腔隙综合征包括纯运动性、共济失调、手-构音障碍、纯感觉性和感觉运动性腔隙综合征等常见的 5 种类型。

（1）纯运动性轻偏瘫（PMH）：是最常见类型，约占60%，病变多位于内囊、放射冠或脑桥，表现为对侧面部及上下肢大体相同程度轻偏瘫，无感觉障碍和皮质功能障碍如失语等；若为脑干病变多不出现眩晕、耳鸣、眼震、复视及小脑性共济失调等。常常突然发病，数小时内进展，许多患者遗留受累肢体的笨拙或运动缓慢。

（2）纯感觉性卒中（PSS）：较常见，特点是偏身感觉缺失，可伴感觉异常，如麻木、烧灼或沉重感、刺痛、僵硬感等；病变主要位于对侧丘脑腹后外侧核。

（3）共济失调性轻偏瘫：病变对侧轻偏瘫伴小脑性共济失调，偏瘫下肢重于上肢（足踝部明显），面部最轻，共济失调不能用无力来解释，可伴锥体束征。病变位于脑桥基底部、内囊或皮质下白质。

（4）构音障碍-手笨拙综合征（DCHS）：约占20%，起病突然，症状迅速达高峰，表现为构音障碍、吞咽困难、病变对侧中枢性面舌瘫、面瘫侧手无力和精细动作笨拙（书写时易发现），指鼻试验不准，轻度平衡障碍。病变位于脑桥基底部、内囊前肢及膝部。

（5）感觉运动性卒中（SMS）：以偏身感觉障碍起病，再出现轻偏瘫，病灶位于丘脑腹后核及邻近内囊后肢，是丘脑膝状体动脉分支或脉络膜后动脉丘脑支闭塞所致。

（三）诊断标准

应遵循急性缺血性脑卒中诊断标准：① 急性起病；② 局灶神经功能缺损（一侧面部或肢体无力或麻木，语言障碍等），少数为全面神经功能缺损；③ 影像学出现责任病灶或症状体征持续24 h以上；④ 排除非血管性病因；⑤ 脑CT/MRI排除脑出血。

（四）鉴别诊断

腔隙性脑梗死只是一个影像学诊断，需要与腔隙性缺血灶，血管周围间隙、脑微出血、脑白质病相鉴别。当CT或MRI提示腔隙性梗死和腔隙性缺血灶，并不意味着一定是腔隙性梗死，必须根据患者的症状体征、年龄、危险因素，影像学上病灶的部位，不同时期的影像学对比作鉴别诊断。

（五）治疗

腔隙性脑梗死急性期与其他原因所致的缺血性脑卒中急性期的治疗原则一致，仍以综合全面支持，卒中单元、静脉溶栓和阿司匹林治疗为主。研究表明，静脉内阿替普酶溶栓对腔隙性梗死患者是安全的，并改善了功能预后，其结果与其他脑卒中亚型患者相似。

高血压是最重要的高危因素，故对于腔隙性脑梗死的患者，无论有无高血压病史，均应该按照指南推荐予以降压治疗，降压药的选择应综合考虑药物的作用机制和患者的个体情况。钙离子通道拮抗剂有降压显著及减少血压变异性和抗动脉粥样硬化等特点，适合使用。

抗血小板治疗应以阿司匹林单药治疗为主，100 mg，qd，要注意过敏和出血倾向等。也可选用氯吡格雷和西洛他唑。

他汀类药物除降低胆固醇外，还具有改善内皮功能、抗炎症和神经保护作用，还可以有效预防一级和继发性脑卒中。

中医中药有益气活血、化瘀通络等不同组方。主要作用是改善血液循环、抗炎及免疫抑制、抑制血小板聚集、清除自由基等，促进神经功能的恢复。随着中药现代化水平的提高，目前国内已开发了不少的制剂，获得了比较良好的临床疗效。

（朱旭莹）

第二节 缺血性脑卒中的早期诊治

脑卒中是最常见的脑血管疾病和现今全世界永久性残疾和死亡的主要原因,指的是由于脑相关部位的梗死或出血引起的局灶性神经功能丧失突然发作,症状多表现为面部及上下肢麻木无力、不能讲话或理解障碍、单眼视力丧失、突然失去平衡或急性昏迷。分为缺血性脑卒中和出血性脑卒中两类,缺血性脑卒中约占脑卒中的 85%。缺血性卒中是最常见的卒中类型,近年研究显示,我国住院急性缺血性脑卒中患者发病后 1 个月的病死率约为 3.2%～3.3%,3 个月的病死率 9%～9.6%,死亡/残疾率为 37.1%,1 年病死率 11.4%～15.4%,死亡/残疾率 33.4%～33.8%。故缺血性脑卒中急性期诊疗对于减少残疾、死亡及降低复发率具有至关重要的作用。

一、缺血性脑卒中的早期发现

缺血性卒中的预后与开始治疗的时间密切相关,越早治疗神经功能缺损越少,获益越大。我国的卒中患者往往因为不能够被早期识别、未能及时送达医院而延误了治疗,直接导致严重的残疾,甚至死亡。若患者突然出现以下任一症状时应考虑脑卒中的可能:① 一侧肢体(伴或不伴面部)无力或麻木;② 一侧面部麻木或口角歪斜;③ 说话不清或理解言语困难;④ 双眼向一侧凝视;⑤ 单眼或双眼视力丧失或模糊;⑥ 眩晕伴呕吐;⑦ 既往少见的严重头痛、呕吐;⑧ 意识障碍或抽搐。

中国卒中协会推广的"FAST"评估法,能快速识别脑卒中。

F(Face 脸):指面部表情,如果看到口歪眼斜,这是脑卒中发作的重要表现;

A(Arm 手臂):患者无法顺利举起单手或双手,或者单手或双手无力、麻木而动弹不得;

S(Speech 语言):患者说不出话,或者说话含糊不清;

T(Time 时间):时间就是大脑,时间就是生命,要立即拨打 120 急救。应指导开展全社会预防脑卒中科普教育,让公众提高对脑卒中的认识,能及时识别卒中,并到医院就诊。

二、缺血性脑卒中的救治

(一)院前治疗

急救人员应现场进行简要评估和必要急救处理,尽快将患者送到附近有能全天进行急诊 CT 检查、具备溶栓和(或)血管内取栓条件的医院进一步诊治。

(二)院内治疗

由于急性缺血性脑卒中治疗时间窗窄,以 1～3 h 为佳,原则上不应超过 6 h,故及时评估病情和快速诊断至关重要。2018 版中国急性缺血性脑卒中诊治指南提出按诊断流程对疑似脑卒中患者进行快速诊断,尽可能在到达急诊室后 60 min 内完成脑 CT 等基本评估并开始治疗,有条件应尽最大可能缩短进院至溶栓治疗时间。医院应建立脑卒中诊治快速通道,尽可能优先处理和收治脑卒中患者。

(三)病情的评估

1. 病史的采集:病史采集中询问症状出现的时间最为重要,准确计算梗死的发病时间,才能确定是否在溶栓时间窗内。起病时间应以患者最后一次被发现没有症状为准,所以睡眠中起病的患者,起病时间应算作没有症状开始休息时;如果患者有一个较轻的症状随后加重,起病时间应当以首发症状出现算起;如果患者有一次 TIA 发作并完全缓解,随后又第二次发作,起病时间应当从新症状出现时计算。

2. 体格检查:对患者应进行一般体格检查以及神经系统体格检查。

3. 实验室及脑血管检查:应进行常规实验室检查,头颅 CT 能识别绝大多数颅内出血,是疑似脑卒中患者首选的影像学检查方法,也可选用 MRI、CTA、DSA 等。HRMRI 血管壁成像一定程度上可显示大脑中动脉、颈动脉等动脉管壁特征,可为卒中病因分型和明确发病机制提供信息。在征得患者知情同意后,在血液化验结果回报之前,开始静脉溶栓治疗,可以显著缩短 DNT,且未降低安全性。AHA/ASA 也有相关推荐,不过在我国临床实践中一定在充分评估获益与风险后决定。

在对患者进行评估时,可以选用量表来评估疾病严重程度。目前最常用的是美国国立卫生研究院卒中量表(NIHSS)和斯堪的纳维亚卒中量表(SSS)。

(四)诊断标准

急性缺血性脑卒中诊断标准。

1. 急性起病。

2. 局灶神经功能缺损(一侧面部或肢体无力或麻木,语言障碍),少数为全面神经功能障碍。

3. 影像学出现责任病灶或症状、体征持续 24 h 以上。

4. 排除非血管性病因。

5. 脑 CT/MRI 排除脑出血。

根据当前国际广泛使用急性卒中治疗试验(TOAST)将缺血性脑卒中按病因/发病机制分为:大动脉粥样硬化型、心源性栓塞型、小动脉闭塞型、其他明确病因型和不明原因型等 5 型。

(五)一般治疗

应纠正低血压和低血容量以维持全身性器官功能所必要的灌注压。主要有血压控制、心脏监测、血糖监测、吸氧、保持体温等。

(六)针对性治疗

1. 溶栓治疗:目前,在急性缺血性脑卒中患者的治疗中,全世界的治疗指南都将溶栓作为一级推荐:① 静脉溶栓:rt-PA 和尿激酶是我国目前使用的主要溶栓药,时间窗为 4.5 h 或 6 h 内。使用方法:rt-PA:0.9 mg/kg(最大剂量为 90 mg)静脉滴注,其中 10% 在最初 1 min 内静脉推注,其余持续滴注 1 h,用药期间及用药 24 h 内应严密监护患者;尿激酶:100 万～150 万 U,溶于生理盐水 100～200 ml,持续静脉滴注 30 min,用药期间应严密监护患者;② 动脉溶栓:动脉溶栓 rt-PA 剂量一般为静脉溶栓的 1/3,一般剂量不超过 22 mg,注射速度通常为 1 mg/min,或采用脉冲注射的方法;尿激酶的最高剂量一般不超过 60 万 U。

2. 血管内介入治疗:包括动脉溶栓、机械取栓、血管成形术和支架植入术。

3. 抗血小板、抗纤、改善脑血循环等治疗:根据指南对于不符合静脉溶栓或血管内取栓适应证且无禁忌证的缺血性脑卒中患者,应在发病后尽早给予口服阿司匹林 150～300 mg/d 治疗;对大多数急性缺血性脑卒中患者,不推荐无选择地早期进行抗凝治疗。

三、急性期抗血小板、降压、降糖、调脂药物应用

(一)急性期抗血小板治疗

作为缺血性脑卒中的急性期治疗和二级预防药物,抗血小板治疗起到了极其重要的作用。

1. 常用抗血小板药物:目前,阿司匹林是一线抗血小板药物,它在减少脑卒中复发方面的有效性已在许多临床试验中得到证实。国际脑卒中试验(IST)和中国急性脑卒中试验(CAST)两项研究结果提示,阿司匹林用于急性期缺血性脑卒中治疗可降低卒中复发的风险达30%,提示阿司匹林对急性脑卒中治疗效果显著。

氯吡格雷对 ADP 诱导的血小板第 I 相和第 II 相的聚集有较强的抑制作用,通过不可逆的结合血小板表面二磷酸腺苷受体抑制血小板聚集,同时,对花生四烯酸、胶原、凝血酶、肾上腺素和血小板活化因子诱导的血小板聚集也有一定的抑制作用。

阿司匹林、氯吡格雷是最常用的抗血小板药物。抗血小板药物在不同人群中的血小板抑制作用存在较大差异性。一些人群对抗血小板药物存在一定的低反应性,称之为阿司匹林抵抗或氯吡格雷抵抗,这与缺血性脑卒中复发具有相关性。药物基因组学研究发现,抗血小板药物代谢与作用过程中涉及的相关基因多态性可能是阿司匹林抵抗或氯吡格雷抵抗的一个重要因素,包括血栓素 A_2 受体基因、三磷酸腺苷结合转运蛋白家族基因、环氧化酶基因、血小板糖蛋白受体基因、细胞色素 P_{450} 系统基因、二磷酸腺苷受体 $P2Y_{12}$ 基因等。明确阿司匹林或氯吡格雷代谢相关的基因多态性,可以指导个体化的抗血小板治疗。

2. 双联抗血小板治疗:多项大型研究结果显示,双抗并不能使患者获益。FASTER 研究探讨了阿司匹林联合氯吡格雷对发病 24 h 内小卒中或 TIA 患者的疗效,结果显示,相对于阿司匹林单药治疗,双抗不能降低卒中复发和主要脑血管事件的发生。MATCH 研究比较阿司匹林联合氯吡格雷双抗与氯吡格雷单抗的疗效,结果显示,双抗无显著优势,可使主要终点时间绝对值下降 1%,而同时严重出血绝对风险增加 1.3%。COMPRESS 结果表明,阿司匹林和氯吡格雷双抗不能减少发病后 30 d 内的卒中复发风险,反而有增加出血风险的趋势,但差异无统计学意义。

但 CHANCE 研究发现在轻型缺血性脑卒中后(NIHSS≤3)24 h 内使用氯吡格雷和阿司匹林可降低 30～90 d 内的后续脑卒中绝对风险 1.9%,双重抗血小板治疗可能会增加中度或严重颅外出血,但这些事件的发生率远低于复发性缺血性卒中。在开始治疗后的 21 d 之内(可能最早在 10 天之内)停止双重抗血小板治疗可能会最大限度地提高获益,并将危害降至最低,POINT 研究证实了这个结果。

基于这些 RCT 研究的结果,《中国急性缺血性脑卒中诊治指南 2018》在抗血小板治疗上给予了以下建议。

(1) 对于不符合静脉溶栓或血管内取栓适应证且无禁忌证的缺血性脑卒中患者,应在发病后尽早给予口服阿司匹林 150～300 mg/d 治疗,急性期后可改为预防剂量(50～300 mg/d)。

(2) 溶栓治疗者,阿司匹林等抗血小板药物应在溶栓 24 h 后开始使用,如果患者存在其他特殊情况(如合并疾病),在评估获益大于风险后可以考虑在阿替普酶静脉溶栓 24 h 内使用抗血小板药物。

(3) 对不能耐受阿司匹林者,可考虑选用氯吡格雷等抗血小板治疗。

(4) 对于未接受静脉溶栓治疗的轻型卒中患者(NIHSS 评分≤3 分),在发病 24 h 内应尽早启动双重抗血小板治疗(阿司匹林和氯吡格雷)并维持 21 d,但应密切观察出血风险。

（二）急性期的血压控制 --

在平时的临床工作中，经常会听到有些患者或家属抱怨，已经急性脑梗了，血压比平时高，医生也不重视，觉得自己被耽误了，事实上真是如此吗？

急性缺血性脑卒中患者中，有75%的患者血压水平较高，其中约50%的患者患有高血压，通常血压会在脑卒中发作后数小时内自发下降。其中初始血压升高表明对脑组织局部缺血有足够的反应，而随后的血压降低则可能是部分成功再灌注的结果。急性脑卒中时自动调节机制受损，以致脑组织的血流灌注严重依赖血压水平，如果脑梗死灶周围的缺血脑组织血流量维持在 15 ml/(min·100 g 脑组织)以上，就能最大限度地挽救该区域脑组织。这种情况下如果血压降低，尤其是血压快速降低很可能会导致新的脑梗死灶，从而加重脑组织损伤。但另一方面，如果患者脑梗死时血压过高，易导致脑出血，会进一步加重脑梗死周围水肿导致颅内高压，增加死亡率。研究表明，脑卒中急性期的收缩压增高与患者的死亡及预后密切相关。目前，对于卒中后早期是否应该立即降压、降压目标值、卒中后何时开始恢复原用降压药及降压药物的选择没有明确的共识。急性脑卒中的降压治疗应根据年龄、发病前的血压、颅内压、是否存在脑出血、出血原因和部位来决定，但一定要注意适度，以免影响脑组织血液灌注，从而加重病情。临床上，在患者的医学和神经学稳定，并具有适当的口服或肠内途径进入治疗之前，应先停用降低血压的药物，然后再重新引入药物。指南建议如下。

1. 对于接受溶栓或者机械取栓术的患者，在手术过程中和手术后 24 h 内将血压维持在≤180/105 mmHg(1 mmHg=7.7 kPa)。

2. BP≥220/120 mmHg，且没有 rt-PA 溶栓和机械取栓，亦没有需要紧急降压治疗的合并症的 AIS 患者。48 至 72 h 内启动降压治疗的收益不确定。可在 AIS 发作后的最初 24 h 内将 BP 降低 15%。

3. 卒中后病情稳定，若血压持续≥140/90 mmHg，无禁忌证，可于起病数天后恢复使用发病前服用的降压药物或开始启动降压治疗。

4. 卒中后低血压的患者应积极寻找和处理原因，必要时可采用扩容升压措施。

（三）急性期的血糖控制 --

在因急性缺血性脑卒中而就诊的患者中，有40%的人入院时出现高血糖。急性脑卒中后葡萄糖需求量(特别是在缺血组织中)对全身血糖水平的变化变得敏感。因此，急性期的高血糖水平可能通过增加脑缺血区域的局部葡萄糖水平发挥积极作用。但是，高血糖水平也可能增加梗死区出血性转化和脑水肿的风险。目前，共识是对卒中后高血糖应进行控制，但对采用何种降血糖措施及目标血糖值还未有明确共识。此外，低血糖虽然少见，但因低血糖直接导致脑缺血损伤和水肿加重而对预后不利，故应尽快纠正。指南建议如下。

1. 血糖超过 10 mmol/L 时可给予胰岛素治疗。应加强血糖监测，可将高血糖患者血糖控制在7.8～10 mmol/L。

2. 血糖低于 3.3 mmol/L 时，可给予 10%～20% 葡萄糖口服或注射治疗。目标是达到正常血糖。

（四）急性期降脂药的应用 --

血脂异常，被定义为在血液中升高的包括总胆固醇(TC)的脂质水平异常的存在。大量研究已经证明，血清总胆固醇和低密度脂蛋白胆固醇升高、高密度脂蛋白胆固醇降低与缺血性脑卒中密切相关,而他汀类作为主要的降血脂药。已经证实他汀类药物可有效预防一级和继发性脑卒中。在急性脑缺血中具有潜在的神经修复和神经保护作用。虽然不同缺血性脑卒中病因及发病机制不尽相同,如心源性缺血性脑卒中、炎症性缺血性脑卒中、主动脉夹层等,不同阶段病情的治疗方案亦存在差异,但不论何种类型的卒中(除炎症性卒中以针对病因、消炎为主),均应将他汀类药物作为治疗的首选之一。由于缺乏大型的随机临床试验,故目前的指南并没有对于 AIS 中他汀类药物的应用提供明确建议。但目前,我国及欧美指南均将非心源性缺血性脑卒中患者和短暂性脑缺血发作(TIA)这两类缺血性卒中患者纳入极高危人群中,强调医生在面对这两类患者时必须尽早启动他汀类药物治疗,将胆固醇及 LDL-C 降至"1850 血脂达标工程"标准("1850"为 2011 年欧洲血脂异常管理指南中提出的降脂目标,即 LDL-C<1.8 mmol/L 或 70 mg/dl,或在原有基线基础上将 LDL-C 降低 50% 以上),已经成为神经内科医生的共识。

(朱旭莹)

第三节 脑出血的诊治

自发性脑出血指非外伤性血管破裂引起的颅内出血,导致血液在脑实质内聚集。脑出血约占所有卒中的 20%,并具有高死亡率和高发病率,30 d 的死亡率从 35% 到 52% 不等,只有 20% 的幸存者在 6 个月后可以完全恢复功能。绝大多数脑出血是因高血压合并小动脉硬化引起;其他病因包括动脉瘤、动静脉畸形、脑淀粉样血管病变、脑动脉炎、梗死性脑出血、抗凝或溶栓治疗、Moyamoya 病、夹层动脉瘤、血液病(白血病、再生障碍性贫血、血小板减少性紫癜、血友病、红细胞增多症和镰状细胞病等),以及原发或转移性肿瘤等。

一、脑出血的早期识别

脑出血最常见于 50 岁以上的高血压患者。通常在情绪激动和活动时发生,男性略多见,冬春季发病较多。常见的诱发因素有情绪激动、体力劳动、性生活、用力排便和气候变化等。病前大多无预兆,少数患者可有头痛、头晕、肢体麻木等前驱症状。突然发病,常在数分钟到数小时内达到高峰,表现为偏瘫、失语和偏身感觉障碍等局灶症状的同时,常伴有头痛、恶心呕吐等颅内高压症状和显著的血压升高,重者可在数分钟内转入意识模糊或昏迷。病情程度与出血部位和出血量直接相关。

二、院前治疗

急救人员应现场进行简要评估和必要急救处理,尽快将患者送到附近有条件的医院进一步诊治。

三、诊断与病情的评估

(一)病史的采集

应重点询问脑卒中发生的时间、症状和患者当时的活动情况,以及是否有外伤史、高血压病史(高血压是最常见的系统性危险因素,在 70% 的脑出血患者中均存在),用药史(越来越多的病例与抗凝或抗血小板药物的使用有关),有无吸烟和滥用药物(例如可卡因、海洛因、苯丙胺和麻黄碱)史,以及有无凝血功能障碍病史等。

（二）体格检查

对患者应进行一般体格检查以及神经系统体格检查。

（三）实验室及脑血管检查

应进行常规实验室检查，特别是血常规、凝血功能和影像学检查。CT对于识别急性脑出血非常敏感，被认为是诊断脑出血的"金标准"。是疑似脑卒中患者首选的影像学检查方法，也可选用MRI、CTA、DSA等。有研究指出，1/3的患者会发生血肿，血肿扩大是脑出血患者预后不良的一个已知危险因素，应密切监测。CTA和增强CT的"点征"有助于预测血肿扩大风险，必要时可行有关评估。

（四）诊断标准

1. 急性起病；
2. 局灶神经功能缺损症状（少数为全面神经功能缺损），常伴有头痛、呕吐、血压升高及不同程度意识障碍；
3. 头颅CT或MRI显示出血灶；
4. 排除非血管性脑部病因。

四、内科治疗

内科治疗的原则在于防治血肿扩大，减少继发性脑损害，防治再出血。一般治疗脑出血患者在发病后的最初数天病情往往不稳定，应常规予以持续生命体征监测、神经系统评估、持续心肺监护，包括袖带血压监测、心电图监测、氧饱和度监测。

（一）血压的控制

ICH后血压的升高是常见现象，可能与血肿扩大和死亡率增加有关。2004年的一项研究发现当患者目标收缩压在150 mmHg以下时，血肿扩大率为9%，当目标血压超过160 mmHg时，血肿扩大率为30%。由此可知，脑出血患者急性期血压升高可以引起持续的活动性出血，导致血肿扩大，甚至颅内压增高。一项纳入266例脑出血患者的研究结果显示，22.9%患者出现早期神经功能恶化，且收缩压每升高10 mmHg，早期神经功能恶化的危险性增加17%。因此脑出血患者血压升高还与不良预后显著相关。因此，脑出血急性期的血压控制尤为重要。

INTERACT试验是一项多中心、随机、开放研究，目的在于观察降压治疗对脑出血的疗效，结果显示通过降压治疗确实使血肿扩大得到抑制。INTERACT2随机对照试验的析因分析，结果显示血压变异性与早期神经功能恶化有关，但主要临床终点，90 d的死亡或严重残疾没有看到更好的结果。然而，次要临床终点显示，脑出血后生存者可获益于强化降压治疗。最终，INTERACT2结果表明，在脑出血急性期收缩压变异程度与不良结局相关；较高的超急性期和急性期的收缩压最大值是不良结局的强烈预测因素。2014年ESO自发性脑出血管理指南基于以上RCT的研究结果，回答20个与脑出血（ICH）治疗有关PICO问题，其中推荐发生在6 h内的急性脑出血，强化降压（在1 h内目标收缩压<140 mmHg）是安全的且可能优于目标收缩压<180 mmHg。2015年AHA/ASA自发性脑出血管理指南对脑出血患者降压推荐意见，收缩压在150～220 mmHg的脑出血患者和没有急性降压治疗的禁忌证，急性期降低收缩压到140 mmHg是安全的（Ⅰ类，A级证据）和能有效地改善功能结局（Ⅱa类，B级证据）。收缩压>220 mmHg的脑出血患者，考虑采用连续的静脉用药和频繁的血压监测来强化降低血压是合理的（Ⅱb类，C级证据）。

在多中心 ATACH-2 试验中，格拉斯哥昏迷评分为 5 或更高的脑出血患者在 4.5 h 内被随机分配至收缩压目标值 110~139 mmHg 或"标准"目标值 140~179 mmHg。与标准治疗组相比，强化治疗并未导致较低的死亡率或致残率。重要的是，在随机分配到强化治疗组的患者中，肾脏不良事件的发生率在统计学上显著较高。ATACH-2 试验与 Anderson 等早期的随机对照试验一致。降压后患者的死亡或残疾也没有减少。

2019 年中国脑出血诊治指南推荐：① 应综合管理脑出血患者的血压，分析血压升高的原因，再根据血压情况决定是否进行降压治疗；② 对于收缩压 150~220 mmHg 的住院患者，在没有急性降压禁忌证的情况下，数小时内降压至 130~140 mmHg 是安全的，其改善患者神经功能的有效性尚待进一步验证；对于收缩压>220 mmHg 的脑出血患者，在密切监测血压的情况下，持续静脉输注药物控制血压可能是合理的，收缩压目标值为 160 mmHg；③ 在降压治疗期间应严密观察血压水平的变化，避免血压波动过大，每隔 5~15 min 进行 1 次血压监测。

（二）血糖的控制

无论脑出血患者既往是否有糖尿病病史，入院时高血糖均预示脑出血患者的死亡和不良转归风险增高。应当监测血糖水平，以避免发生高血糖和低血糖。血糖值可控制在 7.8~10.0 mmol/L 为宜，治疗期间加强血糖监测并相应处理。

（三）体温的控制

目前尚无资料明确证实维持体温正常能改善转归，但降低体温可以降低脑代谢率，减少耗氧量，改善脑缺氧状态，减轻脑水肿，对脑组织有保护作用，也可减少或避免再出血。对脑出血患者发热予以治疗是合理的。

（四）病因治疗

1. 口服抗凝药（OACs）：脑出血是服用华法林的患者最严重的并发症，华法林通过抑制肝脏中维生素 K 依赖性凝血因子（即因子Ⅱ、Ⅶ、Ⅸ、Ⅹ、蛋白 C 和 S）的合成而抗凝。在出血的情况下，快速补充不足的凝血因子是抗凝逆转的首选方法。维生素 K 使 INR 正常化需数小时。浓缩凝血酶原（PCC）和新鲜冷冻血浆（FFP）是过去最常用的逆转选择。与储存在血库中的 FFP 相比，PCC 容易获得，在输血前不需要进行兼容性测试，并且可以在几分钟内输注。输注 FFP 需要大量输注，这很耗时，并且可能导致液体超载。

由于口服抗凝剂（OAC）的疗效比抗血小板药好得多，因此越来越多地用于房颤患者脑卒中和全身性栓塞的长期一级和二级预防，然后带来的后果则是出血并发症，国内已上市一些药物的特异性逆转剂（如达比加群酯的特异性拮抗剂依达赛珠单抗）。但尚需更多证据以指导临床管理。

2. 肝素：关于肝素相关性脑出血目前只有流行病学资料可以参考。可以用硫酸鱼精蛋白使活化的部分凝血酶原时间恢复正常。

在症状发作的 4.5 h 内给予急性组织性纤溶酶原激活剂（rt-PA）的静脉溶栓治疗是治疗急性缺血性脑卒中的主要手段。rt-PA 静脉注射最严重的并发症是症状性脑出血（sICH），其死亡率接近 50%。目前推荐的治疗方法包括输入血小板（6~8 U）和包含凝血因子Ⅷ的冷沉淀物，以快速纠正 rt-PA 造成的系统性纤溶状态。

3. 抗血小板药物：抗血小板药物可能增加脑出血的发生。长期联合使用阿司匹林和氯吡格雷可能增加脑出血的风险。使用抗栓药物发生脑出血时应立即停药。

（五）并发症的治疗

1. 颅内压增高的处理：颅内压增高的两个主要原因为早期血肿占位效应及亚急性期的 PHT 水肿，这也是引起死亡的两个主要因素。颅内压（ICP）增高以间隔 5 min 两次测压均＞20 mmHg 为标准。降颅压的目标是降至 20 mmHg 以下，且保持脑灌注压不小于 70 mmHg。有研究表明，颅内出血患者颅内压的高变异性与其不良预后相关，脑出血患者早期的颅内压控制在合适的水平，可以改善患者的功能预后。有条件情况下，重症患者可以对颅内压和脑灌注压进行监测。

指南推荐，颅内压升高者，应卧床、适度抬高床头、严密观察生命体征。需要脱水降颅压时，应给予甘露醇和高渗盐水静脉滴注，用量及疗程依个体化而定。使用渗透性药物如甘露醇是治疗由水肿引起的高颅压的最重要药物之一。目前滥用倾向相当严重。一方面，甘露醇不利于出血部位止血，因而活动性出血者不应使用；另一方面，由于甘露醇分子量较小，很易透过受损脑屏障（BBB）进入水肿区，因而反复使用可在局部蓄积，而加重局部水肿。小剂量甘露醇的效果并不比大剂量差，副作用更少。同时，注意监测心、肾及电解质情况。甘露醇的应用原则：① 病初 24 h 不预防性使用，除非针对脑疝及脑疝危险者；② 剂量 0.25～0.5 g/kg，每 4～6 h 1 次；可同时使用速尿（10 mg/次）以协同维持渗透梯度；治疗过程中，血渗透压不应高于 310 mOsm/L；③ 总使用时间不应超过 5 d，以减少副作用。必要时，也可用呋塞米、甘油果糖和（或）白蛋白。对伴有意识障碍的脑积水患者可行脑室引流以缓解颅内压增高。

2. 癫痫发作的处理：在脑出血发病早期（1 周内）临床痫性发作的发生率高达 16%，血肿的位置会影响这一频率，大多数出现在发病时或超早期。若出现临床痫性发作或脑电图提示痫性发作伴有认知行为改变，均需给予抗癫痫药物治疗。早发痫性发作（＜7 d）由脑出血所致的组织损伤所致，应给予 3～6 个月抗癫痫药物治疗。对于晚发痫性发作（＞7 d）治疗原则同其他癫痫患者的。但不推荐预防性应用抗癫痫药物。

3. 深静脉血栓和肺栓塞：脑出血患者发生深静脉血栓形成（DVT）和肺栓塞的风险很高，因此不应延迟血栓预防。鼓励患者尽早活动、腿抬高；尽可能避免下肢静脉输液，特别是瘫痪侧肢体；瘫痪患者入院后即应用气压泵装置，可预防深静脉血栓及相关栓塞事件；不推荐弹力袜预防深静脉血栓。对易发生深静脉血栓的高危患者（排除凝血功能障碍所致的脑出血患者），血肿稳定后可考虑发病后 1～4 d 皮下注射小剂量低分子肝素或普通肝素预防 DVT，但应注意出血的风险。

五、外科治疗

早期外科手术去除血肿并不能改变预后（血肿 4～20 ml，手术和内科治疗组几乎无差别）。超早期手术治疗适用于出血 4 h 内，易再出血，预后差的患者。血肿距离皮层表面＜1 cm 的血肿手术优于内科治疗（正常组织损伤小）。

有下列表现之一者，可考虑紧急手术：① 小脑血肿血肿超过 10 ml，四脑室受压或完全闭塞，有明显占位效应及颅内高压；② 脑疝；③ CT、MRI 等影像学检查有明显颅内压升高的表现（中线结构移位超过 5 mm；同侧侧脑室受压闭塞超过 1/2；同侧脑池、脑沟模糊或消失）；④ 实际测量颅内压（ICP）＞25 mmHg。

六、复发的预防

稳定期的治疗主要在于脑出血的复发预防。脑出血的危险因素有高血压、脑淀粉样血管病、年龄、抗凝药物的使用、过量饮酒,低密度脂蛋白胆固醇降低,血清甘油三酯水平低,包括阻塞性睡眠呼吸暂停等。高血压与深部半球和脑叶出血的复发风险增高都有关联,但脑出血后启动降压治疗以预防脑出血复发的最佳时间点尚不清楚。华法林抗凝治疗将发生脑出血的风险提高了2~5倍,并且该风险与抗凝强度直接相关。然而,大多数与华法林相关的脑出血病例发生在华法林处于治疗范围之内[国际标准化比率(INR)2.0~3.0]。达比加群酯是一种口服凝血酶直接抑制剂,用于预防心律异常(心房颤动)患者的脑卒中和血凝块。RELY 研究发现,达比加群酯在房颤情况下在预防心脏栓塞性脑卒中方面不逊于调整剂量的华法林,并且其主要出血并发症的发生率低于华法林。没有已知的药物可以逆转达比加群酯的抗凝作用。对于某些伴有心房颤动的患者而言,抗血小板单药治疗或经皮左心耳封堵术可能是比华法林更安全的替代选择。指南推荐如下。

1. 对患者脑出血复发风险分层评估将影响治疗策略,脑出血复发风险应考虑以下因素:① 初发脑出血部位(脑叶);② 高龄;③ MRIGRE - T2*,SWI 序列显示微出血病灶部位及其数量;④ 正在口服抗凝药物;⑤ 载脂蛋白 Eε2 或 ε4 等位基因的携带者。

2. 所有脑出血患者均应控制血压,脑出血发生后应立即给予控制血压的措施。长期血压控制目标为 130/80 mmHg 是合理的。

3. 生活方式的改变,包括避免每天超过 2 次的饮酒,避免吸烟和药物滥用,以及治疗阻塞性睡眠呼吸暂停等可能对预防脑出血复发有益。

4. 需要抗栓治疗时,对合并非瓣膜性心房颤动的脑叶出血患者,建议避免长期服用华法林抗凝治疗,以防增加出血复发风险。

5. 当具有抗栓药物的明显指征时,非脑叶出血患者可以应用抗凝药物,所有脑出血患者都可应用抗血小板单药治疗。

6. 当有明显的抗凝药物使用指征时,抗凝药物相关性脑出血重启抗凝治疗的最佳时间尚不明确。在非机械性瓣膜患者中,至少在 4 周内应避免口服抗凝药物。如果有使用指征,脑出血后数天可开始阿司匹林单药治疗,尽管其最佳使用时间尚不清楚。

7. 没有足够证据表明脑出血患者中应限制他汀类药物的使用。

(朱旭莹)

第四节 脑卒中康复宜早不宜迟

脑卒中是一种高发病率、高复发率的疾病,也是高死亡率、高致残率的疾病。流行病学调查显示,目前我国每年新发脑血管病患者约 27 万,脑卒中是中国居民第一位死因,也是成年人残疾的首要原因。脑卒中后 70%~80% 的存活者遗留瘫痪、失语、认知功能障碍等。脑卒中的致残给患者本人、家庭、社会都带来沉重的负担。康复是降低卒中致残率最有效的方法,也是卒中组织化管理模式中不可或缺的关键环节。

患者如果不早期进行康复治疗就可能产生废用性综合征,如肌肉萎缩、关节挛缩、足下垂内翻畸形、心肺功能下降等。脑的可塑性理论和大脑功能重组理论是中枢神经系统损伤后康复治疗的重要理论基础,二者主要通过神经突触的可塑性和运动再学习来实现。

脑卒中后早期康复治疗可以通过大脑皮质传递神经冲动,促使大脑潜伏通路和突触的启用,通过反应性的突触形成和突触的侧枝芽生,使临近失神经支配的组织重新获得支配,重建神经反馈通路,从而实现靠近损伤部位大脑皮质的功能重组。此外,早期康复治疗可以增加脑血流量,改善脑组织缺血、缺氧状态,挽救缺血半暗带,对于脑功能重组具有重要意义。脑卒中康复治疗的实质是:"学习、锻炼、再学习、再锻炼",调动剩余的脑组织重组和再建脑功能。脑卒中早期康复的根本目的是预防并发症,最大限度地减轻障碍和改善功能,提高日常生活能力,其最终目的是使患者回归家庭,回归社会。

一、卒中康复管理模式

(一)三级康复网络

卒中康复管理模式——三级康复网络(急诊住院→康复中心→社区医疗中心)。

在急性期住院期间提供的医疗诊治主要集中于稳定病情、实施急性期卒中治疗以及启动预防性措施。一般时间为 1 周,虽然康复治疗(OT/PT/SLT)的实施通常不是首要的考虑事项,但研究资料提示,在患者做好准备并且能够耐受的情况下,尽早启动康复治疗是有益的。卒中恢复期需要康复的患者,一般应入住综合医院康复科和康复专科医院,一般为 1 个月,由多学科团队所组成康复团队进行正规治疗与康复指导。脑卒中偏瘫患者进入恢复后期或者后遗症期,需要转到社区卫生服务中心,社区和居家康复为脑卒中患者提供立足于家庭和社区的方便、连续、综合、价廉、有效的康复服务,为患者完成后期康复训练、降低卒中复发率、病死率等发挥着重要的作用。这样的一个持续性治疗,对患者的病情恢复有很重要的意义。

(二)康复开始的时机和康复的强度

脑卒中早期康复一直是康复领域专家推崇的理念,康复的目的是促进患者功能恢复和独立,在患者能耐受的情况下尽早康复。脑卒中后开始康复的最佳时机仍然未知。Berhardt 等关于超早期康复的多中心系列研究统计结果表明,卒中发病后 24 h 开始进行运动康复是安全有效可行的,可以促进患者的移动能力的恢复。有研究表明,早期积极康复治疗对肢体功能恢复和减少继发障碍作用较大,优于单纯药物治疗。因此对脑卒中患者的治疗,在常规药物治疗的基础上,应早期辅以康复治疗,只要充分掌握脑卒中早期康复的条件,并对危险因素进行严密监护,早期康复不会导致病情加重及再发。

目前,康复医学专家普遍认为,只要急性脑卒中患者生命体征稳定,神经系统症状不再进展,48 h 即可开始以运动为主的康复治疗。一般来说,缺血性脑卒中发病 1 周后、出血性脑卒中发病 2 周后即可进行康复训练。早期康复遵循的原则:尽早开始,从床上训练开始,保持良好的姿势,主动与被动运动相结合,循序渐进。《中国脑卒中早期康复治疗指南》推荐如下。

1. 脑卒中患者病情稳定(生命体征稳定,症状体征不再进展)后应尽早介入康复治疗。

2. 脑卒中轻到中度的患者,在发病 24 h 后可以进行床边康复、早期离床期的康复训练,康复训练应以循序渐进的方式进行,必要时在监护条件下进行。

3. 康复训练强度要考虑到患者的体力、耐力和心肺功能情况,在条件许可的情况下,开始阶段每天至少 45 min 的康复训练,能够改善患者的功能,适当增加训练强度是有益的。

二、卒中各期的康复

早期开始的康复治疗应包括床上关节活动度练习、床上良肢位的保持、床上坐位训练、体位转移训练、站立训练和行走训练等,随后活动水平进一步增加,早期康复还应当包括鼓励患者重新开始与外界的交流。

（一）卒中急性期的康复锻炼

脑卒中急性期卧床患者的良肢位摆放、床上体位转移技术、关节活动度训练技术，是脑卒中康复护理的基础和早期康复介入的重要方面，早期良好的肢位摆放和适当的关节活动度训练，能够减少并发症、提高护理质量、加快卒中患者的康复速度。

（二）卒中恢复期的康复

脑卒中后肌无力和肌肉痉挛是影响卒中后患者运动功能的主要因素，肌肉无力是神经系统损伤后的缺失症状。随着病情的恢复和主动运动的增加，瘫痪肢体肌张力逐渐增高，并出现痉挛，痉挛是中枢神经损伤后的阳性症状，痉挛加重将会限制肢体的活动能力和掩盖肢体恢复的潜力。卒中恢复期康复的重点应该是全面的功能障碍康复，为下一步回归家庭、回归社会打下基础。

（三）卒中慢性期康复

卒中康复期应不懈锻炼。偏瘫患者的恢复，在前几个月较快，效果明显，但 6 个月后大多数恢复变慢。如果在 1 年以上肢体功能仍得不到完全恢复，会遗留不同程度的后遗症，但并不意味着患者不能康复，此时的康复治疗应该是：积极调动健侧肢体的代偿功能，尽可能提高患者的日常生活自理能力，使其能更好地回归社会；尽可能保留患侧肢体的残留功能；防治各种并发症和二次损伤；充分利用矫形器、辅助用具，保护并改善患者的活动能力。

康复治疗应根据患者实际情况制定相应康复目标和康复方案，进行个体化训练。希望每一位脑卒中患者能够得到最好、最及时的康复治疗，都能够在不懈努力下获得很好的功能恢复。

三、认知障碍的康复

2013 年国内卒中后认知障碍流行病学特征系统评价表明，卒中后 3 个月内卒中后认知障碍和卒中后痴呆的发病率分别为 56.6％和 23.2％。卒中后认知障碍严重影响患者生活质量及生存时间。待脑卒中急性期过后可用 MMSE、MoCA 对脑卒中后认知障碍进行筛查，尽早发现卒中后认知障碍并尽早干预。

四、早期语言功能的康复

脑卒中后除了肢体活动障碍以外，很多人还存在语言障碍，不能自主表达意愿，甚至不能听懂他人的谈话，看不懂报纸、电视。语言障碍的康复训练也要早期投入，不可错失良机。脑卒中后的语言障碍主要有两种，一种是失语症，另一种是构音障碍。失语症是因脑部器质性损伤使原已获得的语言功能缺失的一组语言障碍综合征。患者发病前语言功能完全正常，发病后却无法正确表达想说的话，甚至听不懂他人说的话，最严重时连发音都很困难。失语症患者还有一个特点就是往往伴随右侧肢体的偏瘫。另外一种语言障碍是仅以口语表达障碍为表现的构音障碍。常见的症状有大舌头、说话含糊不清，兼有口角歪斜、流口水等。这种情况是因为脑卒中后支配面肌及舌肌的神经瘫痪，以致患者口语表达有问题，但如果语言中枢未受损，那么患者其他的语言功能，包括理解别人的话、阅读报纸、看电视、写字等能力均完好。训练的重点是口、面、舌的运动，包括张口闭口、舌头上下左右运动、伸舌、卷舌、舌头顺时针或逆时针转动、鼓腮吹气等，尽量恢复发音器官的肌肉运动能力，改善口语表达能力，同时也可以改善吞咽功能。

早期康复治疗对于恢复患者肢体功能，改善生活质量具有重要意义，要根据患者的神经功能损伤情况、年龄、康复训练耐受情况等制定个体化康复治疗方案，选择合适的时机、康复质量方法和训练强度,循序渐进地开展康复治疗,以促进脑卒中患者各项功能最大限度的恢复。

(朱旭莹)

第五节　痴呆的诊治进展

痴呆是一种以获得性认知功能缺损为核心,并导致患者日常生活、社会交往和工作能力明显减退的综合征。患者的认知功能损害涉及记忆、学习、定向、理解、判断、计算、语言、视空间等功能、分析及解决问题等能力,在病程某一阶段常伴有精神、行为和人格异常。老年(≥65 岁)和老年前期(55～64 岁)是痴呆的高发人群。老年痴呆患者平均生存期为 5.5 年,属心血管病、脑血管病和癌症之后的第四位死因。该病早期症状不典型,易被忽视;而早期识别、治疗和护理老年性痴呆患者仍然有许多待解决的问题,从而使患者失去最佳的治疗时机。

本文主要围绕最为常见的阿尔茨海默病(AD)和血管性痴呆(VaD)进行相关内容介绍及讨论。阿尔茨海默病(AD)俗称老年性痴呆,是一种原因未明的、慢性进行性神经系统变性疾病;临床上起病隐袭,以记忆减退和其他认知功能障碍为特征,常伴有社会或日常生活能力受损和精神行为改变。血管性痴呆(VaD)是指由缺血性卒中、出血性卒中和造成记忆、认知和行为等脑区低灌注的脑血管疾病所致的严重认知功能障碍综合征。

一、痴呆的分型

(一) 按是否为变性病分为变性病和非变性病痴呆

变性病痴呆包括:阿尔茨海默病(AD)、路易体痴呆(DLB)、帕金森病痴呆(PDD)、额颞叶变性(FTD)等。非变性病痴呆包括:血管性痴呆(VaD)、正常压力性脑积水以及其他疾病如颅脑损伤、感染、免疫、肿瘤、中毒和代谢性疾病等引起的痴呆。

血管性疾病所致痴呆包括:① 缺血性血管病所致痴呆。多发梗死性痴呆、关键部位脑梗死性痴呆、大面积梗死性痴呆、皮质下动脉硬化性白质脑病;② 出血性血管病所致痴呆。蛛网膜下腔出血所致痴呆、亚急性慢性硬膜下血肿所致痴呆;③ 淀粉样变性脑血管病。

其中,AD 占所有类型痴呆的 50%～70%,而 VaD 是最常见的非变性病痴呆,占痴呆患者的 15%～20%。阿尔茨海默病(AD),曾称为老年期痴呆,包括 65 岁以前发病者为早发型 AD、65 岁以后发病者为晚发型 AD、有家族发病倾向的称家族性 AD、无家族发病倾向的称散发性 AD。血管性痴呆(VaD)是痴呆的第二大类,曾被称为多发性梗死性痴呆(MID)。

(二) 按病变部位分类

可分为皮质性痴呆、皮质下痴呆、皮质和皮质下混合性痴呆以及其他痴呆。其中 AD 属于皮质性痴呆,VaD 则属于皮质下痴呆。

(三) 按发病及进展速度分类

近年来病情发展较快的"快速进展性痴呆"(RPD)备受关注,通常指数天、数周(急性)或数月(亚急性)发展为痴呆的情况,可能的病因归结为"VITAMINS",依次分别代表血管性、感染性、中毒和代谢性、自身免疫性、转移癌/肿瘤、医源性/先天性代谢缺陷、神经变性以及系统性/癫痫引起的痴呆。另外,人类免疫缺陷病毒(HIV)和克-雅病也可引起发病较快的痴呆。

二、流行病学

痴呆对全球产生着巨大的影响。至 2015 年,全球共有 4 680 万痴呆患者;当年新增病例 990 万,即每 3 秒就发生 1 例痴呆。其中,大多数的痴呆患者均居住于低中收入国家。从 2015 年的全球分布情况来看,美洲 940 万、欧洲 1 050 万、非洲 400 万、亚洲 2 290 万痴呆患者。临床上,阿尔茨海默病(AD)和血管性痴呆(VaD)最为常见,AD 占 60%～80%,VaD 占 12%～20%。路易体痴呆(DLB)占 5%～10%,额颞叶痴呆(FTD)占<5%。

既往数据提示中国有老年痴呆患者 500 万人之多,占世界总患者数的 1/4,而且每年平均新增病例 30 万;我国老年痴呆患者中女性多于男性,60 岁以上女性患老年痴呆的概率是男性的 2～3 倍;同时,中国老年痴呆的患病率随着年龄的增加呈显著增长,75 岁以上达 8.26%,而 80 岁以上则高达 11.4%。根据中国认知与老化研究(COAST 研究),中国有 920 万痴呆患者,其中 62.5% 的痴呆患者都是 AD 导致的。国内学者对北京、上海、西安、成都的 34 807 名 55 岁以上的人群调查则显示,65 岁以上老年人 AD 患病率 4.8%,VaD 患病率 1.1%。

三、病因及发病机制

(一) 阿尔茨海默病(AD)

病因:神经递质障碍、细胞骨架改变、氧化应激、细胞凋亡、炎性/免疫反应、雌激素等。危险因素包括年龄增长、遗传、抑郁、文化程度低、颅脑外伤、女性、血管性因素(高血压、高胆固醇、糖尿病、肥胖、吸烟等)、职业因素等。

典型病理改变为广泛的神经元丢失导致脑组织萎缩,新皮层和海马的神经元中神经纤维缠结(NFT),脑内有大量的 β-淀粉样蛋白(Aβ)的沉积形成老年斑(SP)。刚刚发表的最新研究中,通过对神经纤维缠结的应用正电子发射计算机体层显像技术(PET)进行脑成像检测 tau 蛋白,结果提示 tau 蛋白可能是 AD 神经变性的关键驱动因素。

(二) 血管性痴呆(VaD)

缺血性卒中、出血性卒中和脑缺血缺氧等均可导致血管性痴呆。高龄、吸烟、痴呆家族史、复发性卒中史和高血压者易患血管性痴呆。

30%～40% 的 VaD 患者具有脑梗死样的神经病理变化,约 12%～20% 是多发性梗死性痴呆(MID)。其中,16%～20% 患者是 VaD 与 AD 的混合状态,即混合性痴呆。

四、诊断

痴呆是一类综合征,其诊断需要根据病史、一般及神经系统体格检查、神经心理评估、实验室和影像学检查结果综合分析。主要分三个步骤进行: ① 明确是否为痴呆;② 明确痴呆的原因;③ 明确痴呆的严重程度。

(一) 明确痴呆诊断

对于既往智能正常,之后出现获得性认知功能下降(记忆、执行、语言或视空间能力损害)或精神行为异常,影响工作能力或日常生活,且无法用谵妄或其他精神疾病来解释的患者可拟诊为痴呆。认知功能或精神行为损害可通过病史采集或神经心理评估客观证实,且至少具备以下 5 项中的 2 项: ① 记忆及学习能力受损;② 推理、判断及处理复杂任务等执行功能受损;③ 视空间能力受损;④ 语言功能受损(听、说、读、写);⑤ 人格、行为或举止改变。

(二) 明确痴呆病因

诊断痴呆后,应结合患者认知障碍起病形式、各认知域和精神行为损害的先后顺序及特征、病程发展特点以及既往史和体格检查提供的线索,对痴呆的病因做出初步判断,然后选择合适的辅助检查,最终确定痴呆的可能病因。

神经变性性痴呆多隐匿起病,呈慢性进展性病程;非神经变性性痴呆多急性起病,呈快速进展性病程。其中,单纯表现为认知/行为异常的变性性痴呆则可考虑是否为 AD;非变性性痴呆中 VaD 则占较大比例。

(三) 判断痴呆严重程度

根据临床表现、日常能力受损情况后认知评估等确定痴呆的严重程度。临床一般常用日常生活能力量表(ADL)、临床痴呆评定量表(CDR)或总体衰退量表(GDS)做出严重程度的诊断。日常生活能力减退是痴呆的核心症状,对于不能完成神经心理评估者,可根据以下标准判断痴呆的严重程度:① 轻度:主要影响近记忆力,但患者仍能独立生活;② 中度:较严重的记忆障碍,影响到患者的独立生活能力,可伴有括约肌障碍;③ 重度:严重的智能损害,不能自理,完全依赖他人照顾,有明显的括约肌障碍。

(四) 相关检查及检测

诊断过程中推荐脑脊液检查为痴呆患者的常规检查,结构影像头颅磁共振(MRI)是进行痴呆诊断和鉴别诊断的常规检查,有明确痴呆家族史的痴呆患者应行基因检测以帮助诊断。

1. 脑脊液检查

(1) 脑脊液检查作为痴呆患者的常规检查(专家共识);

(2) 对拟诊 AD 患者推荐进行 CSF T-tau、P-tau181 和 Aβ1-42 检测(B 级推荐);

(3) 对快速进展的痴呆患者推荐进行 CSF 14-3-3 蛋白、自身免疫性脑炎抗体、副肿瘤相关抗体检测(B 级推荐)。

2. 影像学检查

(1) MRI 是进行痴呆诊断和鉴别诊断的常规检查,对痴呆疾病进行随访检查,MRI 有助于判别疾病预后和药物疗效(A 级推荐);

(2) 功能影像不作为痴呆常规诊断检查,但对临床可疑患者可选用单光子发射计算机体层显像技术(SPECT)和正电子发射计算机体层显像技术(PET)检查以提高诊断的准确率(B 级推荐)。

3. 电生理检查

(1) 脑电图(EEG)对于鉴别正常老化和痴呆、或不同类型的痴呆具有一定辅助诊断价值(专家共识);

(2) 定量脑电图(QEEG)、诱发电位和事件相关电位对于鉴别不同类型的痴呆有一定帮助(B级推荐);

(3) 对于疑诊早老性痴呆(CJD)的患者,应该进行 EEG 检查(A 级推荐)。

4. 基因检测

(1) 有明确痴呆家族史的痴呆患者应进行基因检测以帮助诊断(A 级推荐);

(2) 推荐对有明确痴呆家族史的个体,尽早进行基因检测以明确是否携带致病基因,利于早期干预(专家共识);

（3）ApoEε4 基因型检测可用于 MCI 患者危险分层,预测其向 AD 转化的风险(B 级推荐);

（4）基因诊断应该在专业的、有资质的检测机构进行,以确保检测的准确性(专家共识)。

5. 诊断标准

（1）阿尔茨海默病(AD)的诊断标准：① 临床 AD 诊断可依据 1984 年美国国立神经病、语言障碍和卒中研究所-阿尔茨海默病及相关疾病协会(NINCDS-ADRDA)或 2011 版美国国立老化研究所和阿尔茨海默病及相关疾病协会(NIA-AA)提出的 AD 诊断标准进行诊断(专家共识)。② 有条件进行 AD 分子影像检查和脑脊液检测时,可依据 2011 版 NIA-AA 或 2014 版国际工作组-2 (IWG-2)诊断标准进行 AD 诊断(专家共识)。③ 应提高对不典型 AD 的诊断意识(专家共识)。

（2）血管性痴呆(VaD)的诊断标准：按照中国 2011 年血管性认知障碍的诊断标准或 2014 年美国精神学会血管性行为认知障碍(Vas-Cog)发布的 VaD 或血管性认知障碍的诊断标准进行诊断(专家共识)。

（3）快速进展性痴呆的诊断：① 对快速进展性痴呆患者尽量完善影像学、实验室检查、脑电图等,明确病因(专家共识)。② 对于可疑克-雅病患者,应尽快完善头颅 MR[磁共振扩散加权成像(DWI)、液体衰减反转恢复(FLAIR 序列)]、脑电图、脑脊液 14-3-3 蛋白检查,予以临床诊断(A 级推荐)。③ AD 的红细胞变形性(RCD)患者预后差、疾病负担更重、治疗选择更有限,故应对危险因素(尤其是血管性危险因素)进行更系统的控制(专家共识)。

五、治疗

（一）AD 的治疗

1. 早期预防：① 长期随访研究提示主观认知障碍(SCI)发展为 AD 的风险高于非 SCI 人群(专家共识);② 对 SCI 人群应给予充分重视,密切跟踪随访(专家共识)。

2. AD 的危险因素及干预：《2018 中国痴呆与认知障碍诊治指南》建议,对 AD 发病的危险因素进行早期识别,并针对可干预的危险因素开展早期干预。

其中,不可干预的危险因素包括：年龄(AD 的最大危险因素)、性别、遗传因素、家族史;可干预的危险因素包括心脑血管疾病、高血压、血脂异常、2 型糖尿病、体重、吸烟与饮酒、饮食、教育水平、体力活动与脑力活动、脑外伤及其他因素。

AD 痴呆前阶段建议：① 针对临床前 AD 开展早期诊断和早期干预(专家共识);② 在 AD 痴呆前阶段对危险因素进行干预和控制,结合认知训练有可能延缓认知功能下降(A 级推荐);③ AD 痴呆前阶段的饮食为地中海饮食(A 级推荐)。

3. AD 的治疗建议

（1）胆碱酯酶抑制剂：① 明确诊断为 AD 患者可以选用胆碱酯酶抑制剂治疗(A 级推荐)。② 应用某一胆碱酯酶抑制剂治疗无效或因副作用不能耐受时,可根据患者病情及出现副作用程度,调换其他胆碱酯酶抑制剂或换作贴剂进行治疗,治疗过程中严格观察患者可能出现的副作用(B 级推荐)。③ 胆碱酯酶抑制剂存在剂量效应关系,中重度 AD 患者可选用高剂量的胆碱酯酶抑制剂作为治疗药物,但应遵循低起始剂量逐渐滴定的给药原则,并注意药物可能出现的副作用(专家共识)。

（2）美金刚及其他药物：① 明确诊断为中-重度 AD 患者可以选用美金刚或美金刚与多奈哌齐、卡巴拉汀联合治疗,对出现明显精神行为症状的重度 AD 患者,尤其推荐胆碱酯酶抑制剂(ChEIs)与美金刚联合使用(A 级推荐)。② 必须与患者或知情人充分地讨论治疗益处及其可能出现的副作用(专家共识)。

（3）中药及其他治疗药物：与患者交代治疗益处和可能风险后，可以适当选用银杏叶、脑蛋白水解物、奥拉西坦或吡拉西坦等作为 AD 患者的协同辅助治疗药物（专家共识）。

（二）VaD 的治疗

1. 早期识别，有效干预

目前认为，VaD 是唯一可以预防的痴呆。血管性非痴呆认知功能障碍（VCIND）是 VaD 的前期，其认知功能障碍程度较轻，有一定可逆转性，多无严重运动及语言障碍。早期正确识别 VCIND 患者，并进行有效干预，是降低 VaD 发病的关键。

一级预防包括改变生活方式，如戒烟、戒酒、合理膳食、适度活动，加强智能锻炼，并对脑血管病的危险因素进行综合干预。二级预防包括早期识别血管性认知功能障碍（VCI）的高危人群，对于有高血压、糖尿病、高血脂、脑动脉粥样硬化等血管性危险因素的患者，应早期干预治疗，如抗血小板聚集，管理血压、血糖与血脂等。

2. VaD 的危险因素及干预

通过控制 VaD 的危险因素，将会降低 VaD 的患病率。其中危险因素包括：高血压、动脉粥样硬化和血脂代谢异常、高同型半胱氨酸、糖尿病、心脏病、脑卒中和短暂性脑缺血发作、芳香硫酸酯酶（ASA）-PD 基因。

3. VaD 的治疗建议

（1）改善认知症状的药物：维生素 E、维生素 C 和银杏叶制剂等可能有一定的辅助治疗作用，胆碱酯酶抑制剂多奈哌齐对 VaD 可能有效，脑赋活剂如吡拉西坦、尼麦角林等有助于症状改善。

（2）其他对症支持治疗：对患者出现的精神症状、各种不良行为、睡眠障碍等，应进行相应的药物治疗。康复治疗亦很重要，与患者的生活质量相关。

六、相关研究进展

近年来，多学科研究显示，临床和亚临床脑血管病（如脑梗死、腔隙梗死、微出血和白质病变等脑小血管病）与 VaD 及 AD 的发病风险显著相关。同时，高血压和低血压均与痴呆的发生发展密切相关，心血管疾病（如缺血性心脏病、心房颤动、心力衰竭）及糖尿病等也增加痴呆的发病风险。

（一）血压与痴呆的发生发展密切相关

1. 高血压与痴呆密切相关

近年研究发现，高血压不仅是 VaD 的主要发病因素，还与 AD 的发病密不可分。一项荟萃分析共纳入 17 篇文献，包括 2 422 例 AD 患者，对照组 3 940 例，结果发现高血压使 AD 的发生危险增加 67%，提示高血压是 AD 的危险因素。另有研究提示，中年和晚年高血压都会随着时间的推移而增加痴呆的风险。《柳叶刀》（Lancet）发表的调查结果显示：高血压可能会影响大脑小血管继而影响认知功能，而脑白质高信号体积（WMHV）是大脑小血管损伤的标志；高血压也可能影响脑容量，进而影响认知功能。Huang 等对高血压患者进行 PET-CT 扫描发现，脑血管损伤后的血流灌注不足以及脑组织缺氧会引起神经炎性斑（NP）沉积增加。这些研究表明，高血压持续存在与 AD 的发病关系密切。一项包括 31 090 名白种人的荟萃分析，患者平均年龄 59～77 岁，中位随访时间 7～22 年，结果显示，与未接受抗高血压药治疗者相比，抗高血压药治疗显著降低高血压患者痴呆风险达 12%、降低 AD 风险达 16%。

研究提示，痴呆发病风险与高血压的发病年龄相关。有研究随访 17 年后，采用 Cox 比例风险模型评估中年期血压和痴呆风险的关系，结果提示中年期高血压增加老年痴呆风险，尤其对于女性患者而言。国外学者对 243 名日裔美国人进行了 36 年随访,通过尸检发现中年期的收缩压增高伴随着大脑重量减轻以及新皮层、海马区神经炎性斑块增加,而中年期舒张压增高则会导致海马区神经原纤维缠结(NFT)增加。上述研究提示,高血压对老年人患 AD 的影响主要与患病年龄有关,中年期高血压是老年人患 AD 的危险因素。血压升高会通过损伤血管和脑细胞代谢等机制导致 AD 典型的病理改变,即 NP、NFT 等沉积增加、损害血管导致脑淀粉样血管病变和降低 Aβ 在脑内的清除,而高血压对脑血管损伤有累积效应,中年期高血压可在老年阶段对老年人产生认知损害,增加患 AD 的风险。

其他研究提示,迟发性高血压可能保护人们远离老年痴呆。1981 年发起的 Leisure 世界队列研究中幸存的 625 名参与者,长达 10 年的追踪调查,结果显示,80 岁前患高血压的入组者患老年痴呆症的风险与没有高血压的入组者相比没有不同;80 岁以后患高血压的人,患痴呆的风险比无高血压者的风险降低 41%;90 岁以后出现高血压者风险甚至更低,与无高血压者相比风险降低了 55%。

2. 低血压亦是 AD 发生的危险因素

有研究发现,血压在痴呆诊断前约 3 年开始降低,并在 AD 发生后继续下降;老年人群中低 DBP($<$65 mmHg)明显增加 AD 的风险和不良预后;随访跟踪长达 21 年的老年非痴呆人群($\geqslant$75 岁),与 DBP$>$90 mmHg 的人群相比,DBP$<$70 mmHg 的人群发展为 AD 的风险增高 2 倍;舒张压每升高 10 mmHg,认知功能障碍发生率降低 13%。另有研究纳入 1994—1996 年第三次随访时年龄$\geqslant$81 岁且诊断为非痴呆的 422 例受试者,随访监测血压,并采用简易智能精神状态检查(MMSE)量表评估总体认知功能,采用 Cox 模型分析数据,结果亦证实老年低血压与认知障碍相关。

(二) 其他心血管疾病、糖尿病等疾病与痴呆相关

1. 冠心病、心力衰竭、心房颤动与 AD 相关

一项横断面研究纳入 312 例受试者,其中 AD 患者 114 例,健康受试者 198 例,分别采用单因素和多因素非条件 Logistic 回归及线性回归分析研究血管危险因素与 AD、认知功能评分的相关性,结果显示,冠心病和年龄与 AD 相关。

一项研究纳入 1 301 例无痴呆的受试者(年龄$\geqslant$75 岁),其中 205 例为心力衰竭患者,在 9 年间进行 3 次随访检测痴呆和 AD 患病情况,采用简易智能精神状态检查(MMSE)量表评估认知功能。结果显示,与非心衰患者相比,心衰患者的痴呆和 AD 发病率更高;多重校正的 Cox 回归分析提示心力衰竭显著增加痴呆和 AD 风险。

一项入选 358 例认知功能障碍老年患者(MMSE$<$24)的研究中,经过 10 年随访,分析心房颤动对痴呆进展的影响。结果显示:心房颤动增加 3~4 倍认知障碍的风险。

2. 糖尿病增加痴呆的风险

一项研究入选 2 型糖尿病(T2DM)患者 25 393 例和非 T2DM 患者 101 816 例,采用痴呆发病密度(DID)和完全校正的 Cox 比例风险模型来估计痴呆和糖尿病(DM)之间的关系。结果显示,T2DM 增加痴呆风险达 2.6 倍。

3. 甲状腺激素(TH)与认知功能障碍的关系

相关研究提示,低促甲状腺激素(TSH)组中,血浆 T_4 水平与发生 AD 的危险性成正相关;VaD 患者的血清游离 T_3 可作为认知功能减退的一个标志;T_4 水平越低,发生认知能力下降的危险性越大。

4. 维生素 B_{12} 缺乏与认知功能障碍的关系

相关研究提示,VaD 患者维生素 B_{12} 与叶酸(FA)水平明显下降;维生素 B_{12} 及叶酸缺乏可引起

同型半胱氨酸（Hcy）的增高，FA 及维生素 B_{12} 缺乏可能是导致 VaD 发生的间接因素。维生素 B_{12} 缺乏可引起 Hcy 增高，而血浆 Hcy 水平升高是 AD 的重要独立危险因素。

（三）AD 与 VaD 相关

以往认为 AD 与 VaD 是两种不同的痴呆。近年相关数据提示，16％～20％的痴呆是混合性痴呆，即 AD 与 VaD 的混合状态；同时发现，AD 的发病与血管因素密切相关，AD 和 VaD 的发病机制存在诸多共同点，包括脑低灌注、白质改变、基因联系等，提示 AD 与 VaD 可能具有相同的病因。血管病变是 VaD 发病的主要诱因之一，也可影响 AD 的发生与发展，因此改善血管危险因素可能对 AD 和 VaD 的预防和治疗发挥重要作用。AD 与 VaD 的临床鉴别要点（表 4-3-2）。

表 4-3-2　AD 与 VaD 的临床鉴别

项　目	AD	VaD
性别	女性多见	男性多见
发病年龄	较晚	较早
病程进展	进行性恶化	波动性或阶梯性
平均发病至死亡时间（年）	8～10	3～4
共患疾病（增加心脑血管意外）	少	多
人格改变	发展较快	发展较慢
情感失禁	常无	常有
认知功能损害	全面	非全面（网脱状）
自知力	常无	常有
高血压病史	常无	常有
脑卒中史	常无	常有
心血管疾病	常无	常有
血糖代谢异常	少见	常见
血脂代谢异常	少见	常见
局灶神经系统体征（如步态异常）	早期少见	常见
脑影像	广泛性皮层萎缩明显	缺血性脑萎缩
脑电图	弥漫性慢波活动多见	具有局限性阵发性活动
脑脊液	多正常	白蛋白增高

（四）吸烟与痴呆

既往许多研究已经证实，吸烟增加西方人群老年痴呆的风险。在韩国人群中进行的研究首次证实，亚洲人群中吸烟习惯改变对痴呆风险的影响。该研究入选了 60 岁及以上的 46 140 名男性人群，随访 8 年。结果显示，与持续吸烟者相比，长期戒烟者和从不吸烟者的总体痴呆风险分别降低 14％和 19％；与持续吸烟者相比，从不吸烟者患 AD 的风险降低 18％；与持续吸烟者相比，长期戒烟者和从不吸烟者的 VaD 的风险分别降低 32％、29％。提示吸烟与痴呆风险增加有关，长期戒烟者可以降低患痴呆的风险。

（五）中年心血管健康水平与痴呆

一项研究包括近 200 名 38～60 岁的瑞典女性，基于最大运动能力评价心血管健康水平，平均随访 29 年。结果显示，与基线时心血管健康水平中等的女性相比，健康水平高的女性在随访期间发生痴呆的风险降低 88％,而且心血管健康水平高的女性痴呆发病年龄比健康水平中等的女性延迟 11 岁。

综上所述,阿尔茨海默病(AD)和血管性痴呆(VaD)是最常见的两种痴呆类型。目前,中国有近 1 000 万痴呆患者,而其中 62.5％的痴呆患者都是 AD 导致的。高血压和低血压、缺血性心脏病、心房颤动、心力衰竭以及脑血管疾病、糖尿病等均与痴呆的发生发展密切相关。痴呆的早期预防、相关危险因素干预及积极治疗有助于改善患者症状及提高生活质量。同时,AD 和 VaD 在血管因素方面的联系还需进一步研究,期待为 AD、VaD 以及混合性痴呆的治疗提供新的思路。

(喜　杨)

第四章
慢性肾功能衰竭

第一节　如何早期发现 CKD‐CRF

　　慢性肾脏病(CKD)是一个世界性的公共健康问题。我国横断面流行病学研究显示,18 岁以上人群 CKD 发生率高达 10.8%。随着人口老龄化和糖尿病、高血压等疾病的患病率逐年增高,CKD 发病率也呈现不断上升之势。而 CKD 的高发病率最终导致慢性肾衰竭以及终末期肾病呈井喷式增长,造成严重的社会负担和经济负担。因此,对 CKD 的防治是当前一个重要课题,早期诊断、早期预防及早期治疗,才能最大限度地改善 CKD 预后,增进治疗效果。

一、分期和危险分层

　　CKD 指肾脏结构或功能异常＞3 个月。出现(表 4‐4‐1)中任意一项指标持续时间超过 3 个月即可诊断为 CKD。

表 4‐4‐1　CKD 诊断标准

项　目	指　标
肾损伤标志	白蛋白尿[AER≥30 mg/24 h;ACR≥30 mg/g(或≥3 mg/mmol)]
	尿沉渣异常
	肾小管相关病变
	组织学异常
	影像学所见结构异常
	肾移植病史
GFR 下降	eGFR＜60 ml/(min·1.73 m²)

注:至少满足 1 项。GFR:肾小球滤过率;AER:尿白蛋白排泄率;ACR:尿白蛋白肌酐比值。

　　CKD 根据肾小球滤过率(GFR)分为 5 期(表 4‐4‐2)。

表 4‐4‐2　CKD 根据 GFR 分期

分期	GFR[ml/(min·1.73 m²)]	描　述
G1	≥90	正常或增高
G2	60～89	轻度下降
G3a	45～59	轻至中度下降
G3b	30～44	中至重度下降
G4	15～29	重度下降
G5	＜15	终末期肾衰竭

慢性肾衰竭(CRF)为各种 CKD 持续进展的共同结局,它是以代谢产物潴留、水电解质及酸碱代谢失衡和全身各系统症状为表现的一种临床综合征。CRF 患者代表 CKD 中 GFR 下降至失代偿期的那一部分群体,主要为 CKD 3～5 期。

影响 CKD 不良预后的因素包括:① CKD 病因;② GFR 分期;③ 尿白蛋白分级;④ 其他危险因素和合并症。

CKD 根据 GFR 分期和白蛋白尿分级进行危险分层,分为低危、中危、高危和极高危(表 4 - 4 - 3)。

表 4 - 4 - 3　CKD 危险分层

				尿微量白蛋白肌酐比(mg/g)		
				A1	A2	A3
				正常～轻度增加	中度增加	显著增加
				<30	30～300	>300
GFR[ml/(min·1.73 m²)]	G1	正常或高	≥90	低危	中危	高危
	G2	轻度减退	60～89	低危	中危	高危
	G3a	轻度～中度减退	45～59	中危	高危	极高危
	G3b	中度～重度减退	30～44	高危	极高危	极高危
	G4	重度减退	15～29	极高危	极高危	极高危
	G5	肾衰竭	<15	极高危	极高危	极高危

二、临床表现

CKD 起病往往十分隐匿,没有特异性临床表现,患者得病初期可以无任何不适,即使有些不适也很容易被忽视。我国抽样调查资料显示,CKD 患者中仅有 10% 能早期发现,等到出现明显症状时再就诊肾功能可能已丧失大半,甚至已进入 CRF,错过了最佳治疗时间,因此,需警惕 CKD 的早期临床表现。

1. 泡沫尿:尿中泡沫增多可能是 CKD 最常见而又最易被忽略的早期信号,它往往表明大量蛋白通过肾脏漏出体外形成蛋白尿,与尿中正常冲起的泡沫相比,尿液静置一段时间后,表面泡沫细小且长久不消失。

2. 水肿:CKD 水肿可表现为晨起眼睑或颜面水肿,起床活动后消退,劳累后加重,休息后减轻。有些 CKD 水肿可出现在身体低垂部位,如双脚踝内侧、双下肢、腰骶部等,晨起时可不明显,起床活动后加重,尤其是傍晚时水肿明显。

3. 高血压:CKD 进展至一定阶段可导致高血压,尤其是年轻人发生高血压,同时伴有头晕、头痛、视物模糊等症状,要警惕 CKD。一方面 CKD 可影响血压,另一方面高血压又可加重肾病进展,两者互为因果,恶性循环。应及时进行肾脏相关检查。

4. 尿量改变及排尿不适:正常人每天尿量为 1 000～2 000 ml,大于 2 500 ml/d 为多尿,小于 400 ml/d 为少尿。尿量过少或过多都提示肾脏可能出现问题,需及时就医。当然常见的尿急、尿痛伴排尿次数增加,往往是尿路感染所致。

5. 夜尿增多:夜尿增多往往被认为是"肾亏",其实不然,尤其是年轻人夜尿增加,夜尿量超过 750 ml,或夜尿量占全日(24 h)尿量的 1/3 以上,很可能表明肾小管尿液浓缩功能异常,是 CKD 的早期表现。应到医院完善肾小管功能等相关检查,包括尿比重和(或)尿渗透压。

6. 肾区疼痛:肾区疼痛可依据单侧双侧,疼痛性质诱因、是否有外伤史、遗传家族史、是否合并发热炎症表现等与其他引起腰痛病因相鉴别,引起肾区疼痛的 CKD 可见于肾下垂、肾积水、肾结石、肾脏外伤、肾盂肾炎、肾囊肿、遗传性多囊肾病等。

7. 疲劳:CKD 患者容易出现疲劳、乏力,腰背、下肢酸软,可能与尿中蛋白的丢失、贫血等有关。

8. 消化道症状:由于胃肠道水肿及毒素在体内蓄积等原因,CKD 患者常食欲不振,甚至口中有异味,但常被误认为单纯胃肠疾病而未引起重视。

除了以上几点以外,面色苍白、全身瘙痒等也可能是 CKD - CRF 的早期表现。如果有上述不适,应根据病情完善血尿常规、肾功能、双肾 B 超等专科检查,以免延误诊治,及时诊治对延缓肾脏病变的发展速度,是极其必要而有益的。

三、筛查

CKD 往往起病隐匿,患者长期处于无症状阶段,疾病知晓率低。当疾病发展至 G3 期时,患者发生并发症风险和进展至 CRF 甚至终末期肾病(ESRD)的风险显著增高;CKD 如能得到早发现、早治疗,病情可得到良好控制,甚至可以逆转,所以筛查 CKD 意义大。

因此,无论有无危险因素,成人都需要进行筛查,建议每年进行一次白蛋白尿和血肌酐的检测。对于 CKD 高风险人群,包括肾脏病家族史(如多囊肾病、遗传性肾炎等)、糖尿病、高血压、高尿酸血症、高龄(年龄≥65 岁)、泌尿系结石、反复尿路感染或尿路梗阻、心血管疾病及肥胖等人群,应开展一级预防,每半年开展一次慢性肾脏病健康宣教,每年至少进行一次尿白蛋白肌酐比值(ACR)和血肌酐的检测以估算肾小球滤过率(eGFR)(常用 CKD - EPI 公式)。

筛查符合以下至少 1 条标准为 CKD 的疑似患者:① 尿蛋白阳性;② 尿红细胞>3/HP 或>25/μl;③ eGFR<60 ml/(min・1.73 m²);④ 尿 ACR≥30 mg/g(或≥3 mg/mmol)。对于 CKD 疑似患者,进行尿蛋白谱、肾功能、血清胱抑素 C 和肾脏超声等检查。评估后根据 eGFR 及尿 ACR进行 CKD 的危险分层,制定不同的干预措施(包括生活方式调整、控制血压、血糖、降低蛋白尿等)。

(高　翔　戴　兵　梅长林)

第二节　微量白蛋白尿、24 h 尿蛋白
定量测定的临床意义

尿液内白蛋白的排出增加是肾小球和肾小管共同作用的结果,往往提示各种因素(炎症、应激、缺血缺氧等)导致的肾小球滤过膜病变和(或)肾小管病变,被认为是肾脏疾病和心血管疾病进展的独立风险因子,广泛应用于各种原因导致的肾脏损伤的诊断、分层和预后评估,以及心脑血管疾病的风险评估。

一、蛋白尿产生原因

蛋白尿是尿液中蛋白质含量增加的总称。蛋白尿产生的原因包括:① 肾小球性蛋白尿:对大分子蛋白的渗透性增加(白蛋白尿或肾小球性蛋白尿);② 肾小管对正常滤过的小分子蛋白重吸收减少(肾小管性蛋白尿);③ 血浆某些低分子蛋白质(例如免疫球蛋白轻链、血红蛋白、肌红蛋白)含

量异常增加(溢出性蛋白尿);④ 泌尿系感染可以引起尿中少量非白蛋白成分蛋白尿(通常为分泌性 IgA 或 IgG)排泄量增加,称为肾后(分泌)性蛋白尿。

白蛋白尿是指尿液白蛋白的异常丢失。近年来的循证医学证据显示,评价白蛋白尿相比总蛋白尿似乎更有临床意义。尿白蛋白量在所有人群和伴有心血管疾病风险的患者中,均与全因死亡及心血管死亡风险、肾衰竭风险、急性肾损伤风险、慢性肾脏病进展风险相关。

二、蛋白尿的检测方法

目前广泛应用于临床尿蛋白的检测方法主要有:尿液试纸定性检查、24 h 尿蛋白定量检查、尿白蛋白定量检查及尿白蛋白/肌酐比值等。

(一)尿液试纸定性检查

主要包括磺基水杨酸法和加热乙酸法。标本均采集随机尿样,操作简便、结果显示快。前者与白蛋白、球蛋白、糖蛋白和本周蛋白均能发生反应。但有一定的假阳性。后者是经典方法,为蛋白定性确证实验。检测尿蛋白特异性强、干扰因素少,与白蛋白和球蛋白均能反应。试纸定性法主要缺点是检测灵敏度低,直到尿白蛋白排泄量超过 $300\sim500$ mg/d 时才变为阳性,并且因样本的随机性而影响因素多,结果变异大。

(二)24 h 尿蛋白定量检查

被目前认为是检测蛋白尿的金标准,然而其需要准确采集 24 h 尿液标本,不仅耗时长而且影响因素多,包括收集当天活动、饮水及饮食因素等,造成个体内的差异系数较大。

(三)尿白蛋白定量检查

常规检测方法有免疫散射比浊法、免疫透射比浊法和放射免疫法,由于采集随机尿液检测,因此影响因素多,结果变异大。

(四)尿白蛋白/肌酐比值(ACR)

随机尿蛋白定量和尿肌酐定量随着机体对尿液的浓缩与稀释作用变动而变化,排出量受人的体位、运动、血压、蛋白摄入量等因素的影响,结果变异大。然而当肾脏滤过稳定时,全天中排泄的尿白蛋白和肌酐相对恒定。因此,用随机尿标本来检测尿 ACR 进行筛检或监测蛋白尿,其方法简便实用。作为常规蛋白尿检查方法,避免了 24 h 尿蛋白采集过程中众多影响因素。研究表明,24 h 尿蛋白定量检查和随机单次的尿 ACR 检测结果具有紧密的相关性并且变异度很小。ACR 的尿样采集时间点与 24 h 尿蛋白定量检测相关性最好的是清晨首次尿。但是其他时间点的尿检结果与清晨的第一次尿的检测结果差异性并不显著。

三、蛋白尿的定义和诊断

蛋白尿指尿蛋白定量检查大于 150 mg/24 h 或定性试验阳性,白蛋白尿阳性指定量检测白蛋白尿>30 mg/24 h。白蛋白尿和蛋白尿通常采用尿丢失率即尿白蛋白排泄率(AER)和尿蛋白排泄率(PER)来衡量。尿 AER 的正常值为<30 mg/d(20 μg/min);尿 AER 介于 $30\sim300$ mg/d($20\sim200$ μg/min) 称为微量白蛋白尿(MAU);尿 AER 超过 300 mg/d(200 μg/min)即为显性蛋白尿。对于随机尿 ACR,尿 ACR 在 $30\sim300$ mg/g 即表明尿 AER 排出介于 $30\sim300$ mg/d,提示存在微量白蛋白尿;检测值高于 300 mg/g 提示显性蛋白尿。明确蛋白尿诊断须在 $3\sim6$ 个月的时间里,3 次

尿 ACR 检查结果里面有 2 次或 2 次以上的检测值达到微量白蛋白尿或是显性蛋白尿的标准。

四、临床意义

（一）肾脏疾病

大规模人群研究显示,尿蛋白对于肾脏预后有独立于肾小球滤过率(GFR)之外的预测价值。通过对 12 866 名年龄 35～57 岁的男性进行为期 25 年的前瞻性随访,发现在估计肾小球滤过率(eGFR)≥75 ml/(min·1.73 m²)人群中,与无尿蛋白的人相比,尿蛋白 1＋和尿蛋白≥2＋者进入终末期肾脏病(ESRD)的危险比(HR)分别为 1.92(95%CI 0.82～4.51)和 11.42(95%CI 5.99～21.77);eGFR 为 60～74 ml/(min·1.73 m²)的人群中,与无尿蛋白的人相比,尿蛋白 1＋和尿蛋白≥2＋者进入 ESRD 的 HR 分别为 2.80(95%CI 1.18～6.61)和 12.93(95%CI 5.52～30.26)。日本学者对 95 255 名日本冲绳社区人群进行为期 7 年的研究显示,在校正了肌酐清除率后,尿常规检测中尿蛋白阳性者进入 ESRD 的风险较无蛋白尿者增高达 3 倍之多(HR 4.20,95%CI 3.76～4.68)。由"改善肾脏疾病预后(KDIGO)"组织了对来自全球 45 个队列研究,超过 150 万人的荟萃分析显示,在一般人群、高危人群和 CKD 患者中,同样肾功能水平、并发蛋白尿者死亡和进入 ESRD 的风险均高于无并发者,且随肾功能下降,蛋白尿对于风险的影响有所升高。基于此,KDIGO 组织的专家研讨会达成共识,在现有 CKD 的分期系统中加入尿 ACR 结果,分为<30 mg/g、30～299 mg/g和≥300 mg/g三个等级(表 4-4-4)。指南均推荐对于 CKD 高危人群即糖尿病、高血压、肥胖、吸烟人群、合并心血管疾病及有 CKD 家族史者,每 1～2 年进行尿 ACR 和 eGFR 评估。

表 4-4-4　CKD 白蛋白尿分级标准

分　级	AER	ACR	
	(mg/24 h)	(mg/mmol)	(mg/g)
A1	<30	<3	<30
A2	30～300	3～30	30～300
A3	>300	>30	>300

（二）糖尿病

在糖尿病肾小球滤过屏障受损时,滤出的白蛋白难以被肾小管重吸收,故通过测定尿白蛋白水平可反映肾小球受损的情况,并作为糖尿病肾病的分期依据。微量白蛋白尿(MAU)作为糖尿病及其并发症的早期预测指标已被公认,它的出现早于糖尿病并发高血压、心血管疾病、神经性病变,其增高与胰岛素抵抗和糖耐量改变有密切关系。研究显示,1 型糖尿病患者 7 年后 MAU 的患病率约为 12.6%,18 年后达到 33%。在 2 型糖尿病患者中,10 年后的 MAU 患病率为 25%,并且以每年 2.0%的速度增加。一些患者通过积极控制血压、血糖、血脂,MAU 可能会恢复至正常。白蛋白尿是糖尿病患者肾脏损害的标志,与 CKD 进展和心血管疾病发生密切相关。甚至有研究证据表明当尿 AER 仍在正常范围内时,糖尿病肾病和心血管疾病的风险就开始了。与蛋白尿阴性的 2 型糖尿病患者相比,尿 ACR≥300 mg/g 的 2 型糖尿病患者心血管事件和肾脏病进展的风险分别增加 3.2 和 22.2 倍。此外,最近的证据报道,有 25%几乎没有蛋白尿的 2 型糖尿病患者肾活检仍然证实为糖尿病肾病,并且可以进展至终末期肾脏病。

（三）高血压

尿白蛋白排泄率增高是高血压的独立风险因素。MAU 是高血压肾脏损害的指标,微量白蛋白尿阳性者血压的增高程度与靶器官损伤有密切关系。高血压患者 MAU 患病率为 8%～15%。许多研究表明,MAU 和血压的昼夜节律之间存在关联。动态血压监测表明,夜间血压水平与 MAU 相关,并且比诊室血压和 24 h 或白天血压能更好地预测不良心血管事件的发生。伴微量白蛋白尿的原发性高血压患者比尿蛋白阴性患者有着更高的血压(尤其是夜间血压)和更高的胰岛素抵抗及颈动脉增厚发生率。尿 ACR 水平与高血压患者心血管病死率以及脑卒中、心肌梗死发生风险呈线性相关:ACR 每增加 10 倍,风险分别增加 97.7%、51.0% 和 45%。因此,欧洲高血压指南强调,评估心血管风险分层时要强调是否存在靶器官损害,包括白蛋白尿的评估。临床医生要注意寻找高血压患者中是否存在 MAU 或亚临床性肾脏受累,以更好地进行心血管风险分层并制定控制血压和减少蛋白尿的策略。

（四）普通人群

普通人群 MAU 的患病率为 2.2%～11.8%。AER 升高与罹患心血管疾病的风险有关。不但是在糖尿病和高血压患者中,而且在普通人群中,尿白蛋白水平对心血管疾病(包括心肌梗死、动脉粥样硬化、卒中等)风险的预测力都独立于其他风险因素,是普通人群中心血管疾病死亡率的重要风险标志物。研究表明,即使正常高值的白蛋白尿,不管其是否超出 ACR 的下限,均是心血管事件的风险因素。Framingham 研究对 1 568 名非糖尿病和非高血压参与者进行了研究,结果表明,正常高值的尿 ACR 也会增加心血管事件(HR 1.36,95%CI 1.02～1.87)和死亡(HR 1.55,95%CI 1.10～2.20)风险。此外,MAU 的存在与高血压以及糖尿病的发生风险增加相关。有充分的证据表明 MAU 与其他心血管危险因素相关,包括糖尿病、高血压、左心室肥大、高脂血症、超重和代谢综合征,从而增加心血管疾病死亡风险。

尿蛋白及尿白蛋白作为评估早期肾损害的敏感指标,已经广泛应用于肾脏疾病及心脑血管疾病的诊断、监测、风险评估和预后判断。白蛋白尿是全身内皮细胞功能损伤的可靠指标,是心血管高危患者发生心脑血管事件的独立危险因素,一旦确诊为高血压或 2 型糖尿病就应该进行微量白蛋白尿的筛查以识别心血管疾病的高风险人群。

（汤晓静　戴　兵　梅长林）

第三节　CKD-CRF 治疗控制目标

慢性肾衰竭(CRF)是指各种慢性肾脏病(CKD)引起的肾小球滤过率(GFR)严重下降及与此相关的代谢紊乱和全身系统受累为主要表现的临床综合征。生活方式、蛋白尿、高血压和高血糖等许多因素影响 CKD 进展,有效控制这些影响因素就能延缓 CKD 的进展。

一、调整生活方式

（一）体育锻炼

CKD 患者应在医师指导下参加能够耐受的体育锻炼,每周至少 5 次,每次 30 min。放松心情,避免情绪紧张。

（二）保持健康体重

非尿毒症患者肥胖可增加死亡率、心血管风险和炎症介质水平，严重肥胖本身也可加重蛋白尿和肾病进程。早期 CKD 患者，特别是严重肥胖者，可通过减轻体重，维持 BMI $18.5\sim24$ kg/m^2。

（三）戒烟

吸烟是传统心血管危险因素，戒烟可降低心血管疾病危险。有证据表明，吸烟可显著加速 CKD 进展。因此，戒烟对 CKD 患者非常重要。

（四）预防感染

规律作息，避免疲劳；预防各种感染，尤其是呼吸道感染的发生。

二、控制蛋白尿

过多白蛋白等蛋白质经肾小球滤过及肾小管重吸收过程中，可损伤肾小球滤过膜和肾小管细胞，促进肾小球硬化和肾小管间质纤维化。

糖尿病肾病患者蛋白尿目标值应控制在尿白蛋白排泄率（AER）<30 mg/d；非糖尿病患者蛋白尿目标值应控制在尿蛋白排泄率（PER）<300 mg/d。

控制蛋白尿的措施如下。

（一）肾素-血管紧张素系统（RAS）阻断剂

血管紧张素转化酶抑制剂（ACEI）和血管紧张素 Ⅱ 受体拮抗剂（ARB）具有降压及独立于降压之外的肾脏保护作用。尿白蛋白 $30\sim300$ mg/d 的糖尿病患者推荐使用 ACEI 或 ARB。尿白蛋白>300 mg/d 时，无论是否存在糖尿病，均推荐使用 ACEI 或 ARB。目前不提倡联合应用 ACEI 和 ARB 延缓慢性肾脏病的进展。在应用 RAS 系统阻断剂时需注意以下几点。

1. 避免用于双侧肾动脉狭窄患者。

2. GFR<45 ml/(min·1.73 m^2)患者宜从小剂量开始。

3. 为尽可能地降低蛋白尿，ACEI/ARB 的剂量可逐步增大，但开始治疗和增加剂量时需 $1\sim2$ 周监测血压、血钾和血清肌酐水平。若血肌酐水平较基线值上升幅度<30%，可继续使用；若超过基线水平 30%，应及时减量或停药，并寻找原因。

4. GFR<30 ml/(min·1.73 m^2)时仍具有肾脏保护作用，不一定需要停止用药。

5. 限盐和使用利尿剂可增加 ACEI/ARB 降蛋白疗效。

6. 孕妇特别是妊娠早期及血管性水肿患者禁用 ACEI/ARB。

（二）糖皮质激素及免疫抑制剂

多种原发性或继发性肾小球疾病，如膜性肾病或狼疮性肾炎，其发病机制主要由异常免疫反应所介导，需要使用糖皮质激素及免疫抑制剂治疗以达到蛋白尿持续缓解，常用免疫抑制剂包括环磷酰胺、环孢素 A、他克莫司、吗替麦考酚酯、硫唑嘌呤、来氟米特等。应用时需根据病理类型和蛋白尿程度，并结合患者性别、年龄、体重、生育要求、有无相关药物使用禁忌证和个人意愿等因素，个体化地制定治疗方案。注意检测和防治相关药物的副作用。

三、控制高血压

在未使用降压药物情况下诊室收缩压≥140 mmHg 和 /或舒张压≥90 mmHg,称为高血压。

高血压本身可导致肾损害,也可促进 CKD 进展,还可引起心、脑及周围血管等靶器官损害,更使 CKD 患者预后不良。

血压控制目标值:① 无论是否合并糖尿病的 CKD 高血压病患者,其尿白蛋白排泄量≤30 mg/d,应维持收缩压≤140 mmHg,舒张压≤90 mmHg;② 无论是否合并糖尿病的 CKD 高血压病患者,其尿白蛋白排泄量>30 mg/d,应维持收缩压≤130 mmHg,舒张压≤80 mmHg。

应根据患者病情合理选择降压药物,做到个体化治疗。无蛋白尿患者,可选用 ACEI、ARB、钙通道阻滞剂(CCB)等其他降压药物;有蛋白尿的慢性肾脏病高血压患者,首选 ACEI 或 ARB,可延缓蛋白尿进展和减少心血管事件;严重高血压患者,可选用两种或两种以上降压药物联合治疗。老年患者应综合考虑年龄、合并症等情况,并密切关注降压治疗相关不良事件,如电解质紊乱、急性肾损伤、直立性低血压等。

四、控制高血糖

(一)糖尿病肾病

糖尿病肾脏病(DKD)诊断标准:① 有糖尿病病史;② 出现微量白蛋白尿;③ 伴有糖尿病视网膜病变。当然,诊断 DKD 时应注意以下几方面。

1. 合并视网膜病变有助于 DKD 诊断。

2. 以下情况需考虑非糖尿病肾脏病(NDKD),应注意鉴别诊断:① 1 型糖尿病病程短(<10年)或未合并糖尿病视网膜病变;② eGFR 迅速下降;③ 尿蛋白迅速增加或出现肾病综合征;④ 顽固性高血压;⑤ 出现活动性尿沉渣(红细胞、白细胞或细胞管型等);⑥ 合并其他系统性疾病的症状或体征;⑦ 给予 ACEI 或 ARB 治疗后 2~3 个月内 eGFR 下降大于 30%;⑧ 肾脏超声发现异常。

病因难以鉴别时可行肾穿刺病理检查,肾穿刺病理检查是诊断 DKD 的金标准。

糖尿病肾脏病是糖尿病最常见的微血管并发症之一,无论是 1 型还是 2 型糖尿病,25%~40%患者可出现肾脏受累。2 型糖尿病患者中,5%在确诊糖尿病时就已经出现肾损害。与不合并DKD 的糖尿病患者相比,DKD 患者死亡率更高,且大部分死亡是由于心血管事件导致的。高血糖造成的肾脏血流动力学变化及代谢异常是肾损害的基础。因此,早期诊断、预防与延缓 DKD 的发生发展,对降低大血管事件的发生、提高患者存活率、改善患者生活质量具有重要意义。

(二)血糖控制目标值和措施

糖化血红蛋白(HbA1c)能反映 60~120 d 的血糖控制情况,其目标值为 7.0%;糖尿病患病时间短、预期寿命长、无心血管并发症并能很好耐受治疗者,可更加严格控制 HbA1c<6.5%;预期寿命较短、存在合并症或低血糖风险值,HbA1c 目标值可放宽至 7.0%。所以,应个体化的制定糖尿病肾脏病患者的血糖控制目标值。但是,由于 CKD 患者的红细胞寿命缩短,HbA1c 可能被低估。在 CKD 4~5 期的患者中,可用果糖胺或糖化血清白蛋白反映血糖控制水平。

这里需要强调的是,已出现肾功能不全的糖尿病肾脏病的患者,特别是他们的血糖水平波动较大或(和)曾有低血糖发生史时,均应将 HbA1c 控制水平放宽,根据我国内分泌专家 2011 年指定的《中国成人 2 型糖尿病 HbA1c 控制目标的专家共识》,此时可放宽至 7%~9%范围。对于这些患者避免因治疗引起的严重低血糖反应尤为重要,否则可能诱发致命性心血管事件。

应根据 GFR 水平调整胰岛素及口服降糖药物剂量,以防止低血糖及其副作用的发生。具体药物治疗见本章第五节。

(梅淑钦　戴　兵　梅长林)

第四节　高血压伴 CKD - CRF 治疗控制目标

高血压和 CKD 与因果关系密切。血压通常随着肾功能下降而升高,持续血压升高会加速肾脏疾病的进展,随着 CKD 阶段的进展,血压变得更加难以控制。据全国 61 家三级医院参与的住院 CKD 患者肾性高血压流行病学调查显示,我国非透析 CKD 患者高血压的患病率为 44%~86%,而 CKD 5 期患者的患病率高达 91% 以上,肾性高血压的防控现状不容乐观。

一、肾性高血压发生机制

导致肾性高血压的机制复杂,肾脏病患者自身调节受损、水钠潴留和肾素-血管紧张素-醛固酮系统激活、交感神经系统活化、血管活性物质功能异常等因素都参与了肾性高血压的发生和发展。高血压不仅加重肾脏病的临床症状和实验室指标(如蛋白尿),加速肾脏病的进展,还增加心、脑、外周血管等并发症的发生,导致肾病患者过早死亡。因此,加强肾性高血压的管理,对于延缓肾脏疾病进展和并发症发生,改善患者预后具有重要意义。

慢性肾脏病高血压的危险因素包括老年、高盐饮食、肥胖、甲状旁腺功能亢进、睡眠障碍、药物因素、肾移植等。

二、慢性肾脏病高血压治疗

对于慢性肾脏病患者而言,控制高血压的主要目的是避免发生与血压相关的靶器官损害,延迟慢性肾脏病的进展。

(一)调整生活方式

调整生活方式对 CKD 患者血压控制及降低心血管疾病风险具有重要意义。CKD 1~4 期合并高血压者每天摄入钠盐<2.4 g,胆固醇<200 mg,脂肪<总能量的 30%,碳水化合物占总能量的 50%~60%;CKD 1~2 期每天摄入蛋白质 1.4 g/kg,磷 1.7 g,钾大于 4 g;CKD 3~4 期每天摄入蛋白质 0.6~0.8 g/kg,磷 0.8~1.0 g,钾 2~4 g。CKD 患者应戒烟,限制饮酒量或者不饮酒。锻炼的强度和频率,以心血管能够耐受为度,一般 5 次/周,30 min/次。维持体重指数(BMI)在 20~25 kg/m²。

(二)药物治疗

1. 启动降压治疗的时机:一旦高血压诊断确立(血压>140/90 mmHg),推荐 CKD 患者无论其是否合并糖尿病,应在生活方式调节的同时启动降压药物治疗。60~79 岁老年人血压>150/90 mmHg,应开始降压药物治疗。80 岁以上高龄老人血压>150/90 mmHg,可以开始降压药物治疗。

2. 血压控制目标:对尿白蛋白排泄率(UAER)<30 mg/24 h 的 CKD 患者,无论是否合并糖尿病,若收缩压和(或)舒张压持续超过 140 mmHg 和(或)90 mmHg,则推荐使用降压药物维持血压≤140/90 mmHg。30 mg/24 h≤UAER≤300 mg/24 h(2D)和 UAER>300 mg/24 h(2C)的非糖尿病 CKD 患者,以及 UAER>30 mg/24 h 的糖尿病 CKD 患者,若收缩压和(或)舒张压持续超过

130 mmHg 和(或)80 mmHg,则推荐使用降压药物维持血压≤130/80 mmHg。

在患者能耐受的情况下,应当尽早使血压达标,并坚持长期达标。评估血压是否达标的治疗周期为 2~4 周,达标则维持治疗;未达标需评估患者治疗依从性和可能影响血压控制的合并用药,并及时调整降压用药方案。治疗耐受性差或高龄老年人的血压达标时间可适当延长。使用降压药物治疗 CKD 患者时,应定期评估和监测,以预防体位性头晕和低血压。

3. 降压药物使用的基本原则:① 标准起始剂量;② 根据血压分级和心血管风险分层决定单药或者联合药物;③ 优先选择长效制剂。尽可能选择持续 24 h 降压的长效药物,不仅服药方便,改善依从性,更重要的是可以有效控制夜间血压和晨峰血压,并减少心脑血管并发症发生。如使用中、短效制剂,应给药 2~3 次/d,以实现平稳控制血压;④ 个体化制定治疗方案:根据患者心、脑、肾靶器官损害,是否伴有高尿酸血症、高钾血症、容量负荷过重等情况选择降压药物种类。

4. 常用降压药物应用原则

(1) 肾素-血管紧张素-醛固酮系统(RAAS)阻断剂:RAAS 阻断剂包括血管紧张素转化酶抑制剂(ACEI)、血管紧张素Ⅱ受体阻断剂(ARB)、醛固酮拮抗剂(AA)和直接肾素抑制剂(DRI)。① ACEI 和 ARB。ACEI 和 ARB 是肾内科常用的降压药物。从小剂量开始应用,然后逐渐加量将血压控制于合理范围。主要副作用是咳嗽、血清肌酐升高、血钾升高、过敏反应、粒细胞减少等。注意双侧肾动脉狭窄者禁用 ACEI,单侧肾动脉狭窄者需从小剂量用起,并密切监测血压及血肌酐变化,因此对于怀疑肾动脉狭窄者应在用药前完善肾动脉 B 超检查。慢性肾衰竭患者应用 ACEI 需谨慎,可选用肝肾双通道排泄药物,并根据肾功能情况调整剂量,当血肌酐>265 μmol/L 时是否仍能使用 ACEI/ARB 存在争议。服用 ACEI 期间应密切监测血肌酐及血钾水平变化,尤其在开始服药的 2 个月内最好每 1~2 周复查,如发现二者水平升高,应及时调整治疗方案;② 醛固酮拮抗剂(AA)。难治性高血压患者联合降压药物治疗时可以考虑使用 AA,可以改善降压效果。使用 AA 需要严密监测血钾、血肌酐及 GFR 的变化,及时调整药物剂量。此外螺内酯有雌激素样作用,可能引起男性乳房发育,依普利酮可以避免螺内酯的相关副作用;③ 直接肾素抑制剂(DRI)。尽管美国食品药品监督管理局批准 DRI 阿利吉仑上市用于治疗高血压,但仍不明确 DRI 是否与 ACEI 和 ARB 有相近疗效。在 ACEI 或 ARB 基础上使用阿利吉仑,没有看到明确的肾脏和心血管获益。因此不推荐 DRI 和 ACEI 或 ARB 联合使用。

(2) 钙通道阻断剂(CCB):分为二氢吡啶类与非二氢吡啶类,其中二氢吡啶类 CCB 主要作用于动脉,因此临床上常用于降压的为二氢吡啶类 CCB。二氢吡啶类 CCB 降压疗效强,主要由肝脏排泄,不为血液透析所清除,治疗肾性高血压没有绝对禁忌证。二氢吡啶类 CCB 尤其适用于有明显肾功能异常、单纯收缩期高血压、低肾素活性或低交感活性的高血压以及合并动脉粥样硬化的高血压患者。此外,二氢吡啶类 CCB 降压作用不受高盐饮食影响,特别适用于盐敏感性高血压患者。

(3) 利尿剂:根据作用部位,利尿剂可分为碳酸酐酶抑制剂(作用于近端小管)、襻利尿剂(作用于髓袢)、噻嗪类利尿剂(作用于远端小管)和保钾利尿药(作用于集合管和远端小管),其中保钾利尿药又分为盐皮质激素受体阻滞剂(如螺内酯或依普利酮)和上皮钠通道阻滞剂。利尿剂特别适用于容量负荷过重的 CKD 患者,与 ACEI 或 ARB 联用可以降低高钾血症的风险,因此利尿剂常作为联合降压治疗药物。噻嗪类利尿剂可用于轻度肾功能不全者[估算 GFR(eGFR)≥30 ml/(min · 1.73 m²),即 CKD 1~3 期,eGFR<30 ml/(min · 1.73 m²)]时,推荐应用襻利尿剂。保钾利尿剂可应用于 CKD 1~3 期,eGFR<30 ml/(min · 1.73 m²)时慎用,且常与噻嗪类利尿剂及襻利尿剂合用。碳酸酐酶抑制剂利尿作用弱,现已很少作为利尿剂使用。

(4) β受体阻滞剂:β受体阻滞剂一般不用于单药起始治疗肾性高血压,在临床上适用于伴快速性心律失常、交感神经活性增高、冠心病、心功能不全者。第三代β受体阻滞剂可同时选择性阻滞 α₁ 受体,非选择性阻滞 β₁ 和 β₂ 受体,即 α/β 受体阻滞剂,在协同降压的同时,其副作用可因同时存在另一受体的阻滞效应而减轻,使其具备抑制反射性心动过速、改善胰岛素抵抗、不加重脂代谢紊乱等优点。长期使用β受体阻滞剂者应遵循撤药递减剂量原则,尤其合并冠心病患者突然停药可导致高血压反跳、心律失常或心绞痛加剧,甚至发生心肌梗死。

(5)α受体阻滞剂:α受体阻滞剂一般不作为降压治疗的首选药物,多用于难治性高血压患者的联合降压治疗。临床上特别适用于夜间服用α受体阻滞剂控制清晨高血压、老年男性高血压伴前列腺肥大患者。使用α受体阻滞剂时,应预防体位性低血压,使用中注意测量坐、立位血压,最好使用控释制剂。

(6)中枢性降压药物:代表药物为可乐定,通过与咪唑啉受体结合而产生作用,其降压效果较好,但具有口干、嗜睡、阳痿、停药后血压反跳等严重副作用,因此临床上不作为一线降压药物。中枢降压药由于容易产生水、钠潴留副作用,故适宜与利尿剂合用。可克服长期服用引起水钠潴留,又能增强降压效果,减少药物用量。第二代中枢性降压药莫索尼定和利美尼定常与利尿剂合用,效果均较好。

5. 高血压急症和亚急症

高血压急症是指原发性或继发性高血压,在某些诱因作用下,血压突然和显著性增高(一般超过 180/120 mmHg),同时伴有进行性心、脑、肾等重要靶器官功能不全的表现。高血压急症的治疗:初始阶段(1 h 内)血压控制的目标为平均动脉压的降低幅度不超过治疗前水平的 25%。在随后的 2~6 h 内将血压降至较安全水平,一般为 160/100 mmHg 左右。如果可耐受这样的血压水平,在以后 24~48 h,逐步降压达到正常水平。

高血压亚急症是指血压显著增高,但不伴有靶器官的损害。高血压亚急症的治疗,在 24~48 h 将血压缓慢降至 160/100 mmHg,没有证据说明紧急降压治疗可以改善预后。许多高血压亚急症患者可通过口服降压药控制。

(三)透析患者高血压的治疗

在中国,透析病人迅速增加,透析治疗已开始进入社区家庭。透析病人中约 90% 有高血压,这是一组心脑血管高危病人,约 65% 死于心脑血管事件。

因此,透析患者应采用家庭测量血压,必要时,做动态血压监测、在非透析日医院测量血压等 3 种测量血压方法进行透析患者高血压的诊断,预防心脑血管事件的发生。

对于血液透析患者符合以下标准之一即可诊断高血压:① 家庭测量血压:2 周内选 6 d 非透析日测量早晚血压,血压平均值≥135/85 mmHg;② 动态血压监测:每周中间非透析日连续监测超过 24 h,血压平均值≥130/80 mmHg。如果连续监测 44 h 需要包括 1 次透析过程;③ 医院测量血压(非首选):每周中间非透析日来医院测量血压,血压≥140/90 mmHg。

对于腹膜透析患者,符合以下标准之一即可诊断高血压:① 家庭测量血压:连续 7 d 测量早晚血压,血压平均值≥135/85 mmHg;② 动态血压监测:连续监测超过 24 h,血压平均值≥130/80 mmHg;③ 医院测量血压(非首选):血压≥140/90 mmHg。根据血压变化及时调整用药。

透析患者高血压的形成机制:一般肾衰患者常有容量负荷过重,水钠潴留,但是很重要的是透析中交感神经被激活,RAAS 被激活,因此单纯超滤有>50% 血压不能下降。这也是肾移植后,血压难以控制时将两肾全切后,交感神经兴奋下降,血压有效控制的原因。在血透使用中,常有内环境周期性变化,血压大幅度波动。因此,血透患者的血压管理目前是个难题。

透析患者的死亡率与血压之间呈 U 型曲线,正常血压范围内的死亡率最低,过高

（＞170 mmHg）或过低（＜110 mmHg）血压都会导致高死亡率。目前血透患者血压目标值尚缺少高质量的循证医学研究证据。一般建议透析前后血压 130～140／80～90 mmHg 较好。结合我国的实际情况建议透析前 SBP＜160 mmHg（含药物治疗状态下）。腹膜透析患者血压控制在 140／90 mmHg 以下，但目前尚无设计良好的随机对照试验研究腹透患者不同血压目标值与临床预后的关系。

透析患者高血压的治疗应合理使用降压药，选择抑制 RAAS 的 ARB；抑制交感神经的 αβ 受体阻滞剂，及蛋白结合率高的某些 β 受体阻滞剂及长效 CCB。因为这些药不易在透析中被洗脱，能保持血压的平稳。此外，还需注意调整透析处方，包括控制干体重，透析液钠浓度个体化，避免血液透析持续时间过短（＜4 h）。保持血压平稳是关键，目前不少透析患者可存活 30～40 年。

（钱一欣 戴 兵 梅长林）

第五节 糖尿病伴 CKD-CRF 治疗用药要点

一、糖尿病和慢性肾脏病

1936 年，Kimmelestiel 和 Wilson 首先报道了糖尿病肾损害，后命名为糖尿病肾病（DN）。2007 年 K／DOQI 建议用糖尿病肾脏病（DKD）取代 DN，其认为 DKD 是指由糖尿病引起的慢性肾病，主要包括 eGFR 低于 60 ml／（min · 1.73 m²），有或没有尿白蛋白／肌酐比值（UACR）高于 30 mg／g 持续超过 3 个月。DKD 是糖尿病主要的微血管并发症之一，也是目前引起终末期脏病（ESRD）的主要原因。近年来，DKD 的患病率呈增长趋势，国内外研究报道，糖尿病患者 DKD 的患病率在 10％～40％。随着其发病率的逐年上升，给社会也带来了沉重的经济负担。DKD 所致的肾脏损害可累及全身，包括肾小球、肾小管、肾间质、肾血管等。以持续白蛋白尿或（和）GFR 下降为主要特征，可进展为 ESRD。

这里需要指出的是，糖尿病合并 CKD 不一定全是 DKD，还包括由非糖尿病肾病（NDKD）引起的肾脏损害。鉴别并不困难，可以通过患者病史、有无糖尿病视网膜病变，甚至肾穿刺活检来帮助诊断。另外，也有极少部分 DKD 患者同时合并 NDKD。

二、糖尿病伴慢性肾脏病患者的治疗

DKD 发病率高，危害大，早期筛查显得尤为重要。2013 年美国糖尿病学会（ADA）制定的"糖尿病诊疗标准"建议：以尿白蛋白排泄和 eGFR 作为主要筛查指标，病程超过 5 年的 1 型糖尿病患者或新诊断的 2 型糖尿病患者均应每年进行 1 次尿白蛋白排泄率的筛查。

DKD 分期同 CKD 分期，根据 eGFR 分为 5 期（第一节表 4-4-2），一旦患者出现 DKD，应根据其分期具体制订相应的治疗方案。近年来，学者们提倡三级预防，对于 CKD 1～4 期的患者，应评估和干预可能导致肾功能恶化的危险因素，对于 CKD 3～5 期的患者需要评估和治疗 CKD 的并发症，包括贫血、代谢性酸中毒、电解质紊乱及肾性骨病等。

（一）一般治疗

生活方式的改善及饮食的管理对于代谢性疾病至关重要，包括适当的运动、控制体重、戒烟限酒等。长期合理的运动可以控制血压、血糖，改善脂质代谢，2019 年《中国糖尿病肾脏疾病防治临床指南》建议，患者每周进行 5 次，每次 30 min 与心肺功能相匹配的运动即可。

对慢性肾衰竭(CRF)患者实施低蛋白饮食能减轻胰岛素抵抗,改善蛋白、糖及脂质代谢,并能减少尿蛋白排泄,延缓 DKD 进展,减轻 CRF 的并发症。

另外,低盐低钠饮食同样重要,《中国糖尿病肾脏疾病防治临床指南》推荐 DKD 患者盐的摄入量少于 6 g/d,但不低于 3 g/d。对于高钾血症患者,还需限制含钾盐的摄入。

（二）控制血糖

对于糖尿病患者的糖化血红蛋白(HbA1c)的控制目标,应遵循个体化原则。各个指南均推荐应低于 7%,以减少糖尿病微血管并发症的发生。对于有低血糖病史、预期寿命短、微血管并发症较重的,或者合并症多的患者,应将 HbA1c 目标值放宽至低于 8%。根据我国 2011 年制定的《中国成人 2 型糖尿病 HbA1c 控制目标的专家共识》,对已出现肾功能不全的 DKD 患者应将控制目标值放宽至 7%～9%。

1. 口服降糖药物

降糖药物分为口服药物和注射制剂两大类,由于肾功能的损害,大部分口服降糖药物易形成体内蓄积,从而导致低血糖等副作用,因此糖尿病合并 CKD 的降糖治疗原则应该是根据患者肾功能的情况,选择合适的降糖药物,有效降血糖的同时,不增加低血糖的发生风险。

（1）二甲双胍:是 2 型糖尿病的一线用药,但其主要经肾脏排泄,肾功能不全患者容易产生蓄积,增加乳酸酸中毒的风险。《2 型糖尿病合并慢性肾脏病患者口服降糖药治疗中国专家共识(2019 更新版)》建议,CKD 3a 期需减量,CKD 3b～5 期禁用。

（2）胰岛素促分泌剂:包括磺脲类和格列奈类,磺脲类降糖药大部分经肾脏排泄,和双胍类相似,根据肾功能损害程度需减量甚至禁用。而格列奈类大部分经肝脏代谢,对患者肾功能要求较低,使用范围较宽泛。

（3）α-糖苷酶抑制剂:临床较常使用的阿卡波糖属于此类降糖药,主要用于餐后血糖偏高患者。随着肾功能的恶化,其代谢产物的血药浓度显著增加,CKD 4～5 期者禁用。

（4）噻唑烷二酮类:如吡格列酮和罗格列酮,经肝脏代谢,肾功能下降者无须调整药物剂量。

（5）二肽基肽酶-4(DPP-4)抑制剂:主要包括西格列汀、维格列汀、沙格列汀、利格列汀及阿格列汀等。其中,利格列汀主要通过肠肝系统排泄,肾排泄很低,因此用于 DKD 患者时无须调整剂量。其余均需根据患者肾功能损害程度进行剂量调整。

（6）钠-葡萄糖共转运蛋白 2(SGLT-2)抑制剂:通过阻断肾小管对葡萄糖的重吸收降糖,同时还有降低血尿酸、减少尿蛋白和降血压的作用。其副作用主要是泌尿系感染、排尿困难等。此类药物主要包括达格列净、卡格列净和恩格列净,CKD 3a 期需要减量,CKD 3b～5 期禁用。

2. 注射制剂

（1）胰岛素:大部分口服降糖药在 DKD 处于 CKD 3b～5 期时需减量甚至禁用,此时胰岛素成为控制血糖的主要手段。另外,对于 1 型糖尿病患者必需使用胰岛素控制血糖。按作用起效快慢可将胰岛素分为短效、中效、长效和预混胰岛素。短效胰岛素皮下注射后作用时间快,持续时间短,主要用于降低一餐饭后高血糖,当患者出现糖尿病酮症酸中毒时可静脉使用短效胰岛素。中效胰岛素主要有低精蛋白胰岛素,主要用于提供基础胰岛素,可控制两餐饭后高血糖。长效胰岛素有精蛋白锌胰岛素注射液和长效胰岛素类似物,主要提供基础胰岛素。

由于肾功能不全患者体内胰岛素水平高,使用胰岛素易导致低血糖,因此,对于 DKD 患者胰岛素的使用应遵循个体化原则,从最小剂量开始,以减少低血糖的发生。美国医师协会建议:当 eGFR 下降至 10～50 ml/(min·1.73 m^2)时,胰岛素剂量减少 25%;当 eGFR 小于 10 ml/(min·1.73 m^2)时,胰岛素剂量减少 50%。

（2）胰高血糖素样肽-1(GLP-1)受体激动剂：主要包括利拉鲁肽、艾塞那肽、利司那肽等，均需皮下注射，可有效降低 HbA1c，且有显著的降低体重的作用。不用于 1 型糖尿病患者，有研究表明，GLP-1 受体激动剂可降低肾病风险，延缓肾衰进展，但对于 CKD 3b～5 期患者不推荐使用。

（三）控制血压

1. 血压控制目标：对糖尿病伴 CKD，尤其是白蛋白尿患者，血压应控制在 130/80 mmHg 以下，但舒张压不宜低于 70 mmHg。

2. 降压药物选择：国内外指南均建议，DKD 患者降压药物首选 ACEI/ARB，治疗期间应定期随访 UACR、血清肌酐、血钾，不推荐联合使用 ACEI 和 ARB。如单用 ACEI/ARB 不能有效控制血压，指南推荐可联合使用的降压药物依次为钙通道阻滞剂(CCB)或(和)利尿剂、α 受体阻滞剂、β 受体阻滞剂及其他降压药。

（四）控制血脂

1. 血脂控制目标值：有动脉粥样硬化性心血管疾病患者或 eGFR 小于 60 ml/(min·1.73 m²)等患者，低密度脂蛋白(LDL-C)水平应小于 1.8 mmol/L，其他患者应小于 2.6 mmol/L。

2. 降脂药物：对于未透析 DKD 患者，推荐降低 LDL-C 作为调脂治疗的首要目标，首选他汀类药物。不推荐未使用他汀类药物的透析患者开始他汀治疗，但已开始他汀治疗的透析患者可继续使用，除非出现副作用。对于 CKD 1～3 期患者，他汀类药物使用无须减量；CKD 4～5 期患者，阿托伐他汀无须减量，辛伐他汀应减量，瑞舒伐他汀、普伐他汀均需慎用。

（五）肾脏替代治疗

既往普遍认为 DKD 患者开始透析的时机应早于非 DKD 的 ESRD 患者，但并没有现有数据证明提早透析的 DKD 患者生存率等高于晚透析者。《中国糖尿病肾脏疾病防治临床指南》建议，DKD 诊断后需监测疾病进度，识别促进肾功能恶化的因素，推荐 eGFR 小于 30 ml/(min·1.73 m²)的 DKD 患者应积极准备肾脏替代治疗。对于 DKD 患者是选择血透好还是腹透好，报道并不一致，和非 DKD 患者一样，根据患者的具体情况，选择合适的替代治疗方式即可。对于有条件的 DKD 患者，推荐胰腺肾脏联合移植。

（卞蓉蓉 戴 兵 梅长林）

第六节 高血脂伴 CKD-CRF 治疗控制目标

一、慢性肾脏病与高脂血症

和普通人群相比，CKD 患者的心血管疾病(CVD)风险大大增加，很多 CKD 患者在发展到终末期肾脏病(ESRD)之前就因为 CVD 死亡。而在进行透析的 ESRD 患者中，心血管原因造成的死亡也占据首位。CKD 患者患 CVD 的风险因素除了传统的年龄、男性、糖尿病、肥胖、高血压、脂代谢紊乱等，还可能包括尿毒症相关的贫血、氧化应激、低白蛋白血症、慢性炎症、甲状旁腺功能亢进等。脂代谢紊乱是普通人群患心血管疾病的独立危险因素，常见的如高总胆固醇(TC)、高低密度脂蛋白胆固醇(LDL-C)、高甘油三酯(TG)和低的高密度脂蛋白胆固醇(HDL-C)。而在 CKD 患者，脂代谢异常的模式可能有所不同(表4-4-5)，而这些异常的意义也没有普通人群中明确。普通人群中降脂治疗可以带来 CVD 死亡率和发病率的下降,在 CKD 患者和肾移植人群中是否同样有效还存在一定的争议。

表 4-4-5　CKD 患者脂代谢异常的趋势

指　标	CKD 1~5	肾病综合征	血透	腹透
TC	↗	↑↑	←→↓	↑
LDL - C	↗	↑↑	←→↓	↑
HDL - C	↓	↓	↓	↓
Non - HDL - C	↗	↑↑	←→↓	↑
TG	↗	↑↑	↑	↑
Lp(a)	↗	↑	↑	↑↑
ApoA - I	↗	↗	↑	↓
ApoA - Ⅳ	↗	↑↘	↑	↓
ApoB	↗	↑↑	←→↓	↑

注:与非尿毒症患者相比,正常←→,升高↑,显著升高↑↑,下降↓。随着肾小球滤过率(GFR)升高(↗)和下降(↘)。

二、KDIGO 指南建议

(一) 脂代谢状态的评估

1. 在新发现的成人 CKD 患者(包括维持透析或肾移植),推荐评估脂代谢模式(TC,TG,LDL - C,HDL - C)。(1C)

2. 在成人 CKD 患者(包括维持透析或肾移植),大部分患者不需要随访检测血脂水平。(未分级)

(二) 药物降脂治疗

1. 在≥50 岁且 eGFR<60 ml/(min · 1.73 m²)但不需要维持透析或移植的成年 CKD 患者(G3a~G5),推荐给予他汀或他汀/依折麦布治疗。(1A)

2. 在≥50 岁且 eGFR≥60 ml/(min · 1.73 m²)的成年 CKD 患者(G1~G2),推荐给予他汀治疗。(1B)

3. 在 18~49 岁且不需要维持透析或移植治疗的 CKD 患者,有以下一种或多种情况时建议他汀治疗:① 已知冠状动脉疾病(心肌梗死或冠脉血管重建);② 糖尿病;③ 缺血性卒中病史;④ 评估 10 年冠状动脉死亡或非致死性心梗发生率>10%。

4. 在依赖透析的成年 CKD 患者,不建议开始他汀或他汀/依折麦布治疗。(2A)

5. 在透析开始时已经接受他汀或他汀/依折麦布治疗的患者,建议继续治疗。(2C)

6. 在成年肾移植患者,建议给予他汀治疗。(2B)

在成年 CKD 患者有高甘油三酯血症时,建议通过生活方式调整来治疗。(2D)

(三) 儿童

对于<18 岁的儿童 CKD 患者,建议监测血脂水平,但不建议药物治疗,可以通过生活方式干预治疗。

三、生活方式干预

血脂异常与饮食和生活方式有密切关系,饮食治疗和改善生活方式是血脂异常治疗的基础措施。无论是否选择药物调脂治疗,都必须坚持控制饮食和改善生活方式。

（一）饮食控制

在满足每日必需营养和总热量需要的基础上,当摄入饱和脂肪酸和反式脂肪酸的总量超过规定上限时,应该用不饱和脂肪酸来替代。建议每日摄入胆固醇小于 300 mg,摄入脂肪不应超过总能量的 20%～30%。一般人群摄入饱和脂肪酸应小于总能量的 10%;而高胆固醇血症者饱和脂肪酸摄入量应小于总能量的 7%,反式脂肪酸摄入量应小于总能量的 1%。高 TG 血症者更应尽可能减少每日摄入脂肪总量,每日烹调油应少于 30 g。脂肪摄入应优先选择富含 n-3 多不饱和脂肪酸的食物(如深海鱼、鱼油、植物油)。建议每日摄入碳水化合物占总能量的 50%～65%。选择使用富含膳食纤维和低升糖指数的碳水化合物替代饱和脂肪酸,每日饮食应包含 25～40 g 膳食纤维(其中 7～13 g 为水溶性膳食纤维)。碳水化合物摄入以谷类、薯类和全谷物为主,其中添加糖摄入不应超过总能量的 10%(对于肥胖和高 TG 血症者要求比例更低)。食物添加剂如植物固醇/烷醇(2～3 g/d),水溶性/黏性膳食纤维(10～25 g/d)有利于血脂控制,但应长期监测其安全性。

（二）控制体重

肥胖是血脂代谢异常的重要危险因素。血脂代谢紊乱的超重或肥胖者的能量摄入应低于身体能量消耗,以控制体重增长,并争取逐渐减少体重至理想状态。减少每日食物总能量(每日减少 300～500 kcal),改善饮食结构,增加身体活动,可使超重和肥胖者体重减少 10% 以上。维持健康体重(BMI 20.0～23.9 kg/m²),有利于血脂控制。

（三）适当运动

建议每周 5～7 d、每次 30 min 中等强度代谢运动。对于 CVD 患者应先进行运动负荷试验,充分评估其安全性后,再进行身体活动。

（四）戒烟

完全戒烟和有效避免吸入二手烟,有利于预防 CVD,并升高 HDL-C 水平。可以选择戒烟门诊、戒烟热线咨询以及药物来协助戒烟。

（五）限制饮酒

尽管有研究表明,中等量饮酒(男性每天 20～30 g 乙醇,女性每天 10～20 g 乙醇)能升高 HDL-C 水平,但同时亦发现即使少量饮酒也可使高 TG 血症患者 TG 水平进一步升高。因此,目前饮酒对于心血管事件的影响尚无确切证据,仍提倡限制饮酒。

四、药物治疗

（一）降低胆固醇的药物

这类药物的主要作用机制是抑制肝细胞内胆固醇的合成,加速 LDL-C 分解代谢或减少肠道内胆固醇的吸收,包括他汀类、胆固醇吸收抑制剂、普罗布考、胆酸螯合剂及其他调脂药(脂必泰、多廿烷醇)等。

1. 他汀类:他汀类药物能够抑制胆固醇合成限速酶 HMG-CoA 还原酶,减少胆固醇合成,继而上调细胞表面 LDL-C 受体,加速血清 LDL-C 分解代谢。此外,还可抑制 VLDL-C 合成。因此他汀类能显著降低血清 TC、LDL-C 和 ApoB 水平,也能降低血清 TG 水平和轻度升高 HDL-C

水平。目前他汀类在心血管病高危人群一级预防中的作用已得到肯定。

表4-4-6　不同他汀的治疗强度

高强度（每日剂量降低 LDL-C≥50%）	中等强度（每日剂量降低 LDL-C 25%～50%）
阿托伐他汀 40～80 mg	阿托伐他汀 10～20 mg
瑞舒伐他汀 20 mg	瑞舒伐他汀 5～10 mg
	氟伐他汀 80 mg
	洛伐他汀 40 mg
	匹伐他汀 2～4 mg
	普伐他汀 40 mg
	辛伐他汀 20～40 mg
	血脂康 1.2 g

注：国内使用高强度他汀应格外小心。LDL-C：低密度脂蛋白胆固醇。

早期关于他汀的 RCT 研究没有关注肾功能不全，但在普伐他汀项目中发现，肾功能减退 [eGFR 30～59 ml/(min·1.73 m²)]是心血管事件的预测因子，降脂治疗能够减少这部分患者心血管事件风险。随后的多项研究证实了这一结果。肾移植患者进行的 ALERT 研究中，氟伐他汀组较对照组 LDL-C 降低了 1 mmol/L，减少了非致死性心梗和心源性死亡发生率。两个大型 RCT 试验（4D 和 AURORA）研究了透析患者中他汀的作用，结果发现他汀治疗并不能使 ESRD 患者获益。仅亚组分析显示，阿托伐他汀能减少部分患者（LDL-C＞3.76 mmol/L）致死或非致死性心脏事件的风险。SHARP 研究共纳入 9 270 例慢性肾脏疾病患者，随机分配接受辛伐他汀 20 mg/d＋依折麦布 10 mg/d 或安慰剂，随访 4.9 年（中位时间）。3 023 例受试者完全依赖透析，6 247 例患者不依赖透析，慢性肾脏疾病严重程度不等。研究人员使用辛伐他汀加依折麦布的治疗方案，最大程度降脂并减少副作用。主要终点为严重动脉粥样硬化事件，包括冠状动脉疾病所致死亡、心肌梗死、非出血性卒中或需要血运重建。研究期间，根据新发表的数据对研究终点进一步细化，排除了非冠状动脉心脏病所致死亡和出血性卒中。尽管依从率仅有 2/3，服用辛伐他汀＋依折麦布使 LDL-C 平均降低了 0.85 mmol/L，使严重动脉粥样硬化事件减少了 17%（95%CI 0.74～0.94，P＝0.002 1）。药物对研究终点最大的贡献是减少了冠状动脉血运重建。组间不良事件差异并不明显；但令人失望的是，药物的存活益处或肾脏保护效应的证据未记录到，超过 2 000 例不依赖透析的患者试验期间进展至终末期肾脏疾病。无论如何，SHARP 传递了一个明确的信息——降脂药物对慢性肾脏疾病患者有显著益处，特别是可预防动脉粥样硬化事件。

2. 胆固醇吸收抑制剂：依折麦布能有效抑制肠道内胆固醇的吸收。多项临床研究显示，依折麦布和他汀类联合治疗对改善慢性肾脏病患者的心血管疾病预后具有良好作用。依折麦布推荐剂量为 10 mg/d。依折麦布的安全性和耐受性良好，其副作用轻微且多为一过性，主要表现为头疼和消化道症状，与他汀联用也可发生转氨酶增高和肌痛等副作用，禁用于妊娠期和哺乳期。

3. 普罗布考：普罗布考通过掺入 LDL-C 颗粒核心中，影响脂蛋白代谢，使 LDL-C 易通过非受体途径被清除。普罗布考常用剂量为每次 0.5 g，2 次/d。主要适用于高胆固醇血症，尤其是黄色瘤患者，有减轻皮肤黄色瘤的作用。有少量报道表明，普罗布考有治疗蛋白尿、延缓肾功能进展的作用，但还需要更多研究证实。

4. 胆酸螯合剂：胆酸螯合剂为碱性阴离子交换树脂，可阻断肠道内胆汁酸中胆固醇的重吸收。临床用法，考来烯胺每次 5 g，3 次/d；考来替泊每次 5 g，3 次/d；考来维仑每次 1.875 g，2 次/d。与他汀类联用，可明显提高调脂疗效。常见副作用有胃肠道不适、便秘和影响某些药物的吸收。此外胆酸螯合剂可能升高甘油三酯。此类药物的绝对禁忌证为异常 β 脂蛋白血症和血清 TG＞4.5 mmol/L（400 mg/dl）。没有关于胆酸螯合剂在 CKD 或 ESRD 患者中的研究，也没有相关推荐。

5. 其他调脂药：脂必泰是一种红曲与中药（山楂、泽泻、白术）的复合制剂。常用剂量为每次 0.24～0.48 g，2 次/d，具有轻中度降低胆固醇作用。该药的副作用少见。

多甘烷醇是从甘蔗蜡中提纯的一种含有 8 种高级脂肪伯醇的混合物，常用剂量为 10～20 mg/d，调脂作用起效慢，副作用少见。

（二）主要降低甘油三酯（TG）的药物

有 3 种主要降低 TG 的药物：贝特类、烟酸类和高纯度鱼油制剂。

1. 贝特类：贝特类通过激活过氧化物酶体增殖物激活受体 α（PPARα）和激活脂蛋白脂酶（LPL）而降低血清 TG 水平和升高 HDL-C 水平。常见副作用与他汀类药物类似，包括肝脏、肌肉和肾毒性等，血清肌酸激酶和 ALT 水平升高的发生率均＜1%。临床试验结果荟萃分析提示，贝特类药物能使高 TG 伴低 HDL-C 人群心血管事件危险降低 10% 左右，对心血管死亡、致死性心肌梗死或卒中无明显影响。

现在几乎没有证据推荐在 CKD 患者中使用贝特类药物，除非甘油三酯水平非常高（＞11.3 mmol/L）；在使用时应非常谨慎，剂量根据肾功能调整。

2. 烟酸类：烟酸也称作维生素 B_3，属人体必需维生素。大剂量时具有降低 TC、LDL-C 和 TG 以及升高 HDL-C 的作用。调脂作用与抑制脂肪组织中激素敏感脂酶活性、减少游离脂肪酸进入肝脏和降低 VLDL-C 分泌有关。最常见的副作用是颜面潮红，其他有肝脏损害、高尿酸血症、高血糖、棘皮症和消化道不适等，慢性活动性肝病、活动性消化性溃疡和严重痛风者禁用。

早期临床试验结果荟萃分析发现，烟酸无论是单用还是与其他调脂药物合用均可改善心血管预后，心血管事件减少 34%，冠状动脉事件减少 25%。由于在他汀基础上联合烟酸的临床研究提示，与单用他汀相比无心血管保护作用，欧美多国烟酸类药物已淡出调脂药物市场。

3. 高纯度鱼油制剂：鱼油主要成分为 n-3 脂肪酸，即 ω-3 脂肪酸。常用剂量为每次 0.5～1.0 g，3 次/d，主要用于治疗高 TG 血症。副作用少见，发生率约 2%～3%，包括消化道症状，少数病例出现转氨酶或肌酸激酶轻度升高，偶见出血倾向。早期有临床研究显示，高纯度鱼油制剂可降低心血管事件，包括 CKD 和 ESRD 患者。

（三）新型调脂药物

近年来在国外已有 3 种新型调脂药被批准临床应用，仍在临床试验阶段的也有多种。但鉴于降脂药物的临床试验多排除透析患者及 CKD 4～5 期患者，故得到的证据价值有限。

1. 前蛋白转化酶枯草溶菌素 9/kexin9 型（PCSK9）抑制剂：PCSK9 是肝脏合成的分泌型丝氨酸蛋白酶，可与 LDL-C 受体结合并使其降解，从而减少 LDL 受体对血清 LDL-C 的清除。通过抑制 PCSK9，可阻止 LDL 受体降解，促进 LDL-C 的清除。PCSK9 抑制剂以 PCSK9 单克隆抗体发展最为迅速，其中 alirocumab、evolocumab 和 bococizumab 研究较多。初步临床研究结果表明，该药可使 LDL-C 降低 40%～70%，并可减少心血管事件。至今尚无严重或危及生命的副作用报道。相关研究均排除了肾功能较差（一般是 CKD 4～5 期）和透析患者。ODYSSEY 试验中包含 467 名 CKD3 期患者，使用 alirocumab 治疗 24 周后 LDL-C 下降 46.1% 到 62.2%，有效性及安全性均与肾功能正常者相仿。因此在严重 CKD 患者使用 PCSK9 的证据不足。

2. 微粒体 TG 转移蛋白抑制剂和载脂蛋白 B100 合成抑制剂：洛美他派于 2012 年由美国 FDA 批准上市，主要用于治疗纯合子型家族性高胆固醇血症（HoFH）。可使 LDL-C 降低约 40%。米泊美生是第 2 代反义寡核苷酸,2013 年 FDA 批准可单独或与其他调脂药联合用于治疗纯合子家族性高胆固醇血症(HoFH)。目前尚缺乏此两种新药在 CKD-ESRD 患者中使用的证据。

（四）调脂药物的联合应用 --

调脂药物联合应用可能是血脂异常干预措施的趋势,优势在于提高血脂控制达标率,同时降低副作用发生率。由于他汀类药物作用肯定、副作用少、可降低总死亡率,联合调脂方案多由他汀类与另一种作用机制不同的调脂药组成。针对调脂药物的不同作用机制,有不同的药物联合应用方案。

1. 他汀与依折麦布联合应用

两种药物分别影响胆固醇的合成和吸收,可产生良好协同作用。联合治疗可使血清 LDL-C 在他汀治疗的基础上再下降 18% 左右,且不增加他汀类的副作用。多项临床试验观察到,依折麦布与不同种类他汀联用有良好的调脂效果,并可降低心血管事件。对于中等强度他汀治疗胆固醇水平不达标或不耐受者,可考虑中/低强度他汀与依折麦布联合治疗(Ⅰ类推荐,B 级证据)。

2. 他汀与贝特联合应用:两者联用能更有效降低 LDL-C 和 TG 水平及升高 HDL-C 水平,降低 sLDL-C。既往研究提示,他汀与非诺贝特联用可使高 TG 伴低 HDL-C 水平患者心血管获益。非诺贝特适用于严重高 TG 血症伴或不伴低 HDL-C 水平的混合型高脂血症患者,尤其是糖尿病和代谢综合征时伴有的血脂异常,高危心血管疾病患者他汀类治疗后仍存在 TG 或 HDL-C 水平控制不佳者。由于他汀类和贝特类药物代谢途径相似,均有潜在损伤肝功能的可能,并有发生肌炎和肌病的危险,合用时发生副作用的机会增多,因此,他汀类和贝特类药物联合用药的安全性应高度重视。

3. 他汀与 PCSK9 抑制剂联合应用:尽管 PCSK9 抑制剂尚未在中国上市,他汀与 PCSK9 抑制剂联合应用已成为欧美国家治疗严重血脂异常尤其是家族性高胆固醇血症患者的联合方式,可较任何单一的药物治疗带来更大程度的 LDL-C 水平下降,提高达标率。FH 尤其是 HoFH 患者,经生活方式加最大剂量调脂药物(如他汀＋依折麦布)治疗,LDL-C 水平仍＞2.6 mmol/L 的 ASCVD 患者,加用 PCSK9 抑制剂,组成不同作用机制调脂药物的三联合用。但在 CKD 患者这种联合用药还缺乏证据。

4. 他汀与 n-3 脂肪酸联合应用:他汀与鱼油制剂 n-3 脂肪酸联合应用可用于治疗混合型高脂血症,且不增加各自的副作用。由于服用较大剂量 n-3 多不饱和脂肪酸有增加出血的危险,并增加糖尿病和肥胖患者热量摄入,不宜长期应用。此种联合是否能够减少心血管事件尚在探索中。

五、慢性肾脏病的血脂控制目标

慢性肾脏病患者的血脂应该控制在什么水平合适,KDIGO 指南没有给出具体的数值,其他专业协会制订的指南有些涉及此问题(表 4-4-7),可供参考。

表 4-4-7 CKD 患者降脂治疗靶标

协会(时间)	推 荐 目 标	一级预防风险评估	CKD 或 ESRD 患者
ESC/EAS (2019)	低风险者 LDL-C<3.0 mmol/L,中度风险者 LDL-C<2.6 mmol/L,高风险者 LDL-C<1.8 mmol/L,非常高风险者 LDL-C<1.4 mmol/L,2 年内 2 次心血管事件者 LDL-C<1.0 mmol/L	使用 SCORE 系统评估第 1 次致命心血管事件 10 年风险	CKD 患者被认为是高或者极高心血管风险

（续表）

协会(时间)	推荐目标	一级预防风险评估	CKD 或 ESRD 患者
ACC/AHA (2018)	根据 ASCVD 10 年风险和其危险因素来决定治疗强度	使用公式评估动脉粥样硬化性 CVD 10 年风险	没有针对透析患者的推荐
ASE(2017)	低风险者 LDL-C<130 mg/dl，中高风险者 LDL-C<100 mg/dl，很高风险者 LDL-C<70 mg/dl，极高风险者 LDL-C<55 mg/dl	使用工具评估冠状动脉事件 10 年风险	依据其他危险因素将 CKD 4~5 期患者分为高、非常高和极高风险
NICE(2016)	一级预防：依据风险低、中、高密度他汀治疗 二级预防：高密度他汀治疗	使用 QRISK2 工具评估 10 年 CVD 风险	GFR<60 ml/(min·1.73 m²)或白蛋白尿时无须评估风险 他汀 20 mg,qd 作为一级或二级预防 目标使非 HDL-C 减少>40%,否则考虑增加药物剂量 没有对透析或移植患者建议
JBS(2014)	非-HDL-C<2.5 mmol/L；LDL-C<1.8 mmol/L	根据 JBS3 风险计算器计算 10 年和终身 CVD 风险	CKD 3~5 患者无须风险评估没有提到透析患者
中国成人血脂异常防治指南(2016)	低中危 LDL-C<3.8 mmol/L,非-HDL-C<4.1 mmol/L；高危 LDL-C<2.6 mmol/L,非-HDL-C<3.4 mmol/L；极高危 LDL-C<1.8 mmol/L,非-HDL-C<2.6 mmol/L	使用工具评估 10 年 ASCVD 风险	轻、中度 CKD 者 LDL-C<2.6 mmol/L,非-HDL-C<3.4 mmol/L；重度 CKD、CKD 合并高血压或糖尿病者 LDL-C<1.8 mmol/L,非-HDL-C<2.6 mmol/L,推荐中等强度他汀类治疗,必要时联合胆固醇吸收抑制剂。ESRD 和血透患者,需仔细评估降胆固醇治疗的风险和获益,建议药物选择和 LDL-C 目标个体化

注：ASCVD:动脉粥样硬化性心血管疾病;LDL-C:低密度脂蛋白胆固醇;HDL-C:高密度蛋白胆固醇;CKD:慢性肾脏病;ESRD:终末期肾脏病。

（刘森炎　戴　兵　梅长林）

第七节　CKD-CRF 营养治疗

各种病因均可引起慢性肾脏病,原发疾病包括各种肾小球疾病和肾小管间质疾病,继发疾病包括高血压、糖尿病、乙肝相关肾病、自身免疫系统疾病和肿瘤相关疾病。慢性肾脏病(CKD)根据肾小球滤过率(eGFR)分为 5 期,各期患者特别是到了慢性肾衰竭(CRF)阶段以及维持性透析患者都可能存在营养不良和代谢紊乱,被称为蛋白质能量消耗(PEW)。多项研究表明,PEW 和营养不良是影响患者预后的重要危险因素,会导致住院天数和死亡率增加。因此,CKD 患者到 CRF 的整个过程中蛋白质能量消耗的预防和治疗都尤为重要,本章节针对 CKD 3~5 期患者和维持性透析的 ESRD 患者,对其营养治疗的要点进行概述。

一、CKD 患者营养不良的原因

（一）CKD 患者膳食摄入量不足

CKD 患者由于尿毒症毒素、炎症状态、代谢性酸中毒和心血管并发症多种原因引起食欲下降。

抑郁、社会认同感差也会影响胃肠道对营养物质的吸收造成膳食摄入量的下降。腹膜透析患者早期腹透液灌入产生的饱腹感、腹透液多吸收的糖都会影响患者食欲，除此之外，透析过程中营养物质如氨基酸、多肽、维生素、微量元素和葡萄糖的丢失会加重患者蛋白质热量消耗的产生。一些未透析患者由于限制蛋白质饮食，也会各种食物都不敢吃，导致总能量摄入的减少引起营养不良的发生。

（二）代谢性酸中毒

代谢性酸中毒在 CKD 患者中增加肌肉蛋白质分解，抑制胰岛素生长因子，激活泛素-蛋白酶系统，刺激必需氨基酸分解，从而促进营养不良的发生。许多研究表明，口服碳酸氢盐补充剂能提高营养状态。

（三）系统性炎症

新的证据证实，炎症是尿毒症症状及并发症的主要元凶，包括早期的心血管疾病和蛋白质能量消耗。虽然炎症的原因众多，但很少提及治疗，祛除病因是首选，如减少长期导管的应用，增加血滤，改进透析膜的组织相容性和透析液质量，控制容量状态等等。有研究报道，腹膜透析患者中腹膜功能高转运者更易增加炎症状态。肾移植失功也是一个尚未被认识的炎症的原因；肠道菌群失调也导致 ESRD 患者炎症。

（四）肾脏替代治疗

充分透析能够解决透析患者的酸中毒、电解质紊乱，对于改善食欲均有疗效，是透析患者营养不良预防的基础。然而增加透析剂量是否能改善营养指标尚有争议，因为增加透析剂量可能增加营养物质的丢失。研究表明，无论腹透还是血透患者，增加透析剂量对改善营养状态都没有得到相关性结论。所以目前若已达到指南所推荐的透析剂量，可以满足营养状态的维持，无须增加透析剂量。

（五）并发症

CKD 患者存在多种并发症影响其营养状态。其中糖尿病肾病蛋白质能量消耗发生率高，胰岛素抵抗起重要作用。在无肥胖的维持性血透患者发现胰岛素抵抗伴肌肉蛋白质消耗，所以控制糖尿病和胰岛素抵抗能有效预防肌肉消耗。瘦素、脂联素、内脂素等脂肪因子也影响 CKD 患者的蛋白质能量代谢，脂联素可致体重下降、能量消耗，内脂素水平增高伴随纳差、氨基酸分解。

二、CKD 患者膳食与营养治疗

慢性肾脏病患者在 CKD 3～5 期阶段和替代透析阶段对营养素的摄入是有不同要求的，在 CKD 3～5 期未透析阶段应该限制蛋白质的摄入，以防增加肾脏负担，加速肾脏病进展，延缓进入透析的时间；而到了透析阶段，由于血透和腹透都会有相应蛋白质的丢失，所以应增加蛋白质的摄入，保证身体氮平衡，维持良好的营养状态，对抗并发症或者抵御疾病的能力和储备。指南推荐的能量及蛋白质的摄入总体情况（表 4-4-8），具体情况会分别介绍。

表 4-4-8　CKD 各期患者推荐蛋白质、能量、矿物质摄入量

	非透析 CKD	血　透	腹　透
蛋白	0.6～0.8 g/(kg·d) 疾病 1.0 g/kg	>1.2 g/(kg·d)	>1.2 g/(kg·d) 腹膜炎 >1.5 g/kg
能量	30～35 kcal/(kg·d)	30～35 kcal/(kg·d)	30～35 kcal/(kg·d)（包括透析液）

（续表）

	非透析 CKD	血 透	腹 透
钠	80～100 mmol/d	80～100 mmol/d	80～100 mmol/d
钾	<1 mmol/kg（如果钾高）	<1 mmol/kg（如果钾高）	通常不限制
磷	800～1 000 mg 磷结合剂（如果磷高）	800～1 000 mg 磷结合剂（如果磷高）	800～1 000 mg 磷结合剂（如果磷高）

（一）蛋白质摄入量

临床上不建议对 GFR 大于等于 60 ml/(min·1.73 m²)的 CKD 1～2 期患者进行膳食调整,这类患者应遵循一般人群的膳食推荐。对于 CKD 3～5 期病情稳定的未透析患者,指南推荐依据理想体重给予每天 0.6～0.8 g/kg 蛋白质,可加用 α 酮酸或必需氨基酸等口服营养补充剂,基本能保证蛋白质的储存,但在分解代谢增加时应予以调整。在维持性透析患者,在透析液中丢失额外氨基酸和白蛋白,且透析过程刺激炎症反应,所以推荐腹透和血透患者蛋白摄入为 1.2 g/(kg·d),以上蛋白质至少 50％为高效价优质蛋白,一般是 70％。

那么,对于患者如何实践和计算这部分蛋白质的量? 首先,要知道何为优质蛋白质,又称高生物价蛋白质,其中的氨基酸利用率比较高,氨基酸比例符合人体必需氨基酸的比例,在生活中多见于肉、蛋、奶;相对于优质蛋白,另一类低生物价蛋白又称非优质蛋白,含必需氨基酸少,比如米、面、水果、蔬菜的植物蛋白。豆制品的蛋白如今认为,黄豆、黑豆蛋白接近优质蛋白,而其他豆类仍然为非优质蛋白。

CKD 3～5 期患者在生活中计算蛋白质摄入量需要详细记录查食物成分表并称重记饮食日记,相当烦琐,目前应用蛋白质交换份来预估蛋白摄入量,共分 3 档:① 第一档,肉、蛋、奶为每份 7 g 蛋白,其中肉 50 g,蛋 1 个,奶 200 ml;② 第二档,坚果、谷物、薯类以及绿叶蔬菜每份 4 g 蛋白质,其中 20 g 坚果,50 g 主食,250 g 蔬菜为一份;③ 第三档,油脂、瓜果、淀粉等,每份 0～1 g 蛋白质,其中 10 g 油、200 g 瓜果、50 g 淀粉。通过这种简易方法可以粗略估计每日蛋白质摄入量。所以 CKD 3～5 期未透析的患者,为限制总蛋白摄入量,需要保证优质蛋白的量,植物蛋白必须减少,主食减少可以添加麦淀粉来满足热量的摄入,但对于糖尿病患者淀粉的加入可能会增加血糖,需要具体情况具体分析。

很多科普读物会出现"忌豆饮食",然而近年来随着对大豆蛋白认知的深入,逐渐更新观念,大豆制品并不是肾病患者不能吃的食物,反而豆腐、豆花等大豆制品易于消化吸收,氨基酸配比接近必需氨基酸,受到专家推荐。但也要按照食物均衡的原则,与其他优质蛋白搭配适量食用。

进入透析阶段后,患者的蛋白质量推荐 1.2 g/(kg·d),所以需要增加蛋白质摄入,保证体内正氮平衡,抵御疾病、透析、微炎症及各种并发症,提高患者生活质量。

（二）碳水化合物和脂肪的摄入

慢性肾脏病患者多数重视蛋白质的摄入,而忽略能量的摄入,在限制蛋白的同时,减少了食物的种类和分量,每日摄入的总能量是在减少,所以很多患者限制饮食后出现了体重下降,这是对于能量摄入的忽视造成的。指南推荐每日摄入能量为 30～35 kcal/(kg·d),此处所提到的体重是标准体重,一般是身高减去 105 的结果为标准体重,患者本身处于超重和肥胖状态,还是低体重状态,都需要按照标准体重计算能量。在 CKD 患者中,肥胖与心血管事件的发生和进展也是相关的,研究表明,较高体重指数和中心型肥胖都是 CKD 进展和 ESRD 发生的独立危险因素,减重可以改善血压,减少蛋白尿。研究中发现,较高摄入量加工肉类、红肉、精制谷物甜食点心的西方膳食模式与蛋白尿增加,肾小球滤过率下降相关,而摄入较高蔬菜、鱼类、家禽类食物与蛋白尿增加无关,且

GFR 的快速下降风险更低。

（三）电解质摄入 --

1. 钠：在营养学上，盐即指氯化钠（NaCl），1 g 盐含钠离子 0.4 g（17 mEq）。理解这些单位对于患者制定膳食推荐量非常容易。对 eGFR 小于 60 ml/（min·1.73 m²）且合并高血压、容量超负荷或者蛋白排泄增多的 CKD 患者，建议钠摄入量小于 2 g/d（5 g/d 盐）。但这种低钠饮食并不建议患者无钠或者极低钠饮食。对于患者来说要注意隐形钠摄入，如酱油、鸡精、味精、腌制食物、香肠以及加工食品中都是高钠食品。

2. 钾：钾是维持心脏、神经、肌肉正常活动特别重要的微量元素。对于无明显疾病的成年人，钾摄入量应该至少 4.7 g/d，以降低血压，钝化盐的作用，以及降低肾结石和骨丢失的风险。而对于慢性肾脏病患者则应根据患者血钾水平来个体化的确定膳食钾摄入量。一般而言，在 eGFR 低于 30 ml/（min·1.73 m²）之前，不必限钾，因为患者肾小管功能正常能够代谢钾离子。然而不同患者存在差异，一些 GFR 值较高且正使用 ACEI/ARB 患者，血钾也会高，需限制钾来维持血清钾浓度。而对于血透无尿患者，钾的排泄障碍会造成高钾血症，需要靠透析排泄钾，因此在透析间隔时间长的阶段，需要严格限钾饮食；而腹透患者，由于透析液会交换钾离子，一旦透析剂量大，或者高转运患者，反而容易低钾血症，所以在饮食中，需要增加钾的摄入。生活中，高钾食物多集中在新鲜水果蔬菜，比如香蕉、橙子、芒果、西红柿、菠菜等，加工食品比如蜜饯、薯片、坚果的钾含量也比较多。

3. 钙：慢性肾衰竭患者容易出现钙磷代谢的紊乱，肾功能减退会出现低钙高磷的骨质代谢异常，而低钙血症会刺激甲状旁腺的增生，产生更多的甲状旁腺激素。在临床上医生处方含钙的降磷药物，也增加了异位钙化的可能。2000 年版 K/DOQI 指南建议，将钙的摄入总量（包含膳食来源和药物来源的钙）限制至 1 500 mg/d。对于 CKD 后期患者，2～4 g/d 的钙补充可抑制甲状旁腺激素水平。而给透析患者含钙的磷结合剂可导致血管钙化增加，这使医生对高钙膳食摄入的安全性产生担忧。所以目前倾向刚发现严重的慢性肾衰竭患者低钙时，予以高钙饮食纠正，一旦钙得到纠正，就应该减少钙负荷，以免引起钙磷沉积，异位钙化影响患者生存率。膳食中高钙食物包括豆制品、海产品和奶制品。

4. 磷：在一般人群和 CKD 患者中均已发现，较高的血清磷浓度与心血管风险增加相关。一篇纳入了 14 项研究的 Meta 分析表明，在 CKD 人群中血清磷浓度每增加 1 mg/dL，死亡风险就增加 18%（95%CI 1.12～1.25）。心血管风险增加的可能机制是血管钙化与动脉僵硬加速，以及对 FGF-23 的诱导，后者与左心室增大的发生有关。FGF-23 还与冠心病、心力衰竭和心血管死亡的风险增加相关，这种相关性独立于传统的心血管危险因素和肾功能。对于 eGFR 小于 60 ml/（min·1.73 m²）的患者，应将膳食磷摄入量限制至最多 0.8～1 g/d，或调整磷摄入量以使血清磷水平正常化。对于透析阶段慢性肾衰竭患者，应严格限制高磷食品，生活中高磷食物常常多见于高蛋白食物，但其他加工食品如蛋糕、啤酒、巧克力零食等含有丰富的无机磷酸盐，无机磷酸盐比高蛋白食物比如肉中的有机磷酸盐的生物利用度要高得多，所以应尽可能避免富含无机磷酸盐的来源。有机磷酸盐可被吸收之前，必定会在胃肠道内经酶促反应水解。相比之下，那些富含易于吸收的无机磷酸盐（例如用在加工食品或熟食中的防腐剂）的食物会导致更多的磷吸收。

三、CKD 患者营养不良的治疗和新进展

（一）口服和肠内营养剂 --

尽管 CKD 患者给予了多种预防措施，但仍不能阻挡蛋白质能量消耗和营养不良的发生，需要

早期给予营养干预。应早期给予营养风险筛查和评估,对于高危患者早期给予口服营养补充剂如必需氨基酸,口服补充应 2～3 次/d,最好在餐后 1 h 或透析时服用,能额外补充 7～10 kcal/(kg·d)能量和 0.3～0.4 g/kg 的蛋白质。

口服营养补充剂能改善维持性透析患者的蛋白质能量营养不良。可以在透析中或在家中摄入膳食补充剂和氨基酸制品。对不能耐受口服制剂患者,鼻胃管、经内镜空肠造瘘管等管饲可用于严重厌食、吞咽障碍、围手术期和严重应激患者。

(二)透析肠外营养

营养补充首选肠内营养,但对于不能耐受口服和肠内营养的透析患者,在透析过程中给予肠外营养剂是一种安全方便的方法。多项研究表明,对于伴有明显蛋白质能量消耗的维持性透析患者,予以透析肠外营养能显著改善营养状态。

腹膜透析患者蛋白质能量消耗应用氨基酸透析液作为干预措施的研究存在矛盾的情况。两项代谢性研究显示,氨基酸透析液对营养改善有益,而长期 RCT 研究却没有得出同样的结论。但总的来说,氨基酸透析液仍然是腹透伴有 PEW 患者不能耐受肠内营养时的一项选择。

(三)生长激素

CKD 儿童存在生长激素的抵抗,导致生长迟缓,肾移植后仍不能恢复。重组人生长激素被批准用于儿科 CKD 患者身材矮小的治疗。在成人 CKD,生长激素抵抗会导致人体肌肉组织成分的下降。一些代谢性研究和前瞻性随机对照试验证明重组人生长激素能促进合成代谢,改善营养状态。

(四)合成代谢类固醇

合成代谢类固醇介导骨骼肌雄激素受体 mRNA 的表达,从而刺激肌肉蛋白质合成,增加细胞内氨基酸储存。在维持性血液透析的男性患者中,普遍存在睾酮缺乏,增加死亡率。一些 RCT 研究证实,在维持性血透患者中给予葵酸诺龙后增加人体测量学指标和生化指标,包括体重、体重指数、皮褶厚度、上臂周径、血清白蛋白、前白蛋白、转铁蛋白,且在女性患者中也可良好耐受。由于此类药物在非 CKD 患者研究中,女性可能出现心肌病、肝细胞癌、高密度脂蛋白减少、高凝状态、月经紊乱、男性化和多毛症等并发症;男性出现睾丸萎缩和不育,偶有猝死。所以使用合成类固醇激素应限制在 6 个月以内。

(五)CKD 患者 PEW 治疗新方法

1. 食欲刺激剂:一些药物可刺激食欲包括甲地孕酮、屈大麻酚、赛庚啶、褪黑素、沙利度胺和生长素释放肽。甲地孕酮能减少炎症因子 IL-6 和 TNF-α 的释放,刺激食欲增加体重,但也有副作用如性功能减退、增加血栓风险。生长激素释放肽(Ghrelin),皮下给药短期增加热量摄入,除了增加食欲作用外,据报道,Ghrelin 抑制交感神经活性和炎症反应,提高左室功能,是 ESRD 患者厌食很好的治疗选择。

2. 抗炎措施:运动、抗氧化剂、生物相容性改善或直接的抗细胞因子药物均可用于 CKD 患者。在 CKD 老鼠模型中,肌肉生长抑制素(myostatin)拮抗剂不仅能抑制 IL-6 和肿瘤坏死因子,且能阻止肌肉萎缩。抗氧化剂长链 n-3 脂肪酸和维生素 D_3 也有抗炎作用。一些其他化合物具有抗炎成分(如绿茶精华中的儿茶酚、白藜芦醇、姜黄素、石榴汁)。己酮可碱是一种具有抗炎性质的药物,在 CKD 患者中应用显示改善蛋白分解,增加合成代谢。依那西普是一类肿瘤坏死因子受体拮抗剂,研究表明,其能提高血白蛋白和前白蛋白水平,但对C反应蛋白和IL-6没有影响。IL-1受体拮抗剂给药4周可改善慢性透析患者的C反应蛋白和IL-6,且改善白蛋白、前白蛋白和肌肉体积。

综上所述,慢性肾脏病患者维持肌肉体积是控制蛋白质热量消耗的最终目标,应保证营养物质充足。早期针对代谢性酸中毒、胰岛素抵抗和系统性炎症给予治疗是预防营养不良的重要措施。选择合理的透析处方,必要时给予营养补充剂,给予胰岛素或生长激素促进合成代谢,适度运动均提高透析患者的肌肉体积和营养状态。评价以上疗效,不仅需要评估营养参数,还应比较住院率、生存率以及费用效益。

（孙丽君　戴　兵　梅长林）

第五章
高血压、糖尿病与肿瘤的关系

第一节　流行病学现状

　　高血压病和肿瘤已经成为人类发病率最高的两大类疾病。根据《中国心血管病报告 2019》报告,高血压等心血管疾病是我国城乡居民的首位死亡原因(农村占 45.5%,城市占 43.2%)。我国 18 岁以上成年人中高血压患病率为 23.2%,知晓率、治疗率及控制率分别为 46.9%、40.7% 和 15.3%。目前我国居民约有 2.9 亿罹患心血管疾病,其中高血压患者为 2.7 亿,约占全球高血压患者总人数的 1/3。目前我国糖尿病患病率为 11.6%,糖尿病新发率 8.1%,控制率低于 40%。因此,高血压和糖尿病共同存在的流行病特点为日益增高的患病率和低下的控制达标率。

　　我国城乡居民第二大死亡原因为恶性肿瘤。据《世界癌症报告 2014》统计报道,2012 年全球约有新发肿瘤 1 400 万,其中 21.8% 的新发病例在中国。预计到 2030 年新发肿瘤患者数量将增加 70%。由于高血压、糖尿病与肿瘤的发生、进展、预后及死亡率存在一定的相关性,目前广大基层医生对肿瘤患者合并高血压及抗肿瘤治疗潜在的糖尿病风险往往认识不足,不能进行早防护早治疗。肿瘤高血压病学和肿瘤糖尿病学在我国是一门新兴的医学交叉学科,处于起步阶段。

第二节　高血压、糖尿病与肿瘤有共同土壤

　　癌症正像高血压和糖尿病等慢性疾病一样,有一个病情演变过程。人们意识到要积极治疗高血压、高血糖和高胆固醇血症,其目的是预防冠心病、脑卒中、糖尿病肾病及肾衰竭的发生,可是很少意识到癌症的演变也有一个漫长的过程。一个正常的细胞演变为癌细胞需要十几年甚至几十年的时间,如以胃癌为例,从浅表性胃炎—萎缩性胃炎(轻、中、重)—肠上皮化生—非典型增生(轻、中、重)—早期胃癌—进展期胃癌,历时至少 20 年以上,即使已发展为早期胃癌,通过提供治疗机会、提供足够治疗空间,可以对非正常细胞进行干预,阻断它的发展,达到很好的治疗效果。

一、共同的发病基础

　　不健康的生活方式是胰岛素抵抗的主要病因,后者为高血压、糖尿病与肿瘤发病的共同土壤。随着肿瘤治疗的进展,患者存活率增加,且长期生存肿瘤患者高血压病或糖尿病的发病风险增加。高血压合并糖尿病的血压特点:如血压昼夜曲线异常、自主神经功能损害、血压血糖调节功能障碍、更易出现餐后低血压、体位性低血压变化等特点。两种疾病共同存在时,靶器官损害如左室心肌肥厚、蛋白尿的发生及心脑血管意外的风险都倍增,必须加强对高血压、糖尿病与心脑血管损伤相关慢病的早期识别及早期防治。

高血压或糖尿病本身可能存在导致肿瘤发生的易感倾向。抗肿瘤治疗过程中必须兼顾降压和降糖,制定更为合理的抗肿瘤、降压及降糖治疗方案,提高患者的治疗依从性,同时仍然应致力于危险因素的纠正。越来越多的证据表明肿瘤和高血压、糖尿病具有共同的发病基础。

二、一根"藤"上三个"瓜"

罹患糖尿病和高血压的恶性肿瘤患者往往预后更差,三者的发病均涉及了包括氧化应激和炎症等在内的共同的病理生理学过程,且流行病学数据显示三者具有共同的高危因素如吸烟、饮酒、不健康饮食、肥胖、高脂血症及久坐等不良生活方式,需要共同目的性干预以预防肿瘤和高血压、糖尿病的发生、发展。肿瘤和高血压及糖尿病就像"一根藤上三个瓜"。"藤"就是上述的危险因素包括吸烟、饮酒、不健康饮食、肥胖、高脂血症及久坐等不良生活方式。顺"藤"就能找到肿瘤、高血压及糖尿病的主要病因。例如吸烟会引起肺癌、食管癌、咽喉癌、口腔癌、膀胱癌等肿瘤发病;高脂饮食会引起结肠癌、乳腺癌及高血压等心血管疾病;高盐饮食会引起高血压、胃癌。同时,高热量、高脂、低混合性碳水化合物摄入及长期久坐式的生活方式导致胰岛素抵抗和高胰岛素血症,同时也与乳腺癌和结肠直肠癌危险性增加有关。肥胖明显增加胰腺癌的发病风险,增加体育锻炼等减重措施可以减少胰腺癌的危险性,特别是对于超重者。

研究显示,作为胰岛素抵抗特征的腹型肥胖和高胰岛素血症是绝经后乳腺癌的一个重要的生物标志。胰岛素抵抗促发高血压和恶性肿瘤发生,而抗肿瘤药物治疗又会反过来加重胰岛素抵抗及高血压。肿瘤、高血压及糖尿病如能早期纠正不健康生活方式或者早期干预上述危险因素,是可能逆转为正常健康人的,至少可以延缓其发病及心脑血管事件的发生及其进展。通过改善膳食及不良生活习惯,恶性肿瘤、高血压及糖尿病是可以预防的。

第三节 高血压、糖尿病与肿瘤的发生、预后密切相关

一、高血压与肿瘤

高血压本身可能是导致肿瘤发生的一种危险因素。高血压患者发生肿瘤的危险是血压正常者的 2.15 倍。认为发生肿瘤的危险性随着血压升高的程度而增大,年龄越大的高血压患者发生肿瘤的危险性也越大。另外,参与高血压发病的肾素-血管紧张素-醛固酮系统(RAAS)的基因多态性与肾细胞癌发生具有相关性。这提示,高血压可通过 RAAS 激活系统参与肿瘤发生。提示高血压与恶性肿瘤的发生发展可能存在一定的关联。血管内皮生长因子(VEGF)、炎症因子、胰岛素抵抗及氧化应激增加可能在两者发病间的联系中发挥重要作用。高血压所引起的血流动力学改变和易栓倾向能加快肿瘤的进展及转移,对整个肿瘤的进程起推动作用。

二、糖尿病与肿瘤

糖尿病已公认为癌症高发人群,患者的肿瘤发病率显著增加。这是由于高血糖不仅会氧化损伤细胞内的脱氧核糖核酸,还会抑制它们自身的修复,导致基因突变促发癌症;同时,糖尿病早期会有高胰岛素血症,胰岛素有降糖作用外,还有刺激肿瘤生长的作用,尤其在肥胖的糖尿病患者体内胰岛素样生长因子1(IGF-1)含量水平升高。IGF-1是一种肿瘤生长因子,有促癌细胞生长作用。有 65%～80% 的糖尿病患者都超重,脂肪组织有产生促慢性炎症的脂肪因子,与癌症密切相

关的。较为常见的肿瘤包括肝癌、胰腺癌、直结肠癌、乳腺癌、子宫内膜癌及前列腺癌等。恶性肿瘤患者往往合并胰岛素抵抗,后者又是促发高血压的重要因素。其中,胰腺癌患者的糖尿病是以高胰岛素血症并外周胰岛素抵抗为重要特征,手术后患者胰岛素抵抗明显减轻。研究表明,胰腺癌发生胰岛素抵抗的可能机制,包括胰岛细胞分泌的激素变化如胰淀粉多肽(IAPP)、胰高血糖素、生长抑素及胰岛素增高、肥胖以及胰岛素受体后缺陷等。胰岛素通过激活 RAAS 癌基因信号以及类胰岛素样生长因子-1(IGF-1)增加,从而增加乳腺癌发生和促进乳腺癌肿瘤生长。乳腺癌患者往往伴有高胰岛素血症和 IGF-1 生物活性升高。总的来说,有 8%～18% 的肿瘤患者患有糖尿病。糖尿病患者的恶性肿瘤发生率远高于非糖尿病患者群,并影响肿瘤患者预后。糖尿病患者比一般人群罹患泌尿系、肝脏、胆道、胰腺、结肠、子宫内膜和肾脏癌症的风险更高。另外,胃肠癌患者有明显的胰岛素抵抗,其机制可能与肿瘤坏死因子 α(TNF-α)水平升高有关,后者可直接干扰胰岛素受体信号传递,从而阻止了胰岛素的生物活性,参与肿瘤患者胰岛素抵抗的形成。也有研究认为,胰岛素受体后缺陷为结肠癌直肠癌患者胰岛素抵抗的重要特征之一。

来自比利时 4 012 名糖尿病受试者和中国 7 950 名糖尿病受试者的两项回顾性队列研究的观察结果发现,糖尿病和高血糖与一般恶性肿瘤风险升高明显相关。通过比较合并糖尿病和无糖尿病的恶性肿瘤患者,发现糖尿病组肿瘤相关死亡风险增加。除了肿瘤发病率增加外,糖尿病患者对肿瘤预后也有不利影响。作为高度活跃的腺体,脂肪组织的扩张是糖尿病发生发展的关键步骤之一,通过分泌脂肪因子的多肽激素,调节胰岛素敏感性、葡萄糖代谢、免疫系统和血管生成。瘦素与糖尿病、肥胖和代谢综合征呈正相关,但其促血管生成、抗凋亡特性可能对乳腺癌和胰腺癌细胞产生有丝分裂影响。脂肪因子的不良分泌特性在增加胰岛素抵抗中起着直接的作用,也可能与促进肿瘤的生长有关。高血糖指数和高血糖负荷饮食是 2 型糖尿病的公认危险因素,它们被认为会增加患乳腺癌、胰腺癌、结直肠癌和子宫内膜癌的风险。

三、不良生活方式与肿瘤

长期久坐不良生活方式、西方饮食模式尤其是高能量、高脂肪、低纤维、低混合式碳水化合物、低多不饱和脂肪酸摄入可导致胰岛素抵抗、糖尿病、高血压及结肠直肠癌的发病,其机制与游离脂肪酸升高及氧化应激损伤致局部细胞增殖增加有关。高胰岛素血症通过调控 IGF-1 可抑制 IGF 结合蛋白(IGFBP-1)产生,这些与激素有关的肿瘤如前列腺癌的发生密切相关。相反,低脂饮食、减重锻炼可使前列腺癌患者胰岛素和 IGF-1 水平降低,性激素结合蛋白和 IGFBP-1 升高,从而减少雄激素依赖的前列腺细胞生长减少,凋亡水平增加。此外,研究表明,肥胖的子宫内膜癌患者由于胰岛素分泌增加,代谢清除能力下降可引发胰岛素抵抗发生。而长期胰岛素血症,可导致 IGF-1 升高,促使子宫内膜癌的发病风险增加。在生活方式方面,多吃富含水果、蔬菜、鱼和全谷类的饮食,被报道可以预防糖尿病和肿瘤。据估计,这些饮食调整可以将患致命癌症的风险降低 35%。

第四节 降压、降糖药物对肿瘤的影响

一、降压、降糖药物对肿瘤发生与预后的影响

(一)降压药物的影响

降压药物对肿瘤发生与预后密切相关。钙离子拮抗剂(CCB)类降压药物可能与乳腺癌发病率

的弱正相关,比较应用 ACEI 类药物的患者,乳腺癌发病率逐渐减低。一项针对 55 岁以上高血压合并肿瘤患者的回顾性汇总分析显示,随着用药时间延长,分析 5 124 例高血压合并胃食管癌患者,服用 CCB 类药物的比服用 ARB 类药物的患者死亡风险可能上升;因此,用 RAAS 阻断剂、ACEI 或 ARB 有可能有抑制肿瘤的有益作用,需进一步研究。

2018 年一项汇总分析研究,对新型 αβ 受体拮抗剂卡维地洛在抗癌药蒽环类药物所致心脏毒性的一级预防作用进行评估,发现卡维地洛组降低 LVEF 比例较低于安慰剂组,而且卡维地洛组的 LVEF 降低绝对值小于安慰剂组,因此,αβ 受体拮抗剂卡维地洛可能对抗肿瘤药介导的心肌损伤有保护作用。还需做大量有对照的 RCT 临床试验研究。

(二)降糖药物的影响

1. 二甲双胍

胰岛素增敏剂二甲双胍是治疗糖尿病的一线和最常用的药物。据报道,二甲双胍除了降低肿瘤发病率外,还能降低肿瘤患者死亡率。二甲双胍还可改善乳腺癌患者和肺癌患者的化疗结果,被认为是结直肠癌生存率的独立因素。此外,二甲双胍增强了化疗药物阿霉素和紫杉醇的抗肿瘤作用。与同时服用的参考疗法(胰岛素、磺脲类药物或不服用药物)相比,二甲双胍可使肿瘤风险降低 39%。

二甲双胍在恶性肿瘤中发挥有益作用的机制如下:① 二甲双胍具有抗增殖作用,主要通过抑制线粒体电子传递链的复合物 I,从而减弱氧化呼吸导致 ATP/AMP 失衡,进而激活 LKB1 和 AMPK,导致 mTOR 抑制、细胞周期蛋白 D1 和 p53 干扰;② 二甲双胍可抑制肿瘤干细胞的增殖和存活,并抑制上皮-间充质转化(EMT)过程,即逆转癌细胞获得转移表型的过程;③ 通过降低血糖、胰岛素和胰岛素受体水平以及免疫抑制特性等间接机制降低系统性危险因素;④ 二甲双胍具有热量限制和抗氧化作用,能够减少内源性 ROS 的生成,从而阻碍体细胞的突变。

2. 其他降糖药物

关于高胰岛素血症在肿瘤发生中的作用目前争议较大,胰岛素促分泌剂转化为循环胰岛素水平的增加可能是肿瘤发生的一个危险因素。使用胰岛素促分泌剂,特别是磺脲类药物,与较高的癌症发病率和死亡率相关。但荟萃分析没有证实这一数据,显示磺脲类药物对癌症发病率的中性影响。糖尿病治疗中使用的其他种类的化合物与肿瘤疾病的联系不太明显。研究报道,噻唑烷二酮类药物和胰岛素增敏 PPARγ 激动剂具有潜在抗癌活性。随机对照试验荟萃分析显示,罗格列酮并没有改变总体癌症风险;而根据队列研究分析报告,提示噻唑烷二酮类药物使用者发生膀胱癌的风险明显升高,但这一点在之后研究中并未被证实,包括两个 RCT 试验。噻唑烷二酮类药物对血压、血脂的积极影响与甲状腺癌和胰腺癌发生有关。因此,对糖尿病服用不同的降糖药与肿瘤风险改变关系等是亟须研究的问题。

二、肿瘤合并高血压、糖尿病患者的治疗

(一)治疗方向

改善不良生活方式与膳食结构、减少致癌性暴露、干预癌前状态,及时发现未浸润或未转移的早期癌,是预防恶性肿瘤发生、发展的重要途径。癌症预防有以下三个层次:① 第一层次为维护身心健康、减少癌症暴露。主要指改善不良的生活方式与不合理的膳食结构,包括戒烟、限酒、减重、锻炼、尽量避免多种与癌发生有关的细菌、霉菌、病毒感染暴露以及职业环境因素;② 第二层次为干预癌前病变,阻断其向恶性进程发展;③ 第三层次为通过健康体检和普查,及时发现未浸润或

未转移的早期癌,提高疗效、降低死亡率,提升肿瘤患者生活质量。

恶性肿瘤患者治愈后生存期可发生胰岛素抵抗、糖尿病及其他代谢异常,使肿瘤患者发生高血压和其他心血管事件发生明显增加。高血压是一种"心血管综合征",应根据总体情况首先根据肿瘤患者心血管危险因素判断,比如结合是否吸烟、饮酒、伴有高 BMI、高血脂、冠心病或糖尿病,如果有就需要积极进行降压降糖治疗。另外,高血压和糖尿病为"生活方式病",如果没有上述多重危险因素和合并症,则可以通过限盐、限酒、戒烟、减重、加强运动、减少能量摄入、减轻精神压力、保持心理平衡等,认真改变不良生活方式或是预防措施来改善血压血糖情况,有利于预防和控制肿瘤患者高血压和糖尿病的发生。积极控制饮食、吸烟、体重、活动量、血脂、血压和血糖等心血管疾病因素有助于预防肿瘤和高血压、糖尿病发生。

与继发性高血压相关的肿瘤主要包括嗜铬细胞瘤、生长激素瘤、原发性醛固酮增多症(原醛症)、库欣综合征等,如患有皮质腺瘤,可引发原醛症导致继发性高血压。

（二）治疗方案

药物治疗:降压药物 ACEI/ARB、CCB 及 β 受体阻滞剂等均可作为起始治疗药物,应个体化用药应用抗血管生成药物前应全面评估心血管风险,参考评估结果选择抗肿瘤药物并积极预防降压药物相关副作用;若患者同时应用抗血管生成药物则应密切监测并及早降压治疗。如使用阿帕替尼,不宜选择非二氢吡啶类 CCB(维拉帕米、地尔硫䓬),不建议使用利尿剂;合并蛋白尿和 CKD 患者可选用 RAAS 抑制剂剂 ACEI 或者 ARB。

通过评估抗肿瘤药物种类、疗程、剂量,相应制订随访计划和降压药、降糖药副作用的预防措施。对于合并糖尿病的肿瘤患者,二甲双胍不仅能降糖,而且能轻度降压、减轻体重、腰围、减少热量的摄入、降低 LDL - C 胆固醇水平,从而改善肿瘤患者的胰岛素敏感性和糖耐量异常,是一个重要的治疗策略。除了降糖作用外,噻唑烷二酮类药物作为胰岛素增敏剂,可以发挥其一定的抗癌功效。研究发现,PPARγ 除了在脂肪组织表达外,在前列腺癌、结肠癌细胞和组织中均有高表达。曲格列酮对于治疗表达 PPARγ 的恶性肿瘤患者具有很好的疗效。

综上所述,高血压、糖尿病是肿瘤的高危状态。在全球高血压、糖尿病发病率呈爆炸性增长的背景下,阐明高血压、糖尿病与肿瘤之间的关联极为重要。鉴于高血压、糖尿病相关病理生理途径相互作用的复杂性,可通过直接和间接机制增加肿瘤的发病风险。深入探讨高血压、糖尿病及肿瘤三者之间生物途径及其机制,可为制定有效的临床预防战略和公共卫生政策提供科学依据。目前全科医生对肿瘤患者合并高血压、糖尿病损害有关注但不够。

掌握这三种最常见的慢性病在临床上的关系,让更多人知道抗肿瘤药物对血压、血糖的影响,以及肿瘤患者如何使用降压降糖药的基本知识,做到"早知晓、早治疗、早达标",以减少高血压、糖尿病及肿瘤带来的不利于患者预后的因素,这是一个新兴交叉的重要临床领域。

（钟久昌）

参 考 文 献

1. 刘力生.高血压学[M].北京：中国协和医科大学出版社,2021.

2. 赵连友.高血压学[M].北京：科学出版社,2019.

3. 廖二元.内分泌代谢病学(第4版)[M].北京：人民卫生出版社,2019.

4. 许曼音.糖尿病学(第2版)[M].上海：上海科学技术出版社,2012.

5. 中国高血压防治指南修订委员会.中国高血压防治指南(2018年修订版)[J].心脑血管病防治,2019,19(1)：1-44.

6. 中华医学会糖尿病学分会.中国2型糖尿病防治指南(2017版)[J].中华糖尿病杂志,2018,10(1)：4-67.

7. 李秀钧.代谢综合征(第2版)[M].北京：人民卫生出版社,2007.

8. 尹士男,江华.代谢综合征的诊治进展[J].中华老年心脑血管病杂志,2018,20(11)：1121-1123.

9. 刘林杰,李慧琼,徐焱成.初诊2型糖尿病发病年龄与代谢综合征关系研究[J].中国全科医学,2019,22：2688-2691.

10. 中国超重/肥胖医学营养治疗专家共识编写委员会.中国超重/肥胖医学营养治疗专家共识(2016年版)[J].中华糖尿病杂志,2016,8(9)：525-540.

11. 中国成人血脂异常防治指南修订联合委员会.中国成人血脂异常防治指南(2016年修订版)[J].中国循环杂志,2016,31(10)：937-953.

12. 中华医学会内分泌学会.中国2型糖尿病合并肥胖综合管理专家共识[J].中华内分泌代谢杂志,2016,32(8)：623-627.

13. 中华医学会内分泌学会.中国糖尿病患者血压管理的专家共识[J].中华内分泌代谢杂志,2012,28(8)：614-618.

14. 高尿酸血症相关疾病诊疗多学科共识专家组.中国高尿酸血症相关疾病诊疗多学科专家共识[J].中华内科杂志,2017,56(3)：235-248.

15. 中国慢性肾脏病患者合并高尿酸血症诊治共识专家组.中国慢性肾脏病患者合并高尿酸血症诊治专家共识[J].中华肾脏病杂志,2017,33(6)：463-469.

16. 范建高,庄辉.中国脂肪肝防治指南(科普版)[M].2版.上海：上海科学技术出版社,2018.

17. 赵连友.重视心血管疾病新危险因素高同型半胱氨酸血症的防治[J].中国实用内科杂志,2015,35(4)：273-275.

18. 李建平,卢新政,霍勇,等.H型高血压诊断与治疗专家共识[J].中华高血压杂志,2016,24(2)：123-127.

19. 母义明,纪立农,宁光,等.二甲双胍临床应用专家共识(2016年版)[J].中国糖尿病杂志,2016,24(10)：871-884.

20. 中华医学会糖尿病学分会,中国医师协会营养医师专业委员会.中国糖尿病医学营养治疗指南(2013年版)[M].北京：北京大学医学出版社,2015.

21. 孙宁玲,霍勇,王继光,等.难治性高血压诊断治疗中国专家共识[J].中华高血压杂志,2013,21(4)：321-326.

22. 周亮,朱育春,魏强.从外科角度探讨原发性醛固酮增多症的规范化诊疗[J].中华泌尿外科杂志,2019,

（4）：253－256.

23. 朱理敏,龚艳春,林伯贤,等.原发性醛固酮增多症患者药物治疗随访分析[J].中华高血压杂志,2013,21
（6）：531－535.

24. 中华医学会心血管病学分会高血压学组.肥胖相关性高血压管理的中国专家共识[J].中华心血管病杂志,
2016,44（3）：212－219.

25. 中国医师协会高血压专业委员会,中华医学会呼吸病学分会睡眠呼吸障碍学组.阻塞性睡眠呼吸暂停相关
性高血压临床诊断和治疗专家共识[J].中国呼吸与危重监护杂志,2013,12（5）：435－441.

26. 中华医学会,中华医学会杂志社,中华医学会全科医学分会,等.成人阻塞性睡眠呼吸暂停基层诊疗指南
（2018年）[J].中华全科医师杂志,2019,18（1）：21－29.

27. 中华医学内分泌学会.嗜铬细胞瘤和副神经节瘤诊断治疗的专家共识[J].中华内分泌代谢杂志,2016,32
（3）：181－187.

28. 中华医学会内分泌学会.库欣综合征专家共识（2011年）[J].中华内分泌代谢杂志,2012,28（2）：96－102.

29. 国家卫生计生委合理用药专家委员会,中国医师协会高血压专业委员会.高血压合理用药指南（第2版）
[J].中国医学前沿杂志(电子版),2017,9（7）：28－126.

30. 中国老年医学学会高血压分会,国家老年疾病临床医学研究中心中国老年心血管病防治联盟,首都医科
大学宣武医院,等.中国老年高血压管理指南2019[J].中华老年病研究电子杂志,2019,6（2）：1－27.

31. 中国老年学和老年医学学会心脑血管病专业委员会,中国医师协会心血管内科医师分会.老年高血压的诊
断与治疗中国专家共识（2017版）[J].中华内科杂志,2017,56（11）：885－893.

32. 母义明,纪立农,杨文英.中国2型糖尿病患者餐后高血糖管理专家共识[J].中国糖尿病杂志,2016,24（5）：
385－392.

33. 江波,邹大进,马向华,等.生酮饮食干预2型糖尿病中国专家共识[J].全科医学临床与教育,2019,17（4）：
291－295.

34. 中华医学会内分泌学会.中国2型糖尿病合并血脂异常防治专家共识（2011年）[J].中华内分泌代谢杂志,
2012,28（9）：700－703.

35. 李章芳,沈洁.从指南共识看老年糖尿病降糖药物的应用[J].中华老年多器官疾病杂志,2016,15（1）：
60－63.

36. 谢婧,纪立伟.老年2型糖尿病患者使用二肽基肽酶4抑制剂的疗效和安全性评价[J].中国糖尿病杂志,
2018,26（2）：173－176.

37. 纪立农,邹大进,洪天配,等.GLP－1受体激动剂临床应用专家指导意见[J].中国糖尿病杂志,2018,26
（5）：353－361.

38. 中华医学会糖尿病分会,中华医学会内分泌学分会,南京大学医学院附属鼓楼医院内分泌科,等.中国成人
2型糖尿病患者糖化血红蛋白控制目标及达标策略专家共识[J].中华内分泌代谢杂志,2020,36（1）：
14－22.

39. 母义明.国内外糖尿病指南与专家共识解读荟萃[M].长春：吉林大学出版社,2015.

40. 中华医学会糖尿病学分会微血管并发症学组.中国糖尿病肾脏疾病防治临床指南[J].中华糖尿病杂志,
2019,11（1）：15－28.

41. 中华医学会糖尿病学分会视网膜病变学组.糖尿病视网膜病变防治专家共识[J].中华糖尿病杂志,2018,
10（4）：241－247.

42. 中华医学会中华全科医师杂志编辑委员会,中华医学会神经病学分会肌电图与临床神经生理学组.糖尿病
周围神经病基层诊治管理专家指导意见（2019年）[J].中华全科医师杂志,2019,18（6）：519－528.

43. 中华医学会糖尿病学分会,中华医学会感染病学分会,中华医学会组织修复与再生分会.中国糖尿病足防
治指南（2019版）（Ⅰ）[J].中华糖尿病杂志,2019,11（2）：92－108.

44. 中华医学会糖尿病学分会,中华医学会感染病学分会,中华医学会组织修复与再生分会.中国糖尿病足防
治指南（2019版）（Ⅱ）[J].中华糖尿病杂志,2019,12（3）：161－189.

45. 中华医学会糖尿病学分会,中华医学会感染病学分会,中华医学会组织修复与再生分会.中国糖尿病足防治指南(2019版)(Ⅲ)[J].中华糖尿病杂志,2019,13(4)：238－247.

46. 中华医学会糖尿病学分会,中华医学会感染病学分会,中华医学会组织修复与再生分会.中国糖尿病足防治指南(2019版)(Ⅳ)[J].中华糖尿病杂志,2019,14(5)：316－327.

47. 中华医学会糖尿病学分会,中华医学会感染病学分会,中华医学会组织修复与再生分会.中国糖尿病足防治指南(2019版)(Ⅴ)[J].中华糖尿病杂志,2019,15(6)：387－397.

48. 中国高血压联盟家庭血压监测指南委员会.2019中国家庭血压监测指南[J].中华高血压杂志,2019,27(8)：708－711.

49. 中国高血压联盟,中国医师协会高血压专业委员会血压测量与监测工作委员会,中华高血压杂志编委会.动态血压监测临床应用中国专家共识[J].中华高血压杂志,2015,23(8)：727－730.

50. 中国老年医学学会高血压分会.高龄老年人血压管理中国专家共识[J].中华高血压杂志,2015,23(12)：1127－1134.

51. 杨力凡,周达新.老年退行性心脏瓣膜病发病机制的研究进展[J].中华心血管病杂志,2017,45(10)：895－898.

52. 姚焰,胡志成.2019 AHA/ACC/HRS心房颤动患者管理指南更新解读[J].中国心血管病研究,2019,17(4)：289－293.

53. 卫越,金奇,张凝,等.房颤冷冻球囊消融新进展[J].中华心律失常学杂志,2016,20(5)：452－454.

54. 中华医学会,中华医学会杂志社,中华医学会全科医学分会,等.慢性心力衰竭基层诊疗指南(实践版·2019)[J].中华全科医师杂志,2019,18(10)：948－956.

55. 国家卫生计生委合理用药专家委员会,中国药师协会.心力衰竭合理用药指南(第2版)[J].中国医学前沿杂志(电子版),2019,11(7)：1－78.

56. 慢性肾脏病早发现及规范化诊治与示范项目专家组.慢性肾脏病筛查诊断及防治指南[J].中国实用内科杂志,2017,31(1)：28－34.

57. 中国医师协会肾内科医师分会,中国中西医结合学会肾脏疾病专业委员会.中国肾性高血压管理指南2016[J].中华医学杂志,2017,97(20)：1547－1555.

58. 中国痴呆与认知障碍诊疗指南写作组,中国医师协会神经内科医师分会认知障碍疾病专业委员会.2018中国痴呆与认知障碍诊治指南(六)：阿尔茨海默病痴呆前阶段[J].中华医学杂志,2018,98(19)：1457－1460.

59. 中国痴呆与认知障碍诊疗指南写作组,中国医师协会神经内科医师分会认知障碍疾病专业委员会.2018中国痴呆与认知障碍诊治指南(七)：阿尔茨海默病的危险因素及其干预[J].中华医学杂志,2018,98(19)：1461－1466.

60. 中国医师协会内分泌代谢科医师分会.2型糖尿病合并慢性肾脏病患者口服降糖药治疗中国专家共识(2019年更新版)[J].中华内分泌代谢杂志,2019,35(6)：447－454.

61. 中华医学会神经病学分会,中华医学会神经病学分会脑血管病学组.中国急性缺血性脑卒中诊治指南2018[J].中华神经科杂志,2018,51(9)：666－682.